胃功能血清学检测基础与临床

主 编 袁 媛

科学出版社

北 京

内 容 简 介

胃病是我国的常见病与多发病，其诊断长期依赖于胃镜形态学检查，缺乏有效的基于血清学检测的无创性功能学评价体系。本书分两篇共20章，从基础理论到临床应用全面系统地介绍了胃功能相关指标的生理调控、病理机制及其与疾病的相关性，重点阐述了胃蛋白酶原、胃泌素17及幽门螺杆菌抗体血清学检测的临床应用及理论基础、技术操作要点、数据解读和应用展望，为我国胃病功能学诊断提供理论参考和应用范例。

本书基于编写团队长达20年的研究工作并结合国内外相关领域最新研究进展，内容丰富，实用性较强。可供肿瘤、消化道疾病相关科室从业人员参考使用。

图书在版编目（CIP）数据

胃功能血清学检测基础与临床 / 袁媛主编 . —北京：科学出版社，2019.6
ISBN 978-7-03-061775-0

Ⅰ.①胃… Ⅱ.①袁… Ⅲ.①胃疾病－血清诊断 Ⅳ.① R573.04

中国版本图书馆 CIP 数据核字（2019）第 126468 号

责任编辑：陈若菲 戚东桂 / 责任校对：张小霞
责任印制：赵 博 / 封面设计：龙 岩

科 学 出 版 社 出版
北京东黄城根北街 16 号
邮政编码：100717
http://www.sciencep.com

保定市中画美凯印刷有限公司 印刷
科学出版社发行 各地新华书店经销

*

2019 年 6 月第 一 版 开本：787×1092 1/16
2019 年 6 月第一次印刷 印张：25 3/4 插页：1
字数：593 000
定价：148.00 元
（如有印装质量问题，我社负责调换）

主 编 简 介

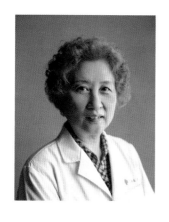

袁媛，医学博士，二级教授，博士研究生导师。1982年毕业于中国医科大学临床医学系，1988年、1994年先后于中国医科大学获肿瘤学硕士和病理学博士学位。曾于日本国立癌症研究中心病理部、美国华盛顿大学分子微生物系及美国佛罗里达大学分子遗传与微生物系研修。现任中国医科大学附属第一医院肿瘤病因与筛查研究室主任，中国医科大学胃癌预防控制中心主任，辽宁省高校肿瘤病因与预防重点实验室主任。国家人事部有突出贡献的中青年专家，全国五一劳动奖章获得者，全国先进工作者。

袁媛教授长期从事消化道肿瘤病因、筛查与早期诊断及综合防控研究，擅长消化道疾病病理诊断。主持完成国家"九五""十五"科技攻关项目、国家"973"项目及国家自然科学基金项目等30余项。带领项目团队长期深入农村胃癌高发区，对胃癌病因及流行趋势、高危人群筛查及早诊早治等进行系统研究，建立了胃功能血清学检测理论和评价指标体系，创建了基于胃功能血清学检测的胃癌及其高危人群优化筛查方案，在胃癌高发区组织创建了我国首家胃癌早诊早治示范基地。2005年，我国率先推广"胃功能血清学检测新项目"临床应用。作为第一完成人曾获教育部科学技术进步奖一等奖、中华预防医学会科学技术奖二等奖及辽宁省科学技术进步奖一等奖等6项省部级奖励。发表SCI收录论文逾百篇，主编、参编胃癌专著6部，培养博士后、博士、硕士研究生逾百名。

《胃功能血清学检测基础与临床》
编写人员

主　　编　袁　媛

副 主 编　孙丽萍　宫月华

编　　委　袁　媛　孙丽萍　宫月华　徐　倩　景晶晶

编 著 者　（按姓氏汉语拼音排序）

陈莫耶　陈晓慧　楚瑷宁　崔雪阳　戴显通

丁涵栖　董楠楠　冯明亮　宫月华　郭　放

景晶晶　李　梁　李　逸　刘　颖　刘经纬

卢晓东　吕　执　聂思茹　沈诗璇　孙　欣

孙丽萍　王　昂　王泽洋　徐　倩　袁　媛

张光哲　张清月　赵盛云　郑博文

编著单位　中国医科大学附属第一医院

序

机体功能状态评估在疾病诊断、疗效判定、病情转归及预后评价等诸多方面具有重要的应用价值。在临床实践中,血清参数检测已成为疾病功能诊断的重要手段。胃病在我国是常见病与多发病,胃癌在我国是高发肿瘤之一,筛查、早期诊断是降低胃癌死亡率的关键。近年来,国内外研究表明,胃功能相关指标血清学检测在胃癌及其高危人群初筛中具有重要应用价值。

在我国,中国医科大学附属第一医院袁媛教授团队较早地开展了胃功能血清学检测基础研究及临床转化应用研究。《胃功能血清学检测基础与临床》一书是该团队多年研究工作的经验总结,该书结合了国内外相关领域的研究进展,覆盖了从基础研究到临床应用等相关内容,值得阅读。

目前,以血清胃蛋白酶原、胃泌素 17 及幽门螺杆菌抗体检测为代表的胃黏膜"血清学活检"更多地被用于胃癌筛查与早期诊断。已有研究证明,胃功能血清学检测可以用于临床胃病辅助诊断。未来应该更多地关注其临床应用研究,进一步建立完善的胃功能血清学检测理论及技术体系,以使胃功能血清学检测更好地服务于临床。

谨此为序。

李兆申

2018 年 12 月 31 日

前　　言

胃病是我国的常见病与多发病。人体多种病理状态可以导致胃功能变化。胃功能评价对于胃病的诊治和胃外疾病状态的评估与辅助治疗均具有重要应用价值。然而，胃病诊断长期依赖于胃镜形态学检查，缺乏有效的功能学诊断体系。在临床实践中，血清参数已成为疾病功能诊断的重要指标。相较于其他器官疾病往往有对应的血清学功能检测指标，如肝功能、肾功能、甲状腺功能等，可以反映胃黏膜分泌状态的"胃功能"血清学检测尚未在临床得到广泛应用。究其原因，与胃功能血清学评价理论体系和实践指南尚不健全不无关系。

众所周知，作为人体最大的分泌器官，胃具有重要的分泌功能和免疫功能。胃通过黏膜内多种外分泌腺细胞分泌蛋白以实现对食物的化学性消化，通过多种内分泌细胞分泌胃肠激素，从而调节消化道和消化腺的活动。无论是外分泌蛋白还是内分泌激素，均可以入血，检测血清中胃黏膜细胞分泌产物及外源性抗原物质和机体应答因子，可以评估全胃黏膜的功能状态、感染情况及病变部位，起到"血清学活检"的作用。

1997年，本书编写团队研究人员开始涉足胃功能血清学检测研究领域，利用胃外分泌蛋白——胃蛋白酶原、胃内分泌激素——胃泌素17及外源性感染因子——幽门螺杆菌抗体血清学检测作为初筛方法在胃癌高发区进行大规模人群筛查并连续20年进行随访研究，摸索建立了中国人血清胃蛋白酶原Ⅰ、胃蛋白酶原Ⅱ、胃蛋白酶原Ⅰ/胃蛋白酶原Ⅱ值、胃泌素17和幽门螺杆菌抗体定量检测的正常参考值与胃癌及其高危人群筛查早诊临界值，早期胃癌检出率达到75%以上；建立的"血清学初筛-胃镜精查"两轮优化筛查方案被国家卫生部疾病预防控制局《胃癌早诊早治项目技术方案》推荐，辽宁省庄河市胃癌防治现场被国家卫生部疾病预防控制局命名为全国胃癌早诊早治示范基地。2005年以来，本团队积极推进胃功能血清学检测基础研究向临床转化应用，于国内率先在中国医科大学附属第一医院开展胃功能血清学检测临床应用项目，为萎缩性胃炎、幽门螺杆菌相关性胃疾病的功能性诊断、临床用药指导及疗效评价提供了新方法，迄今已完成10万余例临床病例检验及健康人群体检。

基于本编写团队长达20年的研究工作并结合国内外相关领域最新研究进展，本书首次聚焦胃功能血清学检测，从基础理论到临床应用全面系统地介绍了胃功能相关指标的生理调控、病理机制及其与疾病的相关性，重点阐述了胃蛋白酶原、胃泌素17和幽门螺杆菌抗体血清学检测的临床应用及理论基础、技术操作要点、结果解读和应用展望，旨在为推动我国胃病功能学诊断提供理论参考及应用范例。希望本书对消化道疾病功能诊断感兴趣的读者有所裨益。

袁媛

2019年5月

目　　录

上篇　胃功能血清学检测基础篇

第一章

胃解剖学、组织学、生理学概述

胃的解剖学、组织学和生理学知识是研究胃疾病的基础和前提。了解胃的解剖和组织学结构，有助于加强对胃的正常生理功能的理解，进而有助于加强对胃疾病的理解。胃的正常黏膜层可以分泌具有消化功能的蛋白，行使胃在人体最主要的功能——吸收和消化功能。胃黏膜的保护性蛋白是抵御外来细菌和病毒入侵的基础。同时，胃还具有储存功能、分泌功能、免疫功能等。对于胃部疾病的预防和治疗，还要依赖于对胃正常结构和功能的理解，从正常生理功能入手，采取有效的预防或干预手段才能达到防治的目的。

第一节　胃解剖学概述

一、胃的解剖结构

（一）胃的解剖学位置及毗邻

胃是胃肠道中扩张程度最大的肌形囊状结构，其形状似"J"字形，与食管末端和十二指肠相连，通常位于上腹部、脐部和左季肋部，横膈的下方，具备容纳食物、分泌胃液及内分泌功能。胃左侧与膈肌相邻，右侧与肝左叶、方叶相邻，前壁与腹前壁相贴，后壁与胰、左肾上腺、左肾上极、横结肠和脾相邻。胃小弯被肝左叶覆盖，胃大弯紧贴横结肠上缘（图1-1）。

（二）胃的解剖学结构

1.胃的基本解剖学特征　胃可分为两口（幽门、贲门）、两壁（胃前壁、胃后壁）和两弯（胃小弯、胃大弯）。胃的结构通常分为四部分。

（1）贲门部（cardiac part）：是从食管进入胃腔的上部通道，管腔窄而短，界线不明显。胃与食管相连的内部开口称为贲门口（cardia orifice），位于第11胸椎平面左侧，与左侧第7肋骨对应，距切牙约40cm。

（2）胃底（fundus of stomach）：临床又称为胃穹窿，是贲门口平面以上的一个穹顶形区域，其侧方和上方与食管毗邻。胃底的上面部分在左侧膈肌的下方。

（3）胃体（body of stomach）：是胃的最大区域，位于贲门口和胃底的下方。

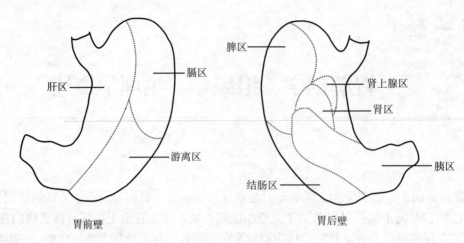

图1-1 胃的毗邻

（4）幽门部（pyloric part）：幽门位于第1腰椎下缘水平，与右侧第8肋软骨相对应。幽门部是胃的末端区域，分为幽门窦（proximal antrum）和幽门管（distal canal）。幽门窦接近胃体部分，而幽门管接近十二指肠。当胃蠕动时，幽门部缩窄成管状并控制胃内容物进入肠管，称为胃峡。幽门部胃大弯侧的浅沟称为中间沟。幽门与十二指肠的开口位于第1腰椎下缘右侧，称为幽门孔（pyloric orifice），幽门孔周围圆形的光滑厚环状肌称为幽门括约肌（pyloric sphincter），幽门括约肌通过交感神经和副交感神经的支配促使食糜进入小肠。幽门浅静脉横跨幽门前方，是手术中确定幽门的标志（图1-2）。

2.胃的其他特征

（1）胃大弯（greater curvature）：为胃的突起边界，朝向左下方，是胃脾韧带和大网膜的附着点。

（2）胃小弯（lesser curvature）：为胃的右侧边界，朝向右上方，是小网膜的附着点，并延伸至肝脏。

（3）贲门切迹（cardial notch）：食管与胃大弯之间形成的锐角，位于贲门的左侧。贲门切迹的内侧有与切迹一致的黏膜皱襞，具有掩盖贲门的作用，称为贲门皱襞。

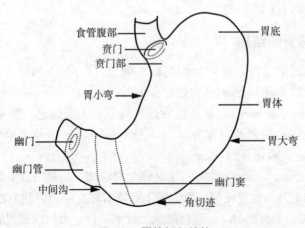

图1-2 胃的解剖结构

（4）角切迹（angular incisure）：胃小弯最低点弯曲明显的转折处。

（5）胃前壁：胃朝向前上方的为胃前壁。根据胃的毗邻关系，将胃前壁分为肝区、膈区和游离区。

（6）胃后壁：胃朝向后下方的为胃后壁，胃前壁与胃后壁以弓状缘相连。根据胃的毗邻关系，将胃后壁分为脾区、结肠区、肾上腺区、肾区和胰区。

（三）胃的形态

胃是一个囊状结构，与食管相连的近侧端较膨大，其形态主要取决于其紧张度，同时受性别、体型、体位、精神状态等多种因素影响。通过X线钡餐检查，在立位检查时可将胃的形态分为四种。

1.钩型胃　是最常见的类型，常见于中等体型、身体强壮者，属于中等程度或正常紧张度胃。形状呈鱼钩形（"J"字形），胃体呈垂直状，胃体各部分宽度大致相等，胃大弯的下缘同髂嵴水平。

2.牛角型胃　常见于小儿或矮胖体型者，属于高度紧张型胃。形状呈牛角形，胃穹窿宽大，接近幽门部逐渐狭窄，幽门是胃的最低部，胃下缘在脐平面以上。

3.长型胃　又称为无力型胃，常见于体型瘦长者，常见于女性，属于高度紧张型胃。胃腔呈上窄下宽状，胃大弯在髂嵴水平面以下，甚至入盆腔。

4.瀑布型胃　常见于胃下垂、溃疡病及胆囊炎患者，胃底向胃体方向弯曲，胃体小而窄，钡剂造影可见两个液平面，胃最低缘平脐或在脐水平以下。

（四）胃的网膜和韧带

1.胃的网膜　胃大网膜（greater omentum）连接于胃大弯和横结肠的腹膜之间，其间有血管、神经和淋巴管走行。胃小网膜（lesser omentum）连接于肝门和胃小弯、十二指肠上部之间，其间也有血管、神经和淋巴管走行。

2.胃的韧带　胃的主要韧带有以下几种：

（1）肝胃韧带（hepatogastric ligament）：位于胃小弯和肝门之间。

（2）胃结肠韧带（gastrocolic ligament）：是大网膜的一部分，从胃大弯延伸到横结肠，胃大弯就是通过胃结肠韧带与横结肠相连。胃结肠韧带后是横结肠系膜，二者紧密相贴，偶有炎症附着于此。手术中切开幽门附近胃结肠韧带时要注意不要损伤横结肠系膜中的中结肠动脉。

（3）膈胃韧带（gastrophrenic ligament）：是胃大网膜的一部分，从胃底延伸至横膈。胃贲门部通过膈胃韧带与腹肌相连。

（4）胃脾韧带（gastrosplenic ligament）：是胃大网膜的左侧部分，从脾门延伸至胃大弯。胃体位于腹横肌下方的部分，通过胃脾韧带与脾相连。

二、胃的血管分布

（一）胃的主要动脉

胃的动脉有主要的分布范围，可存在变异，但变异较少。贲门、胃底主要由胃短动脉、胃网膜左动脉供应血流，胃小弯主要由胃左动脉、胃右动脉供应血流，胃大弯主要由胃网膜左、右动脉供应血流，胃幽门部主要由胃网膜右动脉供应血流。胃部手术时应注意胃动脉血管的分布，保证胃的血流供应，避免出血而引起休克等。

1. 胃左动脉（left gastric artery） 直径为3～5mm，多起始于腹腔动脉，也可发自脾动脉和肝左动脉。胃左动脉是胃最大的供血血管，大部分自腹腔动脉发出后向左上方贲门部走行，先分出食管贲门支供应食管下端和贲门附近区域，后向右下方胃小弯处走行分出5～6支，多数分为胃前、后两支和胃体支，供应胃小弯附近胃前、后壁的营养，终支部分多与胃右动脉在角切迹附近处汇合。少数胃左动脉仅有1条主干或仅分为胃前、后两支。极少数胃左动脉发出副肝左动脉、迷走肝左动脉、左膈下动脉等非典型的分支，其中迷走肝左动脉（肝固有动脉左支或副肝左动脉）偶起自胃左动脉，是肝左叶血供的唯一动脉来源，手术中应注意避免胃左动脉的盲目结扎。

2. 胃右动脉（right gastric artery） 直径为1～3mm，起始于肝固有动脉，也可发自肝总动脉或胃十二指肠动脉。胃右动脉多自肝固有动脉发出后，在小网膜之间沿胃小弯向左走行，分出各胃血管的小分支，供应胃幽门、胃小弯附近胃体血流，终支多与胃左动脉吻合形成胃小弯动脉弓。

3. 胃网膜左动脉（left gastro-omental artery） 直径为1～4mm，多数起始于脾动脉，在大网膜前两层腹膜间沿胃大弯右行，分出胃体支和网膜支，分别供应胃大弯侧胃体和大网膜，终支多与胃网膜右动脉吻合形成胃大弯动脉弓。

4. 胃网膜右动脉（right gastro-omental artery） 直径为1～5mm，起始于胃十二指肠动脉，在大网膜前两层腹膜间沿胃大弯向左走行，分出幽门支、胃体支和网膜支，分别供应胃幽门及胃大弯侧胃体，终支多与胃网膜左动脉吻合。

5. 胃短动脉（short gastric artery） 又称为胃底动脉，2～4条不等，直径为1～2mm，管腔细而长，呈弹簧状卷曲。胃短动脉起始于脾动脉末端或脾动脉的分支，经过胃脾韧带向胃的左上方走行，各血管分支分布于胃底左侧，供应胃底区。

6. 胃后动脉（posterior gastric） 约80%的人存在胃后动脉，动脉数目不等，直径为1～3mm，大多数起始于脾动脉干中段1/3，少数起始于胃左动脉和脾动脉，在网膜囊后壁腹腔外向左上方走行，经胃膈韧带至胃底部后壁，是供应胃底血流的重要分支。在胃膈韧带中部有一明显的腹膜皱襞是外科寻找胃后动脉的重要标志。

7. 胃的附加动脉

（1）副胃左动脉：多起始于脾动脉，也可起于肝左动脉，主要分布于胃底和贲门部附近，是胃大部切除术后残胃的主要血供之一。

（2）左膈下动脉返支。

（3）副胃右动脉：在胃右动脉右侧下行，其分支供应胃幽门区。

（二）胃的主要静脉

胃的静脉大多与同名动脉伴行，均汇入肝门静脉系统（图1-3、图1-4）。

1. 胃左静脉（left gastric vein） 又称为胃冠状静脉，直径为2～4mm，是胃底和贲门部的主要引流血管，胃小弯前、后壁的血管沿胃小弯左行，至贲门处离开胃壁，转折向下形成游离干，流入肝门静脉或脾静脉，是门静脉系统的主要属支。若干小支形成四个胃静脉的主分支，分别为食管支、贲门支、胃上支及胃下支。少数人还有胃背支，故在术中结扎胃左静脉时应注意患者有无胃背支。按照静脉的汇流情况可分为五型：双叉型、爪型、4分支型、食管支单行型和胃背支型。胃左静脉在门静脉高压食管胃底静脉曲张的防治中具有重要意义。

2.胃右静脉（right gastric vein）　胃幽门部胃小弯侧的静脉分支汇集成胃右静脉，沿胃小弯右行，后汇入肝门系统。途中幽门前静脉汇入胃右静脉。胃左静脉与胃右静脉血流可吻合。

3.胃网膜左静脉（left gastroepiploic vein）　沿胃大弯左行，汇入脾静脉。胃网膜左静脉的起始处与胃网膜右静脉相吻合。

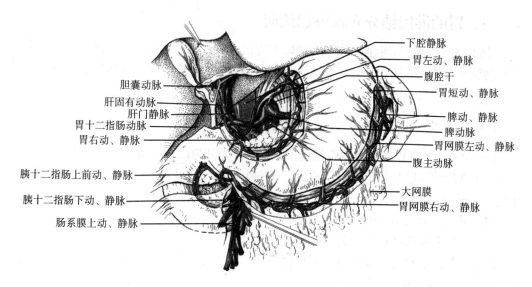

图1-3　胃的动、静脉（前面观）

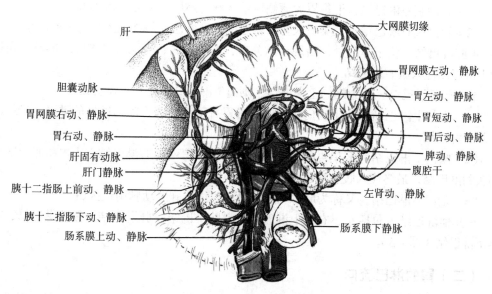

图1-4　胃的动、静脉（后面观）

4.胃网膜右静脉（right gastroepiploic vein） 沿胃大弯右行，汇入肠系膜上静脉。

5.胃短静脉（short gastric vein） 直径为1～4mm，多为2～4支，胃底和胃大弯左侧的血流经胃短静脉汇入脾静脉。

6.胃后静脉（posterior gastric vein） 我国人群该静脉的出现率约为80%，与胃后动脉伴行，最终汇入脾静脉，胃后静脉在门静脉高压食管胃底静脉曲张的防治中也有重要的意义。

7.幽门前静脉 位于十二指肠和幽门交界处，是胃与十二指肠的分界标志，手术中可以此为依据识别幽门。

8.门-腔吻合 胃左静脉与左膈下静脉吻合。

三、胃的淋巴结分布及淋巴流向

胃的淋巴结分布与胃血管的解剖结构密切相关，大多沿其同名血管进行排列，多集中在动脉发出处和静脉汇入处。同时，胃淋巴结及淋巴流向与附近的器官联系密切，因此，其在判断胃癌的转移上具有重要意义。

（一）胃的一级淋巴结

1.围绕贲门的淋巴结 在胃贲门周围，根据位置分为以下三组：

（1）贲门前淋巴结：位于贲门前面，向右走行注入胃胰淋巴结、腹腔淋巴结或胃上淋巴结，或先注入贲门左淋巴结或贲门后淋巴结，再注入胃胰淋巴结。

（2）贲门左淋巴结：位于贲门切迹附近。

（3）贲门后淋巴结：位于贲门后面。

2.胃左淋巴结和胃右淋巴结 汇集胃小弯侧胃壁区域的淋巴，沿胃动脉、小网膜附着处分布，最终注入腹腔淋巴结。

3.胃网膜淋巴结

（1）胃网膜左淋巴结：汇集胃大弯侧胃壁区域的淋巴，最终注入脾淋巴结。

（2）胃网膜右淋巴结：汇集胃大弯侧胃壁区域的淋巴，最终注入幽门下淋巴结。

4.脾淋巴结 位于脾门处，沿脾动脉分布，汇集胃底、胃网膜左淋巴结的淋巴通过胰上淋巴结注入腹腔淋巴结。

5.幽门部淋巴结 分为幽门上淋巴结、幽门下淋巴结和幽门后淋巴结。

（1）幽门上淋巴结：位于幽门正上方，沿胃右动脉汇集胃幽门区域的淋巴，最终注入腹腔淋巴结。

（2）幽门下淋巴结：汇集胃幽门区域的淋巴结、胃网膜右淋巴结、十二指肠上部和胰头的淋巴结，最终注入腹腔淋巴结。

（3）幽门后淋巴结：又称为肝总动脉淋巴结，位于肝总动脉附近区域。

6.其他淋巴结 包括左、右胰上淋巴结，胃胰淋巴结，肝淋巴结，腹腔淋巴结，左膈下淋巴结（图1-5）。

（二）胃的淋巴流向

胃壁内的淋巴系统是由毛细淋巴管和淋巴管组成的，源自黏膜或黏膜下层并形成了

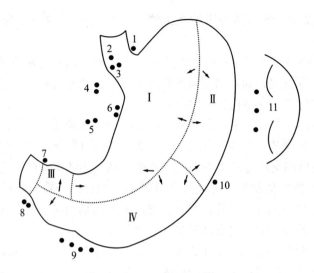

图1-5 胃的局部淋巴结分布及分区

1.贲门左淋巴结；2.贲门前淋巴结；3.贲门后淋巴结；4.胃胰淋巴结；5.腹腔淋巴结；6.胃左淋巴结；7.幽门上淋巴结；8.幽门下淋巴结；9.胃网膜右淋巴结；10.胃网膜左淋巴结；11.脾淋巴结

淋巴网络，再穿过肌层和黏膜下层，经过淋巴输出管注入胃附近的淋巴结中。胃沿淋巴走行而进行分区，各区的淋巴结流向胃大弯、胃小弯附近的淋巴结群，最终注入腹腔淋巴结。胃的淋巴走行有一定的方向性，与胃动脉走行方向大体一致。值得一提的是，胃壁淋巴管广泛吻合，处于胃任一部位的胃癌都可以侵袭胃其他部位所对应的淋巴结。

根据胃浆膜下淋巴管所注入的淋巴结，胃沿淋巴走行可分为以下四区。

1.第一区 位于胃底右侧贲门部及胃小弯侧，一级局部淋巴结为贲门前淋巴结、贲门后淋巴结、贲门左淋巴结、左膈下淋巴结、胃上淋巴结、胃胰淋巴结及腹腔淋巴结。这一区的淋巴管沿胃左动脉注入腹腔淋巴结。

2.第二区 位于胃底左侧及胃大弯的左半部分，一级局部淋巴结为胃左淋巴结、脾淋巴结及胰上淋巴结。这一区的淋巴管沿脾动脉注入腹腔淋巴结。

3.第三区 位于胃幽门部小弯侧，一级局部淋巴结为幽门上淋巴结、肝淋巴结及腹腔淋巴结。这一区的淋巴管沿肝总动脉注入腹腔淋巴结。

4.第四区 位于幽门部大弯侧及胃体大弯侧右半部，一级局部淋巴结为胃右淋巴结及幽门下淋巴结。

四、胃的神经支配

胃进行摄取营养、维持新陈代谢等胃肠道功能活动是在神经-体液的调节下进行的，其神经调节受到外部神经和内部神经的双重支配。

（一）胃的外部神经支配

胃的外部神经即为交感神经和副交感神经。

1.胃的交感神经支配 交感神经的主要作用是供给胃的血管，支配血管进行舒张和收缩活动，传导胃的痛觉纤维。胃受到交感神经的支配后，其分泌和蠕动功能受到抑制，血管发生收缩，幽门括约肌的张力增加。胃的交感神经分为节前纤维和节后纤维。

（1）胃的交感神经节前纤维：起始于第6～10胸椎，从脊髓灰质侧角的中外侧柱神经元的轴突，经前根发出，通过白交通支到达交感干，并穿过椎旁节组成内脏大、小神经，终止于腹腔神经节，在节内交换神经元。

（2）胃的交感神经节后纤维：交感神经在节内交换神经元后，发出交感神经节后纤维，组成腹腔丛及各副丛，由各丛发出分支伴随胃肠的血管分布到胃壁。

因此，可以说胃的交感神经主要来自腹腔神经丛，伴随胃动脉的走行分布到胃壁的各个部位。从腹腔神经丛发出的神经纤维沿胃小弯走行，与胃左动脉同行，形成胃左丛，最终与左迷走神经汇合。另外，有一分支发至幽门括约肌，进行幽门括约肌的神经支配。胃贲门部的神经支配主要来自于左膈丛的分支。

2.胃的副交感神经支配　胃的副交感神经部分来自于迷走神经的副交感纤维，支配胃腺和肌层，可促进胃酸和胃蛋白酶的分泌，增强胃的蠕动。胃的副交感神经分为节前纤维和节后纤维。

（1）胃的副交感神经节前纤维：起自迷走神经背核，经迷走神经前干下行至食管前面，在胃壁内神经节交换神经元。

（2）胃的副交感神经节后纤维：支配平滑肌和腺体，分布于结肠左曲以上的胃肠壁平滑肌和腺体。分布到胃的纤维有些起自疑核。

迷走神经前干分出肝支和胃前支，肝支的其中一个分支分布于胃幽门部，胃前支则分出4～6条小支至胃壁相应部位，其与胃左动脉相伴走行，在小网膜内沿胃小弯向右下走行，最终在胃角切迹附近以"鸭爪"支终止。"鸭爪"支在幽门窦和幽门管后壁分布。迷走神经后干在胃贲门处分出腹腔支和胃后支。腹腔支沿胃左动脉进入腹腔丛，胃后支沿胃左动脉的胃壁支到达胃后壁、幽门窦和幽门窦的后壁。

贲门附近的迷走神经为左迷走神经，既能向胃贲门部发出分支，又能向胃底和胃体发出分支。从左迷走神经发出后沿胃小弯至小网膜内呈斜行分布于胃窦处的是较大的胃前神经。沿小网膜游离缘从左至右走行，经肝固有动脉旁最终进入幽门的是幽门支。

胃的神经支配在临床手术中有十分重要的应用作用，迷走神经切断术和高选择性迷走神经切断术就是在胃神经支配的理论基础上保留相应的神经分支，从而减少术后胃滞留和腹胀现象的发生。

（二）胃的内部神经支配（内脏传入纤维）

胃的内部神经从食管平滑肌到肛门括约肌连续存在，由感觉性、运动性和中间性的胃肠神经元组成。胃肠道中胃壁和肠道壁的神经丛分为肌间神经丛和黏膜下神经丛两种。在不同的组织学结构层中，分布的神经丛也有所差异。胃的感觉神经沿交感神经和副交感神经的走行进入到脊髓和延髓中。胃的疼痛感觉冲动随交感神经进入脊髓第6～10胸椎，走行过程中通过腹腔丛和交感神经干。胃的牵拉感和饥饿感经过迷走神经传入延髓。进行胃部手术过程中应避免胃的过度牵拉，防止过度刺激引起迷走神经的兴奋而导致心脏骤停等特殊情况的发生。

（三）胃肠道血流的神经调控

副交感神经兴奋后进入胃中，增加胃局部的血液流动，同时会增加胃腺体的分泌。这种血流增加可能会导致胃的腺体活性增加，这是通过调节血液流动进行调控的，而不是一种直接的神经调控方式。

交感神经与副交感神经的调控方式有所不同。交感神经的刺激对胃肠道是一种直接的调控方式，能引起动脉血管的紧张性收缩，进而导致血流减少。在血管收缩发生的数分钟后，血流会通过一种"自主调节逃逸"（autoregulation escape）的方式重新恢复正常。这种方式是指与交感神经收缩血管相比，缺血导致的局部代谢性血管舒张机制占上风，从而起到舒张血管的作用，使富含营养素的血流重新回到胃肠道和肌肉组织中。

当机体需要额外的血液供应时，胃肠道的神经抑制作用变得十分重要。肠道中交感神经收缩血管的主要价值在于做剧烈运动时骨骼肌和心脏需要更多的血流，交感神经能阻止短时间内胃肠道和内脏血液的流动。在发生循环性休克时，体内重要器官由于缺血处于危险之中，尤其是脑和心脏可能发生缺血坏死，交感神经兴奋能减少内脏血液流动，在短时间内先将血液供应给脑和心脏等重要器官。在出血性休克中，交感神经兴奋引起的血管收缩能额外提供200～400ml可用的血液来供应重要器官的血液循环。

第二节　胃组织学概述

一、胃的组织学结构

胃壁的整体组织学结构是一致的，共分为四层，由内向外依次是黏膜层、黏膜下层、肌层和浆膜层。

（一）黏膜层

黏膜层是纵向的黏膜下皱褶，允许胃在充盈时扩张。当胃在排空状态下时，其内面呈现的纵向黏膜下皱褶称为胃的皱褶。胃的皱褶在胃狭窄部较为明显，在胃的上部却呈现出发育不良的状态。当胃完全膨胀时，由黏膜和黏膜下层组成的胃皱褶会完全消失。皱褶不会改变胃总体的表面积，却可以适应胃的扩张和充盈。镜下观察胃的表面可以看到胃黏膜较小的区域是由很多浅沟组成的，这些浅沟将胃的表面划分成直径为2～6mm的不规则隆起区域。这些不规则的隆起区域被称为胃小区（gastric area），浅沟使胃能够用于分泌部分的胃表面积增加，促进胃的分泌功能。在更高倍数的电子显微镜下可观察到胃黏膜表面有很多开口不规则的小孔，约有350万个，称为胃小凹（gastric pit）。胃腺体通到胃小凹的底部，每个胃小凹底部与3～5个胃腺体相连。

（二）黏膜下层

黏膜下层由致密的结缔组织构成，内含成群的脂肪细胞、粗的血管、神经和淋巴管，可起到缓冲作用。该层有较大的血管、神经丛和淋巴管等，因此，在做胃大部切除术时应充分进行止血，减少术中出血量。

（三）肌层

胃壁的肌层较厚，由三层平滑肌组成，分别为外纵层、中环层、内斜层。这种平滑肌的三层结构可以增加胃壁的牢固性，使胃具有很强的抗扩张能力。环形的胃壁平滑肌在贲门部和幽门部较厚，幽门部较厚的平滑肌形成幽门括约肌。幽门括约肌能够调节食物从胃进入十二指肠。

在胃的前面和后面，这些胃表面并没有外纵层平滑肌，食管周围的环状肌层发育也不甚良好。在混合性食糜进行消化的过程中，这种平滑肌层的排列能够将胃容物输送至小肠，展现出十分重要的胃功能。同时，在平滑肌层之间有成群的神经节细胞和无髓鞘神经纤维能提供肌肉层的神经支配。临床上有一些先天性肥大性幽门狭窄的患儿，这些患儿的幽门括约肌厚且肥大，因此需要纵向切开幽门处的浆膜和幽门括约肌来解除梗阻。

（四）浆膜层

浆膜层表面覆盖间皮，是腹膜的连续部分，几乎整个胃都有腹膜覆盖，但是在胃大弯、胃小弯和网膜附着处缺少浆膜（图1-6）。

二、胃黏膜的组织学结构及特征

胃黏膜在肉眼下观察呈浅红色或淡玫瑰色，贲门和幽门处胃黏膜颜色较特殊，为苍白色。胃黏膜厚度为0.3～1.5mm，在贲门处最薄，幽门处最厚。

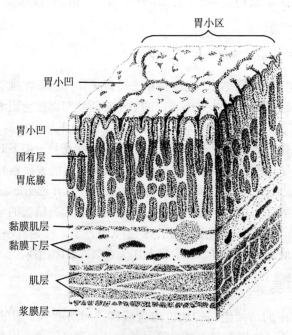

图1-6　胃壁的组织学结构

（一）上皮

在胃表面和胃小凹排列的上皮为单层柱状上皮，这些柱状上皮细胞被称为表面黏液细胞（surface mucous cell）。胃的表面黏液细胞在胃表面和胃小凹处排列，其细胞核呈椭圆形位于基底部，杯状的顶部胞质则被黏原颗粒（mucinogen granule）填充。由于黏原颗粒缺少固定性和水分，因此其在HE染色下呈现为浅淡色或透明状。然而，当黏原颗粒被适当固定操作后，在甲苯胺蓝或过碘酸希夫反应（PAS）下则染色致密。甲苯胺蓝染色试验提示表面黏液细胞分泌出很多不可溶的黏液，其中包括许多强阴离子，如碳酸氢根。少量的粗面内质网（rough endoplasmic reticulum，RER）分布在表面黏液细胞的基底部，使细胞质显现出弱嗜碱性。表面黏液细胞分泌的黏液外观浑浊，被称为可见黏液（visible mucus）。这种黏液在上皮表面形成一层黏稠的凝胶状涂层，可起到保护胃黏膜的作用。此外，黏液中含有大量碳酸氢盐和钾离子，防止上皮受到胃液中酸性成分的腐蚀。除了表面黏液细胞所分泌的黏液，前列腺素在胃黏膜的保护中也起到了重要的作用。前列腺素能刺激碳酸氢盐的分泌，通过舒张固有层的血管而增加黏膜层的厚度，这使得胃黏膜损伤区域的营养供应增加，进而优化组织损伤修复的条件。

胃的内层没有吸收功能，但一些水、盐和脂溶性药物却可以被吸收。例如，乙醇和某些药物［如非甾体抗炎药（non-steroidal anti-inflammatory drug，NSAID）］通过破坏胃的表面上皮而进入胃固有层，甚至小剂量的阿司匹林会抑制胃黏膜产生保护性前列腺素。此外，阿司匹林与胃壁直接接触，从而干扰胃黏膜的疏水特性。

（二）固有层

胃的固有层中有大量的管状腺体紧密排列，分为胃底腺（fundic gland）、贲门腺（cardiac gland）和幽门腺（pyloric gland）。胃固有层受到周围胃小凹和胃腺体的空间限制而相对较为狭窄。固有层的基质主要由成纤维细胞和平滑肌细胞组成，还包括免疫系统的细胞，如淋巴细胞、浆细胞、巨噬细胞和一些嗜酸性粒细胞。当发生炎症时，会出现中性粒细胞，偶有淋巴结侵入黏膜肌层。在胃不同部位的胃黏膜中，其腺体的组成细胞、功能有一定的差异。贲门部的腺体组成细胞主要为黏液细胞和少数壁细胞。胃底部的腺体组成细胞为主细胞和壁细胞。胃体部的腺体组成细胞为壁细胞。

1.胃底腺 也称为泌酸腺（oxyntic gland）。除了贲门和幽门的少许区域外，胃底腺在整个胃黏膜区域分布。胃底腺是一种简单的、有分支的管状腺体，在胃黏膜中数量最多，功能也最重要，从胃窦底部延伸至黏膜肌层。位于胃小凹和胃腺体之间的峡部区域称为胃峡部（isthmus），该区域主要分布有干细胞，具有复制和分化的功能。终分化为黏液表面细胞的细胞从胃小凹向上迁移至胃表面。其他细胞向下迁移，并有胃底腺上皮细胞的特性。通常来说，每个腺体都有一个相对狭长的颈部节段和一个相对短而宽的底部节段。胃底腺的细胞每天产生约2L的胃液，且胃液中含有多种物质。除水和电解质外，胃液中还包括四种主要成分：盐酸、胃蛋白酶、黏液和内因子。胃底腺由四种功能不同的细胞组成，各种细胞的形态和特征存在差异（图1-7）。

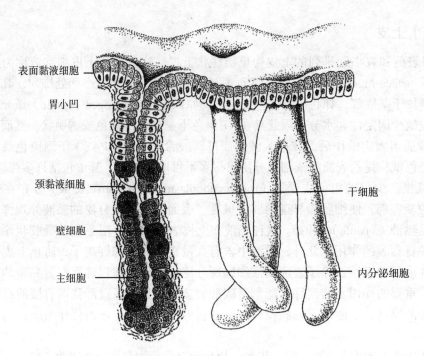

表面黏液细胞

胃小凹

颈黏液细胞　　　　　　　　　　　　　　　　　　　　　　　干细胞

壁细胞

主细胞　　　　　　　　　　　　　　　　　　　　　　　　内分泌细胞

图1-7　胃底腺的细胞分布

（1）颈黏液细胞：位于胃底腺的颈部区域，呈楔形的细胞群间穿插着壁细胞。颈黏液细胞比表面黏液细胞短，而且在其细胞质顶端存在的黏原颗粒较少。因此，这些细胞没有明显的黏液杯。颈黏液细胞能分泌一种可溶性的酸性黏液，在胃中进行各项生理活动使迷走神经兴奋，能够刺激颈黏液细胞释放黏原颗粒。

（2）主细胞：也称为胃酶细胞（zymogenic cell），位于胃底腺的下半部，是胃底腺中数量最多的细胞。主细胞是一种典型的蛋白分泌细胞，分泌胃蛋白酶原、凝乳酶原和解脂酶原。在细胞质的基底部聚有丰富的粗面内质网，这使得这些细胞呈现出强嗜碱性，在HE染色下可进行分辨。而在细胞质的顶部，由于分泌囊泡（又称为酶原颗粒）的存在，这些细胞呈现出嗜酸性。

（3）壁细胞：也称为泌酸细胞（oxyntic cell），位于胃底腺的上半部分，分布在颈黏液细胞之间，能分泌盐酸和水。壁细胞体积较大，有时呈双核，呈圆锥形。细胞的尖端指向胃底腺腔，底端闲置于基底层。细胞核呈球形，细胞质呈均质嗜酸性。在透射电子显微镜（TEM）下，壁细胞中有很多细胞内分泌小管（intracellular canalicular system）与胃底腺腔相连。分泌小管表面有大量的微绒毛，周围则有许多光滑的小管泡，被称为微管泡（tubulovesicular）。在分泌活性程度高的细胞中，分泌小管内的微绒毛数量增加，而微管泡显著减少甚至消失。分泌小管膜中有具备活性的质子泵，能够将壁细胞内形成的 H^+ 输入小管中。线粒体为这个过程提供能量支持。

壁细胞还分泌内因子，其分泌过程所需的受体与分泌胃酸的受体相一致。内因子是一种糖蛋白，能够在胃和十二指肠中与维生素 B_{12} 形成复合物，使维生素 B_{12} 不能在回肠中被分解，进而促进维生素 B_{12} 的吸收。当人体中存在针对内因子或壁细胞的自身抗体时，会出现内因子缺乏，导致维生素B_{12}吸收不良或恶性贫血。

（4）内分泌细胞：在胃底腺的各层中均可见到，尤其在胃底腺底部分布较多。其主要由两种内分泌细胞组成，分别为肠嗜铬样细胞（enteroendocrine closed cell，ECL）和肠内分泌细胞（enteroendocrine open cell）。ECL分布于基底层，尚未到达胃底腺腔，能够分泌组胺，其分泌的组胺作用于壁细胞后能够促进胃酸的分泌。D细胞则暴露于腺腔并携带微绒毛。根据现有研究已知肠内分泌细胞有作为早期化学感受器的功能，基于接收到的化学信息而释放相应的激素。D细胞能够分泌生长抑素，从而抑制壁细胞的功能。显微电镜下可在细胞质中见到小的分泌囊泡，而在HE染色中却不能显色。尽管这些内分泌细胞体积小又缺乏显色的特质，但这些内分泌细胞的细胞质与主细胞或壁细胞等其他细胞相比有较为清晰的界线，因此也较容易辨认出来。在现代TEM技术的不断发展下，内分泌细胞根据其大小、形状和分泌囊泡的致密程度可分出至少17种不同类型的细胞类型。

（5）成人未分化干细胞：分布于胃底腺顶部区域，其增殖的子细胞具有分化为其他胃底腺细胞的功能。在普通制备的标本中不易辨认出干细胞，而在放射自显影技术下可辨认出被^3H标记的胸腺嘧啶核苷，提示这些干细胞处于活跃的细胞增殖状态中。

2.贲门腺　由黏液分泌细胞组成，分布于胃贲门部及食管口周围较狭窄的区域内。贲门腺的分泌物能够防止食管上皮受到胃酸反流的侵蚀。贲门腺是一种管状、有分支、略屈曲的腺体，主要由黏液分泌细胞组成，偶散布有肠内分泌细胞。黏液分泌细胞在形态上与食管贲门腺的细胞相似，细胞基底核均为扁平状，顶部的细胞质通常被黏蛋白颗粒充盈。

3.幽门腺　位于幽门开口处（胃底和幽门间的胃部区域），是一种分叉状、盘绕的管状黏液性腺体，腺腔较宽，其分泌的细胞在形态和功能上与表面黏液细胞相似。在幽门腺上皮细胞间可见肠内分泌细胞和少量壁细胞。另外，幽门腺中也可见G细胞，其具有促进胃泌素的释放、刺激盐酸分泌和促进黏液细胞增殖的作用。

（三）黏膜肌层

黏膜肌层由两个相对较薄的平滑肌组成，分别为内环层和外环层。有些区域还会出现一种圆环状的第三层结构。薄的平滑肌细胞从黏膜肌层的内层延伸至固有层的表面，这些平滑肌细胞有助于胃腺分泌物的外溢。

三、胃黏膜屏障

（一）胃黏膜屏障的功能

胃黏膜是胃的屏障，能够保护胃深层的组织，防止受到胃液或其他外源性刺激的损伤。在正常的生理条件下，胃黏膜通过一系列的防御机制保护胃黏膜，使其具备组织学结构的完整性，这些防御机制包括胃黏液屏障、胃黏膜血流、保护性细胞因子、上皮屏障等。当一些攻击因子损伤胃黏膜的保护机制，导致胃黏膜损伤不能及时修复时，胃黏膜会出现持续损伤。因此，胃黏膜屏障的保护作用是一个动态的方式，损伤加重时，其保护机制也随之增强，胃黏膜组织的完整性才得以保持。

（二）胃黏膜屏障的保护机制

胃黏液屏障对胃黏膜进行保护有多种机制，包括以下几种：

1. 胃黏膜屏障的润滑作用　胃黏膜表面依附有胃分泌的各种黏液，当食物在胃中通过胃的蠕动被消化时，这些黏液能减弱食物进行机械摩擦而导致的胃黏膜刺激与损伤。一些研究表明胃黏膜分泌的黏液分为两层，分别为黏液内层和黏液外层。黏液内层附着的黏液属于不溶性凝胶层，较为牢固，而黏液外层附着的黏液属于水溶性黏液，较为松散且可快速复原。因此，黏液外层易被抽吸分离，而黏液内层则无法用机械手段去除。若要去除黏液内层必定会导致胃黏膜的损伤。胃黏膜屏障的润滑作用主要是黏液外层可再生复原，形成了一种润滑屏障的功能。

2. 黏液糖蛋白调控作用　黏液糖蛋白能调控胃蛋白酶水解蛋白质，使胃蛋白酶的水解减弱。临床常用的胃黏膜保护剂便是通过该种方式抑制酶的水解作用，达到促进黏膜修复的作用。

3. 抵御胃蛋白酶　胃蛋白酶在强酸性环境中能够表现出酶的活性，而在中性环境中失活。胃黏膜分泌的黏液层能够通过中和 H^+ 而使 H^+ 渗透减少，因此，在胃黏膜表面中性的环境中胃蛋白酶活性丧失，阻止其损伤胃黏膜。另外，胃蛋白酶属于生物大分子，胃的黏液层能够阻止这些生物大分子的通过，进而产生保护胃黏膜的作用。

4. H^+ 渗透减少　黏液-碳酸氢盐屏障是胃黏膜保护机制的重要组成之一，其通过减慢 H^+ 渗透速度和中和 H^+ 造成的酸性环境而抵御 H^+ 对胃黏膜的损伤，进而发挥胃黏膜保护作用。胃黏膜所分泌的黏液层有一定的厚度，使 H^+ 渗透进入胃黏膜的速度减慢。胃黏液层中多为磷脂，疏水端磷脂分子排列在胃黏膜表面，形成一种疏水屏障，在阻止水进入的同时增加黏液的吸附性，进而抵御 H^+ 渗透。此外，黏液层中有大量的碳酸氢盐，中和 H^+ 后使得胃黏膜pH接近中性。同时，$Na^+\text{-}HCO_3^-$ 交换器也在胃黏膜屏障的保护中起到重要作用。

（三）攻击因子NSAID对胃黏膜屏障的影响

NSAID能够产生细胞毒性，破坏胃黏膜的防御和修复功能，打破胃黏膜的屏障，引起胃黏膜的损伤。NSAID损伤胃黏膜屏障的机制较为复杂，主要有以下两点：一种是抑制前列腺素合成酶的生成，使前列腺素合成减少，导致 H^+ 渗透增多、胃酸分泌增加和胃黏膜黏液分泌减少；另一种是抑制胃糖蛋白的生成，导致黏液-碳酸氢盐屏障失衡，引起胃黏膜的损伤。

（四）胃黏膜屏障与幽门螺杆菌

幽门螺杆菌（*Helicobacter pylori*）致病因子会对胃黏膜产生损伤，主要机制有以下几种：幽门螺杆菌的定植，幽门螺杆菌毒素损伤胃黏膜，宿主免疫应答导致的胃黏膜损伤及激素失调所致的胃酸分泌异常。幽门螺杆菌的定植与其鞭毛、尿素酶和黏附的特性密切相关，这些特性有助于幽门螺杆菌在胃黏膜表面的定植。另外，幽门螺杆菌的空泡毒素对胃上皮有直接损伤的毒素作用，导致细胞质中形成了空泡，致使胃黏膜发生损伤。

第三节　胃生理学概述

一、胃平滑肌的生理学特性

胃有明显的伸展性，当胃被大量食物充盈时，胃内压力不会发生特别明显的改变。

（一）胃平滑肌的电生理

胃的平滑肌是被持续缓慢的内在电活动所激发的，沿着肌纤维膜而发挥电生理活性。这种电生理活动有两种基本类型的电波：慢波和动作电位。另外，胃平滑肌的静息电位可以自发进行周期性的变化，如去极化、复极化等，这种电位的变化在控制胃平滑肌活动的过程中起到重要的作用。下面对胃平滑肌的几种电位进行详细介绍。

1.静息电位　其电位较低，电位波动幅度较大。在正常静息条件下，膜电位平均值约为$-56mV$，但有多种因素可以改变这一电位值。静息电位的产生主要是K^+从膜内向膜外的扩散和钠泵的活动，偶可由Na^+、Ca^{2+}向膜内扩散，Cl^-向膜外扩散所致。当膜电位的负值增加时为膜电位的去极化，肌肉纤维变得更加兴奋。当膜电位的负值减低时为膜电位的超极化，肌肉纤维的兴奋性减低。多种因素可影响膜电位去极化和超极化的发生。其中，影响膜电位的去极化使其兴奋性增高的因素有以下四种。

（1）胃平滑肌的伸展。

（2）乙酰胆碱的刺激。

（3）副交感神经刺激后分泌出乙酰胆碱。

（4）特定胃肠激素的刺激。

影响膜电位的超极化使其兴奋性减低的因素有以下两种。

（1）去甲肾上腺素或肾上腺素对纤维膜的作用。

（2）交感神经刺激后分泌去甲肾上腺素。

2.慢波　大多数胃肠道收缩是缓慢而有节律进行的，发生波动的频率较慢，故称为慢波。慢波不是动作电位，而是静息膜电位上缓慢的波动变化。电位幅度为$5 \sim 15mV$，频率大致为3次/分，持续时间约为几秒至十几秒。出现慢波的确切原因目前尚不明确，有观点认为是由于平滑肌细胞和一种特殊细胞之间形成了某种复杂的联系。这种特殊细胞被称为Cajal细胞（interstitial Cajal cell，ICC），是一种具备成纤维细胞和平滑肌细胞特性的间质细胞，广泛存在于胃体、胃窦、幽门部的环形肌和纵向肌交界的间质中，被认为是胃肠活动的"电动起搏器"，也是慢波产生的必要条件，具备调节胃肠运动的功能。Cajal细胞介于平滑肌层之间，具有突触样传递的连接特性，在两个肌层之间起到"桥梁"作用。这种间质细胞具有周期性开放的离子通道，能够产生内向流动，类似于起搏器的电流活动，进而导致慢波电位的发生和膜电位的循环变化。一些研究证实，慢波活动受到自主神经的调控，即当交感神经增强时，慢波幅度减小；当副交感神经增强时，慢波幅度增大。

3.动作电位　胃平滑肌的静息膜电位在各种理化刺激下会发生去极化。当电位改变达到阈电位值时（-40mV），即爆发动作电位。动作电位持续时间短，为 $10 \sim 20ms$，故称为快波。动作电位常会发生在慢波电位的峰顶处，慢波电位上升得越高，动作电位发生的频率就越高，通常为每秒 $1 \sim 10$ 次。

胃平滑肌动作电位的发生与神经纤维动作电位的发生有一定差异，主要源于其动作电位产生方式的不同。在神经纤维中，动作电位主要由 Na^+ 通过钠通道快速内流所致。而在胃平滑肌纤维中，负责动作电位的通道有所不同。胃平滑肌动作电位的升支主要是由于钙钠通道的开放，大量的 Ca^{2+} 和少量 Na^+ 内流。降支则由 K^+ 通道开放后 K^+ 外流引起。胃平滑肌动作电位的通道开放、关闭速度比神经纤维的通道速度慢，占用时间长，因此也称为慢钙通道。

（二）胃平滑肌的强直收缩

动作电位可以引起平滑肌的收缩，一些胃平滑肌会出现强直性收缩，伴或不伴有节律性收缩。这种平滑肌的强直性收缩呈持续性，与慢波的基本电节律无关，但通常会持续数分钟甚至数小时。在一些情况下，强直性收缩是由动作电位持续发生而引起的，动作电位频率越高，收缩程度越大。而在另外一些情况下，强直收缩是由激素或其他因素引起的平滑肌膜持续地去极化，但并没有引起动作电位。另外，有些强直收缩与 Ca^{2+} 连续进入细胞有关，Ca^{2+} 的不断流动引起膜电位的改变。尽管目前已知以上几种可能发生强直收缩的机制，但具体发生机制仍需进一步探索。

二、胃的运动

（一）胃的运动功能

胃底和胃体上1/3的功能是储存食物，调节胃内的压力，促进胃的排空。剩余2/3的胃体和胃窦的功能是将食物与胃液混合，使之形成食糜，进一步加快胃的排空。尽管胃的活动功能没有胃的分泌功能重要，但还是会有一些较为重要的激素能够调节胃肠道的活动。

1.胃的容受性舒张（receptive relaxation）　当进行咀嚼、吞咽等进食动作时，可以引起胃部肌肉的反射性舒张。这种胃的舒张也会发生在食物对咽进行刺激时。当食管蠕动波接近胃时，一种放松的波形穿过肌间抑制神经元，促进胃的舒张。当通过咀嚼运动使食物进入到食管时，这种蠕动的波到达食管下端，使胃和十二指肠舒张。胃的舒张可使胃的容量增加，由空腹状态下的50ml增加至进食状态下的1.5L。胃的容受性舒张可保持胃内压力不发生重大的变化，使食物储存在胃中被充分消化。

2.胃的紧张性收缩（tonic contraction）　胃的紧张性收缩能够使胃腔内保持一定的压力状态，推动食糜从胃向十二指肠运动，也能够促进胃液和食物在胃中的混合与消化。胃的紧张性收缩对胃保持其生理状态和解剖形态有一定的作用，也可以防止胃下垂的发生。

3.胃的蠕动　大约开始于食物入胃后5min。胃的蠕动从胃体的中间部开始，以蠕动波的方式逐渐从胃体中部向幽门处移动。胃的蠕动波频率约为每分钟3次，每次蠕动波移动至幽门处约需要1min。胃的蠕动波并不是一个一个单独进行的，而是在前一蠕动波尚未到达幽门前便已产生的新蠕动波，似"海浪状"由胃体中部向幽门移动。在蠕动波向幽门推进的过程中，蠕动波的强度明显增加，至幽门处明显增强，将少量食糜推进十二指肠，起到"幽门泵"的作用。

4.饥饿收缩（hunger contraction）　当胃排空几个小时或更长时间后会发生饥饿收缩。饥饿收缩是一种在胃体部有节律的蠕动性收缩。当饥饿的连续收缩变得极端强烈时，这种收缩经常相互融合而形成一种持续性的强直收缩，持续时间为2～3min。饥饿收缩在年轻人、胃肠道高度紧张的健康人中表现最为强烈，也会发生在血糖低于正常值的人群中。当胃发生饥饿收缩时，人常常会经历轻微的胃痛，称为饥饿感（hunger pang）。饥饿感通常在最后一次摄入食物12～24h后才会发生。饥饿状态下，3～4d饥饿感最强烈，之后这种感觉逐渐减弱。

5.消化间期胃的运动　当胃内没有食物，即处于空腹状态时，胃内的压力变小。在消化间期，胃的运动呈现为一种间歇性、强力的收缩。这种间歇性收缩是一种周期性的活动，伴有较长时间的静息期，起始于胃体上部，称为消化间期移行性复合运动（migrating motor complex，MMC）。MMC每个周期的时间为90～120min，分为Ⅰ、Ⅱ、Ⅲ、Ⅳ四个时相。Ⅰ时相的持续时间为40～60min，不出现胃肠的收缩，为运动静止期。Ⅰ时相可能与一氧化氮（nitric oxide，NO）的分泌相关。Ⅱ时相的持续时间为30～45min，出现不规则的间断收缩。Ⅲ时相的持续时间为5～10min，出现规则的高振幅收缩。Ⅲ时相可能与胃动素的分泌相关。Ⅲ时相的强力收缩可以将胃内容物清除干净，起到"清道夫"的作用。其中清除胃内容物包括食物残渣、脱落的细胞碎片、细菌及空腹时咽下的唾液、胃黏液等。Ⅳ时相的持续时间为5min，是一种短暂的过渡期，转到下一周期的Ⅰ时相。消化间期的胃如果出现运动功能减弱会导致胃功能性消化不良等疾病。

（二）胃的储存功能

当食物进入胃部时，食物在贲门部形成一种食物的同心圆。新的食物堆积在食管开口附近，陈旧的食物堆积在胃的外壁附近，即新食物在内圈，旧食物在外圈。通常来说，当食物使胃发生扩张充盈时，迷走神经反射从胃到脑干，随后又回到胃中。这种神经反射会降低胃体部胃肌层的紧张度，使胃壁松弛后逐渐向外突出，因此食物可以越来越多地储存在胃中。完全放松的胃能储存0.8～1.5L食物。当胃尚未达到其储存极限前，胃的压力会维持在一个较低的水平。当胃达到储存极限后，胃内压力增加，胃壁紧张度上升。

1.胃中食物的混合和推进　胃中的消化液即胃液是由胃的腺体分泌的。胃的腺体几乎存在于胃体的整个胃壁，而在胃小弯狭窄处分泌较少。当食物进入到胃中，胃的分泌物立即与依附在胃黏膜表面的食物相互接触。一种较弱的蠕动"缩窄波"（constrictor wave）也称为"混合波"（mixing wave），起始于胃的上部和胃的中部，并以每15～20s一次的速度移动至胃窦处。这些波主要通过肠壁的基本电生理节律进行，组成胃壁慢波电节律的一部分。当这些收缩波从胃体移动到胃窦，它们会变得更加强烈，其中一些会变得相当强并产生强有力的"蠕动动作电位"（peristaltic action potential）驱使的收缩环，这些收缩环使胃窦处的内容物在越累越强的压力下向胃窦处移动，从而促使食物在胃中的蠕动。

蠕动动作电位驱使的收缩环在混合胃内容物方面起到重要的作用。当蠕动波每一次从胃窦向幽门处移动时，在蠕动波的作用下，胃窦深部的食物也会被"挖掘"出来。然而，胃幽门部的开口还是很小，每次蠕动波只能使少量的胃窦部内容物进入到十二指肠。当每次蠕动波到达胃幽门处时，幽门处的肌肉会发生收缩，阻碍胃内容物通过幽门被排空。因此，大部分胃窦处的内容物在蠕动波的作用下被挤压至胃体处，而非通过幽门的途径。移动的蠕动收缩环与这种向上的挤压动作整体称为后退。这种后退机制是胃中胃内容物混合的一个重要机制。

2.食糜　当胃内容物与胃分泌物充分、彻底混合后，其产生的混合物被排到肠管中。这种混合物称为食糜。食糜离开胃的流动程度取决于食物、水、胃分泌物的量，也取决于发生消化的消化程度。食糜的外观呈现为半流体或糊状。

（三）胃的排空机制

1.胃排空的发生　胃的排空是指食糜从胃排出，进入十二指肠中。当人进食后5min就会有部分食糜从胃进入十二指肠中，胃完全排空需要4～6h。胃的排空是在胃窦处高强度的蠕动收缩波作用下进行的。同时，胃的排空也受到一定的阻碍。这种阻碍来自于食糜通过幽门而产生的抵抗力。

胃排空时有强烈的胃窦蠕动收缩，称为幽门泵。在大多数的时间，胃部有节律性的收缩且大部分时间很微弱，收缩主要起到混合食物和发挥胃分泌功能的作用。然而，当食物在胃中时，有20%的时间收缩十分强烈，从胃中部开始，穿过胃至胃的尾部，不再是一种微弱的混合性收缩，而是一种强有力、紧密的环状收缩，使胃内容物被排空。随着胃逐渐变得越来越空虚，这种收缩就离胃体部越来越远，逐渐排出胃体中的食物，并在胃窦处使这些食物变成食糜。这些强有力的蠕动收缩通常会产生50～70cm H_2O 的压力，该压力是混合型蠕动波压力的6倍。

综上所述，胃紧张性收缩和远端胃收缩产生的胃内压是胃排空的动力，而胃排空的阻力则来源于胃幽门和十二指肠的收缩。胃的排空恰恰取决于动力和阻力的"博弈"。当胃内压这种动力足以抗衡十二指肠压的阻力时，才会发生胃的排空。当幽门处于正常时，每一个强的蠕动波会驱使数毫升的食糜进入十二指肠。因此，蠕动波除了引起胃中食物的混合，幽门泵的泵送运动也为此提供了促进作用。

2.胃排空的调节　胃的一些因素（如胃的填充程度、胃泌素对胃蠕动的促进作用）可以控制胃的排空。胃和十二指肠因素对排空的作用是互相配合、共同作用的。在这个过程中，十二指肠因素可能起到更为重要的作用。食物刚进入到胃中时，胃内食物较多，胃排空的速度较快。而后十二指肠抑制胃运动的因素逐渐占优势，胃的排空速度减慢。随着十二指肠中的胃酸被中和，十二指肠对胃排空的抑制作用逐渐减弱，胃运动增强直至食糜从胃中进入到十二指肠。

（1）胃排空的速度控制：胃排空的速度受食糜的物理性状和化学组成成分的影响。在人体的三种主要营养成分糖类、蛋白质和脂肪中，糖类排空速度最快，脂肪排空速度最慢，蛋白质的排空速度位于二者之间。在物理性状不同的流体食物和固体食物之间，稀疏的流体食物比黏稠的固体食物排空速度快。在不同大小的颗粒食物之间，小颗粒状的食物比大块状食物的排空速度快。在不同渗透压的食物之间，等渗溶液比高渗溶液排空速度快。同时，胃排空的速度受到胃和十二指肠信号的影响。十二指肠提供了更多的信号，在控制胃排空上起到更为关键的作用。

（2）胃食量对胃排空率的影响：胃中食物量增加会促进胃的排空，排空速率会以食物量的平方根成倍增快。胃内的食物量增加后会增加对胃壁的刺激作用，增加的刺激会通过壁内神经丛反射和迷走-迷走神经反射来增强胃的活动度，加快胃的排空。胃排空速度增加并不像人们所想象的那样是因食物储存在胃中后引起胃的压力增大。实际上胃体积的增加并不会增加胃的压力。但胃壁的伸展确实引起胃壁局部肌肉间的反射，使幽门泵活性增加的同时抑制幽门的活动。

（3）胃泌素对胃排空的影响：胃窦部的G细胞释放胃泌素。当胃中食物增多后，其蛋白质消化产物会对胃壁产生机械性刺激和化学性刺激，引起胃泌素的释放。胃泌素可以引起胃腺中胃酸的高度分泌。胃泌素也通过对胃体轻微或中度的刺激作用而发挥促进胃体、胃窦的收缩，增强胃内压的功能。更为重要的是，胃泌素似乎能加强幽门泵的活性，增强幽门括约肌的收缩，起到延缓胃排空的作用。

（4）十二指肠对胃排空的影响：十二指肠有抑制胃排空的作用。进入到小肠的食糜、酸等物质会刺激十二指肠壁的化学和机械感受器，通过肠-胃反射抑制胃的运动。这种肠-胃反射是指当小肠中的酸性物质、脂肪、脂肪酸、高渗溶液和食糜进入到十二指肠后，会对十二指肠壁的化学感受器、渗透压感受器和机械感受器产生一定的刺激，进而抑制胃的运动，减缓胃的排空。其中，胃酸起到的刺激作用尤为明显。另外，当大量食糜，尤其是酸性物质和脂肪进入十二指肠后会引起肠黏膜释放促胰液素、抑胃肽、胆囊收缩素等激素，抑制胃的运动，从而延缓胃的排空。

（5）幽门在控制胃排空中的作用：胃的远端开口是幽门。在幽门处，圆形壁肌的厚度比胃窦前部增厚50～100倍，并且时刻保持为一种轻度紧张的收缩状态。这种幽门环形肌也称为幽门括约肌。

即使幽门正常进行强直收缩，幽门处也会有足够的开口使水和其他液体轻而易举地从胃里排空进入十二指肠。但是，这种收缩通常会阻止食物颗粒的运输，直至食物颗粒混合于食糜中形成黏稠的流动状态后才会顺利通过幽门。幽门的收缩程度是在胃和十二指肠的神经和体液反射信号调节下进行的。在神经和体液的调节下，幽门收缩程度可以增加或减低。

三、胃的吸收与消化

（一）胃的吸收功能

胃的吸收功能很差，因为胃中缺乏含有微绒毛的消化膜，且胃黏膜上皮细胞间的连接比较紧密。只有少量高脂溶性的物质，如乙醇和药物（阿司匹林）能在胃部被少量吸收。

（二）胃的消化功能

胃的消化功能主要是对胃中蛋白质的消化分解。其中，胃蛋白酶起到至关重要的作用。

胃蛋白酶是胃中一种十分重要的消化酶，在pH为2.0～3.0的强酸性环境中最活跃，而在pH高于5.0的环境下没有活性。因此，要想使胃蛋白酶发生对胃内蛋白质的消化作用，胃液必须是强酸性的。胃腺会分泌大量的胃酸，这种胃酸的分泌是在pH约为0.8的强酸性环境中发生的，由泌酸腺中的壁细胞分泌。当胃内容物与非泌酸腺细胞混合后，胃液pH平均值在2.0～3.0，对胃蛋白酶发挥其酶的活性十分适宜。

胃蛋白酶消化的一个重要能力是消化蛋白质胶原蛋白，胶原蛋白是一种硬蛋白，不能或很少被除胃蛋白酶以外的酶分解。胶原蛋白是肉类组织细胞间的主要组成成分。当胃肠道分泌的胃蛋白酶消化肉类蛋白质时，主要是对胶原蛋白的一种消化作用。因此，如果胃液中缺乏胃蛋白酶，肉类因不能被其他酶类分解而很难被消化，导致消化不良的发生。胃蛋白酶只能促进蛋白质的消化过程，将蛋白质分解为胨、蛋白胨和少量多肽，占所有蛋白质消化的10%～20%。这种蛋白质的分裂是氨基酸间肽键水解的结果。

四、胃液的特征与分泌

胃、肠等消化道器官能够为身体持续地供应水、电解质和营养素，这一过程的实现离不开胃液的分泌和神经、激素等系统的控制。胃液的分泌包括一种前反馈控制的条件反射：食物进入口腔前，其外观、气味等食物相关信号就能引起唾液、胃液的分泌。

（一）胃液分泌的特征

详见第四章"胃分泌功能指标及其调控"。

（二）胃液分泌的分期

胃液的分泌被人为地分为三期，分别为头期、胃期和肠期。

1.头期（cephalic phase） 胃液的头期分泌是由进食动作引起的，在食物进入到胃之前，尤其是在咀嚼时，胃液的头期就已经发生了。头期分为条件反射和非条件反射。条件反射指这种分泌是由看到食物、闻到气味、听到声音等视觉、嗅觉和听觉刺激引起的。食欲越强，刺激胃液的分泌就越强。非条件反射是指食物在口腔咀嚼后，刺激口腔和咽部的化学、机械感受器，引起胃液的分泌。引起头期胃液分泌的神经源性信号起源于大脑皮质及杏仁核和下丘脑的食欲中心。然后，这些信号通过迷走神经的背侧运动核到达胃。当迷走神经被切断后，头期的胃液分泌会被完全消除。迷走神经兴奋刺激头期胃液的分泌有以下两种机制：一种是直接的胆碱能机制，另一种是由胃泌素作为中介的神经-体液调节机制。胆碱能机制是头期胃液分泌的主要机制，迷走神经后纤维能支配G细胞释放胃泌素，同时迷走神经后纤维可以释放铃蟾肽（bombesin），也称为胃泌素释放肽（gastrin-releasing peptide，GRP）。头期胃液分泌的潜伏期为5～8min，持续时间为2～4h。头期分泌的胃液量大概占整个消化期胃液的20%，胃酸和胃蛋白酶原的含量都很高，具有强消化性。

2.胃期（gastric phase） 当食物进入到胃中后，食物的机械性扩张可刺激胃底、胃体、幽门部感受器引起以下神经的兴奋：①通过迷走-迷走神经长反射将神经兴奋传导至大脑中；②通过壁内神经丛作用于G细胞，使其产生胃泌素，促进胃泌素的释放；③通过食物的蛋白质消化产物作用于G细胞，促进胃泌素释放，进而促进胃液的分泌。食物在胃中存留的数小时内，胃泌素会引起胃液的分泌。胃期胃液的分泌与进食相关，分泌的胃液量大概占整个消化期胃液的70%，约为1500ml。胃期胃液分泌的持续时间为3～4h。胃期胃液分泌的量比较大，大概占整个消化期胃液的60%，具有高度酸性，但胃蛋白酶原含量比头期少，因此，胃期胃液的消化能力较头期胃液消化能力弱。

3.肠期（intestinal phase） 当食物在小肠的上段，尤其是在十二指肠时，将会引起肠道分泌大量的胃液，可能是由于十二指肠黏膜分泌的少量胃泌素促进了胃液的分泌。当食物进入到小肠后，会发生机械性扩张，其消化产物的化学性刺激会使十二指肠黏膜上的G细胞释放胃泌素、肠泌酸素。这些激素的刺激均会最终导致胃液的分泌。肠期胃液的分泌主要是在体液调节的调节机制下进行的，神经调节可能对其的作用较小。当迷走神经被切断后，食物对小肠的刺激仍然可以引起胃液的分泌。肠期胃液分泌的胃液比较少，仅仅占整个消化期胃液的10%，胃液的酸度较低，胃蛋白酶原的含量较少，故消化能力也较弱。

4.消化间期（interdigestive period）胃液的分泌 胃在每小时的消化间期都会分泌少量的胃液。此处提到的消化间期是指肠管中不发生或很少发生消化的时期。这种分泌的发生通常是非氧化型的，主要由黏液组成，基本没有或仅有少量的胃蛋白酶和胃酸。然而，情绪等其他因素会增加消化间期胃液的分泌，具有高度消化能力和高度酸性。每小时会产生50ml或更多的胃液，这与头期胃液的分泌方式十分相似。这种在情绪、心理等刺激下导致的胃液分泌增加被认为是消化性溃疡的致病因素之一（图1-8）。

（三）胃液分泌的机制

胃液的分泌是在兴奋和抑制因素共同作用的调节下进行的。尽管在肠管中的食糜在胃液的肠期会促进胃液的少量分泌，但在一些其他条件下也会起反向作用来抑制胃液分泌。抑制胃液分泌的因素有很多，包括神经、情绪因素、胃酸、脂肪、高张溶液（可以详述以下抑制作用）及肠分泌的激素等。上述因素主要通过两种方式抑制胃液分泌。

1.通过肠-胃反射（reverse enterogastric reflex）抑制胃液分泌 小肠中的食物会产生一种肠-胃反射，通过肌间神经系统、外在的交感神经和迷走神经的作用，抑制胃液的分泌。这种反射是由于小肠发生膨胀，该膨胀可能是由于小肠上部有胃酸的存在，也可能是由于胃蛋白分解产物的存在或胃黏膜受到侵蚀刺激的作用。

2.通过刺激因素抑制胃液分泌 小肠的上部有酸、脂肪、蛋白质分解产物、高渗或低渗流体和刺激因素的存在，这些物质或刺激因素均会引起几种肠激素的释放。其中一种肠激素便是促胰液素（secretin），即在胰液分泌的调控上起到了重要的作用。然而，这种促胰液素的分泌会抑制胃液的分泌。另外三种肠激素分别为抑胃肽（gastric inhibitory peptide）、血管活性肠肽（vasoactive intestinal polypeptide）和生长抑素（somatostatin），它们也有轻度抑制胃液的作用。肠道因素抑制胃液分泌的主要功能是当

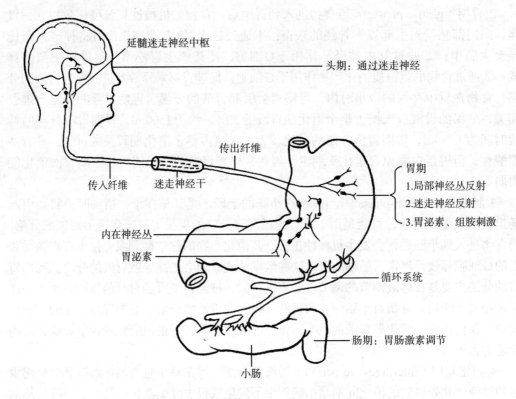

延髓迷走神经中枢

头期：通过迷走神经

传出纤维

胃期
1.局部神经丛反射
2.迷走神经反射
3.胃泌素、组胺刺激

传入纤维　迷走神经干

内在神经丛
胃泌素

循环系统

肠期：胃肠激素调节

小肠

图1-8　消化期胃液分泌的时相及其调节

小肠已经充盈或过度活跃时防止食糜从胃进入小肠。事实上，肠-胃反射和肠激素会减缓胃的运动，减少胃液的分泌。

五、胃的分泌功能

胃的分泌功能主要有以下两点：分泌消化酶和分泌保护、润滑胃黏膜的黏液。胃的分泌细胞有很多，主要分为外分泌细胞和内分泌细胞。

（一）胃的分泌机制

胃腺分泌不同物质的机制各有不同，包括有机物、水和电解质的分泌机制等。

1.有机物的分泌机制　尽管胃腺体如何发挥其分泌功能的机制在现阶段尚未完全阐明，但一些研究解释了部分机制，具体如下。

（1）分泌过程中所需要的营养物质首先会通过毛细血管在血液中扩散至腺细胞的基底部。

（2）位于腺体基底部的线粒体利用氧化能形成腺苷三磷酸（adenosine triphosphate, ATP）。

（3）ATP所提供的能量，连同营养素所提供的营养元素共同用来合成有机分泌物。这种合成的方式完全发生在腺细胞的内质网和高尔基体内。附着于内质网的核糖体专门负责分泌蛋白的合成。

（4）分泌物通过内质网的小管经过约20min转运至高尔基体的囊泡中，存储在分泌细胞的顶端。

（5）在高尔基体中，分泌物以分泌囊泡的形式被修饰、加入、浓缩至细胞质中，存储在分泌细胞的顶端。

（6）这些分泌囊泡会在分泌细胞中持续储存，当接触到神经、激素等刺激信号后，囊泡中的分泌物会通过细胞表面排出至囊泡外。这种排出过程可能是通过胞吐的方式进行的：首先控制信号会增加细胞膜对Ca^{2+}的通透性，使Ca^{2+}进入到细胞内。其次细胞内的Ca^{2+}会引起囊泡与顶端的细胞膜相融合。最后融合后顶端细胞膜破裂，将囊泡排出至细胞外。

2.水和电解质的分泌机制　腺体分泌的第二大类物质就是水和电解质。腺体中水、电解质的分泌可能是在某些神经刺激下进行的。

（1）神经刺激对细胞膜的基底部会产生特定的影响，使Cl^-向细胞内部移动。

（2）Cl^-增多后，细胞内的阴性离子增加，导致一些阳性离子（如Na^+）穿过细胞膜进入细胞内。

（3）上述过程完成后，细胞内有过剩的阴性离子和阳性离子共同形成一种渗透压力。水在这种渗透压力下进入到细胞内部，进而引起细胞体积增大和静水压的升高，导致细胞肿胀。

（4）导致细胞肿胀的细胞内压力使细胞边界出现微小的开口，水、电解质和有机物便会从腺细胞的这一开口中分泌出来。

（二）胃的分泌调控

胃的分泌功能受神经、激素等因素的刺激和调控。当食物与上皮的腺体表面细胞直接接触后会刺激黏液细胞分泌黏液。副交感神经支配的迷走副交感神经刺激后会增加胃中腺体的分泌。交感神经刺激后腺体的分泌也有轻微的增加并伴有血管收缩。交感神经刺激有双重作用：其一，受到交感神经刺激后使分泌功能增加；其二，受到副交感神经或激素刺激后会使腺体分泌大量增加，然而与交感神经叠加后，分泌水平显著下降，这可能与交感神经刺激后血管收缩密切相关。

不同部位分泌的消化酶种类各不相同。腺体的分泌功能受到激素的调节：在胃肠道中，激素有助于调节分泌功能。这些激素在受到食物的刺激后从胃肠道黏膜中释放，随后被吸收入血并至各个腺体，进而刺激腺体的分泌。当食物进入胃肠道后，这种激素的刺激对于胃液、胰液的分泌十分重要。从化学组成上来看，胃肠激素多为多肽或多肽衍生物。

腺体细胞上的神经末梢主要位于细胞的基底部。微电极研究表明，腺体细胞基底部的正常膜电位在$30\sim40mV$，膜内为负电位，膜外为正电位。副交感神经的刺激会增加这种极化的电压，使电位的负值增加约10mV或20mV。在神经信号到达后，这种极化电压的变化会持续1s甚至更长，说明这种变化是由阴离子通过细胞膜流入细胞内所造成的（可能是氯离子），从而最终导致了腺体的分泌。尽管这种分泌机制仍局限于理论水平，但在某种程度上解释了神经冲动是如何调节腺体分泌的。同样，现在认为作用在细胞膜的激素对腺体分泌的作用可能与神经刺激相一致。

（三）胃的内分泌功能

1.内分泌细胞的种类　胃肠道内分泌细胞分布在整个消化道中。胃肠道的黏膜因其黏膜面积大，所分布的内分泌细胞数量多，被称为人体内最大的内分泌器官。胃肠道的内分泌细胞分为两类，一类是开放型内分泌细胞，另一类是闭合型内分泌细胞。开放型内分泌细胞多位于胃窦幽门处和小肠内，在接受胃肠道内物质、血液或神经的刺激后能分泌激素。闭合型内分泌细胞则多位于胃底和胃体处。主要起到内分泌作用的细胞有以下三种。

（1）G细胞：分布于胃窦部，分泌胃泌素和促肾上腺皮质激素（ACTH）样物质。

（2）D细胞：分布于胃底、胃体和胃窦部，分泌生长抑素，生长抑素对胃泌素和胃酸的分泌起调节作用。

（3）肠嗜铬样细胞：分布于胃泌酸区黏膜内，能合成和释放组胺。

2.胃内分泌激素的作用方式　主要有以下五种：内分泌、旁分泌、自分泌、神经分泌、腔分泌或外分泌。作用的受体包括G蛋白偶联受体、酪氨酸蛋白激酶受体、核受体和配体门控离子通道型受体。信号传导的第二信使包括环磷酸腺苷/环磷酸鸟苷（cAMP/cGMP）、二酰甘油、Ca^{2+}和三磷酸肌醇（IP3）。胃肠激素对胃酸分泌的调节有中枢和外周调节两种方式，会产生刺激、抑制和双重三种作用。各种激素对胃酸的调节作用是相互制约的，始终保持在一种稳定的状态。胃肠激素对胃肠运动的调节主要有以下两种途径：一种经血液循环通过内分泌方式作用在胃肠道细胞相应的受体，另一种则是通过释放神经递质起到调控的作用。

3.内分泌激素的功能与调控　详见第四章"胃分泌功能指标及其调控"。

（四）胃的外分泌功能

1.外分泌细胞的种类　胃的外分泌细胞主要由外分泌腺产生，种类繁多，主要有以下四种。

（1）贲门腺产生的外分泌细胞：贲门腺能产生黏液细胞，主要分泌稀薄的碱性黏液。

（2）泌酸腺（胃底腺）产生外分泌细胞：泌酸腺能产生三种外分泌细胞。

1）壁细胞：主要分泌盐酸和内因子。泌酸腺的壁细胞是分泌胃酸的唯一细胞。壁细胞位于胃体泌酸腺的深部。胃酸的分泌是在内分泌和神经信号的调控下进行的。

2）主细胞：主要分泌大量胃蛋白酶原。

3）颈黏液细胞：主要分泌黏液。

（3）幽门腺产生的外分泌细胞：能分泌碱性黏液。

（4）分布于胃所有区域的上皮细胞：分泌黏液的细胞在整个胃均有分布，能分泌黏稠的黏液，也是构成胃表面黏液层的主要成分。在腺体间整个胃黏膜表面有一层连续的黏液细胞层，被称为表面黏液细胞。表面黏液细胞能分泌大量黏稠的黏液，其凝胶层厚度超过1mm，起到为胃提供保护和保证食物流动通畅的作用。黏液是碱性的，因此，表面覆有黏液的胃壁不会直接暴露在强酸性、强蛋白酶的胃液环境中。食物的轻微接触、胃黏膜的微小损伤都会直接刺激表面黏液细胞分泌大量厚而稠密的碱性黏液。

2.外分泌的功能与调控　详见第四章"胃分泌功能指标及其调控"。

六、胃的免疫功能

胃黏膜的上皮层和固有层主要发挥胃的免疫功能，称为胃黏膜免疫系统。在正常的胃黏膜中只有少量淋巴细胞，并没有黏膜相关的淋巴组织（mucosal-associated lymphoid tissue，MALT）。当胃黏膜受到抗原等刺激后，固有层会出现淋巴细胞的浸润，产生淋巴滤泡而形成免疫应答。既往研究认为，胃黏膜通过"抗原递呈"的模式发挥胃黏膜的免疫应答。当抗原到达黏膜上皮层后，会向黏膜固有层发出信号，诱导免疫反应的发生。但这些淋巴细胞的来源、表型、发挥免疫功能的途径和调控机制尚不清楚，仍需进一步研究与探索。

胃黏膜在受到抗原等刺激后能与一些免疫球蛋白发生作用。胃黏膜固有层浆细胞产生并分泌 IgA 到黏膜表面。分泌型 IgA 能阻止黏膜上皮细胞或固有层中的细菌生长和病毒复制，起到重要的防御作用。然而，sIgA 与抗原的结合并不是以吞噬抗原的形式发挥作用，而是借助溶菌酶来杀死微生物。此外，胃黏膜中肥大细胞能与 IgE 结合，引起肥大细胞释放过敏介质。胃黏膜中 B 细胞较少，因此产生的 IgG 水平较低，但 IgG 能激活补体，从而引起相应的胃肠道炎症反应。

胃黏膜上皮细胞对胃发挥免疫功能也有着重要的作用。胃黏膜柱状上皮细胞在一些炎症反应中会表达主要组织相容性复合体（major histocompatibility complex，MHC）Ⅱ类分子及其相关分子，起到抗原呈递作用。当胃黏膜上皮细胞受到幽门螺杆菌刺激后，能表达多聚免疫球蛋白受体（polymeric immunoglobulin receptor，pIgR），而促进抗原抗体复合物的形成。此外，胃黏膜上皮内还有与抗原消化相关的酶，主要以蛋白酶B和组织蛋白酶D和蛋白酶E为主。胃黏膜上皮与抗原接触后还能活化T细胞，引起相应的免疫应答。

尽管胃黏膜能通过免疫反应起到防御和保护作用，但一些不当的免疫反应也会反过来损伤胃黏膜。例如，幽门螺杆菌的感染、消化性溃疡所致的黏膜免疫，原发性胃淋巴瘤的发生均与胃黏膜免疫所致的胃黏膜损伤有着密不可分的关系。

综上所述，胃不仅具备储存、运动、吸收和消化等较为基本的生理功能，还具备分泌内分泌激素和外分泌蛋白的分泌功能。既往的研究已让人们对胃的生理功能有了较为全面的了解，但对胃分泌产物的调控机制、胃与神经系统的相互反馈、胃的免疫功能及其机制等问题仍需进一步研究与探索。

（聂思茹　徐　倩）

参 考 文 献

柏树令，应大君，2013. 系统解剖学. 8版. 北京：人民卫生出版社.

胡伏莲，2007. 幽门螺杆菌致病因子与胃黏膜屏障. 临床药物治疗杂志，03：1-4.

姜均本，韩景茹，周庭永，等，1994. 胃底、贲门及食管区静脉的应用解剖. 中国临床解剖学杂志，2：1-4.

刘树伟，李瑞锡，张绍祥，2013. 局部解剖学. 8版. 北京：人民卫生出版社.

罗哲，崔立红，2017. 胃黏膜保护机制的研究进展. 解放军医药杂志，29（2）：111-116.

马娟，王宇彬，李洪利，等，2009．P物质在胃溃疡中的表达及意义．中国医药导报，6（24）：26-27.

马振华，王克强，1998．国人胃后动脉及其临床意义．局解手术学杂志，（3）：179-180.

梅杰，李芳，陈建敏，等，2009．胃黏膜屏障与胃溃疡的研究进展．实用医学杂志，25（6）：841-843.

潘秀珍，蔡立勉，1999．胃肠激素研究的现状．世界华人消化杂志，（6）：8-10.

宋晓辉，2012．胃周血管的解剖学研究．中国现代医生，50（22）：4-5.

宋玉良，1987．胃的解剖．中国社区医师，（11）：5-9.

佟晓杰，杜文峰，于频，等，1996．胃肠道的神经支配．解剖科学进展，（1）：21-28.

王欢，黄永坤，刘梅，2013．胃肠激素与胃肠道功能及疾病的关系．医学综述，19（15）：2735-2738.

王云祥，杨春林，徐世杰，1966．胃的淋巴流向．解剖学报，（1）：91-99.

许春娣，林凯，周同，2009．幽门螺杆菌感染及胃黏膜损伤免疫机制进展．中国细胞生物学学报，31（3）：349-354.

张波，任建林，2005．胃黏膜免疫机制研究进展．世界华人消化杂志，（21）：2605-2609.

张书琴，刘朝宝，1985．胃动脉的解剖．解剖学杂志，（4）：337-339.

周吕，2006．胃肠激素与胃肠动力．中国实用内科杂志，（10）：733-736.

朱大年，王庭槐，2013．生理学．8版．北京：人民卫生出版社．

邹仲之，李继承，2013．组织学与胚胎学．8版．北京：人民卫生出版社．

Bachrach WH, 1959. Physiology and pathologic physiology of the stomach. Clin Symp, 11（1）: 3-28.

Cui D, Daley WP, Fratkin JD, et al, 2011. Atlas of histology: with functional and clinical correlations. WoHers Kluwer/Lippincott Willians & Wilkins.

Derakhshan MH, EI-omarE,Oienk, et al, 2006. Gastric histology, serological markers and age as predictors of gastric acid secretion in patients infected with *Helicobacter pylori*. J Clin Pathol, 59（12）: 1293-1299.

Drake R, Vogl AW, Mitchell AW, 2009. Gray's anatomy for students. 2nd ed. Elsevier Health Sciences.

Hall John E, 2010. Guyton and hall textbook of medical physiology. 13th ed. Elsevier Health Sciences.

Hansen JT, 2014. Netter's clinical anatomy. 3rd ed. Saunders.

Inui A, Asakawa A, Bowers C, et al, 2004. Ghrelin, appetite, and gastric motility: the emerging role of the stomach as an endocrine organ. Faseb j, 18（3）: 439-456.

Omer E, Kedar A, Nagarajarao HS, et al, 2018. Cajal cell counts are important predictors of outcomes in drug refractory gastroparesis patients with neurostimulation. J Clin Gastroenterol.

Ross M, Pawlina W, 2011. Histology a text and atlas: with correlated cell and molecular biology. 6th ed. Wolters Kluwer/Lippincott Williams & Wilkins.

Soybel DI, 2005. Anatomy and physiology of the stomach. Surg Clin North Am, 85（5）: 875-894.

第二章

胃相关疾病的病因及病理生理特征

本章涉及的胃相关疾病包括功能性消化不良、非萎缩性胃炎（急性胃炎、慢性胃炎）、胃溃疡、萎缩性胃炎、胃癌前病变（肠化生和异型增生）和胃癌。了解和掌握胃相关疾病的病因及病理生理改变将有助于阐明胃相关疾病的致病原因，有助于探索胃相关疾病的有效防治策略，并寻找和开发胃相关疾病的靶向药物。

第一节　功能性消化不良的病因及病理生理特征

功能性消化不良（functional dyspepsia，FD）指患者存在餐后饱胀不适、早饱、中上腹痛及中上腹烧灼感症状，病程在6个月以上，累计消化不良症状超过3个月，并排除可解释症状的器质性疾病的一类症候群，是临床上常见的一种功能性胃肠病。欧美国家流行病学调查表明，普通人群中有消化不良症状者占19%～41%。我国调查资料显示，功能性消化不良占胃肠病专科门诊患者的50%左右。

一、病因及病理改变

FD的病因还未明确，但是随着研究的进展，对FD的认识也在进步。FD没有明确的病理改变。

二、病理生理机制

胃功能异常有多种病理生理机制，主要机制包括以下方面：

（一）胃肠道动力功能障碍

胃动力异常被认为是FD的典型病理生理学特征之一，特别是与餐后窘迫综合征密切相关。FD是一种非器质性疾病，但伴有慢性上消化道症状，包括消化不良和胃痛。根据上消化道症状与饮食摄入的关系，FD分为两种类型：餐后窘迫综合征和上腹痛综合征。前者常见于在餐后和早饱时消化不良的人，后者可见于伴有上腹痛和上腹烧灼的人。餐后窘迫综合征是亚洲常见的FD类型。据报道，餐后窘迫综合征与胃动力异常有关，迄今为止的报道描述了20%～50%的FD患者有胃排空障碍和约40%的FD患者有适应性舒张障碍。在许多餐后窘迫综合征患者中，胃动力异常的患病率与上消化道症状之间存在一定的联系。亚洲许多FD患者属于餐后窘迫综合征型，胃动力异常被报道为主要病理异常。然而，胃动力障碍的存在与否与胃肠道症状之间的关联性是没有被确定的。许多研究胃运动异常的结果已经确定了多种异常，包括胃排空延迟、适应性舒张障碍、胃内食物分布异常、餐后胃窦动力障碍、胃电活动异常、减少消化间期迁移收缩和胃底餐后过度收缩。其中，适应性舒张障碍和胃排空延迟与上消化道症状密切相关。因此，在评估胃动力是否异常时，同时评估胃调节和胃排空是很重要的。胃闪烁扫描可用于同时评估 FD 患者胃动力的两个重要方面，特别是餐后窘迫综合征患者。胃闪烁扫描被认为是检查胃排空的金标准，不仅可以评估胃排空，还可以对胃适应性进行评估，胃排空延迟被定义为在约80min 或更长时间内排空。约15%的 FD 患者可出现胃不同程度的损伤，导致胃排空延迟约10%。

（二）胃肠道微环境异常及肠道菌群改变

在临床上，人们发现部分 FD 患者可出现十二指肠黏膜的轻度炎症，进而认为 FD 可能属于微观小肠炎症疾病的一个主要亚群，这种假设目前也逐渐被人们接受。因此，十二指肠屏障功能受损可能是 FD 发生的一个重要病理生理机制，与轻中度炎症相关。其中，黏膜肥大细胞和嗜酸性粒细胞增生与功能性消化不良中的十二指肠屏障功能受损相关。定量分析显示 FD 患者的嗜酸性粒细胞的颗粒密度降低，而两组肥大细胞的脱粒程度相似。然而，在 FD 患者中发现上皮完整性与黏膜嗜酸性粒细胞和肥大细胞的数量及活化状态之间没有关联，证实了嗜酸性粒细胞和肥大细胞脱颗粒状态的超微结构变化，表明嗜酸性粒细胞和肥大细胞活化在 FD 的病理生理学中具有一定作用。在 FD 患者中，十二指肠炎的发生率高达40%，特别是嗜酸性粒细胞的浸润，并且与早期饱腹感和腹痛等症状相关，其他各种全身和黏膜炎症异常也已在 FD 中出现，但是具体关系尚未确定。研究表明，FD 患者出现外周和黏膜的炎症也可以由 FD 中免疫标志物的结合强度来确定。胆汁盐已被证实参与了肠易激综合征的病理生理形成。FD 患者进食后，胆汁盐释放进入十二指肠，导致发病或病情恶化。在 FD 中，微生物组的改变可以引起胆汁盐的变化，胆汁盐继而通过激活五种胆汁盐受体进行运输和新陈代谢，发挥参与炎症反应和调节免疫的功能。此外，胆汁盐还可以影响肠道微生物组的抗菌特性，进而抑制肠道细菌内毒素的吸收。胆汁盐水平降低与细菌负荷增加及炎症的发生密切相关。另外，维生素 D_3 在炎症性疾病中起到重要作用。FD 中维生素 D 受体的上调可对出现轻度炎症的黏膜起防御作用。因此，胆汁盐浓度的改变对 FD 的发生有间接影响。

另有研究表明，部分 FD 患者存在神经元信号受损的情况，并且在 FD 患者的黏膜下神经丛中发现神经元和神经胶质标志物表达模式的改变。FD 患者存在微小的肠神经和胶质细胞病变，可以通过光学的十二指肠活体组织检查技术在易于接近的组织中直接监测这种异常现象。

一些研究发现十二指肠内容物（包括十二指肠微生物组）、病原体和过敏可能是 FD 的诱因。最近的研究还表明，循环淋巴细胞增加、促炎细胞因子升高和十二指肠细微炎症的全身反应可伴随症状的发作与持续。这种炎症表型的特征在于先天性炎症，即在伴有餐后窘迫综合征的 FD 患者中可出现十二指肠嗜酸性粒细胞浸润。在餐后窘迫综合征和上腹痛综合征亚型的患者中可观察到嗜酸性粒细胞计数的升高。在 FD 患者的胃和十二指肠中，肥大细胞计数也有一定升高。然而其他免疫介导细胞包括肠嗜铬细胞、中性粒细胞在FD患者中没有升高。在FD患者中观察到的神经功能异常与十二指肠嗜酸性粒细胞和肥大细胞的增加有关。此外，有报道显示，在长期罹患FD的患者中，肠神经胶质细胞、嗜酸性粒细胞和肥大细胞存在共定位关系，且与神经细胞的去极化有关。因此，十二指肠脱颗粒嗜酸性粒细胞的程度可以作为评估消化不良症状的重要指标。另外，FD患者中可出现由炎症细胞激发释放的多种化学介质，包括5-羟色胺、组胺、P物质和细胞因子等，其在调节胃肠道方面具有至关重要的作用。它们可通过特定的运动和感觉受体在初级传入神经元与神经纤维中广泛被表达。

在细菌组成分析中，FD组患者的胃液菌群丰富度与正常人相反，呈现为拟杆菌大于变形菌，且不存在酸杆菌。益生菌治疗可将FD患者胃液菌群的组成转变至正常。小肠内容物（包括胆汁酸和肠道细菌）回流到胃中以诱导细菌组成变化并参与FD的病理生理过程。而益生菌饮品似乎通过胃微生物群的正常化在FD的治疗中起效。越来越多的证据表明，小肠细菌过度生长与功能性胃肠道疾病的病因有关。功能性消化不良症状的发展可能源于碳水化合物的异常发酵，这是由于大肠菌群的增殖导致管腔膨胀，进而使肠道通透性增加；同时，易感宿主中的免疫反应持续存在可导致传染性胃肠炎的发作。

细胞毒素相关蛋白A（cytotoxin-associated gene A，CagA）阳性幽门螺杆菌菌株感染可以解释功能性消化不良的一些症状。此外，CagA阳性幽门螺杆菌菌株已被证明会影响几种激素的分泌，包括5-羟色胺、多巴胺和胃泌素。这些激素水平的改变可能是功能性消化不良患者出现心理障碍的原因。

Cajal间质细胞，特别是Cajal肌间间质细胞，是调节胃肠动力的关键。然而，它们在功能性消化不良发病机制中的作用尚不清楚。因此，研究Cajal肌间间质细胞的自噬和分化对阐明FD中胃动力障碍的发病机制具有重要意义。FD引起细胞器变性或减少，使空泡化增加。FD还可促进Cajal肌间间质细胞中自噬体的产生。此外，FD增加了Beclin1和LC3B的表达，但降低了c-kit和SCF的表达。过度自噬和Cajal肌间间质细胞的异常分化可能是FD患者中出现胃动力障碍的发病机制。

（三）中枢神经系统改变及异常

内脏超敏反应为FD发生的重要机制之一，有内脏超敏反应的FD患者出现上腹部疼痛症状的概率明显高于正常人，表明内脏超敏反应可能与发病机制密切相关。目前，可以应用脑成像监测健康受试者和FD患者的区域脑活动变化，有研究已发现内脏超敏反应在FD致病中的作用。H215O-正电子发射图形和血氧水平依赖功能磁共振成像经常被用于功能性脑成像研究。经研究表明，每个FD亚型患者的不同区域大脑活动水平的表现模式不同，其中在出现上腹痛综合征的FD亚型中表现最为明显。有学者提出了脑前扣带回皮质、岛状皮质、丘脑、中扣带皮质和小脑可能是确定症状严重程度的关键区域。另有研究表明，中枢神经系统异质性涉及不同FD亚型的发病机制。据目前研究，一些大脑区域组织可形成默认模式网络，主要包括前额叶皮质的内侧部分、扣带的后部皮质和双侧下顶叶。默认模式网络异常可能对探索上腹痛综合征的发病机制具有重要意义。然而，在某些地区，每个FD亚型都具有相同的表现形式。例如，在左额下回皮质、左岛叶、左前扣带回（主要是背侧前扣带回）区域，所有FD亚型的大脑活动较少。在上额叶回和上行回旋（主要是初级运动皮质和皮质）前运动皮质、中央回旋（初级体感区和躯体感觉关联区）区域，所有FD亚型的大脑活动均较为活跃。在其他区域，大脑活动在每个FD亚型的静息状态下表现各有不同。在左额叶回（主要是前额叶）皮质、左颞上回、左颞中回、左颞下回、左枕上回、双侧左中枕叶回、右枕下回和双侧楔叶区域，上腹痛综合征患者的大脑活动量较低，与餐后窘迫综合征或混合型的表现不同。在右额下回（主要是眶额皮质）、右岛叶、右侧海马、右侧豆状核和双侧丘脑区域，上腹痛综合征患者的大脑活动明显高于正常人。最近，人们对内脏感觉处理的认识已经从区域级别提升到网络级别。三个网络可以参与内脏疼痛的感知和处理，包括稳态传入网络（包括丘脑、岛叶、中间扣带的前部皮质和前额皮质）、情绪唤醒网络（包括杏仁核、前扣带皮质的亚属部分和背侧脑桥）和皮质调制网络（包括腹外侧前额叶皮质的一部分、前额叶皮质的腹内侧部分、背外侧前额叶皮质的一部分，以及顶叶的子区域）。而且在每个FD患者中发现了这些网络中的不同表现形式。总之，与正常人相比，FD患者表现出不同的区域性静息状态和水负荷试验时的大脑活动。大脑活动趋势在每个FD亚型之间的差异非常明显：与餐后窘迫综合征患者相比，上腹痛综合征患者与健康对照者在休息状态下差异更明显。还有研究表明，FD患者右侧前岛叶、右侧丘脑、右侧内囊和右侧外囊的功能连接性较低；右侧前脑岛与右侧丘脑和右侧前扣带皮质的功能连接性降低；疾病持续时间与右前岛叶和丘脑的功能连接性呈负相关。右前岛叶及丘脑、右侧内囊、右侧外囊和右侧前扣带皮质在内的区域结构和（或）功能连接的改变可能主要与内脏感觉处理的异常和FD中的相关情感反应有关。FD患者在摄入高脂肪膳食前后的枕部区域活性显著高于前额中回的活动。此外，在高脂肪摄入后，从岛叶到枕叶皮质的功能连接性增加，而FD患者摄入中低脂肪后，功能连接性降低。FD患者从整个网络的角度显示其聚类系数和局部效率增加，以及在额下回、左前扣带回和左侧海马的右眼眶部分的节点中心性升高。此外，前扣带回的中心性与FD患者的症状严重程度和持续时间显著相关。FD患者功能性脑网络的拓扑性破坏可能是对患者情绪、记忆、疼痛调节和选择性感觉信息紊乱的反映。

（四）免疫调节紊乱及表观调控异常

由于缺乏诊断调查或生物学标记，FD主要是基于症状的诊断，同时可能混合了病理生理学的病因。新出现的证据表明免疫调节紊乱可能是FD发生的机制之一。FD患者外周肿瘤坏死因子-α（tumor necrosis factor-α，TNF-α）、白细胞介素-1β（interleukin-1β，IL-1β）、白细胞介素-10（IL-10）与健康人相比明显增多。一些动物实验表明，瞬时受体电位香草酸亚型1的上调与FD中的内脏超敏反应相关。有证据表明，激活瞬时受体电位香草酸亚型1会引起人体消化道疼痛和痛觉过敏。

此外，最近的研究表明miRNA-510和miRNA-29a参与肠易激综合征的病理生理过程。miRNA不仅与胃肠癌密切相关，还在功能性胃肠道疾病，如肠易激综合征和FD中也起着重要作用。miRNA-19a与功能性消化不良密切相关，并参与功能性消化不良大鼠胃运动的调节。miRNA-19a在功能性消化不良中高表达并且可以抑制胃肠动力。通过降低miRNA-19a的表达可以改善胃肠动力。

FD患者血浆褪黑素水平升高明显。夜间褪黑激素高分泌可能在FD中发挥作用。5-羟色胺转运蛋白的区域表达水平及其与临床症状的相关性，中脑和丘脑中5-羟色胺转运蛋白水平的上调可能是FD的发病机制。

在FD患者中，轻度十二指肠炎症与黏膜通透性增加有关。肠神经胶质细胞可以产生胶质细胞源性神经营养因子来修复破坏的上皮屏障功能。在FD患者中，胶质细胞源性神经营养因子蛋白的表达显著增加。FD患者中嗜酸性粒细胞的数量显著高于正常。FD患者的贴壁连接处细胞间隙扩大，而细胞间距与餐后饱胀度和早期饱食感呈正相关。胶质细胞源性神经营养因子的表达与上腹烧灼感相关。十二指肠胶质细胞源性神经营养因子表达增加可能与FD病理生理学和症状感知有关。

（五）其他影响因素

1.饮食因素　脂肪类食物、辛辣食物和碳酸饮料是引发FD的最常见食物。碳酸饮料和豆类更容易引起功能性消化不良。在治疗过程中去除这些食物可能有助于缓解消化不良的症状。特定食物，尤其是脂肪类食物与消化不良有关。实验室研究表明，在膳食中加入脂肪导致消化不良患者出现更多的饱胀、腹胀和恶心症状。研究报道，胃对餐后扩张的过敏是产生消化不良症状的重要因素，肠道营养素特别是脂肪会加剧这种过敏症状。此外，有证据表明，通过脂质而不是葡萄糖可以增加对胃扩张的感知。长链三酰甘油似乎比中链三酰甘油更可能诱发饱腹、恶心和抑制饥饿的症状。因此，脂肪类食物可能会加剧消化不良的症状。

2.遗传因素　越来越多的证据表明，FD的易感性受到遗传因素的影响。针对FD的遗传相关研究已经筛选了与胃肠动力或感觉相关的基因型，以及与炎症或免疫反应相关的基因型。首先，有研究报道了G蛋白b3亚基基因多态性与FD相关。此后，几种基因多态性，包括IL-17F、IL-10、迁移抑制因子、环氧合酶-1、儿茶酚-O-甲基转移酶和瞬时受体电位香草酸1受体均可调节激活正常T细胞表达与分泌，Toll样受体2、钠通道蛋白10α（Sodium channel protein type 10 subunit alpha，SCN10A）、分化抗原簇14（cluster of differentiation，CD14）和肾上腺素受体也已被发现与FD有关。此外，G蛋白β多肽-3基因多态性改变可影响细胞内信号转导，其可能在胃肠道中引起运动或感觉异常。胆囊收缩素-A受体基因T/C多态性与其mRNA的初级转录物的缺陷剪接相关，其可调节饱腹感信号并延迟胃排空。G蛋白β多肽-3基因多态性的TT基因型在FD患者中比在健康对照组中更常见，这表明与该基因型相关的增加的信号转导可能在其病理生理机制中起重要作用。胆囊收缩素-A受体多态性对FD具有保护作用。

3.心理等精神因素　FD与睡眠障碍和精神病理因素有关。FD患者的匹兹堡睡眠质量指数量表（Pittsburgh Sleep Quality Index，PSQI）评分和90项症状自评量表（Symptom Check-List 90R，SCL-90R）的9个症状维度明显高于正常。敌意、恐惧和焦虑是FD的独立危险因素，其中敌意是FD亚组的独立危险因素。FD患者心理功能障碍的风险高于正常。餐后窘迫综合征和上腹部疼痛综合征患者十二指肠的肥大细胞计数与脱颗粒率显著高于对照组。在餐后窘迫综合征或上腹部疼痛综合征患者中，焦虑抑郁量表A和焦虑抑郁量表D的评分与肥大细胞的计数及脱粒率呈正相关。FD患者焦虑和抑郁的风险显著增加，可能与肥大细胞的脱颗粒有关。

功能性消化不良-餐后窘迫综合征与静息活动中的情绪增加相关，并且在功能成像研究中体感皮质、岛叶和周围前扣带皮质中的激活阈值降低。潜在的皮质神经化学变化尚不清楚。功能性消化不良-餐后窘迫综合征中体感皮质区的谷氨酸的传递增强，这与餐后窘迫的严重程度和焦虑有关。

第二节　非萎缩性胃疾病的病因及病理生理特征

非萎缩性胃疾病主要包括非萎缩性胃炎（急性胃炎和慢性胃炎）和胃溃疡。

一、非萎缩性胃炎的病因及病理生理学特征

胃炎是指胃黏膜的炎症，轻度到中度胃炎在人群中十分常见。在少数病例中，胃炎发病急且病情严重，胃黏膜受到自身胃液、胃消化酶的侵袭，引起溃疡性损伤。研究表明，很多胃炎都是由胃黏膜受到慢性细菌感染而产生的，因此可以通过抗感染治疗而治愈。此外，一些摄入的刺激性物质（如乙醇、阿司匹林等）会损伤胃黏膜屏障（胃黏膜屏障对胃黏膜的腺体和上皮细胞起到保护作用），从而导致严重的急性或慢性胃炎。

胃中的食物很少通过吸收进入血液循环。这种很低程度的吸收主要与胃黏膜两种重要的生理特性有关：其一是胃黏膜上排列有高度抗性的胃黏膜细胞，能够分泌黏稠致密的黏液；其二是胃黏膜上皮细胞间的连接紧密。因此，这两种生理特性加上胃较低的吸收能力，使胃黏膜被称为胃的屏障（gastric barrier）。胃的屏障通常能够抵抗胃酸高浓度氢离子的渗透，使得十万倍于血浆氢离子浓度的氢离子几乎不能通过致密的黏液到达上皮细胞表面。然而，在发生胃炎时，胃屏障的渗透性大大增加，氢离子能够扩散至胃的上皮，造成胃黏膜的破坏，导致胃黏膜损伤的恶性循环及胃黏膜萎缩。胃黏膜受到破坏后还会使胃黏膜容易受到消化酶的破坏，最终导致胃溃疡的发生。

（一）急性胃炎

急性胃炎一般指各种病因引起的胃黏膜急性炎症，常常有明确的病因。但急性胃炎是一种自限性疾病，当致病因素去除几日后，胃黏膜会完全再生和修复。

急性胃炎的分类方式有多种，按照病理生理改变可分为急性糜烂出血性胃炎和急性感染性胃炎。按照病因及病理改变则可分为急性刺激性胃炎（也称为单纯性胃炎）、急性出血性胃炎、腐蚀性胃炎和急性感染性胃炎。

1.病因　急性胃炎的发生与胃局部黏膜受到阿司匹林、非甾体抗炎药、乙醇和细菌等刺激相关。口服糖皮质激素会抑制前列腺素生成，导致急性出血性胃炎的发生。任何伴有心理压力的疾病和创伤均可引起胃黏膜发生急性出血性胃炎。而尿毒症、肿瘤化疗药物、胃部放疗也是导致急性胃炎发生的病因。

2.病理改变　急性胃炎的胃黏膜会发生充血、水肿，有黏液或渗出物附着；固有膜内有淋巴细胞、中性粒细胞、浆细胞及少数嗜酸性粒细胞浸润，以中性粒细胞为主。按照病因及病理改变则将急性胃炎分为以下四种，其病理改变有所不同。

（1）急性刺激性胃炎：也称为单纯性胃炎。镜下胃黏膜会出现充血、水肿和黏液附

着，也会出现黏膜糜烂。

（2）急性出血性胃炎：胃黏膜会出现出血和轻度糜烂，也会有胃黏膜浅表多发性溃疡的形成。

（3）腐蚀性胃炎：胃黏膜病变较为严重，会出现溶解、坏死，甚至累及深层组织导致胃穿孔。

（4）急性感染性胃炎：胃黏膜会出现急性蜂窝织炎的改变。

3. 病理生理机制　急性胃炎的特点是急性的黏膜炎症反应，通常是一种瞬态反应。炎症发生的同时伴有胃黏膜的出血，在一些严重的急性胃炎中会引起浅表黏膜的塌陷和急性出血。急性胃炎患者症状各异，阿司匹林相关性胃炎患者常诉有胃部灼热或胃部反酸。过量饮酒所致的急性胃炎常会引起短暂性的胃病，引起呕吐，在一些更为严重的情况中会出现出血和吐血的情况。在感染性生物毒素（如葡萄球菌肠毒素）所致的胃炎中，通常会发生突然而强烈的症状，如在进食后出现胃部不适和呕吐等，且症状持续时间较长。

胃腔具有强酸性，这种强酸性环境有助于胃发挥其消化功能，但也会造成胃黏膜的损伤。在本书第一章第三节介绍了胃黏膜的生理学特征，可知胃黏膜受到其分泌的多种物质的保护，包括黏液、碳酸氢盐等。当胃黏膜受到物理化学因素及微生物感染等急性刺激后，这些保护措施被中断，胃黏膜无法发挥保护作用，进而导致急性胃炎的发生。其中，非甾体抗炎药会干扰前列腺素发挥保护作用，减少碳酸氢盐的分泌，增加胃黏膜对损伤易感性，引起胃黏膜的急性损伤。摄入强酸、强碱等刺激性化学物质会使胃黏膜上皮细胞和基质细胞受到损伤，进而导致严重的胃损伤。而过量饮酒、服用非甾体抗炎药、放疗和化疗则会引起细胞的直接损伤。

（二）慢性非萎缩性胃炎

慢性胃炎的特点是慢性炎症性改变，可由多种因素引起，但其具体机制尚未明确。本部分仅介绍慢性非萎缩性胃炎，即以慢性浅表性胃炎作为重点介绍。慢性浅表性胃炎是胃黏膜最常见的病变之一，经治疗及合理饮食调节后可痊愈，少数会转变为慢性萎缩性胃炎。

1. 病因　慢性胃炎的病因目前尚未完全明确，已知的病因主要有以下四种：幽门螺杆菌感染、十二指肠液反流、自身免疫性损伤和长期慢性刺激。其中，长期慢性刺激包括吸烟、饮酒、服用刺激性食物、心理因素和急性胃炎反复发作等。

2. 病理改变　慢性胃炎的病变局限在黏膜的上1/3，多在腺窝层，不影响腺管部分。因炎症的作用导致上皮层变性坏死，重者剥脱形成糜烂甚至出血。核分裂象明显增多，上皮增厚。在腺窝固有层有多数细胞浸润，白细胞游走，腺窝内有各种管型。此外，还可见充血或出血，颈部细胞坏死，腺窝层细胞剥脱形成糜烂。慢性胃炎的病理变化过程主要有以下四个步骤：

（1）细胞浸润：黏膜浅层固有膜内主要以淋巴细胞、浆细胞等慢性炎细胞浸润为主，腺体完整，无萎缩性改变。

（2）白细胞游走：在炎症活动期，腺窝上皮或管状上皮间可见3～5个成团的白细胞向外移动，与周围细胞境界清楚，最后排出腺窝和胃腔。

（3）管型形成：中性粒细胞管型主要由中性粒细胞构成，由急性炎症时白细胞游走排出至腺窝而成。腺细胞管型由腺细胞变性排出至腺窝而成。也有人认为腺细胞管型是人为造成的，由取活检时黏膜受活检钳的压挤而成；黏液管型因黏液分泌过多，堆积于腺窝内而成。

（4）核分裂象增多：正常黏膜约每12个腺窝可见1个核分裂象，多分布于颈部。炎症或其他损伤时核分裂象明显增多，说明细胞分裂加速。

3.病理生理机制　慢性浅表性胃炎也称为慢性单纯性胃炎，其病理生理机制有以下几点。

（1）炎症反应：主要是胃黏膜慢性非特异性炎症，通过在组织和细胞水平上对胃黏膜进行组织学检查时获得的数据表明，幽门螺杆菌在慢性胃炎发展过程中对宿主机体免疫细胞的刺激使免疫细胞功能激活，导致炎症中巨噬细胞和淋巴细胞的数量增加。这可能与组织中诱导型一氧化氮合酶及自由基在组织中的过度积累导致巨噬细胞和淋巴细胞表达增加相关，从而导致进一步的改变。

（2）胃酸正常或轻度升高：本书第一章第三节详细介绍了胃酸的分泌与调控，胃酸在胃内容物的消化过程中发挥重要的作用。而在慢性胃炎患者中，炎症的发展可导致胃黏膜受损，引起胃酸代偿性增高，且副交感神经受到长时间兴奋性刺激后会持续产生乙酰胆碱，导致胃酸分泌增加。

（3）胃黏膜受损：前列腺素E_1对胃黏膜细胞有重要的保护作用，具有抑制胃酸、胃蛋白酶分泌，抑制单核/巨噬细胞、炎症细胞浸润及免疫复合物和抗体形成，抑制炎症反应等重要功能。而在幽门螺杆菌感染或非甾体抗炎药导致的胃炎患者中，前列腺素水平明显下降，使其不能起到胃黏膜保护作用。因此，增加外源性前列腺素可扩张胃黏膜血管，增加血循环，及时稀释清除弥散至黏膜层的H^+和幽门螺杆菌代谢物，抑制胃酸、胃蛋白酶对胃黏膜的损害，刺激黏液和碳酸氢根的分泌以增强局部黏膜保护能力。

（4）血清胃蛋白酶原（pepsinogen，PG）改变：当胃黏膜出现慢性炎症时，PG和胃酸会大量分泌，并且伴有胃黏膜毛细血管通透性增加，致使血液中胃蛋白酶原Ⅰ（PGⅠ）和胃蛋白酶原Ⅱ（PGⅡ）水平升高。因此，血清PG水平在一定程度可反映慢性炎症的状态。

（5）超敏C反应蛋白升高：C反应蛋白是一种炎症反应蛋白，能激活补体，促进吞噬并具有其他的免疫调控作用。刘瑜等研究认为慢性浅表性胃炎患者幽门螺杆菌感染与未感染患者相比超敏C反应蛋白水平有显著性差异，且活动性与非活动性比较也有显著差异。分析原因可能是幽门螺杆菌刺激单核/巨噬细胞、淋巴细胞和内皮细胞产生IL-6、IL-8等肝细胞刺激因子，在感染或外伤引起的急性炎症反应中，诱导急性反应中急性期反应蛋白的合成，IL-8可激活和吸引中性粒细胞、巨噬细胞、淋巴细胞和浆细胞的炎性浸润。同时幽门螺杆菌还产生于其他炎性介质如尿素酶、致空泡样变细胞毒素、蛋白酶、磷脂酶A2、脂多糖内毒素等，使胃十二指肠黏膜上皮细胞变性，导致超敏C反应蛋白浓度升高。总之，幽门螺杆菌感染可使慢性浅表性胃炎患者的超敏C反应蛋白浓度升高，这是患者疾病发展和预后的指标之一。

（6）情绪等心理因素改变：慢性非萎缩性胃炎是消化系统常见器质性疾病之一，其病情迁延，常可伴有精神状态改变。心理社会因素和消化道症状相互影响，互为因果。

杨媚及黄振鹏等研究发现，非萎缩性胃炎与精神状况有相关性。情绪障碍，如抑郁、焦虑可延缓胃的消化与排空功能，加重腹胀、食欲缺乏等消化不良症状，同时降低内脏痛阈，使上腹疼痛等消化道不适症状加剧。长期消化道不适等躯体症状会进一步加重患者情绪障碍，而情绪障碍的进一步加重又反作用于慢性非萎缩性胃炎的消化道症状，使患者上腹疼痛不适、消化不良等躯体症状更加严重，致使病情恶性循环、迁延不愈。

（三）其他特殊类型胃炎

1.嗜酸性粒细胞性胃炎　胃壁炎症以嗜酸性粒细胞浸润和外周血嗜酸性粒细胞增多为特征，不伴有肉芽肿或血管炎症性病变，胃壁各层均可受累，多数病变以其中一层为主，累及黏膜时镜下表现为明显嗜酸性粒细胞浸润，嗜酸性小凹脓肿，坏死伴中性粒细胞浸润和上皮再生。

2.淋巴细胞性胃炎　主要表现为在胃黏膜表面及小凹内有淋巴细胞密集浸润。镜下可见固有层扩大，伴有浆细胞、淋巴细胞浸润，偶见中性粒细胞浸润。

3.慢性肥厚性胃炎　也称为巨大肥厚性胃炎、Menetrier病。慢性肥厚性胃炎的病因尚未明确。镜下可见表层和腺体分泌黏液的细胞过度增生，使胃小凹延长扭曲，在深处有囊性扩张并伴有壁细胞和主细胞减少。

二、胃溃疡的病因及病理生理特征

胃溃疡是指胃黏膜部分区域受到胃液的侵蚀而发生胃黏膜损伤，最易发生在幽门处、胃窦胃小弯处，鲜少发生于食管末端。恶性溃疡是胃溃疡的一种，经常发生在胃部手术后的吻合口处，如胃空肠手术后胃与空肠的吻合口处。胃溃疡的发生常常是一种慢性过程，反复发作，伴有周期性上腹部餐后疼痛、反酸、嗳气等症状。

（一）病因

1.胃溃疡的主要原因　发生胃溃疡的主要原因是胃液分泌速度与胃黏膜保护程度之间无法达到平衡状态。基本上所有的胃溃疡均通过以下两种方式所致：胃黏膜胃酸和胃蛋白酶的过度分泌；胃黏膜保护屏障保护作用的减弱。

2.导致胃溃疡的特殊原因　幽门螺杆菌感染打破胃黏膜屏障的保护作用。在临床实践中发现，临床中很多发生胃溃疡的患者，他们的胃黏膜均受到幽门螺杆菌的慢性感染。一旦受到幽门螺杆菌的感染后，这种感染状态会持续一生，直至通过抗菌药物进行根除。幽门螺杆菌具备穿透胃黏膜屏障的能力。幽门螺杆菌能通过释放细菌消化酶和其本身的理化特性穿过胃黏膜屏障，进入到胃上皮细胞，最终消化胃壁，引发胃溃疡的形成。

3.胃溃疡的其他原因　引发胃溃疡的因素还包括吸烟、饮酒和服用一些特定药物。吸烟会导致胃泌酸腺受到的神经刺激增加，引发胃酸及胃蛋白酶的分泌能力增加。乙醇能够破坏胃黏膜屏障。阿司匹林和其他非甾体抗炎药也有破坏胃黏膜屏障的倾向。

（二）病理改变

胃溃疡主要发生在胃小弯近幽门处和胃窦部，少数位于胃底和胃大弯部。溃疡的边缘整齐，底部平坦，周围胃黏膜皱襞呈放射状。

典型的胃溃疡镜下病理改变主要分为四层（图2-1）：第一层为急性炎性渗出物，由坏死的细胞、组织碎片和纤维蛋白样物质组成；第二层由以中性粒细胞为主的非特异性细胞浸润组成；第三层为肉芽组织层，含有增生的毛细血管、炎症细胞和结缔组织的各种成分；第四层为纤维样或瘢痕组织层，可扩张至肌层，甚至达浆膜层。由于内镜下活检取材只能达黏膜层或黏膜下层，通常不能观察到典型溃疡的四层结构，其病理组织上主要表现为黏膜层炎症细胞浸润，固有膜内有以淋巴细胞和中性粒细胞为主的炎症反应或肉芽肿形成。

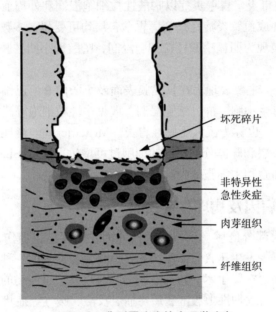

坏死碎片

非特异性急性炎症

肉芽组织

纤维组织

图2-1　典型胃溃疡的病理学改变

若溃疡不再发生，其周围黏膜上皮会再生覆盖至溃疡表面直至愈合。胃溃疡也会出现以下几种并发症：出血、穿孔、幽门狭窄和癌变。其中，出血的发生率最高，为10%～35%，癌变的发生率仅为1%。

（三）病理生理机制

胃呈现出极高的酸性是胃溃疡发生的病理生理基础，其病理生理机制有以下几点。

1.胃酸分泌增加　Schwarz曾在1910年提出无酸则无溃疡的观点，如今多项研究也表明，溃疡患者大多有幽门螺杆菌感染，而幽门螺杆菌感染是导致胃酸分泌增多的重要原因之一，其可导致分泌胃酸的壁细胞增加，使胃酸常常呈现分泌增加的表现。此外，溃疡病患者常有精神过度紧张或忧虑，而使迷走神经功能紊乱。精神因素刺激可引起大脑皮质功能失调，从而导致自主神经功能紊乱。迷走神经兴奋性降低，胃蠕动减弱，通过胃泌素分泌增加，进而促使胃酸分泌增加，导致胃溃疡形成。

2.幽门螺杆菌感染相关的病理生理改变　幽门螺杆菌是导致胃部炎症的常见细菌。它能通过刺激胃酸分泌增加引起某些免疫因子的改变，黏膜层的渗透，甚至在不侵入黏膜的情况下引发持续的炎症导致胃黏膜屏障的损害，引发并持续加重溃疡。幽门螺杆菌感染的过程受细菌毒力遗传易感性和宿主免疫的影响。也就是说，除了细菌因素外，未知的宿主因素似乎还影响炎症反应和重症胃炎的发展。幽门螺杆菌与胃黏膜损伤有关，它刺激上皮细胞产生细胞因子，上皮细胞招募并激活固有层下层的免疫和炎症细胞，导致严重的粒细胞和淋巴细胞浸润。虽然对幽门螺杆菌的辅助性T细胞应答被认为依赖于1型辅助性T细胞（T-helper type 1，Th1），但具体机制尚不明确。

除了以上因素，幽门螺杆菌还可以释放一种细菌型血小板激活因子，促进表面毛细血管内血栓形成而导致血管阻塞、黏膜缺血等破坏胃十二指肠黏膜防御屏障；幽门螺杆菌能分泌催化游离氨生成的尿素酶和裂解胃黏膜糖蛋白的蛋白酶，还可以产生能破坏黏膜表面上皮细胞脂质膜的磷酸酯酶，以及有生物活性的白细胞三烯和二十烷等，此有利于胃酸直接接触上皮并进入黏膜内，并能促进胃黏膜G细胞增生，导致胃酸分泌增加；幽门螺杆菌还具有趋化中性粒细胞的作用，后者释放过氧化物酶而产生次氯酸，在氨的存在下合成一氯化氨。次氯酸和一氯化氨均能破坏黏膜上皮细胞，诱发消化性溃疡。离体实验发现幽门螺杆菌易黏附到表达O型血抗原的细胞上，这是否与O型血人群胃溃疡病发病率较高有关尚待进一步研究。

3. 前列腺素合成抑制　前列腺素在胃黏膜保护方面具有重要的意义，而口服非甾体抗炎药会抑制前列腺素的产生。有实验表明，单剂量口服阿司匹林650mg后10min内，胃电势差减小，观察发现25%的表面上皮细胞在光镜和电镜下出现损伤。在内镜检查中，上皮下出血在15～30min发生。服用阿司匹林650mg的受试者几乎100%曾经发生过胃上皮下出血；所有在24h内给予阿司匹林650mg 4次的受试者，均发生胃糜烂，主要发生在胃窦。其机制主要是阿司匹林抑制环氧合酶，从而抑制花生四烯酸合成前列腺素和血栓素，使得胃黏膜保护作用减弱，从而导致胃溃疡的发生。

4. 胃黏膜防御屏障破坏　胃黏膜在胃的保护方面起到重要的作用，胃黏膜完整性主要由三个屏障维持，分别为上皮前屏障、上皮屏障和上皮下屏障。在胃溃疡患者中，胃黏液分泌不足或黏膜上皮受损时，胃黏膜的屏障功能减弱，抗消化能力降低，胃液中的氢离子便可以逆向弥散入胃黏膜，一方面，氢离子可损伤黏膜中的毛细血管，促使黏膜中的肥大细胞释放组胺，引起局部血液循环障碍。受损的巨噬细胞、肥大细胞和内皮细胞释放血管活性物质与促炎性介质，继续恶化黏膜微循环。另一方面，黏膜组织受损伤还可触发胆碱能效应，促使胃蛋白酶原分泌，加强胃液的消化作用，导致溃疡加重，在人体中对于氢离子由胃腔进入胃黏膜的弥散能力，胃窦部是胃底部的15倍，而十二指肠又为胃窦的2～3倍，故溃疡好发于十二指肠球部和胃窦部可能与此有关。

第三节　萎缩性胃炎的病因及病理生理特征

胃部炎症若侵及胃黏膜深部，长期存在会引起胃黏膜的完全萎缩，即萎缩性胃炎。慢性萎缩性胃炎分为A、B两种类型，A型也称为自身免疫型胃炎或胃体萎缩型胃炎，B型也称为非免疫型胃炎或胃窦萎缩型胃炎。

一、病因

慢性萎缩性胃炎的病因复杂，可能与吸烟、饮酒、服用药物及自身免疫性损伤有关，也可由慢性浅表性胃炎发展而来。A型胃炎，即自身免疫型胃炎主要由机体发生自身免疫所致。B型胃炎，即非免疫型胃炎，则有60%～70%的原因是由幽门螺杆菌感染所致。

二、病理改变

慢性萎缩性胃炎在内镜下的主要病理表现为胃黏膜红白相间，以白为主，可见黏膜下血管网，胃黏膜发生明显变薄。病理观察可发现胃黏膜固有腺体数量减少，甚至消失，镜下可见以下几种病理改变。

1.增生　由于胃固有腺的萎缩，间质和淋巴组织、黏膜肌等可代偿性增生。

2.化生　正常情况下，位于胃腺颈部的干细胞可分化为胃表面上皮、腺上皮、胃小凹等，但在胃萎缩性胃炎患者中，增生上皮失去原有特性，在胃体腺增生的上皮中没有壁细胞和主细胞，若出现幽门腺形态组织，则称为假幽门腺化生，若出现肠上皮形态组织，则称为肠上皮化生。

3.异型增生　在一定条件下，增生的上皮组织在组织结构和细胞分化上出现一定的异型性，是重要的癌前病变。

总之，慢性萎缩性胃炎病变特点主要为胃腺萎缩，壁细胞和主细胞减少或消失，其可分为A、B两型。萎缩性胃炎伴有不同程度的肠腺化生，在化生过程中，必然伴随局部上皮细胞的不断增生，若出现异型增生，则可能导致癌变。

三、病理生理机制

萎缩性胃炎是一种常见的胃癌癌前病变，与胃癌的发生有密切关系。自身免疫性萎缩性胃炎和非免疫性萎缩性胃炎在病理生理特征方面有以下异同（表2-1）。

表2-1　不同类型萎缩性胃炎的病理生理异同点

项目	自身免疫性萎缩性胃炎	非免疫性萎缩性胃炎
病因	自身免疫	幽门螺杆菌感染
萎缩部位	胃体萎缩	胃窦萎缩
胃酸分泌	明显降低	中度降低或正常
抗壁细胞和内因子抗体	阳性	阴性
血清自身抗体	阳性	阴性
血清胃泌素水平	高	低
血清维生素B_{12}水平	降低	正常
恶性贫血	多有	无

萎缩性胃炎主要的病理生理机制包括：

（一）胃蛋白酶改变

胃体萎缩性胃炎患者中，腺体和主细胞的数量减少，被幽门腺或肠上皮化生代替，引起PG Ⅰ分泌下降，而PG Ⅱ水平保持稳定或轻度升高，血清PG Ⅰ/PG Ⅱ值水平下降；胃窦萎缩性胃炎中，PG Ⅰ水平及PG Ⅰ/PG Ⅱ值可接近正常。在对180例萎缩性胃炎、慢性胃炎及健康对照者的研究中发现萎缩性胃炎患者血清中PG Ⅰ的水平及PG Ⅰ/PG Ⅱ值总是很低，而血清中PG Ⅱ水平则较高。另有研究表明，PG Ⅰ/PG Ⅱ值随萎缩程度的增加而显著降低。

（二）胃泌素17改变

当胃窦黏膜发生萎缩性改变时，G细胞数量减少，血清胃泌素17（gastrin-17，G-17）分泌减少；而胃体发生萎缩性改变时，泌酸腺体减少，胃内为低胃酸状态，G-17水平升高；全胃萎缩时G-17水平减低。有研究表明，G-17与萎缩的部位和疾病发生程度相关：轻度胃窦萎缩时G-17升高，但随着胃窦萎缩的加重G-17逐渐减低。发生这种情况的原因可能为当胃窦轻度萎缩时G细胞数量轻度减少，但G细胞分泌功能增强，可以代偿G细胞数量的不足；当胃窦严重萎缩时，G-17则会降低。另有研究表明，萎缩性胃炎若合并幽门螺杆菌感染可使G-17分泌升高。

对于自身免疫性萎缩性胃炎患者，自身免疫性损伤主要发生于胃体壁细胞，其胃体腺可被破坏而萎缩，因此胃泌酸功能明显降低或无酸，从而反射性引起血清胃泌素水平升高的情况。非免疫性萎缩性胃炎主要发生在胃窦部，相比于免疫性萎缩性胃炎，其胃酸分泌多正常或轻度减低，由于该病损伤幽门腺中的G细胞，因此胃泌素水平大多降低。

（三）遗传多态性改变

目前已有多项研究表明，宿主基因遗传多态性与幽门螺杆菌感染性胃炎密切相关，不同基因型发生萎缩性胃炎的危险性不同。Rad等调查了210例慢性胃炎幽门螺杆菌感染患者IL-1遗传多态性对组织学异常发展的影响。结果表明，IL-1B-511T/-31C和IL-1RN*2等位基因携带者发生肠化生、萎缩性胃炎和严重炎症的风险增加。另一项研究发现IL-1RN*2（＋）、IL-1B-511T/-31C（＋）多态发生萎缩性胃炎可能与IL-1β表达增加有关；IL-10-1082g/-819c/-592c等位基因（GCC单倍体）携带者黏膜IL-10 mRNA水平高于ATA单倍体型携带者，并且与毒力更大的CagA（＋）、VacAs1（＋）和babA2（＋）幽门螺杆菌菌株相关。此外，Otsuka利用393例无恶性肿瘤患者胃窦黏膜标本，采用聚合酶链反应-单链构象多态性分析方法对rs7521584基因型进行鉴定，结果发现rs7521584 TT基因型与萎缩性胃炎的发生显著相关，尤其是在幽门螺杆菌感染患者中更为明显。此外，在60岁以下的患者中，该基因型与萎缩性胃炎相关。研究也说明了rs7521584小等位基因纯合子与幽门螺杆菌引起的慢性胃炎有关，尤其与化生改变的严重程度有关。

（四）微量元素改变

大量证据表明，自身免疫性萎缩性胃炎患者容易出现恶性贫血，主要与维生素 B_{12}

的吸收障碍有关。在胃体胃炎患者的血液、胃液或萎缩黏膜的浆细胞内常可以发现壁细胞抗体、内因子抗体及其他自身抗体，其中，结合性内因子抗体可与内因子或内因子维生素B_{12}结合，阻断性内因子抗体可阻止内因子与维生素B_{12}结合，从而影响维生素B_{12}吸收，引起恶性贫血。Strickland 报道140例A型萎缩性胃炎，9例抗核抗体阳性，数年后5例发生恶性贫血，30例发生B型萎缩性胃炎，无1例抗核抗体阳性。在儿童中进行的一项观察性研究表明，自身免疫性胃炎可能与儿童难治性缺铁性贫血相关，特别是在自身免疫性疾病的个人或家族史的背景下。Hershko 等研究发现，铁缺乏与萎缩性胃炎具有相关性。此外，在自身免疫性萎缩性胃炎患者中，抗坏血酸及叶酸缺乏的发病率有所升高，这可能与萎缩性胃炎患者的低氯血症和细菌过度生长导致胃吸收减少及营养损失增加有关。

维生素D的缺乏也可能与自身免疫性萎缩性胃炎有关。Sara 等随访了87例自身免疫性萎缩性胃炎患者，检测25羟基维生素D、维生素B_{12}、甲状旁腺素和钙含量，将结果与1232名健康受试者进行对照，结果发现，自身免疫性萎缩性胃炎组平均25羟基维生素D水平明显低于对照组。57例患者25羟基维生素D＜20ng/ml，27例患者25羟基维生素D＜12.5ng/ml。维生素B_{12}与25羟基维生素D水平显著相关。中等或重度萎缩性胃炎患者的25羟基维生素D值比轻度萎缩的萎缩性胃炎患者的低。Antico 等为描述维生素D的复杂免疫调节作用及萎缩型A型胃炎和维生素缺乏症之间是否存在相关性，研究了62例自身免疫性胃炎患者，并与54例淋巴细胞性胃炎、21例幽门螺杆菌性胃炎和212例健康者进行了比较，并统计分析了36 384名门诊患者的维生素D浓度。结果显示，自身免疫性胃炎患者的维生素D水平显著低于非特异性胃炎患者或一般人群，支持了维生素D缺乏可能是自身免疫疾病发展危险因素的假设。幽门螺杆菌胃炎患者体内维生素D浓度低可能是由于胃上皮细胞受到Th1的严重侵袭。

（五）其他改变

在萎缩性胃炎患者中腺体萎缩，导致主细胞、壁细胞减少甚至消失。胃体腺萎缩之后常出现类似幽门腺的黏液腺，称为假幽门腺。正常的胃黏膜上皮被肠型上皮所替代，其细胞来自胃固有腺体颈部未分化细胞，发生肠上皮化生。正常情况下，在黏膜基底部可偶见淋巴滤泡，腺体萎缩后淋巴滤泡增生，明显者表面呈结节状。腺管的破坏、修复、萎缩及纤维化使腺窝颈部发生梗阻，引起腺管的继发性单纯性扩张，从而形成囊。正常时偶尔可见，在萎缩性胃炎时多见。

四、胃萎缩的发生

（一）胃萎缩的主要原因

在很多患有慢性胃炎的人中，其胃黏膜萎缩会逐渐加重，直至胃腺消化和分泌功能逐渐减弱甚至消失。一些免疫功能异常的人会对胃黏膜产生自身免疫，免疫反应引起胃黏膜的损伤，导致胃萎缩。发生胃萎缩后，胃的分泌功能消失，从而引起胃酸缺乏或恶性贫血的发生。

（二）胃萎缩的其他原因

1.胃酸缺乏症 指胃不能分泌胃酸。当胃受到最大的刺激后，胃中的环境仍无法达到胃酸pH小于6.5的酸性环境，即可被诊断为胃酸缺乏症。

2.胃酸过少症 指胃酸分泌减少。当胃不能分泌胃酸时，通常也不能分泌胃蛋白酶。这是由于胃蛋白酶需要在酸性环境中才会发挥生理作用，胃酸分泌减少甚至消失后，胃蛋白酶发挥作用的生理环境不复存在，从而不能起到消化的作用。

（三）胃萎缩的伴随疾病

恶性贫血是胃萎缩和胃酸缺乏症患者十分常见的伴随疾病。在正常情况下，胃腺的壁细胞能够分泌一种糖蛋白，被称为内因子。内因子必须在胃中充分与维生素B_{12}相结合，形成一种内因子-维生素B_{12}复合物，免受胃酶的消化而顺利进入到小肠中。当这种复合物顺利到达末端回肠后，内因子能与回肠上皮细胞表面的受体相结合，而维生素B_{12}便在回肠末端被吸收。若体内缺乏内因子，体内所能吸收的维生素B_{12}仅为正常的1/50。更为重要的是，内因子缺乏导致维生素B_{12}的缺乏后，骨髓中新生红细胞的成熟过程减缓，体内成熟红细胞数量减少，最终导致恶性贫血的发生。

第四节 胃癌及其癌前状态的病因及病理生理特征

一、胃癌前状态的病因及病理生理特征

胃癌前状态（precancerous condition）是胃癌前疾病和癌前病变的统称。其中胃癌前疾病（precancerous disease）属于临床术语，指发生胃癌可能性较高的一类临床疾病，包括慢性萎缩型胃炎、残胃、胃溃疡、胃息肉等。癌前病变（precancerous lesion）则属于病理术语，指在病理学上具有明显癌变危险的组织学改变，包括异型增生或某些特殊类型的肠上皮化生。具有胃癌发生危险因素及处于胃癌前状态的个体是胃癌高危人群。

（一）胃癌高危人群

1.胃癌前慢性疾病人群 某些疾病虽然本身不是恶性肿瘤，但具有发展为恶性肿瘤的潜能，患者发生相应恶性肿瘤的风险增加。胃癌的癌前疾病人群如下：

（1）患有难治愈性胃溃疡患者。

（2）患有重度萎缩性胃炎伴异型增生患者。

（3）胃部手术患者，即残胃癌患者。

（4）胃息肉患者：患有宽基底息肉（直径＞2cm）的患者可发生胃部癌变。

（5）患有胃炎或胃黏膜肥厚症患者较易患胃癌。

2.有胃癌家族史人群 虽然具体机制还不是很清楚，但是对于有胃癌家族史的人群，其罹患胃癌的概率是无胃癌家族史人群的2～3倍。

3.吸烟和酗酒人群　有研究表明，吸烟和酗酒可以刺激胃黏膜，使黏膜细胞发生改变而导致胃癌的发生，增加胃癌发生风险。

4.幽门螺杆菌感染人群　许多流行病学和临床研究都证实了幽门螺杆菌感染与胃黏膜病变的因果关系，幽门螺杆菌感染患者中有大约1%患者可发生胃癌，但是在胃癌患者中90%都现有或曾有过幽门螺杆菌感染。

5.不良饮食习惯人群

（1）摄入盐类过多人群：虽然人们提出几种假设表明盐摄入过量可能增加胃癌风险，但是迄今为止还没有一致的结论。但是生态学、病例对照和队列研究支持盐摄入量高与胃癌风险呈正相关。

（2）不良生活方式人群：饮食不规律、吃饭速度快、牙齿脱落、食用霉变食物等都会导致胃癌发病风险升高。

6.其他人群　通常来说，年龄和性别也是影响胃癌的重要因素。随着年龄增长，胃癌的发病风险也增高，男性胃癌患者约为女性的2倍。

（二）肠上皮化生病理及病理生理特征

胃的肠上皮化生在胃癌发生发展过程中具有重要作用。胃黏膜肠化系指胃黏膜内出现肠腺上皮，其形态、黏液特性、酶组织化学及超微结构等方面均与小肠或大肠类似。

1.病理改变　胃黏膜肠化时胃黏膜内出现肠腺上皮，轻者仅有少数肠上皮细胞存在，重者甚至可见到肠绒毛形成。肠化上皮细胞主要由吸收细胞组成，其间夹杂着杯状细胞，底部可见潘氏细胞。依据化生细胞形态和分泌黏液性质可以分为四型。

（1）小肠型完全肠化生：主要由小肠型吸收细胞、杯状细胞和潘氏细胞组成。

（2）小肠型不完全肠化生：主要由黏液柱状细胞和杯状细胞组成。

（3）大肠型完全肠化生：主要由大肠型吸收细胞和杯状细胞组成。

（4）大肠型不完全肠化生：主要由黏液柱状细胞和杯状细胞组成，两种细胞均分泌硫酸黏液。目前认为，大肠型不完全肠化生与胃癌发生密切相关。

2.病理生理机制

（1）肠上皮化生的酶学改变：肠化细胞含有较高的氨肽酶、碱性磷酸酶、双糖酶和腺苷三磷酸酶，这在正常胃上皮细胞中不存在。肌酸磷酸激酶和谷丙转氨酶低于正常而高于胃癌。肠化生的上述酶活性是介于正常胃黏膜与胃癌黏膜的过渡阶段。

（2）肠上皮化生的黏蛋白改变：黏蛋白组织化学研究发现中性黏蛋白存在于胃黏膜，氮乙酰基唾液酸黏蛋白存在于小肠和部分结肠黏膜中，硫黏蛋白主要存在于结肠。胃黏膜肠化生上皮可查到硫黏蛋白，目前认为硫黏蛋白的肠化生与胃癌关系密切，可能是胃癌癌前病变，此外肠化生上皮含有酸性黏蛋白，而正常胃黏膜不存在。

（3）肠上皮化生的分子改变：当正常胃黏膜发生肠上皮化生时，会出现相应分子改变。Kim等研究结果表明，有丝分裂阻滞缺陷蛋白2和细胞分裂周期蛋白20在肠化生、低度异型增生、高度异型增生、早期胃癌中的表达显著高于正常胃黏膜。Hamedi研究认为，在幽门螺杆菌阴性组中，正常黏膜与肠型腺癌、肠化生组织和慢性胃炎组织相比，肠化生组织和肠型腺癌组织中轻链铁蛋白基因表达增加。在 *H. pylori* ＋CagA组中，与正常组织相比，轻链铁蛋白基因在慢性胃炎组织和肠化生组织中过表达。同样，当肠型腺癌、肠化生组织和慢性胃炎组织与正常组织相比，幽门螺杆菌阴性组的癌组织中转铁蛋白受体基因的表达增加。当 *H. pylori*＋CagA组与正常组织相比时，转铁蛋白受体基因在慢性胃炎组织和肠化生组织中高表达。

近年来，同源盒基因CDX的研究较多，肠上皮化生的黏膜中也有人尾型同源盒基因1（caudal type homeobox 1，CDX1）和人尾型同源盒基因2（caudal type homeobox 2，CDX20）的表达，且CDX2蛋白先于CDX1、蔗糖酶-异麦芽糖酶、人防御素、碱性磷酸酶等肠道特有基因出现，故日本 Eda等认为CDX2可触发肠上皮化生的发生发展。

（4）肠化细胞中DNA改变：在致癌因子长期作用下，细胞的变化逐步加重、累积，DNA的损伤或突变发展到一定程度，超过自我修复的限度就会发生质变，表现为DNA含量明显增加，尤其是不全结肠型肠DNA均值高于正常胃黏膜。

（5）肠上皮化生的细胞动力学：细胞的凋亡和增殖失衡是导致细胞集聚和肿瘤形成的重要原因。作为重要的癌前改变，肠上皮化生的细胞动力学也有所改变。Leung等研究100例幽门螺杆菌感染患者发现，胃窦凋亡指数在幽门螺杆菌感染的肠化生患者中显著低于非肠化生患者，而细胞增殖水平没有明显差异。对14例幽门螺杆菌根除前及根除后1年的肠化生患者进行胃窦活检，发现肠化生和非肠化生区域的细胞增殖均显著下降。非肠化生区凋亡率明显下降，肠化生区凋亡率无明显下降，导致凋亡/增殖率显著升高，表明幽门螺杆菌感染可引发正常胃黏膜上皮凋亡和增殖失衡，这一变化可经根除后逆转。

（三）异型增生病理及病理生理特征

胃黏膜上皮异型增生又称为不典型增生，是黏膜上皮细胞偏离了正常生长和分化的一类病理形态学变化。

1.病理改变

（1）组织异型性：腺管样结构组织增多，排列紧密，呈现"背靠背""共壁"表现，管腔大小不同，形状各异。

（2）细胞异型性：主要表现为细胞核增大、大小不一、深染，核质比例增大，核分裂象多见，细胞增生活跃，细胞核呈杆状，排列为假复层状。

2.病理生理机制　异型增生依据形态可分为肠型、胃型、混合型等。肠型异型增生主要分泌肠型黏液黏蛋白2（MUC2）和人尾型同源盒基因2（caudal type homeobox 2，CDX2）。Park等研究69例胃上皮异型增生发现，在肠型胃上皮异型增生中CDX2表达增加的发生率明显高于小凹型或混合型胃上皮异型增生，而胃型异型增生则产生胃型黏液黏蛋白5AC（MUC5AC）和（或）黏蛋白6（MUC6）。因此，可通过黏液检测将两者区别开来。混合型兼有肠型和胃型的特性。

二、胃癌的病因及病理生理特征

胃癌是指发生于胃黏膜上皮的恶性肿瘤，约占所有胃恶性肿瘤的95%，是世界上最常见的恶性肿瘤之一。本病的好发年龄为40～60岁，男性多于女性，且有明显地域差异，日本、中国、韩国、俄罗斯及南美洲和东欧等国家为高发地区，每年发病率可达40/10万以上。

（一）病因

胃癌的发生与多种因素相关，机制尚未完全明确。目前已知的病因有以下六种。

1.幽门螺杆菌感染 幽门螺杆菌感染与胃癌的发生密切相关，但大部分感染幽门螺杆菌的患者并不会直接发展为胃癌。幽门螺杆菌感染后可诱发促炎症释放的相关细胞因子生成，如IL-1β、γ干扰素和肿瘤坏死因子等，参与幽门螺杆菌的致病过程。幽门螺杆菌还能诱导细胞凋亡、相关通路及胃相关基因的改变（如CpG岛的甲基化、P53突变、STAT3的激活、RECK基因表达下降、TLR4表达上调等）。此外，幽门螺杆菌能分泌细胞毒素相关蛋白A（CagA），通过激活相应信号通路导致胃黏膜损伤，进而形成胃黏膜上皮细胞的癌变。值得一提的是，当食用亚硝基类化合物后，幽门螺杆菌可将其还原为亚硝酸盐，从而起到致癌作用。因此，幽门螺杆菌是胃癌的致病原因之一，在胃癌发生发展中起到重要作用。

2.饮食等生活方式 食物中的致癌因子包括亚硝基类化合物、烟草中的苯并芘和过期储存的食物等。这些致癌因子与胃癌的发生密切相关。鱼肉制品、乳制品、蔬菜、水果和发酵食品均有一定含量的亚硝基化合物存在，且人体内也会合成一定量的亚硝基化合物。Paula Jakszyn等在对11个队列研究和50个病例对照研究进行统计分析后得出胃癌与亚硝基类化合物的摄入有关。其致癌作用主要与亚硝基类化合物理化性质的不稳定性有关，也和该类化合物对胃相关基因诱发的基因改变相关。吸烟、饮酒等不良生活方式会增加胃癌的发生率，其中吸烟可作为胃癌的独立危险因素。

3.自身免疫性胃炎 常伴有慢性炎症浸润和肠化生的发生，这些病理学上的改变会增加胃癌的发生风险。自身免疫性胃炎患者有60%～70%会感染幽门螺杆菌，在受到感染后出现胃黏膜的损伤，进而导致胃黏膜萎缩、肠上皮化生的发生。由此产生的肠上皮化生会导致不典型增生、上皮内瘤变和癌前病变的发生。

4.个体因素 年龄、性别及ABO血型与胃癌的发生密切相关。研究表明40岁以下女性胃癌的发病率明显高于男性，而40岁以上的发病情况正好相反。另外，有研究报道A型血胃癌发病率高于其他血型，而O型血更易受到幽门螺杆菌感染。

5.EB病毒 约有10%的胃腺癌与EB病毒感染相关。这些位于肿瘤中的EB病毒常在体内发生克隆，感染后发生瘤变，但其更为确切的发病机制仍需进一步研究证实。

6.其他 遗传易感性和胃息肉、胃腺瘤的发生也与胃癌的发生密切相关。胃癌相关基因、细胞介质相关基因和DNA损伤修复相关基因等的基因多态性与胃癌的遗传易感性密切相关。这些基因多态性可作为胃癌发病的遗传标记。

（二）病理改变

胃癌好发于胃窦小弯侧，根据胃癌的病理组织学特征，可将胃癌分为以下五种类型。

1.乳头状腺癌 肿瘤组织呈乳头状结构，部分扩张的管腔内肿瘤组织可以呈现乳头状生长。

2.管状腺癌 癌细胞呈管状结构，以不规则腺管状、巢状、条索状或片状排列。根据分化程度，可以进一步分为高分化管状腺癌、中分化管状腺癌及低分化管状腺癌。

3.黏液腺癌　癌细胞呈圆形，胞质内黏液丰富，癌细胞产生大量黏液，并可将黏液分泌到细胞外，形成"黏液湖"，癌细胞可从管腔脱落漂浮其中。

4.黏液细胞癌　又称为印戒细胞癌，癌细胞呈圆形，胞质内黏液丰富，细胞核被胞质内黏液挤压至细胞一侧，呈印戒样形态。

5.其他类型　如鳞癌、腺鳞癌等。

根据胃癌癌组织的浸润深度，又可将胃癌分为早期胃癌和进展期胃癌（也称为中晚期胃癌）两种，详述如下：

1.早期胃癌　指癌组织浸润仅限黏膜层或黏膜下层，无论有无淋巴结转移。若肿瘤组织直径＜0.5cm则称为微小胃癌。依据日本内镜学会分型主要分为以下三种。

（1）隆起型Ⅰ型：肿瘤隆起高度＞5mm。

（2）浅表型Ⅱ型：未见明显隆起和凹陷，又分为三种亚型。①浅表隆起型Ⅱa型，隆起高度＜5mm；②浅表平坦型Ⅱb型，高度与周围黏膜无明显差异；③浅表凹陷型Ⅱc型，凹陷深度＜5mm。

（3）凹陷性Ⅲ型：凹陷深度＞5mm。

2.进展期胃癌　肿瘤组织已浸润到肌层或肌层之外。

（1）息肉型或蕈伞型：癌组织向黏膜表面生长，呈息肉状或蕈伞状，突入胃腔内。

（2）溃疡型：癌组织坏死脱落形成溃疡，溃疡一般比较大，边界不清，多呈皿状或隆起如火山口状，底部凹凸不平。

（3）浸润型：癌组织向胃壁内局限性或弥漫性浸润，与周围正常组织分界不清楚。其表面胃黏膜皱襞大部分消失，有时可见浅表溃疡。如为弥漫性浸润，可导致胃壁普遍增厚、变硬，胃腔变小，状如皮革，称为革囊胃。

（三）病理生理机制

胃癌发生是多种因素共同作用的结果，其发生机制复杂，主要的病理生理机制有以下几点：

1.胃酸、胃黏液的改变　胃酸降低是胃癌的危险因素之一。多数学者报道胃癌患者的无酸率、低酸率分别为78.0%～90.3%，其中无酸率高达65.0%～68.3%。一般认为发生胃癌时胃酸分泌障碍的程度会受癌旁胃黏膜的影响，尤其与壁细胞的损伤程度相关。有胃癌家族史的患者酸输出量减少，癌前病变的发病率增加。IL-1β能促进胃酸分泌。由遗传变异引起的该基因的表达降低使得酸分泌减少，导致患者对胃癌的易感性增加。

已有多项实验探讨胃癌黏液的生物学性质。正常胃黏膜主要分泌中性黏液，肠型胃癌的癌细胞分泌酸性黏液，但胃型胃癌的癌细胞则分泌中性黏液。癌性黏液易溶解周围间质成分，是侵袭力强的因素。

2.胃泌素、胃蛋白酶原的改变　胃癌以胃窦、胃小弯最多见，其癌旁胃黏膜绝大部分呈现萎缩性胃炎的病变特点。这种改变是由胃泌素减少导致的。当胃内pH在4～5时，宜于还原硝酸盐的混合菌群生长，而使食物中的硝酸盐转变为亚硝酸盐及仲胺转变为亚硝胺，促进胃癌的发生发展。

胃蛋白酶原同工酶是胃癌的标志酶，也是癌细胞的分化酶。不同分化程度的胃腺癌组织的胃蛋白酶原同工酶基因表达减弱或不表达，胃蛋白酶活力下降。胃蛋白酶原与泌酸细胞分泌的酸相混合时转变为胃蛋白酶。而当萎缩性胃炎、胃癌及胃切除术后，胃黏膜不能分泌胃蛋白酶原，血浆和尿中的胃蛋白酶则会降低。多项研究已表明胃蛋白酶在胃癌中明显降低。

3.上消化道微环境改变　长期以来，人们一直认为胃中的微生物是导致胃癌发展的一个因素。胃液中细菌的过度生长可能产生大量的亚硝基化合物，引起DNA损伤，并促进癌症的发展。Wang等研究发现，与慢性胃炎相比，胃癌中细菌总数增加，Tseng等研究提示细菌在胃癌中呈现生长过度的状态。与慢性胃炎相比，胃癌物种丰富度降低，但胃大部切除术后物种丰富度增加。总的来说，胃癌中的微生物数量较多，种类较少，结构离散。在胃癌中，微生物最主要的功能是参与跨膜转运进行自我复制和修复，调节糖类、氨基酸等能量代谢。因此，在胃癌患者中，由于菌群失调，可引起机体内环境紊乱。

4.免疫改变　胃癌的发生与免疫系统的改变关系密切。已有研究显示，胃癌细胞与其他上皮性肿瘤一样也有免疫球蛋白（immunoglobulin，Ig）表达。除了B淋巴细胞分泌的Ig，目前的研究结果提示，在胃癌中发现了非B细胞来源的Ig，其具有一定的抗体活性，但其更主要的功能可能是参与了肿瘤细胞的生长及转移过程。一项研究表明，胃癌细胞内免疫球蛋白κ（Igκ）和免疫球蛋白λ（Igλ）两者的表达关系密切，胃癌患者同时有这两种免疫球蛋白的表达，提示在胃癌中可能发生了不同于B淋巴细胞的Ig基因活化机制。

有研究表明胃癌患者吞噬细胞的吞噬百分比为36.59%，表明胃癌患者的巨噬细胞吞噬功能明显减低。虽然具体机制还不明确，但有研究提出转化生长因子-β1（transforming growth factor-β1，TGF-B）家族中的巨噬细胞抑制细胞因子1在肿瘤发生发展过程中的改变。另有研究表明，在癌细胞浸润浆膜层和淋巴结转移的胃癌组织中，巨噬细胞抑制因子1（macrophage inhibitory cytokine-1，MIC-1）在Ⅲ/Ⅳ期患者的阳性表达明显高于Ⅰ/Ⅱ期，复发组与非复发组胃癌组织MIC-1的表达之间也存在差异。这些都说明免疫系统的改变与胃癌的发生发展有密切关系。

5.代谢改变　胃癌患者多数有营养物质的摄入减少，消化与吸收障碍，以及肿瘤细胞的存活力较强，体内的营养要素常被癌肿优先夺去，同时肿瘤导致宿主代谢紊乱，导致机体在荷瘤状态下代谢异常。

（1）糖代谢异常：在胃癌患者中，胃癌细胞生命活动所需能量主要也是来自葡萄糖，能量代谢方式为糖酵解和谷氨酰胺代谢。Otto Warburg认为，在氧气足够的情况下，肿瘤细胞的能量代谢以高水平的糖酵解作用为主，谷氨酰胺代谢为辅。这一结论在其后众多研究中得到证实，正常细胞依赖氧化磷酸化，肿瘤细胞依赖糖酵解和谷氨酰胺代谢，肿瘤细胞糖酵解过程受到多种基因的调控，如磷脂酰肌醇3-激酶（phosphatidylinositol kinase 3，PI3K）、人第10号染色体缺失的磷酸酶（phosphatase and tensin homolog deleted on chromosome ten，PTEN）、p53基因等。研究发现，肿瘤细胞摄取的葡萄糖约为周围正常细胞的10倍，糖酵解能力是正常细胞的20～30倍。在胃癌细胞糖代谢过程中，通过癌基因、抑癌基因来调控肿瘤细胞的糖代谢。Robey等研究发现，磷脂酰肌醇3-激酶/蛋白激酶B信号通路的异常活化是肿瘤细胞糖代谢改变的节点，多个转录因子作用靶点的活性决定了糖代谢的进程。磷脂酰肌醇3-激酶/蛋白激酶B信号通路中低氧诱导因子-1和癌基因 *c-myc* 表达产物核蛋白p62c-myc是促进糖酵解的关键因子，抑癌基因 *p53* 是最主要的抑制糖酵解、维持线粒体功能的转录因子。

（2）脂肪代谢异常：近年来，多项研究发现血脂水平与恶性肿瘤存在相关性。有学者通过研究胃癌患者与健康人之间血脂、脂蛋白的关系发现。胃癌患者的血脂、脂蛋白水平明显低于对照组。考虑机制可能如下：首先，胃癌细胞过度增殖，机体脂代谢活跃，导致体内血脂及脂蛋白改变。其次，脂类是细胞膜的重要组成部分，肿瘤细胞异常分裂和过度增殖消耗大量脂类，载脂蛋白合成减少，消化道肿瘤患者常伴有消化吸收功能障碍，伴随肝、肾等功能障碍，使机体处于负氮平衡状态。而且，长时间的低血清胆固醇状态会激活 κ 基因结合核因子（nuclear factor-k-gene binding，NF-κB），从而促进肿瘤的发生。因此，我们推断肿瘤患者低血清胆固醇的可能性更大。

6.分子生物学改变 已有大量实验表明在胃癌患者中，多种分子发生改变，其中miRNA在胃癌中研究较多。Dong等研究发现，miRNA-24在胃癌组织中的表达水平显著高于癌旁正常组织，miRNA-101在胃癌中的表达水平显著低于癌旁正常组织，miRNA-24和miRNA-101在胃癌中的表达与胃癌病理分化程度、淋巴结转移及浸润深度有关，可促进胃癌的发生、发展、浸润和转移，并可作为胃癌患者预后的指标。Gao等研究发现，miRNA-10b和miRNA-181b在胃癌组织中的表达均上调，明显高于癌旁组织，且在胃癌组织中的表达与肿瘤大小、病理分化程度、浸润深度、肿瘤淋巴结转移（TNM）分期、淋巴结转移、局部淋巴结和远处转移有关。其他相关miRNA还包括miRNA-155和miRNA-223，miRNA-30和miRNA-194等。另外，在癌旁正常黏膜中癌胚抗原（carcinoembryonic antigen，CEA）含量很少或为阴性。胃癌中CEA阳性率高达85.58%，在黏液腺癌及印戒细胞癌中为100%。

7.其他 多项研究表明，人体内微量元素与肿瘤的发生密切相关。对胃癌组织的一项研究中显示，胃癌患者的肿瘤组织中锌、铜、铁、硒含量结果分析表明，胃癌患者肿瘤组织中锌、铁含量明显低于对照组，铜/锌值胃癌组明显高于对照组，表明胃癌发生可能导致人体中微量元素发生改变，也有实验证明胃癌患者血清铜/锌值升高对胃癌具有特异性，当胃癌切除后铜/锌值下降极为显著。

临床研究表明癌肿生长可产生大量的前列腺素。胃癌患者血浆和癌灶胃黏膜前列腺素E含量都高于正常人，以印戒细胞癌最显著，前列腺素E（PGE）升高程度与胃癌组织病理恶性程度有关。胃癌切除前血浆PGE来自胃癌组织。手术发现淋巴结转移病例，无论血浆或黏膜内PGE含量都明显高于早期胃病患者或正常人，而术后复发病例血浆PGE是未复发病例均值的4倍。

综上所述，了解胃相关疾病的病因、病理改变和病理生理机制对疾病的早期发现、早期诊断和早期治疗具有重要意义。尽管目前关于胃相关疾病的一些病因和发病机制尚未完全明确，但随着分子生物学和流行病学的不断发展，胃相关疾病的病理及病理生理研究将会不断深入，为更好地认识并治疗疾病奠定了良好的理论基础。

（孙　欣　聂思茹　徐　倩）

参 考 文 献

邓娜，宫月华，2015. 胃黏膜"血清学活检"与萎缩性胃炎. 胃肠病学和肝病学杂志，24（2）：136-138.

黄振鹏，梁仲惠，蓝丽萨，等，2013. 慢性非萎缩性胃炎患者伴情绪障碍原因临床分析. 胃肠病学和肝病学杂志，22（11）：1119-1121.

金珠，2011. 上消化道活检组织病理学彩色图谱. 北京：北京大学医学出版社.

李扬帆，许春进，张西亮，等，2010. 巨噬细胞抑制细胞因子-1蛋白在胃癌中的表达和临床意义. 中国临床实用医学，4（8）：12-13.

李玉林，2013. 病理学. 8版. 北京：人民卫生出版社.

王建枝，殷莲华，吴立珍，等，2013. 病理生理学. 8版. 北京：人民卫生出版社.

杨媚，陈欣，杨磊，等，2015. 慢性非萎缩性胃炎患者症状与精神状态关系初探. 临床和实验医学杂志，14（7）：532-535.

Antico A, Tozzoli R, Giavarina D, et al, 2012. Hypovitaminosis D as predisposing factor for atrophic type A gastritis：a case-control study and review of the literature on the interaction of vitamin D with the immune system. Clin Rev Allergy Immunol，42：355-364.

Asano H, Tomita T, Nakamura K, et al, 2017. Prevalence of gastric motility disorders in patients with functional dyspepsia. J Neurogastroenterol Motil，23：392-399.

Beeckmans D, Riethorst D, Augustijns P, et al, 2018. Altered duodenal bile salt concentration and receptor expression in functional dyspepsia. United European Gastroenterol J，6：1347-1355.

Bharucha AE, Camilleri M, Burton DD, et al, 2014. Increased nutrient sensitivity and plasma concentrations of enteral hormones during duodenal nutrient infusion in functional dyspepsia. Am J Gastroenterol，109：1910-1920.

Cavalcoli F, Zilli A, Conte D, et al, 2017. Micronutrient deficiencies in patients with chronic atrophic autoimmune gastritis：a review. World J Gastroenterol，23：563-572.

Cherdantseva LA, Potapova OV, Sharkova TV, et al, 2014. Association of *Helicobacter pylori* and iNOS production by macrophages and lymphocytes in the gastric mucosa in chronic gastritis. J Immunol Res，2014：762514.

Choi YJ, Kim N, Kim J, et al, 2016. Upregulation of vanilloid receptor-1 in functional dyspepsia with or without *Helicobacter pylori* infection. Medicine（Baltimore），95：e3410.

Cirillo C, Bessissow T, Desmet AS, et al, 2015. Evidence for neuronal and structural changes in submucous ganglia of patients with functional dyspepsia. Am J Gastroenterol，110：1205-1215.

Deng Y, Zhou X, Xiang X, et al, 2018. Effect of miRNA-19a on gastrointestinal motility in rats with functional dyspepsia. Exp Ther Med，15：4875-4879.

Dong X, Liu Y, 2018. Expression and significance of miRNA-24 and miRNA-101 in patients with advanced gastric cancer. Oncol Lett，16：5769-5774.

Du L, Shen J, Kim JJ, et al, 2016. Increased duodenal eosinophil degranulation in patients with functional dyspepsia：A Prospective Study. Sci Rep，6：34305.

Ermis F, Uyanikoglu A, Akyuz F, et al, 2015. Melatonin may have a role in the pathogenesis of functional dyspepsia in males. Eur Rev Med Pharmacol Sci，19：4675-4678.

Gao Y, Xu Z, Yuan F, et al, 2018. Correlation of expression levels of micro ribonucleic ccid-10b（miRNA-10b）and micro ribonucleic acid-181b（miRNA-181b）with gastric cancer and its diagnostic significance. Med Sci Monit，24：7988-7995.

Goktas Z, Koklu S, Dikmen D, et al, 2016. Nutritional habits in functional dyspepsia and its subgroups: a comparative study. Scand J Gastroenterol, 51: 903-907.

Hagiwara SI, Kaushal E, Paruthiyil S, et al, 2018. Gastric corticotropin-releasing factor influences mast cell infiltration in a rat model of functional dyspepsia. Plos one, 13 (9): e0203704.

Hamedi AD, Naserpour FT, Rahmani B, et al, 2018. The role of transferrin receptor in the *Helicobacter pylori* pathogenesis: l-ferritin as a novel marker for intestinal metaplasia. Microb Pathog, 126: 157-164.

Huang YK, Yu JC, Kang WM, et al, 2015. Significance of serum pepsinogens as a biomarker for gastric cancer and atrophic gastritis screening: a systematic review and meta-analysis. PLoS One, 10: e0142080.

Igarashi M, Nakae H, Matsuoka T, et al, 2017. Alteration in the gastric microbiota and its restoration by probiotics in patients with functional dyspepsia. BMJ Open Gastroenterol, 4: e000144.

Jung HK, Talley NJ, 2018. Role of the duodenum in the pathogenesis of functional dyspepsia: a paradigm shift. J Neurogastroenterol Motil, 24: 345-354.

Khodarahmi M, Azadbakht L, 2016. Dietary fat intake and functional dyspepsia. Adv Biomed Res, 5: 76.

Khoder G, Al-Menhali AA, Al-Yassir F, et al, 2016. Potential role of probiotics in the management of gastric ulcer. Exp Ther Med, 12: 3-17.

Kim Y, Choi JW, Lee JH, et al, 2018. Spindle assembly checkpoint MAD2 and CDC20 overexpressions and cell-in-cell formation in gastric cancer and its precursor lesions. Hum Pathol.

Kitaeva LV, Mikhailova IA, Semov D, et al, 2008. Micronuclei in mucose cells and colonization of human stomach epithelium with coccoid forms of *Helicobacter pylori*. Tsitologiia, 50: 160-164.

Kourikou A, Karamanolis GP, Dimitriadis GD, et al, 2015. Gene polymorphisms associated with functional dyspepsia. World J Gastroenterol, 21: 7672-7682.

Kumar V, Abbas AK, Aster JC, 2017. Robbins basic pathology. 10nd ed. Elsevier Health Sciences.

Langille MG, Zaneveld J, Caporaso JG, et al, 2013. Predictive functional profiling of microbial communities using 16S rRNA marker gene sequences. Nat Biotechnol, 31 (9): 814-821.

Li Y, Gong Y, Li Y, et al, 2018. Sleep disturbance and psychological distress are associated with functional dyspepsia based on Rome III criteria. BMC Psychiatry, 18: 133.

Link A, Schirrmeister W, Langner C, et al, 2015. Differential expression of microRNAs in preneoplastic gastric mucosa. Sci Rep, 5: 8270.

Liu P, Fan Y, Wei Y, et al, 2018. Altered structural and functional connectivity of the insula in functional dyspepsia. Neurogastroenterol Motil, 30 (9): e13345.

Ly HG, Weltens N, Tack J, et al, 2015. Acute anxiety and anxiety disorders are associated with impaired gastric accommodation in patients with functional dyspepsia. Clin Gastroenterol Hepatol, 13: 1584-1591.

Meng WP, Wang ZQ, Deng JQ, et al, 2016. The role of *H. pylori* CagA in regulating hormones of functional dyspepsia patients. Gastroenterol Res Pract, 2016: 7150959.

Nan J, Zhang L, Zhu F, et al, 2016. Topological alterations of the intrinsic brain network in patients with functional dyspepsia. J Neurogastroenterol Motil, 22: 118-128.

Otsuka T, Tahara T, Nakamura M, et al, 2018. Polymorphism rs7521584 in miRNA-429 is associated with the severity of atrophic gastritis in patients with *Helicobacter pylori* infection. Mol Med Rep, 18: 2381-2386.

Singh R, Ghoshal UC, Kumar S, et al, 2017. Genetic variants of immune-related genes IL17F and IL10 are associated with functional dyspepsia: a case-control study. Indian J Gastroenterol, 36: 343-352.

Singh R, Mittal B, Ghoshal UC, et al, 2016. Functional dyspepsia is associated with GNβ3 C825T and

CCK-AR T/C polymorphism. Eur J Gastroenterol Hepatol, 28: 226-232.

Sousa JF, Nam KT, Petersen CP, et al, 2016. miRNA-30-HNF4Y and miRNA-194-NR2F2 regulatory networks contribute to the upregulation of metaplasia markers in the stomach. Gut, 65: 914-924.

Tarnawski A, Ahluwalia A, Jones MK, et al, 2013. Gastric cytoprotection beyond prostaglandins: cellular and molecular mechanisms of gastroprotective and ulcer healing actions of antacids. Curr Pharm Des, 19: 126-132.

Tseng CH, Lin JT, Ho HJ, et al, 2016. Gastric microbiota and predicted gene functions are altered after subtotal gastrectomy in patients with gastric cancer. Sci Rep, 6: 20701.

Tziatzios G, Giamarellos-Bourboulis EJ, Papanikolaou IS, et al, 2017. Is small intestinal bacterial overgrowth involved in the pathogenesis of functional dyspepsia? Med Hypotheses, 106: 26-32.

Vanheel H, Vicario M, Boesmans W, et al, 2018. Activation of Eosinophils and Mast Cells in Functional Dyspepsia: an Ultrastructural Evaluation. Sci Rep, 8 (1): 5383.

Walker MM, Talley NJ, 2017. The role of duodenal inflammation in functional dyspepsia. J Clin Gastroenterol, 51: 12-18.

Wang L, Zhou J, Xin Y, et al, 2016. Bacterial overgrowth and diversification of microbiota in gastric cancer. Eur J Gastroenterol Hepatol, 28: 261-266.

Yuan HP, Li Z, Zhang Y, et al, 2015. Anxiety and depression are associated with increased counts and degranulation of duodenal mast cells in functional dyspepsia. Int J Clin Exp Med, 8: 8010-8014.

Zhang LM, Zeng LJ, Deng J, et al, 2018. Investigation of autophagy and differentiation of myenteric interstitial cells of cajal in the pathogenesis of gastric motility disorders in rats with functional dyspepsia. Biotechnol Appl Biochem, 65: 533-539.

第三章

胃疾病相关外源性感染因子

人体微生物作为一个整体的总和，包括细菌、古细菌、真菌、原生动物和感染人体细胞的病毒。在过去的几十年里，人们对消化道微生物的研究涉及口腔、食管、胃和肠道，尤其是口腔和肠道菌群的研究相对较多，研究样本主要来源于口腔拭子、唾液、粪便，因为样本易获得，并且是无创的。相对而言，食管、胃、小肠微生物群落的相关研究较少。80%的消化道微生物是无法通过分离培养、染色、镜检等传统方法获得的，因此，传统方法并不能充分地揭示微生物群落的组成和结构的多样性，从而限制了我们对消化道微生物的全面认识。随着第二代测序、宏基因组测序技术和生物信息学的发展，我们能够更加全面地了解消化道微生物的组成和功能。本章主要讲述与胃疾病相关的外源性感染因子如幽门螺杆菌、EB病毒等，以及目前对胃内细菌菌群的认识和相关研究进展。

第一节　幽门螺杆菌

一、幽门螺杆菌的基本生物学特性

幽门螺杆菌（*Helicobacter pylori*，*H. pylori*）是一种单极、多鞭毛、末端钝圆、螺旋形弯曲的细菌，长2.5～4.0μm，宽0.5～1.0μm，革兰氏染色阴性，有动力。在胃黏膜上皮细胞表面常呈典型的螺旋形或弧形。在固体培养基上生长时，除典型的形态外，该菌有时可出现杆状或圆球状。

在电子显微镜下，菌体的一端可伸出2～6条带鞘的鞭毛。在分裂时，两端均可见鞭毛。鞭毛长度为菌体的1～1.5倍，粗约30nm。鞭毛的顶端有时可见一球状物，实为鞘的延伸物。每一鞭毛根部均可见一个圆球状根基伸入菌体顶端细胞壁内侧，在其内侧尚有一电子密度降低区域。鞭毛在运动中起推进作用，在定居过程中起锚定作用。

*H. pylori*靠鞭毛的推动作用，穿透胃黏膜表面的黏液层，定居在胃黏膜上皮细胞的表面而发挥其致病作用。*H. pylori*含有丰富的尿素酶、氧化酶、过氧化氢酶、碱性磷酸酶、谷氨酰胺肽酶、亮氨酸氨肽酶、DNA酶、蛋白酶、热休克蛋白、空泡毒素和低分子趋化性蛋白等。前七种酶的测定可作为*H. pylori*生化鉴定的依据。

二、幽门螺杆菌感染的流行病学特征

（一）幽门螺杆菌的祖先及其与人类的关系

幽门螺杆菌（*H. pylori*）通过人类宿主在全球播散并产生不同的种系地理学模式，其可用于重建近代及古代人类的迁徙。Mark Achtman在最近的一篇论文中回顾了过去20年在这一领域的研究进展。在遗传模式、本地人群的来源及其与*H. pylori*种群的关联方面，有相当多的相似之处。然而，并非所有地理学模式在*H. pylori*和人类之间都是一致的。*H. pylori*一些祖先的变种可能已经通过与人口规模相关的谱系灭绝而丢失，因为这些人口规模太小而不能稳定地维持*H. pylori*感染。在美洲的印第安人中观察到类似的模式，其主要感染了1492年后传入的*H. pylori*欧洲和*H. pylori*非洲菌株。

拉丁美洲最近的一项研究分析了来自墨西哥、尼加拉瓜和哥伦比亚的107种*H. pylori*菌株的基因组，并使用新的系统发育虚拟基因组指纹图谱与59种公开可用的全球基因组进行了比较。结果发现拉丁美洲大型菌株群体不同于欧洲群体、美洲印第安人群体和非洲群体。另一项研究通过分析在北美洲、中美洲和南美洲分离出来的*H. pylori*基因组序列，发现了整个美洲有欧洲和非洲血统的*H. pylori*混合的证据，没有来自美洲印第安人细菌的大量输入。Oleastro等通过多位点序列分型（multilocus sequence typing，MLST）分析从葡萄牙人和前葡萄牙殖民地人分离的菌株类型，结果显示葡萄牙人携带菌株属于*H. pylori*欧洲菌株，并且在非欧洲国家中说葡萄牙语的人*H. pylori*欧洲菌株的基因携带率是低的，除了巴西和佛得角，其中*H. pylori*欧洲菌株分别占其人口的1/4和1/2。

（二）多重及混合的*H. pylori*感染

个体可被单个或多个*H. pylori*菌株感染。多重感染很难被发现，但却能影响根除治疗的有效性。多重感染常常是在进行毒力基因检测时被发现的。Ben Mansour等比较了发展中国家突尼斯和发达国家法国的多种与混合*H. pylori*感染的流行情况，其中包括42名*H. pylori*培养的阳性感染患者（21名突尼斯人和21名法国人），从每名患者胃窦活检中分离出3～11个（平均值为9个）菌落，使用随机扩增多态性DNA（random amplification of polymorphic DNA，RAPD）指纹图谱对总共375种不同的等位基因进行了分型及抗菌药敏试验，结果发现，多重*H. pylori*感染在突尼斯（48%）比在法国更为普遍（5%），混合感染是常见的（24%），突尼斯患者为19%，法国患者为29%。Lai等利用来自6个不同平板的菌落对细胞毒素相关基因*cagA*、*cagE*、*cagT*、*cagM*和空泡细胞毒素（vacuolating cytotoxin，Vac）A s-区或m-区进行基因分型，评估了从70名中国台湾患者中分离出的420个菌落，结果发现，所有*H. pylori*感染患者的多重感染率为28.6%（20/70），十二指肠溃疡患者（47.6%）高于其他胃十二指肠疾病患者（20%），混合感染（甲硝唑敏感和耐药株）非常频繁（77%）。Matta等比较了来自哥伦比亚的两个具有对比的胃癌（gastric cancer，GC）风险：Túquerres-Nariño（高风险）和Tumaco-Nariño（低风险）的慢性胃炎患者的基因组变异性与多重*H. pylori*感染率。Túquerres（55.3%）多重感染的频率是Tumaco（44.7%）的1.2倍，使用RAPD指纹图谱，在具有较高GC风险群体的 *H. pylori* 分离株中发现了较高的遗传变异性。

（三）*H. pylori* 的流行和变化趋势

最近的研究一致表明，在发达国家，*H. pylori* 的流行率正在下降，尤其是儿童。这提示在这些国家可能不需要进行人群筛查和治疗。然而，这一论点并未考虑到种族群体、移民的影响及那些感染率往往高得多的贫困社区。一项来自冰岛的研究对205名年龄在7～18岁的儿童进行了分析，结果发现只有3.4%的儿童被感染。在父母双方均出生自低 *H. pylori* 感染地区的儿童，感染率为2.6%，而至少有一位父母出生在高感染率地区的儿童，感染率为17%。冰岛的成人血清阳性率为30%～40%。

来自日本的研究也显示儿童时期 *H. pylori* 感染率大幅下降。一项来自高GC发病率地区的研究发现，在13～15岁的1765名学生中，只有85名（4.8%）为阳性，而在另一项研究中，12～15岁学龄儿童的感染率为3.1%。据报道，1950年以前出生的日本人，该菌感染率高达80%～90%，随着年龄的增长而降低，在20世纪90年代左右出生的人感染率降低到10%左右，2000年以后出生的人感染率不到2%。中国也出现了类似的趋势，在杭州，3～6岁、7～11岁和12～17岁年龄组的阳性率分别为14.8%、20.2%和25.8%。在中国城市接受健康检查的成年人中，感染率从1950～1959年出生队列的31.9%下降到1990年以后出生队列的20%。在伊朗，*H. pylori* 的感染率也有所下降，其中荟萃分析估计总体感染率为54%，儿童感染率为42%，成人感染率为62%。而来自伊朗的先前研究表明，*H. pylori* 感染率超过85%。另外，在拉脱维亚，没有证据表明过去10年儿童患病率有所下降。

（四）*H. pylori* 在移民中的感染率

一项涉及28个研究的系统评价描述了移民中 *H. pylori* 的流行情况。除了两个研究以外，*H. pylori* 的流行率与其原国籍相似或降低，但高于其目的地国家。第二代和后代移民的流行率低于第一代移民。澳大利亚的一项研究报道了澳大利亚南部社区移民健康服务中心人群的 *H. pylori* 流行和人口统计学情况，并将这些数据与非洲难民群体数据进行了比较。在澳大利亚社区，*H. pylori* 感染率估计在15%～38%，198名移民的感染率为21.5%，几乎是澳大利亚人口感染率的1.5倍，包括成人和儿童，女性感染率低于男性（OR为0.71，95%CI为0.51～0.98）。与中东移民相比，非洲人感染率高1.75倍，缅甸移民感染率高1.90倍，并且感染与年龄无关。

（五）*H. pylori* 在少数民族中的感染率

一项荟萃分析纳入了9项基于医院横断面研究的18 703名患者。2008～2014年，*H. pylori* 的感染率从56.6%下降至41.1%，20岁以下患者的感染率最低（31.9%），而40～49岁的患者最高（42.5%）。少数民族人口（主要是藏族人口）的感染率（58.9%）高于汉族人口（40.8%）；荟萃分析还发现西藏自治区人口的风险较高（OR为1.37，95%CI为1.24～1.52，*P* = 0.008）。

傣族是越南第二大民族。来自278个家庭的1094名受试者的血清流行率在成人中为51.4%，在儿童中为41.4%，排便和哺乳后定期洗手是保护因素，而受感染的母亲，第一兄弟姐妹和祖父母是儿童感染的危险因素。印度尼西亚的 *H. pylori* 感染率相对较低。一项研究显示，来自雅加达北部一个低收入社区的193名受试者的 *H. pylori* 感染率仅为15%。在另一项研究中，对爪哇、巴布亚、苏拉威西、婆罗洲和苏门答腊岛的267名患者进行了检查，总体感染率为22.1%，巴布亚人、巴塔克族和布吉尼族人的流行率高于中国人，但人口数较少。

有研究报道了古代马来西亚部落中 *H. pylori* 的流行情况。马来西亚的主要人种是马来人、中国人和印度人，他们的 *H. pylori* 感染率分别为16.4%、48.1%和61.8%。然而，三个原住民部落占马来西亚人口的1%，分为三个独立的部落，居住在七个独立的定居点。本次共研究了275名受试者，其中115名（44.7%）为 *H. pylori* 阳性，血清阳性率最高的是Negrito部落（65.7%），并且 *H. pylori* 感染率似乎与年龄、性别、部落和房屋材料有关。

三、*H. pylori* 的传播途径

（一）口-口传播

牙斑及唾液中检出 *H. pylori* 为口-口传播提供了依据，并提示 *H. pylori* 不限于在胃黏膜中定居。*H. pylori* 可从胃反流入口腔，使口腔成为储存库，唾液则成为传播媒介。流行病学调查结果表明，西非儿童 *H. pylori* 感染率高，可能是由于他们的母亲习惯将食物嚼碎后喂孩子。中国是高 *H. pylori* 感染率的国家，这与共用餐具的传统习惯导致 *H. pylori* 口-口传播有关。口-口传播最可能的场所是家庭生活。*H. pylori* 存在着家庭内传播，父母 *H. pylori* 阳性者，其子女感染率也明显增加，特别是感染 *H. pylori* 的母亲，可能在家庭内传播途径中起关键性作用。配偶间的 *H. pylori* 流行特征也支持上述结论。集体生活也是传播 *H. pylori* 的重要途径之一。

（二）粪-口传播

在 *H. pylori* 感染者的胃液、粪、尿及唾液中均能检测出 *H. pylori* 特异性抗体。研究显示，*H. pylori* 感染血清流行率及年龄特征与甲型肝炎病毒（hepatitis A virus，HAV）平行，提示有相似的传播方式。在发达国家，以口-口传播为主；而发展中国家，粪-口传播是主要途径。*H. pylori* 可随粪便从胃肠道排出，通过 *H. pylori* 污染的食物和水源传播给饮用者或食用者。*Adams* 等研究发现，*H. pylori* 在水中存在，并能从棒状改变为球状以适应环境，螺旋状 *H. pylori* 在河水中可生存超过1周，而球状 *H. pylori* 可生存超过1年。马来西亚也有研究证实，*H. pylori* 在自来水与牛奶中可以存活4 ～ 10d。

（三）医源性传播

近年来，通过胃镜造成的医源性 *H. pylori* 感染逐渐引起人们的重视，从胃镜的吸引阀、活检孔道及活检钳上分离出 *H. pylori*，并随访了一些经常做胃镜检查的患者，发现胃镜检查次数越多，*H. pylori* 感染率越高。医护人员也是易受 *H. pylori* 感染的高危人群，且从事消化内镜检查者的感染率最高。胃镜室医务人员感染率为82.4%，显著高于其他

医务人员（66.4%）。其他区域可引起 *H. pylori* 医源性传播的还涉及口腔科和婴儿室等。严格消毒是阻断其传播的关键。

四、*H. pylori* 相关毒力因子

H. pylori 感染可以诱发慢性非萎缩性胃炎、消化性溃疡、胃黏膜相关淋巴瘤，甚至胃癌等多种疾病。其毒力因子的差异是导致不同临床结局发生的重要因素之一。*H. pylori* 致病过程主要分为3个阶段：稳定定植于胃黏膜上皮细胞；逃避宿主免疫系统攻击；释放毒素损伤胃黏膜。本部分对 *H. pylori* 参与致病过程中不同阶段的重要毒力因子如黏附定植相关因子、免疫逃逸相关因子、黏膜效应相关因子等与疾病的相关性及其可能致病机制予以综述。

（一）黏附定植相关因子

黏附定植是 *H. pylori* 感染致病的前提条件。此过程至少包括2个步骤：*H. pylori* 在 pH 缓冲机制的保护下穿过黏液层快速移动到 pH 相对中性的胃黏膜表面；通过外膜蛋白（outer membrane protein，OMP）牢固黏附于胃黏膜上皮细胞。参与 pH 缓冲的毒力因子主要包括尿素酶系统，目前已知的 OMP 主要有 BabA、SabA 和 OipA 等。

1.尿素酶系统　*H. pylori* 的一个重要特征是可以分泌大量尿素酶，该系统是 *H. pylori* 抵抗胃内酸环境变化的重要工具。尿素酶系统至少涉及7个基因：*ureA* 和 *ureB* 编码尿素酶的两个亚单位；*ureE*、*ureF*、*ureG* 及 *ureH* 编码酶活性相关的辅助蛋白；*ureI* 编码尿素通道蛋白，可以将尿素运输到细胞质内。*H. pylori* 通过质子门控通道摄取尿素，水解后将氨和二氧化碳释放到胞液和间质，在 *H. pylori* 表面形成中性微环境，使其免受胃酸的侵蚀。氨对 *H. pylori* 的保护作用可以使细菌在 pH 为2.5的高酸环境下仍保持50%～60%的代谢活性，而尿素酶缺失的 *H. pylori*，其适应能力显著下降。另外，氨可以直接导致胃上皮细胞的损伤和炎症反应，干扰正常的氢离子代谢，使之反向扩散入胃上皮细胞。近年来研究发现，尿素酶可以结合胃上皮细胞表面Ⅱ型主要组织相容性复合体（MHC）分子并且诱导细胞凋亡，这种靶向黏附特性和定植的发现揭示了 *H. pylori* 致病的新机制，开发抗胃上皮细胞表面Ⅱ型MHC抗体可能有效阻断 *H. pylori* 的靶向黏附和定植，减少细胞损伤。

2.外膜蛋白家族

（1）血型抗原结合黏附素：血型抗原结合黏附素（blood-group antigen binding adhesion，BabA）是目前研究较为深入的OMP家族中的一员，由BabA2基因编码，可以与胃黏膜上皮细胞表面的Lewis b抗原及ABO抗原结合，是 *H. pylori* 最具特征性的黏附因子，在定植过程中起重要作用。在西方人群中，BabA2与严重的胃黏膜炎症、十二指肠溃疡及胃癌的发生密切相关，且BabA与其他毒力基因连锁存在时，如在CagA⁺/vacAs1⁺/BabA2⁺的 *H. pylori* 菌株感染的患者中，严重胃疾病发生的风险明显升高。BabA能否成为预测临床结局的毒力因子标志物还存在争议，在中国台湾和巴西各地区的人群中并没有发现BabA与疾病的相关性，而在伊朗和土耳其人群中发现BabA的存在可以增加胃癌的发病风险，因此BabA可能成为严重胃损伤发生的预警标志物。

（2）唾液酸结合黏附素（sialic acid-binding adhesion，SabA）：SabA与胃黏膜上皮细

胞表面的鞘糖脂唾液酸化Lewis x抗原结合，曾有研究认为SabA具有增加胃癌发生风险和降低十二指肠溃疡发病风险的双重作用，SabA阳性菌株可使胃体胃窦中性粒细胞浸润减弱并诱发胃窦部严重肠上皮化生。SabA可刺激细菌利用损伤细胞所释放的营养物质，当胃内微环境发生改变或炎症反应过强时，SabA将发生时相变化，基因表达处于关闭状态，使 *H. pylori* 远离发生强炎症反应的上皮细胞，以确保长期定植和感染。同时 *H. pylori* 黏附定植能力、细菌密度及诱导炎症反应能力均明显下降。

（3）前炎性外膜蛋白A（outer inflammatory protein A，OipA）：前炎性外膜蛋白在胃黏膜上皮细胞表面的结合受体尚不清楚。目前，OipA与疾病相关性存在争议，可能与 *H. pylori* 感染的地域性及人种有关。在欧洲东南部人群中，感染OipA阳性菌株提示消化性溃疡的发生；而在意大利，没有发现OipA与疾病的相关性。*oipA* 基因存在功能性和非功能性两种状态，只有处于功能性状态才能表达OipA蛋白，这种相变受 *oipA* 基因5′端CT双核苷酸数目这一滑链修复机制的调节，使 *H. pylori* 可以快速适应胃内微环境的改变，且 *oipA* 基因的功能状态与CagA、VacAs1、BabA2的存在密切相关。Yamaoka认为OipA可以导致严重的中性粒细胞浸润，诱导IL-8释放，使胃十二指肠溃疡及胃癌的发病风险升高。

（二）免疫逃逸相关因子

免疫逃逸是 *H. pylori* 长期感染宿主的关键策略。*H. pylori* 感染可以引发宿主固有免疫和适应性免疫应答，导致大量中性粒细胞、单核细胞、巨噬细胞浸润，但是强炎症反应却无法彻底清除 *H. pylori*，这与其免疫逃逸策略有关，相关因子主要包括肽聚糖的结构修饰、脂多糖抗原表位变化等。

1. 肽聚糖　是 *H. pylori* 细胞壁中的一道主要保护屏障，其进入宿主细胞的方式包括Ⅳ型分泌系统的协助及外膜囊泡的传递。肽聚糖与宿主细胞受体核苷酸结合寡聚化结构域-1（NOD1）相互作用启动NF-κB依赖性炎症应答机制，促进IL-8等细胞因子的释放。进入细胞的肽聚糖还可以激活PL3K-AKT信号通路，导致细胞凋亡减少迁移增加，通过与NOD1相互作用触发细胞内信号级联反应，诱导Ⅰ型干扰素产生，从而激活下游转录因子3（interferon-stimulated gene factor 3，ISGF3）引起Th1应答，这些信号传导途径的激活都与增加胃癌的发病风险密切相关。肽聚糖的结构性修饰是病原微生物逃避宿主固有免疫的机制之一，但 *H. pylori* 是否通过肽聚糖结构修饰来逃避或改变宿主免疫应答并不十分清楚。近年来发现，丙二醇二醋酸酯（propylene-glycol diacetate，Pgd）A（HP310）在氧化应激的条件下显著高表达，具有肽聚糖-N-脱乙酰酶活性，可以催化肽聚糖结构修饰。*pgdA* 突变的 *H. pylori* 菌株与野生株相比，能够诱导更强的炎症反应，对溶菌酶的耐受性明显下降，因此认为肽聚糖脱乙酰基后能够增强对溶菌酶的抗性，减弱炎症反应，有效逃避宿主免疫监视。肽聚糖结构修饰可以使NOD受体对肽聚糖的敏感性减弱，从而改变宿主的免疫应答；也有研究认为，肽聚糖结构修饰可以通过防止溶菌酶降解及释放NOD配体来改变NOD信号转导通路，同时，细菌片段及易被宿主受体识别的细胞壁成分的释放减少，这都是肽聚糖通过脱乙酰化来逃避宿主免疫防御的有力证据。

2. 脂多糖　是革兰氏阴性菌内毒素，在细菌裂解后被释放出来，*H. pylori* 的脂多糖与其他细菌相比具有较低的内毒素活性和较弱的刺激巨噬细胞产生细胞因子的能力，且能负向调节宿主巨噬细胞TRL4介导的信号转导途径。在纯化的脂多糖与TLR4相互作用的实验中发现，*H. pylori* 脂多糖不能被TLR4敏感地识别，可能导致细胞表面的TLR4受体表达下降，细胞因子产生减少，从而逃避宿主免疫监视。研究证实，脂多糖可以减弱宿主吞噬细胞活性，降低宿主对细菌的清除能力，这种能力可以被脂多糖结合蛋白（rLBP）抑制。Ramarao等研究数据表明，*H. pylori* 抑制吞噬细胞活性对其在宿主的持续感染及免疫逃逸过程中有至关重要的作用。*H. pylori* 脂多糖另一个重要特征是能够表达O-抗原Lewis，Lewis x/y不稳定存在并且可以产生可逆性的相位变化，其与人细胞表面的Lewis血型抗原相似，这种分子模仿机制使细菌可以逃避宿主免疫识别，获得更强的适应能力，同时这种结构相似性也可能诱导宿主产生自身抗体，间接造成损伤。

（三）黏膜效应相关因子

黏膜效应是*H. pylori* 致病的决定因素。*H. pylori* 成功定植于宿主胃黏膜上皮细胞后，产生大量毒力因子，如CagA、VacA、DupA及Tipα等，这些毒力因子在宿主细胞增殖、凋亡、转化等生物学效应的改变过程中起重要作用，从而导致不同临床结局的发生。

1.细胞毒素相关蛋白 CagA由*H. pylori* 致病岛CagPAI上的*cagA*基因编码，通过Ⅳ型分泌系统进入宿主细胞，是一种免疫原性蛋白，分子质量为120～140kDa，根据CagA表达情况通常将*H. pylori*分为CagA阳性及CagA阴性菌株，感染CagA阳性菌株的人群胃癌发病风险明显升高。然而CagA与疾病相关性存在明显的地域差异，在西方国家感染携带CagA阳性菌株的人群更容易罹患消化性溃疡和胃癌；而在东亚地区，大部分*H. pylori*菌株都为CagA阳性，不能建立其与疾病结局的联系。因此，*H. pylori*的致病性不能简单地由CagA的有无来解释。*cagA*基因具有明显多态性，来源于3′端可变区重复序列，在蛋白水平上表现为羧基端EPIYA（谷氨酸-脯氨酸-异亮氨酸-酪氨酸-丙氨酸）基序重复序列的差异。依据EPIYA基序差异，*H. pylori*被划分为西方型菌株和东亚型菌株；西方型菌株包含EPIYA-A、EPIYA-B、EPIYA-C基序，东亚型菌株中包含EPIYA-A、EPIYA-B、EPIYA-D基序。感染东亚型菌株的人群发生胃黏膜萎缩和胃癌的风险增加。

CagA可以通过磷酸化和非磷酸化依赖性效应诱导疾病的发生。EPIYA基序被Ab1和Src激酶磷酸化，磷酸化CagA激活SHP-2，从而持续激活细胞内ERK1/2、Crk及C端Src激酶，导致细胞骨架重建和细胞伸长。东亚型菌株与西方型菌株相比，表现出更强的SHP-2结合活性，这可能解释了东亚型菌株致病性更强的原因。非磷酸化CagA靶向作用于细胞黏附蛋白E-cadherin，肝细胞生长因子受体c-Met，以及PAR1b/MAPK，从而诱导炎症反应发生及破坏细胞连接，使细胞失去极性。非磷酸化CagA还可以通过调节支架蛋白ZO-1和紧密连接蛋白JAM的募集，将细菌的附件结合在宿主细胞膜上，导致紧密连接和黏附连接的装配与功能被破坏。

2.空泡毒素 VacA存在于所有*H. pylori*菌株中。*vacA*基因编码的前毒素在分泌中裂解为成熟的88kDa的毒素单体，作为可溶性蛋白通过V型分泌系统释放到细胞外区域。*vacA*基因多态性导致了VacA蛋白的不同毒性水平，*vacA*基因信号区s及中间区m分别存在两个等位基因s1、s2和m1、m2，细胞毒性最强的是s1m1$^+$菌株，s2m2没有细胞毒活性，而s2m1的基因型非常罕见。在西方国家，感染$vacA$s1m1$^+$菌株的个体罹患消化性溃疡和胃癌的风险明显升高，但是在东亚地区，几乎所有的$H.\ pylori$菌株都为s1m1型，与临床结局没有相关性。$vacA$基因的中间体区i区也存在两个等位基因，即i1和i2。s1/m1菌株都被划分为i1型，s2/m2都被划分为i2型，s1/m2既可以被划分为i1型，也可以被划分为i2型，i1型致病性更强。在该研究中指出，伊朗人群中i区比s区、m区甚至CagA更能有效地决定胃癌发生的风险。然而，在东亚和东南亚等胃癌高发区却没有发现$vacA$i区亚型与疾病发病风险的相关性。$vacA$基因上还存在一个与疾病相关的区域——缺失区d区，存在于i区和m区之间，分为d1（无缺失）和d2（存在69～81bp缺失）。西方人群中d1是胃黏膜萎缩发生的高风险因素；然而，几乎所有的东亚菌株都被划分为s1/i1/d1。目前i区和d区功能及其与疾病相关性尚不清楚，有待进一步探讨。VacA可以参与氯离子通道形成、减弱上皮细胞紧密连接、诱导线粒体细胞色素C释放致上皮细胞及白细胞凋亡、与细胞膜表面受体结合诱发炎症反应等造成黏膜细胞严重损伤。

3.十二指肠溃疡启动基因　Lu等于2005年发现了一个具有疾病特异性的毒力因子，具有增加十二指肠溃疡的发生风险并且降低慢性萎缩性胃炎及胃癌发病风险的双重功能，命名为十二指肠溃疡启动基因（duodenal ulcer promoting gene A，$dupA$）。但是，目前对于$dupA$基因与胃疾病相关性的研究结论尚存在争议，来自于中国、印度的研究支持Lu的结论，认为DupA是十二指肠溃疡发生的生物标志物；而在比利时、南非、北美地区及日本都没有发现DupA的疾病特异性。DupA与VirB4ATPase高度同源，DupA与其周围多个vir基因共同组成$dupA$基因簇，即第3种T4SS系统，命名为tfs3a，感染含有tfs3a的$H.\ pylori$明显增加了十二指肠溃疡的发病风险。Hussein发现$dupA$基因具有多态性，在该基因3′端可能存在一个腺嘌呤的插入使终止密码子改变，从而使开放阅读框延伸至1884bp，形成了$dupA1$等位基因，而非延伸形式称为$dupA2$，$dupA1$是该基因的活化形式，可以诱导细胞因子的产生，可能作为十二指肠溃疡的标志基因，部分的解释了$dupA$基因与疾病相关性存在人群差异的原因。$dupA$基因可以通过活化NF-κB-B及AP-1激活IL-8基因启动子的转录，诱导IL-8产生，引发胃窦为主的炎症反应。而最近研究指出，携带有完整$dupA$基因的$H.\ pylori$菌株还可以诱导单核细胞大量释放IL-12、IL-23等细胞因子，导致十二指肠溃疡发生。

4.肿瘤坏死因子诱导蛋白　Suganuma等在$H.\ pylori$中发现了一个新的基因（$H.\ pylori$0596），命名为肿瘤坏死因子诱导蛋白（tumor necrosis factor-inducing protein，Tip）α基因，Tipα分子质量为19kDa，以同型二聚体的形式分泌，是一个与肿瘤启动激活有关的毒力因子。Tipα与$H.\ pylori$其他毒力因子没有相似性，其分泌方式并不依赖于Ⅳ型分泌系统，可能通过特异结合蛋白与宿主作用。Tipα可以诱导TNF-α、IL-1等炎症因子及多种趋化因子高表达，诱发炎症。该基因缺失突变体诱导TNF-α表达及细胞转化能力明显下降。同时该蛋白可以在Ras蛋白的协同作用下发挥强大的肿瘤启动激活作用，其机制与NF-κB相关。近年来研究进一步发现Tipα与细胞表面的核仁素靶向结合，通过穿梭机制将Tipα蛋白从细胞膜转移入细胞核激活NF-κB信号转导通路，从而调控TNF-α的表达及诱导细胞转化。根据Tipα的存在，$H.\ pylori$形成了新的分类方法：CagPAI$^+$Tipα$^+$、CagPAI$^+$Tipα$^-$、CagPAI$^-$Tipα$^+$、CagPAI$^-$Tipα$^-$。Tipα及核仁素可能成为胃癌预防和治疗的潜在分子靶标。

(四)其他

Pathak等发现*H. pylori*0175是*H. pylori*分泌的蛋白,具有肽脯氨酰顺反异构酶(peptidylprolyl isomerase,PPIase)活性,属于Pin1家族,通过与TLR-4及ASK-1相互作用,诱导胃上皮细胞凋亡,促使巨噬细胞释放IL-6,引发胃炎,还可以诱导血管内皮生长因子产生,增加罹患消化性溃疡及胃癌的发病风险。Gong等在慢性非萎缩性胃炎-胃癌来源*H. pylori*菌株的差异基因筛选中发现*slyD*是胃癌来源菌株高拷贝基因,其编码蛋白属于PPIase家族,可能与胃癌的发生密切相关。Hoy等发现HtrA可以裂解细胞黏附蛋白E-cadherin,从而扰乱上皮的屏障功能,为其他因子侵入细胞提供有利条件,可能与CagA具有协同作用,这可能为*H. pylori*长期定植和致病的机制提供了一个新思路,也有可能成为干预治疗的靶点。

近年来,*H. pylori*毒力因子的研究取得了长足进步,对已知毒力因子CagA、VacA等进行了更加细致的分型,同时侧重于如Tipα、PPIase家族相关蛋白、HtrA等新的毒力因子的发现,这些都为进一步揭示*H. pylori*不同毒力因子与胃疾病的相关性、阐明其致病机制提供了新的思路。本文根据*H. pylori*致病的3个阶段将重要的毒力因子按照其主要生物学功能分为黏附定植相关因子、免疫逃逸相关因子及黏膜效应相关因子,但其中某些毒力因子也可能参与了*H. pylori*致病的多个阶段,如VacA主要参与胃黏膜损伤的同时还可以通过诱导巨噬细胞凋亡及抑制T细胞增殖来逃避宿主免疫系统攻击,SabA主要参与细菌黏附定植的过程,但是其"on"和"off"的时相变化也可以使细菌远离强烈炎症反应的胃黏膜,从而参与免疫逃逸的过程。由此可见,*H. pylori*致病是一个多阶段、机制复杂的过程,目前已经明确的毒力因子及其生物学功能还不能完全解读*H. pylori*导致严重胃十二指肠疾病发生的机制,单一毒力因子与疾病的相关性仍然存在较大争议,还没有明确的毒力因子可以作为疾病的生物标志。多种毒力因子联合检测,发掘其是否具有内在联系及协同作用可为临床发病风险的预测和判断预后提供良好的实验诊断基础,成为未来研究的趋势。

五、*H. pylori*感染与胃疾病的相关性

(一)*H. pylori*相关性胃炎

目前认为慢性胃炎最常见、最重要的病因为*H. pylori*感染,慢性胃炎患者*H. pylori*阳性率一般在70%以上,活动性慢性胃炎患者*H. pylori*的检出率更高,可达90%以上。*H. pylori*感染后可促进炎性介质的产生和增多,引起胃黏膜损伤、炎性细胞浸润、腺体萎缩、肠化生,使胃泌素与生长抑素的平衡受到影响,进而导致炎性反应加剧。大量研究表明,*H. pylori*不仅为其重要的致病因子之一,还与其严重程度和活动性密切相关。

(二)*H. pylori*与功能性消化不良

功能性消化不良(FD)是一组与多因素有关的不伴器质性病变的非特异性上消化

道症状。近年来大量研究表明，*H. pylori*感染为FD发病的相关因素之一。其可能机制为*H. pylori*感染可促进胃酸分泌，促使炎性细胞浸润，改变胃肠动力，从而引起胃肠功能紊乱。同时，*Lan*等研究发现，对*H. pylori*阳性的功能性消化不良患者进行根除*H. pylori*治疗后，可使大多数FD患者胃黏膜炎性反应消退，临床症状明显缓解且生活质量提高。

（三）*H. pylori*与消化性溃疡

*H. pylori*感染与消化性溃疡的相关性较为明确。据研究，消化性溃疡在上消化道疾病中的*H. pylori*感染率最高，达86.1%，其中在十二指肠溃疡（duodenum ulcer，DU）中的感染率达94.7%，在胃溃疡（gastric ulcer，GU）中的感染率为72.1%，而在复合性溃疡中最高，高达100%。同时研究发现，对于*H. pylori*感染的溃疡患者，给予相应的根除*H. pylori*治疗后，可促进溃疡的愈合，降低复发率及并发症发生率，也使溃疡患者的临床症状得到不同程度的缓解。因此，早期发现*H. pylori*感染并预防性根治可降低消化性溃疡及其并发症的发生风险。

（四）*H. pylori*与胃癌

流行病学研究表明，*H. pylori*感染与胃癌发生有许多共同的特征，都与人群的经济状况、社会地位及卫生条件有关；*H. pylori*在胃内的寄居部位与胃癌的好发部位一致；胃癌发病率与当地*H. pylori*感染率呈正相关，胃癌死亡率由低到高的地区，*H. pylori*人群感染率也由63%上升到96%，而胃腺癌中84%的有*H. pylori*感染；*H. pylori*感染者患胃癌的危险性较非感染者高3～6倍。

（五）*H. pylori*与黏膜相关性淋巴组织淋巴瘤

*H. pylori*感染为导致胃黏膜相关淋巴组织（MALT）淋巴瘤的重要因素之一，流行病学资料显示，90%以上的胃MALT淋巴瘤患者中可检出*H. pylori*感染。其致病机制可能为胃黏膜感染*H. pylori*后，*H. pylori*毒素和菌体产物刺激胃黏膜中T细胞和巨噬细胞，产生各种细胞因子，进而刺激B细胞增殖，形成淋巴滤泡，使MALT在胃内聚积。

（六）*H. pylori*与胃食管反流性疾病

胃食管反流性疾病（gastroesophageal reflux disease，GERD）与*H. pylori*的关系尚有争议。Wang等研究表明，GERD在无症状人群中并非罕见，*H. pylori*与之相关。*H. pylori*可诱导GERD的发生，根除*H. pylori*能够很好地控制GERD的症状。与之相反，大量研究表明，*H. pylori*的感染与GERD的存在呈负相关，即*H. pylori*感染为GERD的保护因素，其可能机制为*H. pylori*感染使反流物质的酸性降低，减少了对食管的损伤；*H. pylori*促进胃泌素的释放，从而使食管下括约肌的压力上升，减少反流的症状。因此，*H. pylori*感染与GERD的关系还需进一步的研究。

六、*H. pylori*感染相关胃疾病的分子机制

大多数*H. pylori*感染的个体无症状，并且在长期感染期间仅有一小部分会发生胃或

十二指肠溃疡、胃MALT淋巴瘤或胃癌。因此，准确理解宿主对 *H. pylori* 反应的分子机制可能允许更有效的治疗和干预。

（一）*H. pylori* 相关炎症反应

H. pylori 感染引起炎症反应，而此炎症有基因毒作用。慢性炎症可以刺激细胞增殖，而细胞增殖不仅增加了DNA自发复制错误的机会，也增加了DNA受外来致突变因子损伤的可能性。有丝分裂细胞较静止细胞更容易受致突变因子的损伤而发生癌变。*H. pylori* 感染后，DNA含量及S期细胞数明显增高，表明胃黏膜细胞生长代谢旺盛，同时引起DNA损伤及出现非整倍体的危险性增高。

H. pylori 感染可使胃黏膜上皮细胞增生活跃，且增生活跃程度由胃小凹的基底部向顶部依次增加，该变化与胃黏膜氨浓度增加有关。氨被认为是一种强烈的细胞增殖刺激剂。在根除 *H. pylori* 后，其增殖水平又可恢复正常。*H. pylori* 感染可引起中性粒细胞氧爆发和单核细胞、巨噬细胞等炎性细胞的激活，分泌和释放多种细胞因子，如IL-1、IL-6和TNF-α等，而这些细胞因子均能影响细胞增殖。胃黏膜细胞的增生活跃还与 *H. pylori* 感染所致的高胃泌素血症有关。细胞凋亡在 *H. pylori* 阳性患者中比在阴性患者中明显加强，根除 *H. pylori* 后胃黏膜上皮细胞的凋亡指数下降，而在这种凋亡增加引起的代偿性增生反应过程中可能存在癌变的可能性。

H. pylori 感染后激活炎症反应时，炎性细胞产生、释放超氧自由基，过氧化氢及多种活性氧产物，可引起DNA键断裂，染色体损伤，增加了内源性致突变原。

H. pylori 感染引起胃黏膜局部炎症反应和免疫反应，诱导IL-8产生氧爆发，引起局部胃黏膜出现中性粒细胞和单核/巨噬细胞浸润与聚集，这些炎性细胞在吞噬、消灭 *H. pylori* 菌体的同时产生高浓度的活性氧等自由基，而自由基攻击细胞内的脂质，发生脂质过氧化反应和产生丙二醛（malondialdehyde，MDA），MDA可使DNA发生交联，使核酸发生碱基的修饰或DNA键的断裂，在细胞癌变过程中具有重要作用。

（二）*H. pylori* 相关免疫逃逸机制和宿主细胞的失调

CagA癌蛋白一旦转运到细胞内，通过表皮生长因子受体（epidermal growth factor receptor，EGFR）激活各种细胞内信号传导途径，包括NF-κB途径和MAP激酶途径。有研究报道，*H. pylori* 主要通过从胃上皮细胞释放的肝素结合表皮生长因子（human proheparin-binding EGF-like growth factor，HB-EGF）诱导EGFR的反应激活。最近，Zaidi等证明EGFR的丝氨酸残基磷酸化导致EGFR的内化和激活，与HB-EGF结合无关。在 *H. pylori* 感染的早期阶段，这种新的EGFR激活途径对于产生人β-防御素3（hBD3）是必需的。β-hBD3是抗菌肽（antimicrobial peptide，AMP）家族中最有效的成员。AMP家族成员（hBD1、hBD2、hBD3）已被广泛研究作为针对 *H. pylori* 感染的重要宿主防御因子。hBD在未感染的胃上皮细胞中表达，并且在 *H. pylori* 感染的胃上皮细胞中下调。hBD2的表达依赖于 *H. pylori* 致病岛（cag-pathogenicity island，cagPAI）的存在并且由核苷酸结合寡聚化结构域-1（nucleotide binding oligomerization domain，NOD1）调节。hBD3的表达尚依赖于EGFR/MAP激酶途径。在体外试验中，hBD3发挥的抗 *H. pylori* 活性比hBD2强100倍。因此，来自 *H. pylori* 感染的胃细胞的hBD3释放对于宿主先天免疫应答是至关重要的。Muhammad等证实,在感染的早期阶段,TAK1-p38α途径介导上述EGFR丝氨酸残基的磷酸化,然后在人胃腺癌细胞中通过MAP激酶和JAK/STAT信号传导诱导hBD3的产生。

(三) H. pylori相关DNA损伤和端粒长度

H. pylori感染诱导的上皮细胞DNA损伤是导致胃癌发展的主要因素。以前的文献表明H. pylori感染在几种胃癌发生模型中,如转基因胰岛素-胃泌素(insulin-gastrin, INS-GAS)小鼠和蒙古沙鼠,促进炎症反应和诱导上皮细胞DNA双链断裂(double strand break, DSB)。Sierra等研究表明,特异性EGFR抑制剂如吉非替尼能够减少C57BL/6小鼠H. pylori感染诱导的上皮DNA损伤。此外,它阻断了H. pylori诱导的胃上皮细胞中MAPK1/3和AP-1的活化,并显著降低了感染INS-GAS小鼠和蒙古沙鼠的发育不良与癌症的发生。这表明在H. pylori感染的个体中,上皮EGFR阻断可能成为癌症的预防策略。基因组DNA中的端粒缩短间接反映了由终身感染导致的氧化应激和染色体不稳定性的积累。塔哈拉等研究表明,H. pylori感染的胃癌组织和相邻的H. pylori阴性非癌组织相比,端粒长度更短,并且端粒长度的缩短与IL-1B和NF-κB的更高表达相关。

(四) H. pylori相关自噬

自噬是一种稳态过程,涉及自噬体中细胞质成分的隔离,导致其降解和再循环。自噬参与了限制炎症、组织损伤和基因组不稳定性。因此,H. pylori感染引起的自噬损伤被认为是胃癌发生的重要早期步骤。Tanaka等对266个自噬相关基因(autophagy related gene, ATG)进行了微阵列分析,揭示了H. pylori感染的胃黏膜中的16个ATG相关的上调基因和9个下调基因。其中,ATG16L1 mRNA水平与H. pylori密度及胃黏膜中的胃动力学呈负相关。此外,ATG16L1多态性似乎是H. pylori感染易感性的决定因素。微管相关蛋白1轻链3(microtubule-associated proteins 1 light chain 3A, MAP1LC3A)是自噬体形成的主要调节因子。它涉及细胞溶质截短形式的LC3(LC3-Ⅰ)转化为自噬体膜相关的磷脂酰乙醇胺-缀合形式(LC3-Ⅱ),后者是自噬体形成的指示物。Muhammad等证实,MAP1LC3A变体1(MAP1LC3Av1)在H. pylori感染的胃癌组织及相邻的非癌组织中甲基化沉默,但在H. pylori阴性的胃组织中没有这种情况。此外,具有MAP1LC3Av敲低的细胞在体外研究中显示出更多的增殖和更具侵入性的特征。因此,MAP1LC3Av的失活对自噬途径的破坏可能与胃上皮细胞的致癌作用有关。

(五) H. pylori相关毒力因子的作用

详见本节"四、H. pylori相关毒力因子"。

(六) H. pylori感染引起表观遗传学改变

H. pylori感染是胃癌最重要的危险因素,由H. pylori诱导的表观遗传变化是胃癌发生的主要分子机制之一。

1. H. pylori感染和基因甲基化 大量研究表明,H. pylori感染与异常CpG岛甲基化密切相关。Maekita等发现,H. pylori阳性样本中所有检测区域的甲基化水平远高于

H. pylori 阴性健康志愿者的样本。Nakajima等分析了可能在胃癌细胞系中甲基化的48个基因的CpG岛的启动子甲基化，结果显示，在 *H. pylori* 当前感染或既往感染的个体中，26个基因始终处于甲基化状态。Shin等在胃癌患者的非癌性胃黏膜中，根据有无 *H. pylori* 感染分组，鉴定了非常不同的甲基化谱。Cheng等发现，*H. pylori* 感染诱导的高甲基化失调（forkhead box D3，FOXD3）介导的肿瘤抑制因子的转录可能影响了对胃肿瘤的抑制。上述研究表明，*H. pylori* 感染诱导了CpG岛甲基化，并可能是胃癌发生的起始因素。

H. pylori 介导的慢性炎症是DNA甲基化的重要原因之一。许多研究表明，根除 *H. pylori* 感染后胃黏膜中的甲基化水平降低。这些数据支持 *H. pylori* 介导的炎症诱导甲基化的假设。然而，炎症如何引发DNA甲基化尚不清楚。

2. *H. pylori* 感染和组蛋白修饰　相对较少的研究调查了 *H. pylori* 是否影响组蛋白修饰。用 *H. pylori* 感染胃上皮细胞导致组蛋白H4的超乙酰化，其诱导组蛋白H1与ATP的结合并引起组蛋白H3去磷酸化和脱乙酰化。这些变化导致癌基因和肿瘤抑制基因的异常表达，这有助于胃上皮细胞的恶性转化。

3. *H. pylori* 感染是miRNA表达异常的主要原因　miRNA在 *H. pylori* 感染诱导的胃黏膜恶性转化中起重要作用。Zhang等首次证明 *H. pylori* 感染能够诱导miRNA表达谱的变化。他们发现 *H. pylori* 阳性胃组织中miRNA-21的表达显著增加，表明miRNA-21的表达增加可能与 *H. pylori* 感染有关。在AGS人胃癌细胞中，*H. pylori* 感染促进NF-κB和IL-6的分泌，并激活激活蛋白1（activating protein-1，AP-1）和信号传导及转录激活因子（signal transducers and activators of transcription，STAT），从而显著上调miRNA-21表达并显著增强细胞增殖和侵袭能力。使用miRNA微阵列，Matsushima等鉴定了 *H. pylori* 阳性和 *H. pylori* 阴性内镜活检标本之间差异表达的55种miRNA。在55种miRNA中，30种miRNA的表达显著降低，发现一部分miRNA（包括miRNA-223、miRNA-375和miRNA-200c）与胃黏膜炎症活性、慢性炎症和 *H. pylori* 感染严重程度评分显著相关。相关分析显示，8种miRNA可用于准确预测是否存在 *H. pylori* 感染。用含有野生型CagA结构域的 *H. pylori* 菌株感染细胞诱导某些miRNA（如let-7、miRNA-125a和miRNA-500）表达的变化，而不具有突变CagA的 *H. pylori* 菌株显示没有这种效果。Saito等进行的研究表明miRNA-17和miRNA-20a也参与由CagA介导的促进胃癌的信号传导过程。CagA通过Erk途径激活c-myc，其进一步刺激miRNA-17和miRNA-20a的表达。miRNA-20a能够抑制 *p21* 表达。此外，miRNA-146a、miRNA-155和miRNA-218也参与 *H. pylori* 感染相关的胃黏膜恶性转化。在Matsushima等进行的一项研究中，*H. pylori* 感染阳性的患者用抗 *H. pylori* 治疗成功后4周进行复查，结果发现 *H. pylori* 感染的治愈不仅恢复了在 *H. pylori* 感染期间其下调表达的14种miRNA的水平，而且还显著降低了被 *H. pylori* 感染上调的部分miRNA水平。这种现象表明，使用寡核苷酸和miRNA海绵等方法下调或抑制促进癌症的miRNA表达，并结合外源性癌症抑制miRNA的引入，可以减少甚至部分阻断 *H. pylori* 对胃癌的促进作用。

七、*H. pylori* 感染的检测手段

详见第七章"外源性感染因子检测方法及质量控制"。

八、*H. pylori* 感染的治疗

与一般细菌感染性疾病的治疗一样，根除 *H. pylori* 治疗也包括经验治疗和基于药敏试验治疗。影响选择经验治疗还是基于药敏试验治疗的因素很多，主要考量 *H. pylori* 根除率。如果经验治疗根除率高，由于药敏试验存在可获得性、可靠性和费用问题，一般不会首选基于药敏试验的治疗。目前采取选择已知耐药率低的抗菌药物（如阿莫西林、四环素、呋喃唑酮）、联合铋剂（即铋剂四联疗法）和增加甲硝唑剂量的方法，经验治疗仍可获得高根除率。如果药敏试验证实克拉霉素、甲硝唑和左氧氟沙星敏感，质子泵抑制剂（proton pump inhibitors，PPI）＋阿莫西林＋克拉霉素、PPI＋阿莫西林＋甲硝唑、PPI＋阿莫西林＋左氧氟沙星三种三联方案有很高的根除率（疗程为2周，根除率＞95%）。但如果对克拉霉素、甲硝唑或左氧氟沙星耐药，则上述三联方案的根除率＜50%。与四联疗法相比，三联疗法药物数量减少，费用、不良反应率降低，但增加了药敏试验的费用。

（一）PPI-克拉霉素的三联疗法

通常采用有效的1日2次的三联疗法包括PPI、克拉霉素和甲硝唑；或克拉霉素、阿莫西林和抗分泌药物；或PPI、克拉霉素和阿莫西林等。总的说来，PPI 1日2次比单一剂量有较高的治愈率。如果没有抗胃酸分泌治疗，克拉霉素和阿莫西林两者的疗效低。最有效的和最佳耐受的抗生素组合为PPI＋阿莫西林1000mg＋克拉霉素500mg，1日2次。也可用甲硝唑，但其耐药性高。所有的PPI在以克拉霉素为基础的疗法中同样有效。以上治疗用药10d或14d。

（二）传统的含铋剂三联疗法

以铋化合物、四环素和甲硝唑为基础的三联疗法是首先采用的有效疗法，且费用相对便宜。典型的该疗法是组合H2RA或PPI，目前多用阿莫西林代替四环素，但疗效有轻微的降低。通常14d为1个疗程。对甲硝唑耐药者可用阿莫西林替代。

（三）四联疗法

通常是指PPI＋阿莫西林＋甲硝唑＋枸橼酸铋。关于四联疗法的文献报道是混乱的，部分是因为并非所有的四联疗法在药物的剂量、给药的次数与治疗的延续时间上都是一样的。治疗14d，*H. pylori* 根除率高达90%，用H2RA代替PPI可获得相同的疗效。

（四）雷尼替丁柠檬酸铋的三联疗法

雷尼替丁柠檬酸铋（ranitidine bismuth citrate，RBC）是雷尼替丁与柠檬酸铋化合后而产生可溶性铋的新药。其抑酸作用较PPI小。在直接对照PPI-克拉霉素三联疗法与RBC取代PPI的类似疗法的随机试验中，二者无临床相关差别，且RBC组合中铋剂也有抗生素的作用。该疗法的疗效相似于PPI组合。

（五）治疗的不良反应

一般而言，以 PPI- 克拉霉素为基础的三联疗法较以铋剂或 RBC 为基础的三联疗法或四联疗法较少发生不良反应，腹泻是所有疗法中最常见的不良反应。在含克拉霉素方案中，味觉障碍时常发生。其他不常见的不良反应包括恶心、呕吐、腹部不适、头痛或皮疹。通常这些不良反应对继续治疗没有重要的影响。

（六）抗生素耐药性对疗效的影响

原发性抗生素耐药性通常可降低抗生素组合的有效性。除了铋剂，所有的抗生素药物均可出现耐药性。除了甲硝唑耐药外，一般来说其他的耐药性发病率仍较低。克拉霉素耐药的机制已了解，包括不同的氨基酸取代在细菌的 23S 核蛋白体，导致克拉霉素结合损害，抗 *H. pylori* 作用完全丧失。显而易见，抗 *H. pylori* 药物耐药性的产生会不同程度地降低疗效。当组合是 PPI 与甲硝唑时，其疗效差。同样，当甲硝唑耐药时，在 PPI 和克拉霉素治疗下，疗效仍较好。最近荟萃分析了治疗前甲硝唑和克拉霉素耐药的影响，包括 49 项（3594 例）研究，其中 2434 例感染了对甲硝唑敏感的 *H. pylori* 菌株及 1160 倒感染了对甲硝唑耐药的菌株。治疗前甲硝唑耐药的治疗有效性平均降低了 37.7%。12 项包括 501 例患者的研究证实，33 例治疗前存在克拉霉素耐药的患者有效性平均降低了 55%。因此，耐药性对治疗的结果可发生重要影响。

（七）继发性耐药

治疗的失败常常导致抗生素耐药性的发展，特别是对甲硝唑与克拉霉素耐药。最近来自德国的多中心研究，分析了至少对一种治疗手段失败的患者体内分离出的 550 多种菌株发现有继发性耐药。其中，甲硝唑高达 66% ～ 75%，克拉霉素为 49% ～ 58%。当克拉霉素耐药存在时，往往伴有甲硝唑耐药。而其人群中甲硝唑和克拉霉素的原发性耐药发生率分别为 30% 与 2%。荟萃分析也显示对耐甲硝唑的 *H. pylori* 患者用含甲硝唑/克拉霉素的三联疗法失败后，克拉霉素耐药的发生率也增加。

（八）国内外关于 *H. pylori* 根除治疗的共识意见

目前国际相关共识［包括马斯特里赫特（Maastricht）- V 共识和多伦多共识］均强调人群 *H. pylori* 耐药率监测，但对基于个体药敏试验治疗仍有争议。美国 *Helicobacter* 杂志主编 Graham 教授强调，药敏试验是尽量减少误用抗菌药物、有效提高根除率的最佳策略。然而 Maastricht- V 共识对药敏试验的推荐反而比 Maastricht- Ⅳ 共识弱化，因为 Maastricht- V 共识推荐第三次治疗时可行经验治疗或基于药敏试验治疗，而 Maastricht- Ⅳ 共识第三次治疗时仅推荐药敏试验。多伦多共识推荐了根除 *H. pylori* 的一线、二线、三线和四线方案，未推荐药敏试验。此外，基于药敏试验的治疗究竟用于一线、二线还是三线的问题也未定论。

（李 逸 陈莫耶 宫月华）

第二节　胃内细菌菌群

一、胃内细菌菌群的定义

人们对胃内微生物的探索，从最初对特定菌种的培养、镜检，到现在对整体微生物群落的分类谱和功能谱的了解，认识逐渐加深。随着后续一系列研究的展开，更多的胃微生物群种类被鉴定出来。胃内细菌菌群是指在人体胃腔或胃黏膜内，能够在高酸（pH＜4.0）环境中生存的专性或兼性嗜酸菌的总和，主要包括 H. pylori 和非 H. pylori 菌群，以下简称胃菌群。进行胃菌群研究时，样本主要来源于消化道内镜检查时抽吸的胃液样本、内镜活检所得的胃黏膜样本，以及行胃外科手术的术后胃黏膜样本三种类型。基于胃液和胃黏膜的菌群培养发现，梭菌属（Clostridium sp.）、乳杆菌属（Lactobacillus sp.）和维雷氏菌属（Veillonella sp.）是健康人胃内最具代表性的细菌属。当使用非培养技术评估胃菌群的组成时，在健康人胃内，数量上占主导地位的细菌在门水平主要包括厚壁菌门（Firmicutes）、变形杆菌门（Proteobacteria）（其中包含 H. pylori）、放线杆菌门（Actinobacteria）和拟杆菌门（Bacteroidetes）。

从解剖结构上来看，胃上通食管、口腔，下接十二指肠，因此口、咽、鼻、呼吸道、食管及小肠等部位的细菌均可进入胃内。一些基于传统培养方法的研究证实胃内有大量耐酸菌种存在，主要是来源于口腔和食管的过路菌，含量一般在 10^3 CFU/ml 以下，种类包括链球菌、奈瑟球菌及乳酸菌等。在消化道上游定植的细菌可以通过唾液进入胃中，这种现象已经在人胃黏膜中，使用小亚基 16S rDNA 克隆文库方法得到了验证，经鉴定大约67%的种系型已经在来自人口腔样本中有所描述。尽管一些微生物如链球菌属，在口腔和胃中均具有高丰度，但 Li 等的研究表明，许多非 H. pylori 微生物可能是人类胃部的常驻体，而不仅仅是口腔内的短暂性过路菌。

二、胃菌群的生态环境

胃内极端的酸性环境（pH＜4）使得胃微生物组有其自身的特殊性。继往传统观念认为胃酸能够杀灭进入胃内的微生物，高酸环境不适合微生物的定植和繁殖，直到1984年，从胃中分离出 H. pylori 改变了这一观点，开始了幽门螺杆菌和消化系统疾病研究的新时代。胃菌群特殊生态环境主要通过以下几个方面建立：

1.胃内酸性环境　胃壁细胞分泌胃酸，从而维持胃内高酸环境（pH＜4），胃酸的分泌受旁分泌、内分泌和神经通路的调节。胃内高酸环境对经口摄入的细菌、真菌、病毒及其他微生物能产生有效的杀菌作用，防止微生物过度生长，并阻止致病性微生物到达肠道。而当胃酸受到内外因素的影响分泌减少时，胃腔内 pH＞4 就会增加宿主对致病微生物的易感性。有研究报道，老年人和艾滋病患者胃酸分泌减少，胃内菌群明显增加。胃内酸性环境的变化除了对胃内菌群组成产生影响以外，也能够引起消化道远端的肠道微生物群落结构改变。

2.胃黏液层的保护作用　口腔的各种酶和硝酸盐减少了外界微生物进入胃的数量，

胃表面覆盖有黏稠的黏液层，其主要功能在于隔离和保护黏膜上皮免受消化道内容物的侵袭。黏液层是胃黏膜的重要屏障，主要由 2 个亚层构成，内部黏液层与上皮黏附紧密，外部黏液层可较容易移除。内、外部黏液层的构成较为相似，外部黏液层可能来源于内部黏液层的蛋白水解降解作用。动物实验证实，大鼠结肠外部黏液层较内部细菌丰度呈 10 倍地增加，细菌群落构成在内、外部黏液层中是存在差异的。关于胃黏液层内微生物群落结构的研究目前相对较少。黏液层的主要组分为黏蛋白类，黏蛋白类为高度糖基化的蛋白质，宿主消化道黏蛋白类的特异性糖基化模式可能与消化道内共生微生物存在特异性关联。根据黏蛋白类的结构特征，可将其分为膜相关和分泌相关的黏蛋白类，根据它们的寡聚体类能力，分泌型黏蛋白类可进一步被分为凝胶型和非凝胶型两类。人类黏蛋白家族包括 17 个成员，其中 10 个为膜相关黏蛋白类，7 个为分泌型黏蛋白类。胃内黏蛋白类主要由膜相关的 MUC1 和分泌性凝胶型 MUC5AC 和 MUC6 构成。MUC1 由表面黏液细胞表达，且体外研究证实其可保护胃黏膜上皮免受 *H. pylori* 的侵袭；MUC1 缺乏小鼠可出现胃内较高水平的 *H. pylori* 定植和较为严重的胃炎。急性或慢性 *H. pylori* 感染可导致胃窦和胃体 MUC1 表达水平降低。小鼠胃内 *H. pylori* 感染可导致 MUC4 和 MUC5b 基因表达升高，而 MUC5AC 基因表达变化不大，甚至降低。黏液层中还含有各种抗菌肽（AMP）。AMP 包括防御素类和内源性抗菌多肽类物质，其在消化道黏膜，尤其是肠道黏膜防御共栖共生和致病性微生物方面发挥着重要作用。胃内已有许多抗微生物分子被鉴定出来，如大鼠胃黏膜上皮的 β-防御素 1 和 β-防御素 2；β-防御素 2 也被证实可在人类胃黏膜中表达，且 *H. pylori* 感染患者胃黏膜 β-防御素 2 类表达增高；溶菌酶类作为革兰氏阳性菌细胞壁成分，也可在胃窦黏膜上皮、杯状细胞及基底部的微腺体内检测到。非 *H. pylori* 菌群在胃黏液层的分布及与黏液成分的相关性方面尚不明确。

3.消化道的其他生理活动　如肠唾液硝酸盐循环，咀嚼导致胃酸和唾液的产生增加，唾液含有硝酸盐，由舌头上的乳酸杆菌转化为亚硝酸盐。吞咽后，胃液将这些亚硝酸盐转化为一氧化氮，这是一种在胃中发挥杀菌作用的高生物活性剂。移行性复合运动（migrating motor complexes，MMC）是指在消化期间，即空腹时，胃肠道平滑肌呈现以间接性强力收缩并伴有较长的静息期为特征的周期性运动，并且向前方扩布。作为胃肠道的先天防御机制，能够增强胃液的杀菌作用，防止胃肠道细菌的过度生长。

三、胃菌群构成的影响因素

（一）性别、年龄与胃菌群

随着年龄的增长，胃酸分泌的变化是常常发生的，Husebye 等研究评估了年龄对上消化道微生物的影响，对 80% 的健康老年个体的空腹胃抽吸液，pH（平均 6.6）升高，胃液中细菌含量增加到 $10^5 \sim 10^8$ CFU/ml，远高于正常范围的菌群含量（$10 \sim 10^3$ CFU/ml）。此外，与 *H. pylori* 相关的肠型胃腺癌的发病率随着年龄的增长而增加。年龄与胃菌群的相关性，可能还与人体免疫状态相关。免疫衰老，即与年龄相关的免疫力的整体下降，表现为抗原呈递受损，细胞毒性功能降低，效应 T 细胞积聚，幼稚 T 细胞产量减少和老年人 B 细胞产生减少。控制炎症反应的能力降低说明有 *H. pylori* 的过程感染，随着时间的推移，慢性炎症可以压倒身体的修复能力并促进宿主的损害和疾病。免疫系统的老化能够增加与炎症相关疾病的易感性，包括微生物感染。

无论地点和种族如何，男性患胃癌的可能性是女性的两倍。胃癌的男性/女性发病率模式是一种全球现象，在胃癌高、低风险的人群中也同样如此。男性和女性之间胃微生物群的差异尚未确定。来自人类微生物组项目的数据发现，微生物组与性别之间的相关程度较低，欧洲国家、美国和日本的一项研究确定了所有受试者中肠道微生物群（肠型）的三种不同的系统发育分类，但未发现其与性别有很强的相关性。相反，欧洲国家另有研究指出，性别因素对菌群有较强的影响，男性组比女性组拟杆菌-普雷沃菌属含量更高。性别因素的影响在动物模型试验中也得到了证实。在胃癌的INS-GAS模型中，与雄性小鼠相比，雌性小鼠发展为癌症的频率更低。*H. pylori* 联合3种改良琼脂菌群（altered schaedler's flora，ASF）能够促进雄性小鼠胃癌发生，雄性组显示出更高的菌群定植水平和与雌性组不同的菌群分布，强调了性别对 *H. pylori* 相关致病过程的可能影响。

（二）种族、地理位置与胃菌群

许多研究评估了不同地理位置或不同种族群体之间的粪便微生物群，发现这些群体之间特定细菌群体存在很大差异（不是在门类水平）。其中，普雷沃菌属和拟杆菌属表现出人种之间相当大的差异。另外，有研究者将粪便微生物组分为三个肠型，发现肠道微生物组与国籍关系不大。进一步的研究需要区分种族或地理位置对微生物菌群的影响，因为它们可能跟饮食密切相关，而饮食先前已被证明在微生物的组成中起重要作用。

（三）饮食与胃菌群

饮食可能对胃微生物群的物种组成产生相当大的影响，但只有动物实验的有限证据支持这一假设。一方面，虽然胃腔的恶劣环境被认为会杀死食物中携带的大部分外源细菌，但是有一些细菌物种已经适应了胃液的酸度并且有机会在胃中存活。另一方面，许多研究已经记录了肠道或胃微生物群落对饮食成分改变的反应。研究人员发现转换为高脂肪膳食时，菌群发生了很大的改变，包括拟杆菌门含量降低和厚壁菌门与变形菌门含量的增加。另外，在人类粪便微生物中较低水平的厚壁菌门和更高水平的拟杆菌门（主要是普雷沃和木聚糖菌）与含有植物多糖的高比例膳食相关联。

（四）解剖部位、空间结构与胃菌群

从解剖部位上来看，胃黏膜可分为泌酸区（主要位于胃体）和非泌酸区（主要位于胃窦）。换句话说，胃体比胃窦的表面酸性程度更高。从理论上讲，胃体和胃窦黏膜可以提供独特的生态位，其中环境pH适合不同微生物的生长和存活。然而，正常个体的16S rDNA分析表明，尽管是来自不同解剖部位的活检标本，大多数菌群没有两个解剖部位（胃窦部和胃体）之间的不同。

值得注意的是胃肠道微生物群的分布具有空间特异性，与胃液相关的微生物群很容易受到饮食、口腔微生物及其他因素的影响。因此，它们是不稳定的，是可变的。相反，胃黏膜相关的微生物群相对稳定并且受干扰因素的影响较小。此外，胃黏膜相关的

微生物可以更直接地影响宿主，并且与胃病的发病机制更密切相关。Li等彻底清洗了胃黏膜活检标本，但未发现胃黏膜相关组织的菌群构成发生变化，因此，胃液被证明与胃黏膜密切相关并且不易被冲走。在组成和数量上，胃液和胃黏膜菌群之间也存在差别，厚壁菌门和变形杆菌门是胃黏膜样本主要的菌门，而在胃液中，厚壁菌门、拟杆菌门和放线菌门是主导的菌门，在属水平，主要包括链球菌、乳酸杆菌和丙酸杆菌等。尽管聚合酶链式反应检测或16S rRNA基因测序显示胃液中存在 *H. pylori*，但它并不是胃液微生物群中的优势种。*H. pylori* 主要定殖于黏膜层并黏附到胃上皮细胞，是胃黏膜中富集的菌群种类之一。

（五）*H. pylori* 感染与胃菌群

基于16S rDNA测序分析，在人胃微生物群研究中，*H. pylori* 阳性和 *H. pylori* 阴性患者之间胃微生物组的组成和结构是否存在显著差异，目前尚未达成一致的看法。动物实验的证据表明，啮齿动物胃微生物群可能受 *H. pylori* 感染状况的影响。Osaki等报道 *H. pylori* 长期感染可以改变蒙古沙鼠胃微生物群的细菌组成。在感染和未感染 *H. pylori* 的蒙古沙鼠胃黏液中均发现肠球菌属（*Enterococcus*）和乳酸杆菌属（*Lactobacillus spp.*），柱状真杆菌（*Eubacterium cylindroides*）和普雷沃菌属（*Prevotella spp.*）仅在 *H. pylori* 阴性组的蒙古沙鼠中发现。另外，*H. pylori* 阴性的蒙古沙鼠中双歧杆菌属（*Bifidobacterium spp.*）、球状梭菌属（*Clostridium coccoides*）和钩端梭状芽孢杆菌（*Clostridium leptum*）的水平也降低。这些菌群变化的原因尚不清楚，可能的原因是 *H. pylori* 诱导的炎症诱发胃萎缩，并使壁细胞数量减少，引起胃内pH升高，从而导致环境微生物群的定植。这为微生物多样性的增加提供了直接的解释。*H. pylori* 诱导的微生物群落变化还有其他可能的原因，如果 *H. pylori* 分解尿素产生氨和碳酸氢盐，这些物质可被其他细菌用作底物。*H. pylori* 感染与较慢的Ⅲ期移行性复合运动活性相关，此有助于从胃窦黏膜清除黏附细菌及保证胃窦pH的循环变化。*H. pylori* 的感染可能为细菌物种创造了新的生态位。然而，另有数据表明，尽管 *H. pylori* 感染引起胃pH改变，并能够诱导炎症，但小鼠的胃微生物组成并不受急性和慢性 *H. pylori* 感染的影响。

（六）药物治疗与胃菌群

PPI通常用于治疗胃部相关疾病，它通过阻断胃壁细胞中的H^+-K^+-ATP酶来抑制胃酸分泌，从而使胃内酸度下降，pH升高。因此，可能会干扰微生物群落稳态。Garcia-Mazcorro等研究显示，奥美拉唑对健康犬胃肠道细菌菌群的影响包括 *H. pylori* 的相对丰度降低，同时发现变形菌门（特别是放线杆菌）、厚壁菌门（特别是链球菌）和梭杆菌门（Fusobacteria）的相对丰度增加。类似的结果在 *H. pylori* 阳性胃食管反流病患者中得到证实。然而，另有研究指出，从正常胃和接受PPI治疗的患者身上采集的胃黏膜样本显示出类似的微生物多样性水平。与健康受试者相比，接受PPI治疗的患者胃菌群整体上发生了较少的变化。

此外，众所周知，抗生素对胃肠道菌群具有负面的生态效应。动物研究表明，青霉素治疗能够减少乳酸杆菌的数量，促进酵母菌在胃上皮的定植。Mason等利用培养和非培养的方法证明，头孢哌酮可治疗引起人类胃部菌群的长期改变，如乳酸杆菌数量的显著减少和肠球菌的过度生长，都可使用头孢哌酮。

四、胃菌群与胃部疾病

宿主体内的微生物，无论具有共生性还是致病性，除了彼此之间存在相互影响和相互作用外，还与宿主的疾病状态密切相关。在正常生理状态下，微生物与宿主之间存在动态平衡，当平衡受到外界因素干扰或宿主自身免疫因素影响时，该平衡被打破，出现微生物失调。在病理状态与生理状态下，宿主微生物的组成不同，但微生物的组成变化是疾病的诱发因素、伴随症状，还是结果，以及两者之间的相互作用过程和机制，还有许多值得探索的地方。随着研究的深入，消化道微生物与疾病的相互作用关系将逐渐被明确。

（一）胃菌群与胃癌前疾病

1.功能性消化不良（FD） FD可能发生在急性胃肠道感染之后。研究表明，17%的FD患者曾经历过急性胃肠炎发作，而感染 *H. pylori* 后FD的发病与 *H. pylori* 无关。目前尚不清楚急性胃肠炎是直接引起胃微生物群的变化，还是仅仅影响感染 *H. pylori* 后消化不良的发展。Nakae的研究表明，FD患者的胃液菌群与健康对照组相比，在细菌群落整体结构和普雷沃菌属丰度上均有显著差异，且存在明显的微生物失调。接受含有益生菌菌株 gasseri OLL2716（LG21酸奶）治疗的FD患者，症状改善，且恢复了这种细菌学改变，普雷沃菌属丰度的动态变化可以作为FD患者接受LG21酸奶后治疗效果的生物标志物。

2.慢性萎缩性胃炎（chronic atrophic gastritis，CAG） 是与胃酸分泌能力降低和胃癌发生风险增加相关的胃疾病。胃酸分泌能力的下降能够允许很多被酸性环境杀死的微生物的存活和增殖。但对CAG患者的胃微生物群组成的研究仍然有限。血清PGⅠ/PGⅡ值降低是评价CAGCAG的血清学标志，在一项评估上消化道菌群和食管胃癌前易感状态关联的研究中，PGⅠ/PGⅡ值低的患者微生物丰度（每个上消化道样本的细菌属数量）相对更低，因此推测微生物丰度较低的个体更容易患CAG。另有研究显示，与正常组相比，在CAG患者中，最常见的菌属从普雷沃菌属变为链球菌属（*Streptococcus*），增幅最大的代表性菌种是链球菌属中的轻型链球菌（*Streptococcus mitis*）。近年 Parsons 等研究对比了不同原因引起的CAG患者胃微生物谱，*H. pylori* 诱导的CAG（倾向于发展为胃腺癌）、自身免疫性CAG（Ⅰ型胃神经内分泌肿瘤的前兆）及使用PPI的患者（其胃内存在类似的酸分泌水平），他们的胃内微生物组成却并不相同。从正常胃和接受PPI治疗的患者身上采集的胃黏膜样本显示出类似的高微生物多样性；自身免疫性CAG细菌丰度和多样性均高于正常胃，并以链球菌为主；而 *H. pylori* 引起的CAG细菌丰度和多样性，以及共生网络复杂性均降低。目前的证据还不足以评价CAG患者胃微生物群的整体变化，并且探索CAG的胃微生物组成的同时，还应考虑到引起CAG的病因。

3.胃息肉 与胃息肉（gastric polyposis，GP）相关的致病因素包括感染性因素（如 *H. pylori* 感染）、胆汁反流、遗传性因素等，但都缺乏直接的证据。现阶段胃息肉的病因、生物学特征及其对机体的远期影响目前尚不清楚。Ren 等基于细菌 16S rDNA 测序的研究发现，胃内菌群失调可能与胃息肉的发生发展密切相关。GP组胃黏膜相关菌群多样性明显低于健康对照组，菌群组成在两组间存在显著差异。

4.消化性溃疡 *H. pylori*是消化性溃疡最常见的病因，此得到了大家的一致认可，最近几年在消化性溃疡疾病的研究中发现，除了*H. pylori*，链球菌的存在也被证实与消化性溃疡密切相关。

（二）胃菌群与胃癌前病变及胃癌

胃癌的发生发展是一个多因素、多阶段、多步骤的过程，涉及大量的分子参与和复杂的网络调控，深入研究胃癌的发病机制对其防治至关重要。普遍认为遗传、环境、微生物感染等因素参与了胃癌的发生发展。1992年，Correa提出，以*H. pylori*感染为出发点，通过激活炎症级联反应引起一系列胃黏膜病理改变，从非萎缩性胃炎、萎缩性胃炎、肠化生到不典型增生，最终发展为肠型胃癌。虽然*H. pylori*是胃癌最明确的微生物感染因素，但随着微生物培养和测序手段的不断深入，胃癌前病变和胃癌患者胃内微生物谱逐渐被揭示出来，累积的证据表明，癌前病变和胃癌组患者胃内微生物的组成、结构及微生物之间的相互作用关系与对照组人群之间存在显著差异，胃癌的发生和发展无疑涉及*H. pylori*以外的其他微生物种类。

近年来的几项横断面研究，探索了从黏膜癌前病变到胃癌的级联病理改变过程（胃炎、肠化生和胃癌）中胃菌群的组成和多样性的改变。Eun等利用高通量测序平台（454 GS FLX Titanium）评估了慢性胃炎（chronic gastritis，CG）组、肠化生组（intestinal metaplasia，IM）、GC组患者的胃微生物群，结果显示，与癌前病变的两组相比，胃癌（gastric cancer，GC）组患者有更多的细菌多样性，且芽孢杆菌和链球菌的相对含量增加，螺杆菌属的相对含量减少。而墨西哥学者Aviles-Jimenez等运用G3微阵列芯片系统（G3 PhyloChip）进行了微生物分析，得出了不同的结论，在非萎缩性胃炎组（chronic non-atrophic gastritis，CNAG）、IM组、肠型胃癌组中，CNAG组与GC组之间的差异最显著，与CNAG组相比，GC组患者菌群多样性显著降低，且具有更高丰度的假单胞菌属。随着病变加重，有6个分类群（2种来自TM7门的菌种，2种卟啉单胞菌属，奈瑟球菌，中华链球菌）逐渐减少；而2个分类群（嗜人乳酸杆菌和毛螺菌科）逐渐增加。后续有研究对比了正常组、CG组、IM组、GC组的胃黏膜菌群，发现GC组与其他组明显不同，且有更低的菌群多样性，这与Aviles-Jimenez等的研究结果相同。

多项研究对多组之间的UniFrac距离进行分析，得到相似的结果，均发现GC组与CG组之间的微生物群落组成结构分布分离最明显，IM组与CG组及GC组群落组成存在部分重叠，提示了肠化生组不仅在黏膜病理改变上是萎缩性胃炎和胃癌中间的过渡阶段，在微生物群落组成方面还是一个过渡的状态。

因此，基于病理级联改变的两个极端状态之间的两组间比较，可能更有助于寻找能够发挥致癌作用的菌群。有学者发现，胃癌患者虽然胃内链球菌属、乳杆菌属、韦荣球菌属和普氏菌属占主导地位，但与FD个体胃内菌群组成无显著差别。但另一项基于GC和FD胃菌群的比较研究显示，促炎口腔菌和产酸菌在GC组中富集。

基于GC和CG组的研究也揭示了两组间的差异菌。Wang等发现GC患者的优势病原体为乳杆菌、埃希菌、志贺菌、硝化螺旋菌、伯克霍尔德菌及真菌类等，值得关注的是，所有胃癌患者均检测到亚硝化螺菌属，而CG组患者未检出。硝化细菌在GC患者中增多的现象与Ferreira等的研究结果相符，以上均提示硝化细菌可能与胃癌的发病相关。

总的来说，不断增加的证据已经表明非*H. pylori*菌群在胃癌与对照组人群中存在种类和多样性的显著差别，但其在人胃癌中发挥特定致癌作用的种类仍无定论，具体的致癌机制仍不清楚。不同种类的疾病对照组、不同的检测方法、研究个体数量偏少等因素的存在，导致较难直接比较和归纳各项研究结果，需要更多的同质性研究来验证目前已经获得的结论。另外，涉及微生物功能的研究较少，对微生物的功能谱的进一步认识更加有利于对致病机制的研究。

（三）胃菌群的致病机制

*H. pylori*作为Ⅰ类致癌因子，其在胃癌发生中发挥的作用已得到了广泛的研究和认可。正在进行的研究显示，*H. pylori*致癌机制越来越复杂，其发挥作用的机制可大致分为毒力因子诱导的致癌变化，炎症介导的致癌作用和胃激素驱动的致癌信号诱导。

近年来，基于第二代测序等非培养方法，微生物在消化系统癌症发生、发展过程中发挥的作用逐渐被揭示出来，尤其是在肠道肿瘤的研究中。对胃肠道微生物组的详细分析将癌症等疾病与特定的微生物模式联系在一起。微生物能够驱动和维持致癌的作用主要通过几种机制，包括诱导炎症性，增加细胞增殖，改变干细胞动力学和产生能够影响DNA完整性与免疫调节的代谢物。

1.诱导炎症和免疫反应　在免疫细胞和上皮细胞表面表达的Toll样受体（Toll-like receptor，TLR）通过激活炎症信号通路，诱导促炎细胞因子及活性氧自由基簇（reactive oxygen speies，ROS）和活性氮（reactive nitrogen species，RNS）产生，在识别入侵病原体中发挥重要作用。它们能够保护胃肠消化道黏膜的完整性，同时可能在慢性激活时参与*H. pylori*相关的恶性转化。在*H. pylori*感染期间，来自该菌的病原体相关分子模式分子（pathogen-associated molecular patterns，PAMP）会被TLR2、TLR4、TLR5、TLR9识别。与健康黏膜相比，TLR在异常发育的组织或癌组织中表达量上调。更重要的是，肠化生、异型增生和胃癌中极化的TLR分布的丧失，这种弥散性定位可能使病变部位细胞的TLR更容易被PAMPS激活，从而增加了对炎症介导的致癌信号传导的暴露。有人提出，除了*H. pylori*之外的其他微生物可能在TLR激活的恶性转化过程中发挥突出的作用。其他模式识别受体（pattern recognition receptors，PRR）也被认为能够参与其中。

*H. pylori*被视为在胃癌发病初始阶段的"驱动细菌"，它主要在CAG的形成阶段发挥作用，而随后微生物的改变，可能导致局部病变黏膜的病理改变，包括IM和GC。*H. pylori*与其他微生物群的共同定殖可能导致萎缩相关的胃内生态环境及营养条件的变化，以及宿主先天免疫反应的改变，使许多最初不能在胃中定植或大量繁殖的微生物群过度生长，这些微生物可能造成进一步的炎症反应和上皮损伤，并超越或掩盖了*H. pylori*此时的作用。但到目前为止，这些非*H. pylori*菌群的具体种类尚无定论。

2.代谢物的产生　研究表明，胃内酸度降低导致的细菌过度生长与强效致癌物N-亚硝基化合物（NOC）的产生有关，暴露于这些内源性的物质能够增加非贲门癌的患病风险。与正常胃和非萎缩性胃炎相比，萎缩性胃炎组亚硝酸盐和亚硝胺浓度较高，与具有相似pH环境和 *H. pylori* 感染状态的萎缩性胃炎组相比,胃癌患者胃内亚硝酸盐浓度显著升高。也有研究报道胃癌患者硝化螺旋菌门(Nitrospirae)的富集。接受胃癌手术治疗的患者手术前后胃菌群的功能比较也提供了支持性的证据,术前菌群的功能表现为N-亚硝化基因的富集,并且术后菌群功能则变为一氧化氮还原酶、氧化亚氮还原酶和胆盐水解酶基因的富集。综上,结果表明微生物可能通过NOC影响胃癌的发生发展。

3.促进细胞增殖 这部分机制的研究目前主要集中在结肠癌。致病微生物群通过释放毒素引起结肠癌变,所释放的毒素能够直接损伤DNA或诱导细胞增殖基因。肠道微生物生态失调或突变还可以通过激活TLR信号传导导致β-连环蛋白磷酸化、细胞增殖和肿瘤进展。

4.干细胞的异常激活 *H. pylori* 分泌的毒素CagA和VacA的相反作用可能是细胞谱系特异性的。Wnt靶基因Lgr5编码一种孤儿G蛋白偶联受体,并标志着一种自我更新的多能干细胞群,负责胃上皮细胞的长期更新。在 *H. pylori* 感染的胃癌患者中,LGR5$^+$上皮细胞比LGR5$^-$细胞具有更高水平的氧化性DNA损伤,表明 *H. pylori* 特异性靶向LGR5$^+$上皮细胞在过量表达Leb的转基因小鼠中, *H. pylori* 直接黏附于胃上皮细胞,表达Leb的转基因小鼠中壁细胞的基因消融使得胃上皮干细胞群扩增,伴随着腺体上皮中 *H. pylori* 定植和炎症的增加。这种干细胞转录组明确了几个过表达的通路,其中包括有重要致癌作用的β连环蛋白的Wnt通路的活化,其反过来被CagA介导的信号传导激活。

总体而言,胃微生物能够通过以上多种途径促进或维持癌变过程,但并不清楚癌变过程中是否产生了有助于细菌增殖的环境,从而引起了细菌的过度生长,两者之间密切关联,但因果未明。 *H. pylori* 与非 *H. pylori* 菌群之间的相互作用比较复杂,并且尚无明确定义的非 *H. pylori* 菌群致病机制。 *H. pylori* 是否会促进具有致癌特性细菌的生长或者非 *H. pylori* 菌群对 *H. pylori* 的致病性有什么影响,这些问题仍未解决。这些机制可以在改变或消除特定微生物的前瞻性试验中实现,并评估其对疾病发病率或进展的影响。

五、胃微生物检测手段

微生物检测技术主要包括两个大类别,即微生物培养技术和非培养技术。因部分微生物较难实现体外培养,因此采用培养的方法不能全面而真实地反映整个微生物群体的组成和结构,而逐渐被非培养技术所取代。培养技术主要用于对特定已知微生物的培养和鉴定。非培养技术主要包括G＋C谱分析(G＋C profiling analysis)、定量聚合酶链反应(polymerase chain reaction,PCR)及基于细菌核糖体基因的技术(16S rRNA based method)。非培养技术衍生出一系列技术,包括末端限制性片段长度多态性分析(terminal restriction fragment length polymorphism analysis,TRFLP)、时相温度梯度凝胶电泳技术(temporal temperature gradient gel electrophoresis,TTGE)、变性梯度凝胶电泳(denaturing gradient gel electrophoresis,DGGE),低通量克隆库分析。近年来,高通量测序逐渐兴起,单样本测序成本相对较低,测序周期较短,使其成为评估微生物全面性和多样性的主流手段。

双脱氧核苷酸末端终止(Sanger)法是第一代测序技术,利用DNA聚合酶来延伸结合在待定序列模板上的引物，直到掺入一种链终止核苷酸为止。此法因成本高、速度慢、通量低等缺点被淘汰。

第二代测序技术，结合了Sanger法与分子生物学、生化等学科。它能一次性对几十万到几百万条DNA分子进行测序，具有高效性，以Roche 454焦磷酸测序，Illumina Solexa测序和ABI SOLID测序为代表，他们各自具备不同的优缺点。Roche 454焦磷酸测序技术依靠生物发光进行DNA序列分析，优点是读取序列长达400bp，可进行从头测序；缺点是无法判断重复碱基个数。Illumina Solexa测序技术，原理是可逆终止化学反应，适合大量小片段的测序（miRNA、lncRNA等），具备高度自动化、读取片段多的优势；缺点是读取序列较短，不适于从头测序。ABI SOLID测序技术，核心是4种荧光标记寡核苷酸的连接反应，优点是每个碱基读取两次非常高的准确性，特别是对于单核苷酸多态性（single nucleotide polymorphisms，SNP）的检测；系统灵活可以进行样本的汇集、分割测序区域，但有读取长度受连接反应限制的缺点。以上三种测序方法各有特点，目前科学研究中普遍运用的是Illumina测序技术。

宏基因组测序是第三代测序技术（单分子测序），其对环境样品中全部微生物的总DNA（也称宏基因组）进行高通量测序，主要研究微生物种群结构、基因功能活性、微生物之间的相互协作关系及微生物与环境之间的关系。宏基因组测序研究摆脱了微生物分离纯培养的限制，扩展了微生物资源的利用空间，为环境微生物群落的研究提供了有效工具。宏基因组测序则能鉴定微生物到种水平甚至菌株水平，并且在第二代测序技术分析的基础上还可以进行基因和功能层面的深入研究（GO、Pathway等）。

六、问题与展望

微生物组是胃肠道恶性肿瘤防治的一个令人振奋的新领域。过去几十年中，研究的重点一直集中在对 *H. pylori* 致病的相关机制的探索。现阶段，胃内微生态的研究逐渐引起学术界的广泛关注。高通量测序在胃内微生物群落研究中逐步被推广，但其仍存在很多未知情况。胃内微生物群落具有其特殊性，它受到胃的生理学特性、胃相关疾病状态及胃内 *H. pylori* 感染状态等因素的影响。各种原因引起的胃内pH升高能够导致胃内细菌数量的增加。基于细菌核糖体DNA的高通量测序，虽然尽可能详实地描述了微生物组成和群落结构，但无法有效区分有活性和失活的细菌，胃内存在短暂过路菌，能够在胃内极端环境中短暂存活，但其在胃内并没有重要的代谢活性或发挥重要生理功能。因此，有必要利用 DNA 和 RNA 相结合的分子生物学方法对具有活性和无活性的非 *H. pylori* 菌群进行深入分析。此外，胃黏膜活检取材后可对其进行漂洗，尽量降低咽喉等部位微生物群落的污染。尽管深度测序已经取得了很大进展，目前的分析可能没有足够高的分辨率来识别疾病相关微生物的物种和亚种。因此，目前的关联通常局限于疾病参数与门和属水平的微生物之间的相关性，而非种水平。利用合适的动物模型能够对胃内微生物群落及其与宿主间交互作用机制开展更深入的研究。胃微生物群的未来研究可能不仅仅限于分类学，而是逐渐向微生物的转录组学和代谢组学，以及多组学结合的方向发展。

（陈晓慧　宫月华）

第三节　EB病毒

一、EB病毒基本生物学特性

EB病毒（Epstein-Barr virus，EBV）是1964年Epstein和Barr从非洲儿童伯基特淋巴瘤培养细胞中发现的病毒，属人类疱疹病毒4型，即γ型疱疹病毒、特异性人类嗜淋巴细胞性病毒，为双链DNA病毒。EBV的形态与其他疱疹病毒相似，呈圆形，直径为180nm，基本结构含核样物、衣壳和囊膜三部分。核样物为直径45nm的致密物，主要含双股线性DNA，其长度随不同毒株而异，平均为17.5×10^4bp，分子量为108Da。衣壳为20面体立体对称，由162个壳微粒组成。囊膜由感染细胞的核膜组成，其上有病毒编码的膜糖蛋白，有识别淋巴细胞上的EB病毒受体及与细胞融合等功能。此外，在囊膜与衣壳之间还有一层蛋白被膜。人类通常在婴幼儿时期就已感染了EBV，95%的健康人终身携带。EBV感染与多种人类恶性肿瘤如伯基特淋巴瘤（Burkitt lymphoma，BL）、鼻咽癌（nasopharyngeal carcinoma，NPC）、传染性单核细胞增多症（infectious mononucleosis，IM）、霍奇金病（Hodgkin disease，HD）、T/自然杀伤（natural killer，NK）细胞淋巴瘤及部分类型胃癌等密切相关。

二、EBV相关性胃癌的流行病学特征

（一）地域分布

EBV感染在世界各地均有分布，全球近10%的胃癌与EBV感染相关，但各国家或地区之间又有明显的差异性。Murphy等的Meta分析显示，采用组织原位检测的EBV相关性胃癌（EBV associated gastric carcinoma，EBVaGC）在全球中的发病率约为8.7%（95%CI为7.5% ～ 10.0%），并报道区域之间差异无统计学意义（美国为9.9%，亚洲为8.3%，欧洲为9.2%）。EBVaGC发病人数估计每年＞80 000例。Lee等报道，EBVaGC在白种人和西班牙裔患者中的发病比亚洲人更为普遍。一项大范围的流行病学调查表明，世界范围内EBV在胃癌中的粗患病率为8.29%，西方和中亚国家的EBV感染率较东南亚国家高，美国的EBVaGC患病率最高，欧洲最低。尚有其他研究采用EBV抗体进行血清学检测，以研究人群中自幼年期即感染EBV的状况。在世界范围内，血清学EBV-VCA IgG阳性率在不同人种、不同国家是不同的，在泰国较高发，在美洲和中国EBV感染阳性率较低。在泰国人群中，儿童期EBV感染阳性率已达90%以上，至40岁以上的成人，其阳性率达到100%。在美国明尼苏达州的一项检测EBV-VCA IgG抗体的研究中，在非西班牙黑种人中达74%，在亚裔人种中达62%，在西班牙人中为50%，在非西班牙白种人中仅占26%。还有研究发现，有恶性贫血的胃癌患者更易发生EBVaGC。

（二）易感因素

墨西哥的一项研究显示，EBVaGC的发病频率明显随年龄增长而增加。另外，一些

研究显示EBVaGC的年龄依赖性降低。观察到的年龄依赖所涉及的机制尚未阐明。大多数研究显示，EBVaGC发病频率没有明显的年龄依赖性。Meta分析还表明，EBVaGC好发于青年男性，男性胃癌患者中EBV的检出率为11.1%（95%CI为8.7%～14.1%），女性为5.2%（95%CI为3.6～7.4）。对日本EBVaGC和非EBV相关性胃癌（EBV-negative gastric carcinomas，EBVnGC）患者的研究表明，频繁地摄入咸食、金属粉尘暴露有较高的人群中，EBVaGC患病风险，这表明机械对胃上皮细胞的损伤可能提高EBVaGC患病概率。除了组织原位和血清学流行病学的研究外，尚有一些关于EBV与环境因素交互作用的研究。Camargo等研究对比了EBVaGC和EBVnGC患者，评估吸烟和饮酒与EBV的相互作用，发现吸烟与EBVaGC的关联更大，而饮酒在两者间的差异无统计学意义。Yau等研究也证实，吸烟与EBVaGC的发生相关。男性感染EBV风险高表明男性常见的生活方式和职业因素会改变EBVaGC风险。

（三）移民

由于不同国家发病频率不尽相同，对移民的研究为EBV感染的病因提供了重要线索。一项针对有日本血统的美国人（主要出生于夏威夷）的研究报道称，187例胃癌病例中有10%与EBV相关。该研究表明，EBVaGC的发病率介于日本（7%）和洛杉矶地区白种人（16%）之间，因此EBVaGC的发病率可能受环境因素的影响。另外，对日本、巴西的一项研究发现，圣保罗的日本移民没有出现EBVaGC发生增加的情况。这一发现可能是因为对有日本血统的巴西人的研究不仅限于在巴西出生的人，他们的社会经济地位和生活方式并没有像有日本血统的夏威夷人的生活方式那样发生变化。日本血统的夏威夷人中EBVaGC的增加可能与儿童期的EBV感染有关，这通常发生在发达国家。

三、EBV感染的基本途径及过程

（一）基本途径

EBV的感染途径至今尚未完全阐明。EBV主要通过唾液传播，也可经输血传染。EBV原发感染时，先是在口咽部上皮细胞内增殖，也可以率先感染宿主的胃上皮细胞，然后感染周围的B淋巴细胞。B淋巴细胞表面表达丰富的CD21分子（EBV的受体）并与EBV表面的包膜糖蛋白gp350/220结合，然后通过细胞内吞噬作用进入B淋巴细胞，伴随着EBV外膜与细胞质小泡发生融合，EBV衣壳释放到细胞质内，随后被输送至细胞核，因此多种淋巴系统恶性肿瘤的发生与EBV感染密切相关。

EBV长期潜伏在淋巴细胞内，以环状DNA形式游离在胞质中，并整合于染色体内，EB病毒仅能在B淋巴细胞中增殖，能长期传代。受感染的B淋巴细胞进入血液循环可以造成全身性感染。被病毒感染的细胞具有EBV的基因组，并可产生各种抗原，现已确定的有EBV核抗原（EBV nuclear antigen，EBVNA）、早期抗原（early antigen，EA）、衣壳抗原（viral capsid antigen，VCA）、膜抗原（membrane antigen，MA）、淋巴细胞识别膜抗原（lymphocyte determinant membrane antigen，LYDMA）。

（二）EBV感染的三个阶段

EBV的感染包括初始感染和潜伏感染及再活化三个阶段（图3-1）。首先，EBV感染上皮细胞和B细胞，形成初始感染，进而在B细胞内形成潜伏感染。在宿主免疫力低下或环境改变等情况下，EBV会被激活，进入裂解复制阶段，继而引起某些疾病。

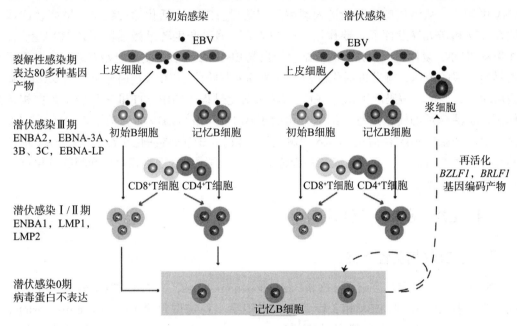

图3-1 EBV的感染阶段
LMP，潜伏期膜蛋白

1. **初始感染阶段** EBV病毒的大量复制促使一些生长因子、促炎症细胞因子和细胞信号分子产生，从而导致病毒传播和原发感染的建立。EBV基因组编码产生的80余种基因产物构成病毒的结构成分和维持病毒的复制。EBV早期编码的产物能够维持病毒的复制和代谢等过程；晚期编码产物等可能参与免疫逃逸。EBNA1是唯一一种EBV在裂解性感染和潜伏感染阶段共同表达的蛋白，在上皮细胞EBV的裂解周期中，缺乏EBNA1将极大减少EBV基因的表达及其DNA增殖；缺乏白血病早幼粒细胞（promyelocytic leukemia，PML）核体时，EBNA1不会促进裂解性感染，其主要通过介导PML核体的降解，抑制PML核体的抗病毒作用，促进EBV的复制。EBV感染B细胞后短暂表达早期基因，对诱发和维持潜伏感染至关重要。初始感染阶段促进了EBV的传播并引起原发感染，也对潜伏感染的建立起到了一定的作用。

2. **潜伏感染阶段** EBV能在体内长期存在且不被清除的一个重要原因是EBV维持潜伏感染状态。EBV通过BLLF1gp350/200与B细胞表面的CD21相结合而进入B细胞，并诱导其分化为记忆性B细胞，形成长期潜伏感染。在B细胞中，EBV很少发生复制，从而逃避了机体的免疫监视，并且还可以诱导B细胞分化为类淋巴母细胞系细胞。潜伏感染阶段分为三期：①潜伏感染Ⅰ/Ⅱ期，主要表达EBNA1、LMP1和LMP2；

②潜伏感染Ⅲ期，主要表达EBNA2、EBNA3A、EBNA3B、EBNA3C和EBNA前导蛋白（EBNA-LP）；③潜伏感染0期，EBV蛋白的表达关闭，在浆细胞分化过程中，通过B细胞受体交联，EBV可能会重新活化、进入裂解复制阶段。EBNA1能够在转录水平诱导let-7a表达，抑制Dicer表达，从而抑制EBV重新活化进入裂解性感染阶段，维持EBV潜伏感染。

3.再活化阶段　EBV感染后的记忆B细胞分化为浆细胞，发生细胞溶解时可诱发EBV再活化，从潜伏感染阶段进入裂解复制阶段。EBV再活化的过程中，早期表达基因*BZLF1*和*BRLF1*发挥了重要作用。*BZLF1*基因编码产生转录激活因子ZEBRA蛋白，在裂解期DNA复制过程中作为起始结合蛋白与EBV DNA裂解复制起始点结合，增强病毒早期基因的表达，触发再活化过程。在裂解复制阶段ZEBRA蛋白还可激活*BRLF1*基因启动子，该基因编码产生Rta蛋白，与转录活化过程的TBP、TFⅡB和CBP蛋白相互作用，激活病毒的转录过程。细胞分化因子BLIMP1激活EBV的启动子Zp和Rp蛋白，诱导上皮细胞中EBV再活化，进入裂解复制阶段。EBV的再活化经常会导致EBV颗粒的释放和宿主细胞的死亡，造成进一步感染。这一过程与B细胞和上皮细胞的分化过程是紧密相关且极为复杂的。

四、EBV感染相关性疾病

（一）EBV相关性胃癌

2014年人类癌症基因组图谱（the cancer genome atlas，TCGA）根据分子表型将胃癌分为四种分子亚型：EBV相关性胃癌、微卫星不稳定型胃癌（microsatellite unstable gastric cancer，MSI）、基因稳定型胃癌（genetically stable gastric cancer，GS）和染色体不稳定型胃癌（chromosome instable gastric cancer，CIN）。本部分从EBV相关性胃癌的致癌机制、临床组织病理学特征、诊断及鉴别诊断等方面进行了相关介绍。

1.EBV相关性胃癌的致癌机制

（1）EBV基因产物及其致癌作用：通过对EBV基因组进行遗传分析了解其致病力、分布与基因型的关系至关重要。根据不同感染阶段，EBV能够表达不同的基因产物参与胃癌的致病作用，下面分别从潜伏期基因产物及再活化（裂解期）基因产物进行介绍。

1）EBV潜伏期基因表达及其致癌作用：①EBNA，其分型有6种，分别为EBNA1、EBNA2、EBNA3、EBNA4、EBNA5和EBNA6。EBNA1目前是唯一能在EBV感染的宿主细胞中持续表达的氨基酸蛋白，可以通过顺式作用阻止细胞处理和提呈抗原，使细胞毒性T淋巴细胞（cytotoxic lymphocyte，CTL）不能识别自身免疫表位而逃避机体免疫应答。EBNA1在EBV基因组中起着重要作用，可能是一种致癌基因。②LMP，是EBV增殖过程表达的膜抗原，包括LMP1、LMP2A和LMP2B。LMP1在鼻咽癌的发病机制中具有重要的作用，但多数研究认为，EBVaGC细胞中并未表达或仅低表达LMP1。而LMP2A在近一半的EBVaGC中表达，并能够阻止胃癌细胞系中转化生长因子β（TGF-β）诱导的细胞凋亡。LMP2A能诱导甲基化转移酶，上调*ras*等致癌基因的表达，下调*pten*等抑癌基因的表达。LMP2A的表达阻抑了EBV的*BZLF1*和*g350/220*基因表达，有助于EBV在体内保持长期潜伏感染状态；通过活化Ras、PI3K和AKT信号通路，促进B

细胞存活和转化。LMP2B 能够调节 LMP2A 的分布和功能，共同维持 EBV 的潜伏感染。LMP2 蛋白也可以诱发免疫反应，控制 EBV 感染。EBV 要在宿主体内维持复制和增殖状态，需保证宿主细胞的存活状态，LMP1 能够与 CD40 分子竞争结合肿瘤坏死因子等相关因子，上调抗凋亡基因 bcl-2 的表达，抑制促凋亡基因 bax 的表达。EBV 不仅可以在 B 细胞内形成潜伏感染，还可以在 NK 细胞和 T 细胞内形成潜伏感染，引起慢性活动性 EBV 感染等疾病。③EBER，EBV 转录 2 个小 RNA，包括 EBER1 和 EBER2，是 EBV 在潜伏期表达最多的病毒基因，与宿主细胞表达的蛋白相互作用，促进细胞增殖、抗凋亡、加强细胞信号传导。

2）EBV 裂解期基因表达及其致癌作用：①BZLF1，是 EBV 进入裂解期的关键因素，编码反式激活蛋白 Zta 抗原。有研究对 EBVaGC 组织裂解期基因进行检测，其中半数 BZLF1 表达阳性，认为 BZLF1 可能是 EBV 进入增殖期的关键因素之一。文献报道发现 BGLF2 通过增强 BZLF1 的表达，激活 P38/MAPK 途径，诱导 BZLF1 表达，使 EBVaGC 胃癌细胞复制。②EA，是病毒进入裂解期的标志，表明病毒增殖活跃。EBVaGC 患者在接受治疗前存在高效价的 EA-IgG。Shinkura 等研究发现，EBVaGC 患者的 EA-IgG 血清阳性率较 EBVnGC 高，认为 EA-IgG 与 EBVaGC 可能存在一定相关性。③BARF1，位于 EBV 基因组的 BamH1A 区域，是病毒的裂解早期基因，接近 100% 存在于 EBVaGC 癌细胞中。BARF1 编码的蛋白质与人集落刺激因子 -1（colony-stimulating factor 1，CSF-1）受体具有同源性，与细胞癌基因编码的氨基酸竞争性结合 CSF-1，减少干扰素的分泌，调节机体免疫功能。但其在细胞凋亡机制研究中的作用，目前仍存在争议。④BRLF1，是 EBV 裂解早期基因，编码反式激活蛋白 Rta。在鼻咽癌中，与 LMP1 共同促进病毒的增殖化，但在 EBVaGC 中表达少见。目前有关 BRLF1 与 EBVaGC 研究的报道较少，需进一步研究。⑤BHRF，是近年来确认的 EBV 早期癌基因，其开放阅读框的 191 个密码子编码的蛋白产物与抗凋亡蛋白 Bcl-2 有相似性，能够抑制 B 细胞和上皮细胞凋亡，此外还能促进细胞生长和转化。BHRF 在裂解期呈高表达，在潜伏期呈低水平持续表达，维持 EBV 的持续感染状态。目前尚缺乏关于 BHRF 在 EBVaGC 中发病机制的研究。⑥BcLF1，又称为晚期基因，主要编码 EBV VCA。早期研究表明，EBVaGC 患者在接受治疗前存在高效价的 VCA-IgG 和 VCA-IgA。有研究表明，用免疫荧光法检测 64 例 EBVaGC、59 例 EBVnGC 及 73 例健康对照者的血清抗体，结果显示 EBVaGC 的 VCA-IgA 血清阳性率较 EBVnGC 高；EBVaGC 的 VCA-IgA 的几何平均滴度较 EBVnGC 高，OR 为 3.4，提示 VCA 在 EBVaGC 的发展中可能发挥重要作用。

（2）相关信号通路分子的改变

1）EBVaGC 与 PI3K/AKT 通路：TCGA 通过大数据平台（包括体细胞拷贝数数据、外显子测序、DNA 甲基化谱、mRNA 测序、miRNA 测序和反向蛋白试验）将胃癌分为四种分子亚型，其中 EBVaGC 的病因有 72% 归因于 PI3K 通路。EBV 可以通过激活 PI3K/AKT 通路增加基因组的不稳定性、刺激细胞增殖、抑制细胞凋亡、增加细胞骨架的动力。有学者发现，EBV 编码的蛋白 LMP1 可以激活 PI3K/AKT 通路，该通路的激活将导致化疗耐药的发生，因此，使用 PI3K/AKT/mTOR 通路的抑制剂如西罗莫司可以治疗 EBV 相关性肿瘤，目前 PI3K 和 mTOR 的双重抑制剂的研制已进入临床试验阶段，将来有望成为 EBVaGC 的治疗手段。

2）EBVaGC与 *p53* 通路：*p53* 基因是广谱的抑癌基因，突变型 *p53* 基因能促进细胞分裂和转化，从而导致肿瘤的发生。Luo等研究提出，P53蛋白在肿瘤细胞中的累积可能是 *p53* 基因突变引起的，也可能是野生型 *p53* 与EBV蛋白相互作用的结果，认为EBV感染可能促进了 *p53* 基因的突变和积累。目前，关于EBVaGC与 *p53* 基因突变是否存在关联尚有争议。

（3）表观遗传的修饰作用

1）EBVaGC与甲基化：异常的启动子甲基化和随后癌症相关基因的沉默，被认为是参与胃癌发生的重要途径。EBVaGC会并发多个基因的甲基化，有研究发现，EBVaGC组织中甲基化指数均显著高于EBV阴性对照组。也有研究发现，EBV感染的细胞获得了广泛的甲基化，在很短的时间内多个肿瘤抑制基因沉默和转变为癌细胞，并不形成EBV感染后的癌前细胞或甲基化的累积。Okada等基于芯片筛查的结果发现并验证了 *TP73*、*BLU*、*FSD1*、*BCL7A*、*MARK1*、*SCRN1* 和 *NKX3.1*，这7个基因甲基化频率在EBVaGC中明显高于EBVnGC，进而推测这些基因抑制肿瘤抑制基因或肿瘤相关性抗原，导致EBVaGC的发生发展。有学者分析了启动子甲基化与EBV、*H. pylori*、微卫星不稳定性三者的协同作用及胃癌预后的相关性，发现甲基化与EBV的相关性最强，OR高达51.27，提示EBVaGC与启动子甲基化密切相关。EBVaGC主要的分子异常是整体和非随机的许多癌症相关基因的启动子区CpG岛的甲基化作用。CpG岛通常位于编码基因的启动子或5′外显子序列区，它们的甲基化导致转录抑制和下游基因功能的失活。EBVaGC比EBVnGC的肿瘤抑制基因（*p16*、*p14* 和 *APC*）的超甲基化更频繁。CpG甲基化在EBVaGC中并不是随机的，与EBVnGC高甲基化型胃癌相比具有明显的高频率癌症相关基因的甲基化（p14ARF、*p15*、p16INK4A、*p73*、TIMP3、E-cadherin、DAPK和GSTPl）。此外，Sun等在EBVaGC的病例和癌细胞系中发现了高频率的SOX9的CpG岛甲基化。SOX9位于男性Y染色体上，是多细胞系发育和分化所必需的基因，提示SOX9可能与EBVaGC的发生密切相关，这可能也与EBVaGC男性占优势的发病特征密切相关。

2）EBVaGC与miRNA：EBV是首个被报道可以编码miRNA的病毒，至今已发现EBV编码25种前体miRNA和44种成熟miRNA。EBV-miRNA最主要的就是EBV-miRNA-BART家族，其在调节EBV和宿主基因表达及促进EBV相关肿瘤的发生、发展方面发挥重要作用。在所有的EBV相关性肿瘤中基本存在EBV-miRNA-BART7-3p表达，Marquitz等发现EBV感染的AGS胃癌细胞系中高表达EBV-BART-miRNA，占该细胞系总miRNA的15%左右，提示其在EBV相关性肿瘤发展中的重要性。EBV-miRNA的表达也与EBV潜伏感染类型有关，Ⅰ型潜伏感染高表达EBV-miRNA-BART14-3p（胃癌和部分淋巴瘤），Ⅱ型潜伏感染高表达EBV-miRBART6-3p、8-3p（鼻咽癌）。

EBV-miRNA有促进凋亡和抑制凋亡的双重作用。在促进凋亡方面，Choi等发现EBV-miRNA通过下调宿主凋亡抑制基因表达而促进细胞凋亡。miRNA-BARTl5-3p可与胃癌细胞系 *BRUCE* 基因mRNA的3′UTR结合，抑制凋亡抑制蛋白BRUCE表达，促进凋亡。而在抑制凋亡方面，Kim等发现miRNA-BART20-5p可与Bcl-2相关凋亡因子（BAD）mRNA的3′UTR结合抑制BAD表达，减少细胞凋亡，促进细胞增殖。此外，Shinozaki-Ushiku等发现EBV-miRNA-BART4-5p也可抑制促凋亡蛋白Bid的表达，减少细胞凋亡。

3）EBV与*H. pylori*感染的协同作用：有研究证实，胃组织感染*H. pylori*后，常可进一步感染EBV并最终导致EBVaGC，但EBV和*H. pylori*在胃癌发生发展中是否具有协同作用及其具体的协同机制尚有待进一步研究。Minoura-Etoh等报道，*H. pylori*感染后的产物可以激活存在于胃黏膜上皮细胞中潜伏感染的EBV。Levine等报道，在前瞻性队列研究中，*H. pylori* IgG抗体滴度高的个体后来发展成为EBV阴性的胃癌，但对照组却没有观察到发展为EBV阳性的胃癌。Camargo等采用15种*H. pylori*的血清学抗体同时检测了*H. pylori*血清学抗体与EBV组织原位癌的关系，未见两者存在相关性。其他也有报道提示*H. pylori*感染与EBV感染无关或未见交互作用。Lee等Meta分析结果显示，*H. pylori*的感染并不是EBVaGC的危险因素，因为*H. pylori*的感染率在EBVaGC和EBVnGC中是一致的。也有学者认为，EBVaGC与*H. pylori*感染无明显关系，*H. pylori*存在于胃细胞外，*H. pylori*阳性胃癌主要发生在胃窦，组织学类型以肠型为主，而EBV存在胃细胞核内，EBVaGC多数发生在胃体部，它们可能是两条不同的致癌途径，提示EBV和*H. pylori*感染可能是致胃癌发生的两个独立危险因素。也有学者认为EBV与*H. pylori*是存在某种关联的，EBV潜伏感染后最主要的是发生氧化应激反应，而*H. pylori*本身的过氧化氢酶可以转换氢氧化物，这中间存在一定的关联。

2.EBVaGC临床病理学特征　EBV感染可见于各种病理类型的胃癌。EBVaGC的临床病理学特征具体如下：

（1）传统二分法可将胃癌分为肠性胃癌和弥漫性胃癌，在胃癌个体化分类中，可细分为淋巴上皮瘤样癌（lymphoepithelioma-like carcinoma，LELC）、克罗恩样淋巴细胞反应样癌（carcinoma with Crohn disease-like lymphocytic reaction，CLR）和传统的腺癌3个组织学亚型，而LELC与CLR具有相似的预后，因此，可将CLR归于LELC的范围内。LELC在胃癌中罕见，绝大多数的LELC由EBV感染引起，但其预后最好，可能是取决于患者的炎症免疫反应，预后最差的是传统的腺癌。

（2）男性发病率高于女性的发病率，癌变部位多发生于胃底、胃体部高于胃窦部传统胃腺癌好发部位两倍以上。

（3）肉眼观察，EBVaGC常表现为溃疡或茶杯托型肿瘤，黏膜的中间区域形成花边样改变，伴胃壁的明显增厚，这是由淋巴细胞浸润而形成的特殊形态，从而进一步侵犯黏膜下层；传统胃腺癌很少能观察到浸润的淋巴细胞。

（4）EBVaGC早期癌（局限于黏膜和黏膜下）的发生率与进展期癌有统计学上的差异；EBVaGC侵袭期的特征是浸润的淋巴细胞主要包括增殖的和细胞毒性的T细胞。

（5）CAG可能诱导携带EBV的淋巴细胞浸润，从而增加感染上皮细胞的机会，炎症产生大量的细胞活素利于EBV感染胃上皮细胞的克隆性生长。

3.EBVaGC的诊断及鉴别诊断　EBVaGC的诊断主要靠内镜和X线检查，其形态特点为淋巴瘤样隆起性病变，为溃疡型或茶杯托型，并伴有胃壁增厚，这些能被超声内镜及CT扫描识别。在超声内镜下，EBVaGC表现为黏膜下低回声结节，其最大厚度与宽度比值远大于EBV阴性胃癌。

（二）EBV感染相关的其他疾病

1.EBV相关非霍奇金淋巴瘤

（1）伯基特淋巴瘤（BL）：1958年，Dennis Burkitt通过报道38例穆拉戈医院的非洲儿童下巴上的"肉瘤"，首次描述了伯基特淋巴瘤。非洲特定分布的BL被称为地方性伯基特淋巴瘤（endemic Burkitt lymphoma，eBL），而在其他地方发生的肿瘤被称为散发性伯基特淋巴瘤（sporadic Burkitt lymphoma，sBL），第三类BL是指免疫缺陷相关性淋巴瘤（acquired immune deficiency syndrome-BL，AIDS-BL）。它们在临床表现、流行病学及病理学方面均有显著不同。eBL好发于发展中国家，下颌骨是最常被累及部位，几乎所有患者都可发现EBV；sBL于全球范围内发病，尤其是儿童及青少年，15%～20%的患者中可发现EBV；AIDS-BL主要与人类免疫缺陷病毒（human immunodeficiency virus，HIV）感染相关，30%～40%的患者中可检出EBV。在形态学上，淋巴瘤细胞中等大小，星空现象较常见，由巨噬细胞吞噬凋亡的肿瘤细胞所致，混合很少的T细胞相关抗原及CD10/BCL-6，表明伯基特淋巴瘤起源于生发中心。淋巴瘤细胞常呈阴性或Bcl-2弱阳性，且近100%的细胞Ki-67阳性。转录因子TCF-3及其负调控因子ID3在BL发病机制中起着核心作用。EBV基因和编码的miRNA在BL的致病机制中有着重要作用，如miRNA-34b能够调控c-myc的表达，has-miRNA-9能够正向调控Bcl-6的表达等。

（2）弥漫大B细胞淋巴瘤（diffuse large B cell lymphoma，DLBCL）：是起源于生发中心的B细胞异常增殖性疾病。EBV相关的弥漫大B细胞淋巴瘤是最常见的B细胞淋巴瘤，占NHL的30%～40%。EBV相关DLBCL在儿童及青年中少见，青年中EBV阳性DLBCL更少见，其多发生于50岁以上无免疫缺陷者，男女比为1.4∶1，多见于老年男性患者。EBV阳性DLBCL的完全缓解率与预后都比EBV阴性DLBCL差，发病机制可能与衰老过程中免疫系统的退化和衰老有关，从而对EBV的免疫性清除功能减弱。目前亚洲患者中，老年人EBV阳性DLBCL占DLBCL的8%～10%，是EBV相关DLBCL中最常见的亚型。DLBCL的形态学特征是受累组织结构破坏，可见大范围地图样坏死。根据细胞形态特点，其可分为两种亚型，即大细胞型和多形型。两型均有量大的转化细胞、免疫母细胞和HL中的R-S细胞样巨细胞；免疫表型则多表达CD20、CD79a、PAX5，绝大多数病例还表达MUM-1、CD30，增殖指数Ki-67的阳性率为80%～100%。患者可出现淋巴结及结外器官累及，且临床表现一般较差。EBV阳性DLBCL年轻患者的报道较少见。有研究报道了137例EBV阳性DLBCL患者，只有约2%（3例）为年龄＜50岁的患者，且无明显免疫缺陷，与侵袭性临床或病理特征相关。Hoeller等报道8例EBV阳性DLBCL患者，其中2例年龄＜50岁，占25%。Park等报道，约41%的EBV阳性患者年龄＜60岁，包括年龄＜20岁的患者。由此可见，EBV阳性DLBCL年轻患者值得关注和研究。Nicolae等分析了无免疫缺陷的大B细胞淋巴瘤年轻患者，年龄均≤45岁。他们共分析了46例患者的临床及病理特征，男女比为3.6∶1，中位年龄23岁（4～45岁）。所有患者均有淋巴结肿大，11%的患者会累及结外。形态学表现为三种类型：富T细胞或组织细胞的大B细胞淋巴瘤样、灰色区淋巴瘤及未定义的DLBCL。肿瘤细胞表达B细胞抗原，常见CD30和程序性死亡配体1（programmeddeathligand1，PD-

L1）阳性，表现为生发中心免疫表型。93%的患者表现为EBV潜伏感染Ⅱ期，7%表现为EBV潜伏感染Ⅲ期。总之，EBV阳性DLBCL并非局限于老年患者，年轻患者更易累及淋巴结，且预后较好。

EBV感染在核因子κB（nuclear factor kappa-B，NF-κB）通道激活中扮演着直接或辅助的作用，相对于EBV阴性DLBCL，EBV阳性DLBCL患者中NF-κB和JAK/STAT等与LMP1相关的信号途径活性增强。EBV可分别通过编码的蛋白LMP2A和LMP1模拟BCR与CD40信号级联而引发NF-κB反应。EBV阳性DLBCL患者显示Ⅱ型或Ⅲ型潜伏期，与这种淋巴瘤发病机制相关的分子有程序性死亡配体1（PD-L1）和吲哚胺2,3-双加氧酶（IDO），它们都是抑制T细胞免疫并有助于免疫逃避的免疫调节分子。PD-L1是CD28受体家族的成员，在多种侵袭性淋巴瘤中表达，可能由LMP1诱导。

（3）EBV与NK/T细胞淋巴瘤：EBV主要感染B细胞，也可感染T细胞及NK细胞。NK/T细胞淋巴瘤的发生多与EBV感染相关，EBV阳性率可达95%。其属于结外NHL的少见特殊类型，以前称为多形性网状细胞淋巴瘤或血管中心性T细胞淋巴瘤，占NHL的5%～15%。NK/T细胞淋巴瘤有地域分布特性，且具有侵袭性，好发于亚洲、拉丁美洲，欧洲及北美洲少见。病理学特征多为多形性肿瘤和血管浸润。淋巴瘤细胞表面表达CD2，细胞质CD3和CD56阳性。鼻型NK/T细胞淋巴瘤多发生于鼻或鼻周围区域，鼻外较少发生。但鼻型与鼻外NK细胞淋巴瘤有不同的临床特征、治疗方法及预后。肿瘤最常累及部位为鼻腔或鼻咽部，少数发生于皮肤、肾脏、睾丸及消化道。鼻型淋巴瘤常见于局部，具有独特的基因型及表型，无CD56表达及T细胞基因重排。大多数鼻型NK细胞淋巴瘤为Ⅰ/Ⅱ期，单独放疗后的5年生存率为40%～50%。Ⅲ/Ⅳ期NK细胞淋巴瘤多采用化疗，联合L-天冬酰胺酶的化疗方案可有效改善复发难治性NK细胞淋巴瘤患者的预后。此外，造血干细胞移植对部分患者有益。研究表明，患者的临床预后与EBV DNA负荷有关。结外型NK/T细胞淋巴瘤患者被确诊时多为晚期，即使应用高剂量化疗，预后仍很差。因此，NK/T细胞淋巴瘤的治疗仍需进一步探索。

2.霍奇金淋巴瘤（Hodgkin lymphoma，HL） 是淋巴造血系统肿瘤的重要类型之一，多见于欧美等西方发达国家。世界卫生组织（Word Health Organization，WHO）分类将HL分为经典型HL和结节性淋巴细胞为主型HL，经典型HL又可分为混合细胞型HL、结节性硬化型HL、富含淋巴细胞型HL及淋巴细胞减少型HL。HL的EBV阳性率与性别、年龄有关，男性患者高于女性患者，儿童与老年人都比青壮年高，可能与儿童和老年人免疫力低下、人体基因易感性有关。HL的特征为R-S细胞扩增。用原位杂交技术检测R-S细胞中EBV编码小RNA（EBV-encoded small RNA，EBER）表达情况，经典型HL的EBV表达并非同等级。有研究表明，EBV常与经典型HL相关，尤其是混合细胞型及淋巴细胞减少型，EBV阳性率分别达75%和95%。结节性硬化型HL中EBV阳性率为15%～20%，而富含淋巴细胞型HL中从未检出EBV。有研究表明，EBV阳性与EBV阴性HL患者的生存率无显著差异，但EBV影响HL特定亚型患者的生存率，尤其是分期较早者。有研究证实，EBV是经典型HL的独立不良预后因素。对大部分HL的病例来说，EBV感染的R-S细胞前体和病毒潜伏蛋白（LMP1、LMP2A）都是重要的致病因素。LMP1、LMP2A通过诱导并保持EBV感染的B细胞活化增殖状态致使HL的发生，尤其是LMP1起着非常重要的作用。LMP1可以传递信号、活化转录因子NF-κB，进而调节细胞增殖和凋亡过程，促进细胞癌变和转移。NK/T细胞淋巴瘤几乎均与EBV有关。多数患者血浆EBV DNA阳性，且肿瘤组织也能检测出EBV，血浆EBV DNA定量可以准确评估肿瘤负荷，动态监测EBV DNA可以评估治疗效果，以及在治疗结束后估计最小残留病变。EBV虽然是一种B淋巴细胞病毒，但是也可以感染NK/T细胞。在NK/T细胞感染中，基因组突变是由于在潜伏期Ⅰ/Ⅱ感染EBV（EBNA1和LMP1的表达），其中EBNA1可激活活性氧产生，诱导染色体畸变和双链断裂，LMP1诱导表达survivin，激活通路NF-κB，PI3K/AKT抑制细胞凋亡，促使肿瘤发生。可以在鼻腔NK/T细胞淋巴瘤中检测到BARF1的表达，并假设BARF1表达可能与NK/T细胞淋巴增殖性疾病的发病机制有关。*BARF1*基因N端的前54个氨基酸区域可以上调细胞抗凋亡蛋白Bcl-2，分泌的六聚体*BARF1*编码的蛋白质具有免疫调节性质，BARF1的免疫调节能力允许EBV感染的肿瘤细胞逃避宿主的消除。

五、EBV感染检测手段

详见第七章"外源性感染因子检测方法及质量控制"。

六、EBVaGC的可能治疗策略

（一）靶向免疫检查点抑制剂

近年，免疫检查点PD-1、PD-L1单抗在肿瘤治疗中取得一定进展，尤其在黑素瘤、非小细胞肺癌的临床治疗中效果显著。EBVaGC患者因其PD-L1高表达这一特征，能否成为免疫治疗的获益群体尚需进一步临床研究证实。

针对免疫检查点的治疗除靶向抑制剂外，基于基因编辑CRISPR-Cas9技术介导的过继治疗也有望成为一种新的免疫治疗策略。有研究表明，破坏T细胞表面PD-1受体，可使其对EBV阳性胃癌细胞系杀伤效果增强；PD-1破坏的T细胞与低剂量放疗联合，在EBVaGC小鼠移植瘤模型中抗肿瘤效果显著增强。

综上所述，EBVaGC中免疫检查点相关的研究目前大多集中于PD-L1在患者中的表达情况、临床病理特征及其与TIL的关系等方面；但是对于治疗，靶向抑制剂确切的有效性和安全性受样本量等因素限制仍有待探索，EBVaGC患者因其PD-L1高表达及TIL等特性是否能够作为获益人群尚不明确，EBVaGC的针对性研究亟待开展。

（二）靶向PI3K/AKT通路抑制剂

EBVaGC的PIK3CA突变导致PI3K/AKT通路激活可能是一种致癌机制，靶向抑制该通路关键分子是可能的治疗策略。作为HER2下游信号通路之一，在HER2阳性胃癌中，该通路的活化与HER2靶向药物曲妥珠单抗耐药有关，靶向该通路的抑制剂具有一定的抗肿瘤活性并可逆转曲妥珠单抗耐药。虽然既往研究中靶向PI3K/AKT/mTOR通路的抑制剂在胃癌临床前研究中显示一定的抑癌作用，但临床试验的结果并不理想。针对EBVaGC中PIK3CA激活突变的治疗策略，除靶向抑制其通路关键分子外，PIK3CA突变位点的靶向治疗或许能够成为下一步的研究方向。EBV感染可能作为PI3K/AKT通路抑制剂筛选获益人群的一个条件，但仍需进行更有针对性的研究以完善相关抑癌策略。

（三）抗病毒治疗

EBV以潜伏期状态感染宿主，表达各种蛋白作用于机体，参与肿瘤的发生发展。部分病毒随后可由潜伏期转为裂解期以完成增殖，此时将造成宿主细胞死亡。因此，根据EBV的生物学特点，EBVaGC一个可能的治疗策略是诱导潜伏期病毒进入裂解期，即EBV将自身作为靶标对癌细胞产生靶向杀伤效果。可能的诱导剂包括：①传统化疗药物，如氟尿嘧啶、顺铂、紫杉醇等，通过p38MAPK、MAP/ERK和PI3K信号通路的参与，发挥癌细胞杀伤效应，联合更昔洛韦可产生显著的协同效应；②组蛋白去乙酰化酶（histone deacetylase，HDAC）抑制剂，如罗米地辛、丙戊酸等。

目前临床上使用的抗EBV药物大部分为广谱抗疱疹病毒和巨细胞病毒的药物，同绝大多数病毒一样，防治EBV最具前景的途径之一是EBV疫苗的研发。目前对于EBV疫苗的研究集中在两个方面，即预防性疫苗和治疗性疫苗。对于预防性疫苗，主要目的为诱导EBV中和抗体的产生；对于治疗性的疫苗，主要在于提高细胞免疫应答。不论是预防性疫苗还是治疗性疫苗，选择合适的能有效激发体液免疫或细胞毒性T淋巴细胞反应的靶抗原至关重要。近年来，EBV肿瘤疫苗随着肿瘤免疫学与分子生物学的发展取得了极大进展。肿瘤疫苗是作为一种治疗性疫苗，包括细胞疫苗、EBV抗原肽疫苗和基因疫苗等，其中树突状细胞（dendritic cell，DC）疫苗是近年来细胞疫苗发展的主要方向。另外，血清中的EBV抗体升高可作为早期胃癌筛选的血清学肿瘤标志，为胃癌诊断及研发抗病毒治疗和免疫治疗均有重要临床意义。

迄今为止，EBVaGC并没有特定的治疗方法。大多数EBVaGC患者仍以手术切除治疗为主。随着对癌变分子机制的深入研究，越来越多的靶向治疗考虑应用于EBVaGC。如去甲基化剂可以促进EBV潜伏感染细胞中EBV裂解性感染，可能导致癌细胞溶解。另外，早期的EBVaGC淋巴结转移率低，可考虑行局部治疗，如内镜下治疗。

七、问题与展望

近年来，随着对EBV相关癌变分子机制研究的深入，认为EBV可能通过自身病毒蛋白和miRNA的表达诱发肿瘤的发生。EBV作为一种外源性感染人体宿主的因素，其研究仍需继续，EBV导致胃癌发生的机制目前还尚不清楚，其研究可以效仿 *H. pylori* 的研究。关于EBV对于胃内环境的影响、对于胃功能蛋白的影响，以及EBV与炎症或免疫相关分子等多种通路分子串话（crosstalk）或交互作用，仍需进一步深入研究。同时，除组织原位的研究，对于血清学的大样本流行病学研究也应深入，以利于深入地理解EBVaGC的致病机制，并为其EBVaGC的早期诊断和综合防治研究提供实验依据。

（王泽洋　宫月华）

第四节　胃内真菌

真菌是真核细胞微生物，约有150万种，在自然界广泛分布，目前已知与人类相关的真菌有 400 余种，主要分布在皮肤、全胃肠道、女性生殖系统。通常对栖息在人体体内真菌的研究较少，因为真菌在人类总的共生微生物中仅占少数。这些真菌很大一部分也是不可培养的，真菌作为胃肠道微生物群落的重要组成部分，约有上百种，包括白色念珠菌（*Candida albicans*）、热带念珠菌（*Candida tropicalis*）和念珠菌（*Candida lusitaniae*）等。许多致病真菌是条件致病菌，在正常条件下不会对人体造成伤害，但具有致病潜力。例如，白色念珠菌作为肠道菌群的正常组成部分，在免疫功能低下的患者中可引起全身性念珠菌病。虽然胃内菌群的多样性和功能已经被部分阐明，但胃液或胃黏膜表面的真菌研究常被大家忽视。真菌定植和致病因素涉及宿主免疫识别和应答、宿主遗传易感性、代谢产物（如真菌毒素等）、真菌和细菌种属及群落间交互作用机制等多方面。

用于真菌分类和鉴定的传统方法包括显微镜、选择性培养基和生物化学检测形态、生长特征和真菌生理活性。然而，因为大多数的微生物是无法通过培养方式获得的，因此培养的方法无法反映整体的群落结构及其动态属性。随着微生物检测和生物信息学技术的发展，现阶段一般从核糖体 RNA 和其他高度保守的基因序列等分子水平来分析真菌的种系发育。18S rDNA 和内转录间隔区（internal transcribed spacer，ITS）核酸序列分析技术已经被广泛应用到真菌。18S rDNA（可以用于区别种及以上的真菌）包括可变区和保守区，保守区反映物种间的系统发育关系，可变区用来反映不同种属的差别。ITS 比 18S rDNA 分子量要大，包括 ITS1 和 ITS2，能够在种和亚种水平上判断真菌类别。18S rDNA 和 ITS 共测序的方法可能更适用于真菌的分类。而且，宏基因组测序包括样品中的所有真菌和细菌基因组，所以真菌 18S rDNA/ITS 和细菌 16S rDNA 序列共测序可能是探索微生物群落生物多样性和功能的最佳及具有成本效益的方法。现阶段，对共生真菌微生物组成和功能的研究与人类健康和疾病的关系仍处于早期阶段。

一、生理状态下的胃内真菌群落

胃肠道真菌主要为需氧菌或兼性厌氧菌，由于结构和生物适应性，与细菌相比，真菌能够在更高的酸度下存活，如白念珠菌能够在 $pH \geqslant 1.4$ 的环境中生长良好，并且一些基因型（如 DST1593）可能会增加胃黏膜病变的严重程度。正常情况下，粪便中真菌数量为 $10 \sim 10^3$ 个 /g，相应的细菌群落含量较高为 $10^{11} \sim 10^{12}$ 个 /g；真菌群落在胃、空肠、回肠及结肠中的含量分别为 $0 \sim 10^2$ CFU/ml、$0 \sim 10^2$ CFU/ml、$10^2 \sim 10^3$ CFU/ml 和 $10^2 \sim 10^6$ CFU/ml。人类出生后数天或数周消化道内即出现白念珠菌定植，最常见的是念珠菌属和酿酒酵母菌等，其他真菌种属如曲霉菌属、毛霉菌属、隐球菌属和毛孢子菌属等也可在胃内检测到，这些菌属可能为呼吸道和皮肤黏膜的致病菌，但常将它们归为消化道中的短暂性过路菌。真菌群落在维持消化道屏障功能及微生物稳态方面发挥着重要作用。

二、胃内真菌群落构成的影响因素

（一）抗细菌和真菌药物

通常，与喂饲抗生素的动物相比，具有完整微生物群的常规动物（包括人类）对病原真菌（即白色念珠菌定植）具有更强的抗性。已知许多抗菌剂促进真菌生长和致病性，因为它们破坏微生物群并消除胃肠道中的厌氧细菌，这些厌氧菌对真菌有抑制作用。在人类患者中，与使用抗厌氧菌效能弱的抗生素相比，使用抗厌氧菌的广谱抗生素与肠道酵母菌群增加有关。研究表明，用抗真菌治疗的小鼠与正常对照小鼠相比，真菌多样性减少但细菌多样性增加。

（二）饮食

关于饮食对真菌影响的研究很少。人体消化道微生物的许多种类来自食物。食源性真菌存在于许多动植物性食物中，在经过消化系统的过程中存活并且可能短暂地定殖在胃肠道中。据Hoffmann等报道，食物与肠道真菌丰度之间存在密切联系。他们发现念珠菌（*Candida*，真菌）和拟杆菌（*Bacteriodes*，细菌）之间存在负相关。拟杆菌在高白蛋白饮食个体中更丰富，而念珠菌的丰度与近期糖类的摄入量密切相关。关于饮食和对真菌影响的研究尚处于起步阶段，有待后续探索。

（三）宿主免疫状态

当宿主的免疫状态下降时，易发真菌感染。免疫状态下降，主要包括先天性免疫状态下降和获得性免疫状态下降，前者如老年人，后者包括肿瘤患者和艾滋病患者等。

三、胃内真菌群落与胃部疾病

在胃内定植着共栖共生的真菌群落，各类胃部疾病、医疗干预等原因导致胃黏膜损伤或微生物群落稳态破坏时，可引起胃内真菌大量繁殖，易出现胃内真菌感染，以假丝酵母属、毛霉菌和曲霉菌等多见。White等使用细菌和真菌DNA共同测序分析的研究获得了19～81种真菌属胃液中的水平操作分类单位（operational taxonomic unit，OTU），但只鉴定了两种真菌属，包括假丝酵母属和金黄属（*Phialemonium*）。胃内真菌感染可与*H. pylori*感染共存，其中以假丝酵母属与*H. pylori*共感染较为常见。某些益生菌种可影响真菌的胃内定植。真菌感染发生率与胃黏膜病理类型及损伤程度存在相关性。真菌胃内定植与宿主先天和宿主免疫状态，真菌和细菌群落间竞争，以及真菌本身基因变异等因素有关。

（一）真菌与胃良性疾病

以前基于镜检培养等传统方法的研究报道胃溃疡、胃癌及胃部手术患者真菌感染发病率较高，真菌及真菌群落在胃部疾病中的作用应引起我们的重视。胃溃疡患者胃内真菌感染较为常见。Zwolinska等报道54.2%的胃溃疡患者存在真菌感染，慢性胃炎中真菌感染占10.3%，对照组中比例为4.3%。并发现胃溃疡合并真菌感染患者溃疡面积较大，愈合进程明显延长。Ramaswamy等报道难治性胃溃疡与白念珠菌感染有关，采用抗真菌治疗并停用抑酸药物有助于溃疡愈合。Burford等认为假丝酵母菌属与消化性溃疡关系密切，甚至提出真菌与*H. pylori*一样，在没有侵入胃黏膜时也可引起溃疡。当然，也有不同观点存在，如Wu等认为真菌定植在上皮，单独的胃内真菌感染不是胃溃疡病因，而是溃疡的继发现象，并不影响溃疡的愈合进程。总体来看，胃溃疡合并真菌感染多见于老年人及低胃酸人群，主要表现为深大溃疡、愈合缓慢等；可能与胃内低酸环境，真菌相关磷脂酶类的产生，以及调节性 T 淋巴细胞分化成熟的功能下降有关。Gong 等对消化不良患者胃黏膜及口腔白色念珠菌进行培养和多基因位点序列分型发现，胃内白色念珠菌多样性与健康人存在较大差异；DST1593 是消化不良患者胃内白色念珠菌的主要基因型。

（二）真菌与胃癌

流行病学及基础研究等诸多证据表明真菌与胃癌具有相关性。报道胃癌患者伴发胃内真菌感染较普遍，但胃癌患者胃内真菌感染或真菌群落构成的真实情况仍无定论。胃癌导致机体免疫功能低下及胃黏膜屏障功能受损可能是胃内真菌感染的重要因素。另外，真菌代谢产物及毒素，如磷脂酶类，真菌的还原亚硝酸盐等可能在胃癌发生发展过程中发挥一定作用。

霉菌毒素是真菌的小分子次级代谢产物，其在人体中的致病性主要是由摄入受污染的食物引起的。大多数食源性真菌毒素主要来自曲霉属（*Aspergillus spp.*）、青霉属（*Penicillium spp.*）和镰刀菌属（*Fusarium spp.*），一些常见的霉菌毒素如黄曲霉毒素（aflatoxin，AF）、灭菌素（sterilizing hormone，ST）、伏马菌素 B（fumonisin B，FB）、赭曲霉毒素 A（ochratoxin A，OTA）、单头孢霉烯（cephalosporin）和棒曲霉素（patulin）与人类疾病密切相关。霉菌毒素的毒性作用与消化系统相关，主要包括致癌性和胃肠道功能障碍。黄曲霉毒素由曲霉菌产生，其亚型 AFB1 增加了肝细胞癌的发病风险。在中国胃癌和食管癌高发地区食物中的 AFG1 同样显示出较高的检出率。ST 是黄曲霉毒素途径中的晚期代谢物，也能够致癌和致突变。体外和动物实验证实，ST 可以促进肠上皮化生，可能参与 *H. pylori* 阳性的胃癌进展。脱氧雪腐镰刀菌烯醇（deoxynivalenol，DON）、雪腐镰刀菌烯醇（nivalenol，NIV）及 T-2 毒素主要由镰刀菌属产生。磁县和临县为胃癌、食管癌高发区，污染的食物中多检测到 DON 和 NIV，用该地区污染的谷物饲喂小鼠，能够引起良、恶性肿瘤。目前对真菌与胃癌关系及其致癌机制仍知之甚少。胃内真菌是否真正参与胃癌的发病机制，是胃癌的始发因素还是继发感染仍不确定。胃癌患者胃内感染真菌的真实分布情况（胃癌、癌旁组织还是全胃分布），胃内真菌和细菌群落在胃癌中的具体作用机制（协同还是抑制），真菌与 *H. pylori* 间的相互作用机制及对胃癌发生发展的影响等均有待于进一步研究。

（三）真菌与其他胃疾病

除了胃癌和胃溃疡，残胃真菌感染也较为普遍，主要以念珠菌属为主，表现为残胃黏膜炎症加重，溃疡面变大加深。残胃真菌感染发生率较高，考虑与残胃黏膜屏障功能受损，术后胆汁反流致胃内弱酸环境，术后放化疗的广泛应用等因素有关。广谱抗生素的长期、大量应用可使胃内细菌生长受到抑制，而胃内真菌则不断生长、繁殖。另外，导致机体免疫功能低下的各类疾病，如肿瘤、艾滋病等，以及激素或免疫抑制剂的长期应用等因素均可使胃黏膜局部免疫功能降低，较易出现胃内真菌定植和感染。Von 等利用细菌 16Sr DNA 和真菌 ITS 序列高通量测序方法对免疫功能低下患者胃液相关的微生物群落构成进行分析，从胃液中发现了 19～81 个属水平的真菌

OTU，但仅鉴定出念珠菌属和单胞瓶霉属两个菌属；并认为抗生素治疗后、移植后免疫抑制后、胃液pH升高及艾滋病患者胃液内细菌群落多样性显著降低，而真菌变化不明显。

四、真菌的致病机制

（一）宿主免疫识别和应答

在先天免疫系统中，免疫细胞在其表面表达模式识别受体（PRR），以识别病原体相关分子模式（PAMP），PAMP在病原体上为保守序列。dectin-1是一种PRR，被归类为C型凝集素受体，其识别真菌细胞壁上的真菌多糖β-1，3葡聚糖序列，并介导宿主对这些真菌的免疫应答。

（二）宿主遗传易感性

有研究鉴定了严重的、医学难治性溃疡性结肠炎（ulcerative colitis，UC）患者的dectin-1多态性，结果提示该多态性不会使患者本身易患结肠炎，但会使结肠炎的严重程度加重。在该人群中观察到真菌导致炎症反应恶化，这表明dectin-1是控制共生真菌的免疫机制的一部分。另有研究显示，UC中相关的dectin-1 SNP与相关的合轴马拉色菌的相对丰度呈负相关，尽管它没有超过显著性阈值。这些报道表明，肠道共生真菌与先天或黏膜免疫系统的相互作用仍有待进一步阐明。

（三）真菌代谢产物

受污染食物中DON、NIV、AF与胃癌和食管癌的发病密切相关（参见本节"三、胃内真菌群落与胃部疾病"）。

（四）真菌-真菌相互作用

真菌与真菌之间存在相互作用。例如，念珠菌的丰度增加伴随着毕赤酵母数量的减少，暗示这两种真菌之间的拮抗作用，随后使用体外试验证实了这一点。体外结果在口腔念珠菌病的实验小鼠模型中得到验证，因为毕赤酵母能够有效治疗口腔念珠菌病。同一宿主微环境中存在真菌-真菌拮抗作用，由Mukherjee等在HIV感染疾病背景下发现提出。此外，菌丝和酵母形式之间的形态转化也能够影响念珠菌的黏附和定植。

（五）真菌与细菌间相互作用

正常生理状态下或宿主免疫状态正常时，消化道微生物处于动态平衡状态，真菌和细菌在群落和菌株等不同水平下存在复杂的交互作用，当平衡被打破时，会引起消化系统疾病。真菌与整体细菌群落之间的相互作用已在动物和人体实验中得到证实。在小鼠的GI中，存在真菌-细菌生物膜。无菌小鼠对白色念珠菌的易感性增强，肠道菌群失调可促进白色念珠菌定植。除了整体细菌群落，在特定菌落水平下，两者之间也存在相互作用。目前体外研究和基于线虫模型的研究较多，体内研究相对较少，且多集中于白色念珠菌。一项上消化道疾病的研究表明，白色念珠菌与 *H. pylori* 在消化性溃疡患者体内共存，提示两者可能的协同致病作用，白色念珠菌菌丝的生成促进溃疡形成。另有研究证明，在口腔和胃的念珠菌内部，能够检测到 *H. pylori* 的特异性蛋白，如 VacA、urease 和 peroxiredoxin，*H. pylori* 能够在酵母菌的液泡中得到营养和繁殖，这也许更有利于 *H. pylori* 适应胃内环境和在胃内定植。大肠杆菌内毒素在体内和体外均可增强白色念珠菌的毒力。在体外，真菌法尼醇可增加大肠杆菌对抗菌药物的敏感性。另外，乳酸杆菌（*Lactobacillus spp.*）通过产生的过氧化氢和有机酸抑制白色念珠菌的生长和毒性，但不能根除 *H. pylori*。乳酸杆菌对宿主的免疫调节作用也能够间接地抑制真菌的毒性。

真菌和细菌间通过直接或间接的方式对彼此的生长、毒力及生理学特性等产生影响。真菌与细菌间交互作用类型：①生理学作用，如细菌黏附于真菌表面或两者间细胞积聚，真菌菌丝表面的细菌源性生物膜形成；②化学物质交换，如细菌产生的相关小分子化学物质可影响白色念珠菌的形态特征、生物膜形成及侵袭能力，假单胞菌属相关毒力因子具有拮抗白色念珠菌的作用；③代谢副产物，如真菌源性乙醇及细菌源性多巴胺等对各自的影响；④环境因素，如 pH 的改变可以影响白念珠菌丝的形成；⑤宿主免疫应答因素，如 T 辅助淋巴细胞参与细菌和真菌间的交互作用。总体来看，我们对人体各部位真菌群落多样性及丰度特征缺乏了解，相关研究远不及细菌群落深入。综上，微生物之间的相互作用是复杂的，仍有许多未知值得去探索。

五、小结

直到现在，共生真菌群落对人体健康和疾病的影响仍被忽视。我们对真菌微生物群的分布及其在人类消化道中的功能知之甚少。近年来，陆续有针对炎症性肠病、病毒性肝炎等不同疾病状态下的粪便或黏膜真菌群落及其致病机制的报道，但是采用高通量测序技术进行食管、胃、小肠和结肠内真菌群落多样性及丰度特征分析研究仍然匮乏，消化道真菌群落的多样性及丰度特征目前仍然不清楚。随着高通量测序和生物信息学技术的不断发展，有必要开展基于宏基因组学策略的消化道各部位真菌群落构成及其与人类健康和疾病关系的研究。关于消化道真菌群落，还有诸多问题需要阐明，如消化道真菌和细菌种属及群落间交互作用机制；真菌及其群落对宿主系统性免疫和消化道黏膜局部免疫的影响；真菌毒素类对消化道功能的影响及其在消化疾病中的致病机制；真菌及其群落在消化疾病中的作用等。

六、展望

目前的研究现状显示，当前人体的微生物研究主要集中于细菌群落，而忽视了同样参与病理和生理过程的真菌群落与病毒；对微生物群落变化的多样性和丰度的描述性研究较多，而微生物群落变化与疾病之间联系的机制性研究较少；消化道微生物的改变是疾病发生发展的原因还是结果，尚不明确。随着研究的深入，消化道微生物与疾病的相互作用关系将逐渐明确。

微生物群落的研究已进入宏基因组学时代，我们应进一步研究调查胃液和胃黏膜相关生物体的多样性与丰度及其在不同的胃疾病如胃炎、胃溃疡和胃癌中的致病作用，以及潜在的预警或治疗价值。鉴于宿主与微生物之间、微生物与微生物之间作用的复杂性，真菌和细菌DNA的共同序列可能是对宏基因组学学习的最全面和最节省成本的方法。宏基因组学的应用结合代谢组学、转录组学和蛋白质组学，并成为人类全基因组关联研究，这将有助于我们对微生物群在人类消化道健康和疾病中作用的理解。

外来及过路微生物都会增加微生物群落的复杂性，面对复杂的微生物组成，如何评估稳定且长期存在的核心微生物群，如何确定在人类疾病的发生、发展中起关键作用的微生物种类，如何借助高通量测序和生物信息学分析微生物的功能是未来微生物的研究方向。

（陈晓慧　宫月华）

参 考 文 献

陈莫耶，袁媛，2012. 幽门螺杆菌不同感染阶段的相关毒力因子及其致病性. 世界华人消化杂志，30：2937-2943.

刘璐瑶，孙金峤，王晓川，2017. Eb病毒感染的免疫机制研究进展. 中国循证儿科杂志，12（3）：219-232.

刘文忠，2017. "第五次全国幽门螺杆菌感染处理共识报告"解读. 胃肠病学，22（6）：321-324.

Abdul Rahim NR，Benson J，Grocke K，et al，2017. Prevalence of *Helicobacter pylori* infection in newly arrived refugees attending the migrant health service，South Australia. Helicobacter，222.

Aviles-Jimenez F，Vazquez-Jimenez F，Medrano-Guzman R，et al，2014. Stomach microbiota composition varies between patients with non-atrophic gastritis and patients with intestinal type of gastric cancer. Sci Rep，4：4202.

Ben Mansour K，Fendri C，Battikh H，et al，2016. Multiple and mixed *Helicobacter pylori* infections：comparison of two epidemiological situations in tunisia and france. Infect Genet Evol，37：43-48.

Burucoa C，Axon A，2017. Epidemiology of *Helicobacter pylori* infection. Helicobacter，22 Suppl 1.

Camargo MC，Kim KM，Matsuo K，et al，2016. Anti-*Helicobacter pylori* antibody profiles in Epstein-Barr Virus（EBV）-positive and Ebv-negative gastric cancer. Helicobacter，21（2）：153-157.

Camargo，MC，Kim WH，Chiaravalli AM，et al，2014. Improved survival of gastric cancer with tumour Epstein-Barr Virus positivity：an international pooled analysis. Gut，63（2）：236-243.

Chen JN，Jiang Y，Li HG，et al，2011. Epstein-Barr virus genome polymorphisms of Epstein-Barr Virus-associated gastric carcinoma in gastric remnant carcinoma in guangzhou，southern china，an endemic area of nasopharyngeal carcinoma. Virus Res，160（1-2）：191-199.

Chen YR，Liu MT，Chang YT，et al，2008. Epstein-Barr Virus latent membrane protein 1 represses DNA repair through the Pi3k/Akt/Foxo3a pathway in human epithelial Cells. J Virol，82（16）：8124-8137.

Choi H，Lee H，Kim SR，et al，2013. Epstein-Barr Virus-encoded microrna Bart15-3p promotes cell apoptosis partially by targeting bruce. J Virol，87（14）：8135-8144.

Condon，LM，Cederberg LE，Rabinovitch MD，et al，2014. Age-specific prevalence of Epstein-Barr Virus infection among minnesota children：effects of race/ethnicity and family environment. Clin Infect Dis，59（4）：501-508.

De Paschale M，Clerici P，2012. Serological diagnosis of Epstein-Barr Virus infection：problems and solutions. World J Virol，1（1）：31-43.

Eun CS，Kim BK，Han DS，et al，2014. Differences in gastric mucosal microbiota profiling in patients with chronic gastritis，intestinal metaplasia，and gastric cancer using pyrosequencing methods. Helicobacter，19（6）：407-416.

Gong YB，Zheng JL，Jin B，et al，2012. Particular candida albicans strains in the digestive tract of dyspeptic patients, identified by multilocus sequence typing. PLoS One, 7（4）: e35311.

Goto Y, Syam AF, Darnindro N, et al, 2016. Risk factors for and prevalence of *Helicobacter pylori* infection among healthy Inhabitants in Northern Jakarta, Indonesia. Asian Pac J Cancer Prev, 17（9）: 4469-4475.

Hoffmann C, Dollive S, Grunberg S, et al, 2013. Archaea and fungi of the human gut microbiome: correlations with diet and bacterial residents. PLoS One, 8（6）: e66019.

Huang SY, Fang CY, Wu CC, et al, 2013. Reactive oxygen species mediate Epstein-Barr Virus reactivation by N-Methyl-N'-Nitro-N-Nitrosoguanidine. PLoS One, 8（12）: e84919.

Husebye E, Skar V, Hoverstad T, et al, 1992. Fasting hypochlorhydria with gram positive gastric flora is highly prevalent in healthy old people. Gut, 33（10）: 1331-1337.

Iliev ID, Funari VA, Taylor KD, et al, 2012. Interactions between commensal fungi and the C-Type lectin receptor dectin-1 influence colitis. Science, 336（6086）: 1314-1317.

Kayamba V, Monze M, Asombang AW, et al, 2016. Serological response to Epstein-Barr Virus early antigen is associated with gastric cancer and human immunodeficiency virus infection in Zambian adults: a case-control study. Pan Afr Med J, 23: 45.

Khosravi Y, Dieye Y, Poh BH, et al, 2014. Culturable bacterial microbiota of the stomach of *Helicobacter pylori* positive and negative gastric disease patients. Scientific World Journal, 2014: 610421.

Kim SY, Park C, Kim HJ, et al, 2015. Deregulation of immune response genes in patients with Epstein-Barr Virus-associated gastric cancer and outcomes. Gastroenterology, 148（1）: 137-147.

Kim Y, Shin A, Gwack J, et al, 2009. Epstein-Barr Virus antibody level and gastric cancer risk in Korea: a nested case-control study. Br J Cancer, 101（3）: 526-529.

Kraneveld EA, Buijs MJ, Bonder MJ, et al, 2012. The relation between oral candida load and bacterial microbiome profiles in dutch older adults. PLoS One, 7（8）: e42770.

Lee JH, Kim SH, Han SH, et al, 2009. Clinicopathological and molecular characteristics of Epstein-Barr Virus-associated gastric carcinoma: a meta-analysis. J Gastroenterol Hepatol, 24（3）: 354-365.

Levine PH, Stemmermann G, Lennette ET, et al, 1995. Elevated antibody titers to Epstein-Barr Virus prior to the diagnosis of Epstein-Barr Virus-associated gastric adenocarcinoma. Int J Cancer, 60（5）: 642-644.

Li XX, Wong GL, To KF, et al, 2009. Bacterial microbiota profiling in gastritis without *Helicobacter pylori* infection or non-steroidal anti-Inflammatory drug use. PLoS One, 4（11）: e7985.

Liu X, Liu J, Qiu H, et al, 2015. Prognostic significance of Epstein-Barr Virus infection in gastric cancer: a meta-analysis. BMC Cancer, 15: 782.

Luo B, Wang Y, Wang XF, et al, 2006. Correlation of Epstein-Barr Virus and its encoded proteins with *Helicobacter pylori* and expression of c-met and c-myc in gastric carcinoma. World J Gastroenterol, 12（12）: 1842-1848.

Marquitz AR, Mathur A, Chugh PE, et al, 2014. Expression profile of micrornas in Epstein-Barr Virus-infected Ags gastric carcinoma cells. J Virol, 88（2）: 1389-1393.

Masashi F, 2010. Epstein-Barr Virus and gastric carcinoma. Pathol Int, 60（5）: 337-350.

Matta AJ, Pazos JA, Bustamante-Rengifo JA, et al, 2017. Genomic variability of *Helicobacter pylori* isolates of gastric regions from two colombian populations. World J Gastroenterol, 23（5）: 800-809.

Minoura-Etoh J, Gotoh K, Sato R, et al, 2006. *Helicobacter pylori*-associated oxidant monochloramine induces reactivation of Epstein-Barr Virus（EBV）in gastric epithelial cells latently infected with EBV. J Med Microbiol, 55Pt（7）: 905-911.

Morais S, Costa AR, Ferro A, et al, 2017. Contemporary migration patterns in the prevalence of

Helicobacter pylori infection: a systematic review. Helicobacter, 22（3）: e12372.

Muhammad JS, Nanio S, Ando T, et al, 2017. Autophagy impairment by *Helicobacter pylori*-induced methylation silencing of Map1lc3av1 promotes gastric carcinogenesis. Int J Cancer, 140（10）: 2272-2283.

Murphy G, Pfeiffer R, Camargo MC, et al, 2009. Meta-analysis shows that prevalence of Epstein-Barr Virus-positive gastric cancer differs based on sex and anatomic location. Gastroenterology, 137（3）: 824-833.

Nakae H, Tsuda A, Matsuoka T, et al, 2016. Gastric microbiota in the functional dyspepsia patients treated with probiotic yogurt. BMJ Open Gastroenterol, 3（1）: e000109.

Okada T, Nakamura M, Nishikawa J, et al, 2013. Identification of genes specifically methylated in Epstein-Barr Virus-associated gastric carcinomas. Cancer Sci, 104（10）: 1309-1314.

Oleastro M, Rocha R, Vale FF, 2017. Population genetic structure of *Helicobacter pylori* strains from Portuguese-speaking countries. Helicobacter, 22（4）: e12382.

Parsons BN, Ijaz UZ, D'Amore R, et al, 2017. Comparison of the human gastric microbiota in hypochlorhydric states arising as a result of *Helicobacter pylori*-Induced atrophic gastritis, autoimmune atrophic gastritis and proton pump inhibitor Use. PLoS Pathog, 13（11）: e1006653.

Ren R, Wang Z, Sun H, et al, 2018. The gastric mucosal-associated microbiome in patients with gastric polyposis. Sci Rep, 8（1）: 13817.

Saito M, Nishikawa J, Okada T, et al, 2013. Role of DNA methylation in the development of Epstein-Barr Virus-associated gastric carcinoma. J Med Virol, 85（1）: 121-127.

Schulze J, Sonnenborn U, 2009. Yeasts in the gut: from commensals to infectious agents. Dtsch Arztebl Int, 106（51-52）: 837-842.

Sheh A, Fox JG, 2013. The role of the gastrointestinal microbiome in *Helicobacter pylori* pathogenesis. Gut Microbes, 4（6）: 505-531.

Shinozaki-Ushiku A, Kunita A, Isogai M, et al, 2015. Profiling of virus-encoded micrornas in Epstein-Barr Virus-associated gastric carcinoma and their roles in gastric carcinogenesis. J Virol, 89（10）: 5581-5591.

Sierra JC, Asim M, Verriere TG, et al, 2018. Epidermal growth factor receptor inhibition downregulates *Helicobacter pylori*-induced epithelial inflammatory responses, DNA damage and gastric carcinogenesis. Gut, 67（7）: 1247-1260.

Song J, Shi L, Li D, et al, 2012. Extensive pyrosequencing reveals frequent intra-genomic variations of internal transcribed spacer regions of nuclear ribosomal DNA. PLoS One, 7（8）: e43971.

Sousa H, Pinto-Correia AL, Medeiros R, et al,2008. Epstein-Barr Virus is associated with gastric carcinoma: the question is what is the significance? World J Gastroenterol, 14（27）: 4347-4351.

Suntornlohanakul R, Wanlapakorn N, Vongpunsawad S, et al, 2015. Seroprevalence of anti-EBV IgG among various age groups from khon kaen province, Thailand. Asian Pac J Cancer Prev, 16（17）: 7583-7587.

Thorell K, Yahara K, Berthenet E, et al, 2017. Rapid evolution of distinct *Helicobacter pylori* subpopulations in the Americas. PLoS Genet, 13（2）: e1006546.

von Rosenvinge EC, Song Y, White JR, et al, 2013. Immune status, antibiotic medication and Ph are associated with changes in the stomach fluid microbiota. ISME J, 7（7）: 1354-1366.

Wang L, Zhou J, Xin Y, et al, 2016. Bacterial overgrowth and diversification of microbiota in gastric cancer. Eur J Gastroenterol Hepatol, 28（3）: 261-266.

White JR, Maddox C, White O, et al, 2013. Clovr-Its: Automated internal transcribed spacer amplicon sequence analysis pipeline for the characterization of fungal microbiota. Microbiome, 1（1）: 6.

Yang J，Zhang Q，Chen M，et al，2016. Association between *Helicobacter pylori* infection and risk of periodontal diseases in han Chinese：a case-control study. Med Sci Monit，22：121-126.

Yau TO，Tang CM，Yu J，2014. Epigenetic dysregulation in Epstein-Barr Virus-associated gastric carcinoma：disease and treatments. World J Gastroenterol，20（21）：6448-6456.

Zhang F，Yang X，Wu N，et al,2015. Changes in the composition of intestinal fungi and their role in mice with dextran sulfate sodium-induced colitis. Scientific reports，5undefined：10416.

Zong L，Seto Y，2014. CpG island methylator phenotype，*Helicobacter pylori*，Epstein-Barr Virus，and microsatellite instability and prognosis in gastric cancer：a systematic review and meta-analysis. PLoS One，9（1）：e86097.

Zwolinska-Wcislo M，Budak A，Bogdal J，et al，2001. Fungal colonization of gastric mucosa and its clinical relevance. Med Sci Monit，7（5）：982-988.

第四章

胃分泌功能指标及其调控

胃对食物的化学性消化是通过胃黏膜中各种外分泌腺细胞分泌的胃液来实现的。胃黏膜中有三种外分泌腺：贲门腺、泌酸腺和幽门腺。贲门腺为黏液腺，位于胃与食管连接处宽 1～4cm 的环状区；泌酸腺为混合腺，存在于胃底的大部分和胃体的全部，包括壁细胞、主细胞和颈黏液细胞；幽门腺分泌碱性黏液，分布于幽门。此外，胃黏膜内还分布着多种内分泌细胞，通过分泌胃肠激素来调节消化道和消化腺的活动。常见的内分泌细胞有 G 细胞、δ 细胞、肠嗜铬样细胞等。G 细胞分泌胃泌素和促肾上腺皮质激素样物质，分布于胃窦；δ 细胞分泌生长抑素（somatostatin，SST），并对胃泌素和胃酸的分泌起到一定的调节作用，其主要分布于胃底、胃体和胃窦；肠嗜铬样（enterochromaffin-like，ECL）细胞合成和分泌组胺，分布于胃泌酸区内。

检测胃黏膜细胞分泌的这些胃酸、黏液、酶类、激素、感染性反应因子及外源性抗原物质有助于评估全胃黏膜的功能状态、感染情况及病变的部位。因此，本章系统介绍了外分泌蛋白和内分泌激素这两类胃功能指标的生化特性、来源、分布、生理功能及其调控，帮助我们从生理基础和功能层面上深入了解这些胃功能指标的作用，以便更好地开发其临床应用价值。

第一节　胃外分泌蛋白及其调控

胃对食物的消化作用和自身黏膜的保护作用是通过胃黏膜中多种外分泌蛋白来实现的。胃黏膜中有三种外分泌腺体：贲门腺、泌酸腺和幽门腺。其中，泌酸腺存在于大部分的胃底和全部的胃体，包括壁细胞、主细胞和颈黏液细胞，是分泌外分泌蛋白的主要细胞。壁细胞主要分泌盐酸和内因子（instrinsic factor，IF）；主细胞分泌胃蛋白酶原（pepsinogen，PG）Ⅰ、Ⅱ；颈黏液细胞主要分泌黏蛋白（mucoprotein）和三叶肽（trefoil peptides，TP）。本节主要介绍胃外分泌蛋白的组成及其调控。

一、黏蛋白

（一）基本生化特性

黏蛋白是一类主要由黏多糖组成、位于上皮细胞表面的一类糖蛋白，是一组高分子量、重糖基化的蛋白，是胃黏液的主要成分，由胃黏膜表面的上皮细胞、泌酸腺、贲门腺和幽门腺的黏液细胞共同分泌，占黏液总干重的30% ～ 40%，富含丝氨酸（serine，Ser）、苏氨酸（threonine，Thr）、脯氨酸（proline，Pro）和甘氨酸（glycine，Gly），而硫氨基酸和芳香族氨基酸的含量则较低。这些黏蛋白的主要结构是蛋白骨架，即黏液核心肽。黏液核心肽的典型结构是串联重复区（variable number of tandem repeats，VNTR），其中Ser、Thr、Pro尤为丰富，这些都是糖基化的潜在位点。

黏蛋白主要分为黏液素和其他黏蛋白。黏液素包括MUC1、MUC2、MUC3A、MUC3B、MUC4、MUC5AC、MUC5B、MUC6、MUC7、MUC8、MUC12、MUC13、MUC15、MUC16、MUC17、MUC19、MUC20、CD43和CD164；其他黏蛋白包括触珠蛋白、内在因子、α_1酸性糖蛋白、肽聚糖、植物凝血素和卵黏蛋白等。而黏液素又包括分泌型黏蛋白和跨膜型黏蛋白两种类型。分泌型黏蛋白（如MUC2、MUC5AC、MUC5B和MUC6）主要功能是在上皮细胞上形成黏液层；跨膜型黏蛋白（如MUC1、MUC4、MUC13和MUC16）的功能知之甚少，但是它们大多参与与肿瘤发生相关的各种信号的传导途径。

（二）来源与分布

胃部外分泌黏蛋白主要由颈黏液细胞分泌。在正常生理状态下，胃肠道常见的黏蛋白分布如下：胃黏膜表达MUC1、MUC5AC、MUC6，肠黏膜表达MUC2。MUC1在胃窦黏膜广泛表达，在胃体和幽门腺中呈灶状表达；MUC5AC表达于胃黏膜小凹上皮的颈黏液细胞中；MUC6主要分布于幽门窦腺体、胃体颈黏液细胞和主细胞。因为MUC2是肠黏膜的标志物，所以在胃癌中MUC2通常作为肠型胃癌的分子标志物。

（三）生物合成与释放

基础状态下，颈黏液细胞持续不断地合成和分泌黏蛋白。黏蛋白的合成主要在3个亚细胞中定位部位。

1.内质网　黏蛋白的蛋白质核心的合成开始于粗面内质网（rough endoplasmic reticulum，RER）的膜结合核糖体上。黏蛋白肽链核心由核糖体合成后，运输到粗面内质网内，折叠富含半胱氨酸的N端和C端结构域，形成细胞内二硫键，并在内质网中形成N-糖基化及内质网中黏蛋白肽的二聚化。

2.顺式高尔基体　黏蛋白的糖基侧链是在运输过程中加入的，转入高尔基体在其内进行修饰，如加入N-糖苷和甘露糖等，和N-乙酰半乳糖胺对Ser和Thr的初始O-糖基化及在高尔基体中O-连接的寡糖的延伸，使初生颗粒进一步致密化。

3.反式高尔基体　成熟黏蛋白聚合形成线性和支化聚合物，储存在黏液细胞的囊泡中，由Ca^{2+}包装成分泌颗粒，进而释放。在出胞过程中，黏原颗粒密度逐步下降，在胃黏膜表面形成黏滞度较高的黏液层。当黏液细胞受到内源性或外源性刺激时，储存在颈黏液细胞囊泡内的黏原颗粒与细胞顶膜融合，将其内容物排出。

（四）生理功能

黏蛋白的特征是具有较高的黏滞性和形成凝胶的能力，分泌后即覆盖于胃黏膜表面，在胃黏膜表面形成约500μm厚的保护层，这个保护层可以在胃黏膜表面起到润滑作用，减少粗糙食物对胃黏膜的机械损伤。在人体的其他部位如呼吸道、泌尿生殖道及乳腺等多种上皮组织中广泛分布着黏蛋白，其起保护和润滑的作用。因此，它们是大多数凝胶状分泌物的关键组成部分，提供润滑、细胞信号通路及化学屏障的功能。

有学者发现，MUC5AC和MUC6在胃黏液凝胶中保持分离，呈层状线性排列。MUC5AC主要位于凝胶中的表层和底层，而MUC6则位于其中。黏蛋白的这种自然的分层现象为胃的黏液层提供了更强的黏液性，为胃上皮细胞提供了独立且充分的保护作用。

（五）调控

实验表明，神经、体液和内分泌激素等因子都可以调控胃液中黏蛋白的合成与分泌，胃液中的胃酸和胃蛋白酶可影响黏液层的完整性，且分泌的黏液难以完全收集和进行定量测定，所以给研究黏液分泌的调节带来一定困难。

1. 局部刺激 胃内食物的机械摩擦和化学刺激、迷走神经兴奋都可以刺激胃内黏液的分泌。胃黏膜损伤时黏液分泌增加，其可能的原因为炎性细胞与抗原-抗体复合物释放的介质和肥大细胞释放的组胺对黏膜直接刺激的结果。

2. 神经刺激 交感-肾上腺素能神经能够抑制黏蛋白的分泌，而各种原因引起的迷走神经冲动刺激黏蛋白分泌，乙酰胆碱（acetylcholine，ACh）和胆碱能激动剂可刺激胃黏膜的部分颈黏液细胞分泌黏蛋白，若将ACh注入胃黏膜表面，可引起局部黏液凝胶增厚。

3. 体液刺激 胃肠道激素中促胃液素、胆囊收缩素在刺激胃酸和胃蛋白酶分泌的同时也可以刺激颈黏液细胞分泌黏蛋白。肾上腺皮质激素可以抑制磷脂酶A2的蛋白合成与释放，从而减少胃黏膜前列腺素的合成，使胃黏液的合成和分泌大幅减少，而黏蛋白中糖类浓度降低。

4. 其他因素 许多研究显示大量的生物活性分子，如细菌及其产物、细胞因子、生长因子，可以调节黏蛋白合成。

（1）细菌及细菌产物：许多细菌产物，包括脂多糖（LPS），鞭毛蛋白和脂磷壁酸均与黏蛋白基因调控有关。目前有学者研究证实LPS可以诱导黏蛋白的表达。

在培养物的上清液、铜绿假单胞菌和大肠杆菌中纯化LPS后，可上调NCI-H292细胞和HT29-MTX细胞中的内源性MUC2、MUC5AC和MUC5B的表达。此外，革兰氏阴性细菌的鞭毛蛋白通过Ras途径诱导黏蛋白上调。鞭毛蛋白与表面受体Asialo-GM1结合，导致释放与G蛋白偶联受体（G protein coupled receptor，GPCR）结合的ATP，激活磷脂酶C，导致Ras途径的激活和随后的黏蛋白转录。*H. pylori*存在于胃黏液的凝胶层中，可改变黏蛋白分子结构导致胃中主要表达的黏蛋白，如MUC1、MUC5AC和MUC6的基因异常表达，并可以降低胃黏蛋白的合成和胞吐作用，导致黏液凝胶的厚度减小。体内研究显示，*H. pylori*感染患者的胃黏液厚度减少约20%。

（2）细胞因子：是生物活性因子，其广泛地由免疫细胞、上皮细胞、内皮细胞和成纤维细胞分泌，与病原体相关分子模式（pathogen-associated molecular patterns，PAMP）接触时被激活。已知包括IL-1β、IL-4、IL-6、1L-13和TNF-α内的大量细胞因子以调节黏蛋白合成和胞吐作用。IL-4和IL-13体外和体内均诱导黏蛋白基因表达，它们通过与

IL-4受体结合并随后激活STAT通路来上调MUC2和MUC5AC的基因表达。IL-6通过增加凝胶形成来调节黏蛋白基因MUC2、MUC5AC、MUC5B和MUC6的表达。TNF-α和IL-1β也是凝胶形成黏蛋白的主要调节剂。这两种细胞因子通常参与炎性疾病。TNF-α也能够刺激LS180细胞中的黏蛋白分泌并增加MUC2、MUC5AC、MUC5B和MUC6的表达。

二、三叶肽

（一）基本生化特性

20世纪80年代，Thim等发现了一个新的小分子神经肽家族，并命名为三叶因子家族（trefoil factor family，TFF）。三叶肽家族属于多肽家族，是一类通过颈黏液细胞分泌到上皮表面的小分子可溶性蛋白，对胃黏膜具有保护作用。至今发现哺乳动物有3种三叶肽，分别由乳腺癌相关肽（breast cancer associated peptide，pS_2即TFF1）、解痉多肽（spasmolytic polypeptide，SP即TFF2）和肠三叶因子（intestinal trefoil factor，ITF即TFF3）组成。其特征均为由6个半胱氨酸残基及3个二硫键连接形成，呈三叶状结构，故命名为三叶肽。

人类和小鼠的TFF基因之间存在保守性，均位于染色体21q22.3上55kb区域和17号染色体上的一段40kb的DNA片段。TFF1、TFF2和TFF3蛋白质均由N端信号肽、三叶域（也称为P结构域）和C端Cys-X-X基序组成，分别含有60个、106个和59个氨基酸残基，分子质量分别为6.7kDa、12kDa和6.6kDa。其中，TFF1和TFF3含有单个三叶域，而TFF2含有两个三叶域。三叶域含有42个或43个氨基酸残基且具有保守的6个Cys残基，两个三叶域之间由三对二硫键连接在一起形成稳定的三叶形结构，具有明显的蛋白酶特性、耐酸性和耐热性。C端Cys-X-X序对于TFF蛋白的二聚化是必需的，并且TFF蛋白与Cys通过二硫键形成同源二聚体或异二聚体，该二聚体的生物效应要比TFF单体效力高。

（二）来源、分布、合成与释放

TFF蛋白是分泌型蛋白，主要存在于胃肠道黏液及血清和尿液中，少量存在于脑组织内，包括TFF1、TFF2及TFF3三种。

正常情况下，TFF1蛋白由胃底和胃窦的小凹上皮细胞合成分泌，表达主要集中于胃底和胃窦的黏膜，在回肠、结肠、唾液腺、胰腺、呼吸道和乳腺中的表达水平很低。TFF1对胃癌的发生具有抑制作用。一项对胃癌的研究发现，部分病例存在编码TFF的染色体21q22.3区域丢失的现象，而TFF1表达水平在胃癌组织中较周围的正常组织明显下降。小鼠模型研究表明，TFF1缺陷型的小鼠会发生幽门肿瘤。TFF1的缺失造成对胃黏膜损伤修复的能力下降，从而导致消化道的炎症反应出现，增加了胃癌发生的概率。然而在某些肿瘤中，包括食管癌、肺癌、乳腺癌、胰腺癌、胆管癌、大肠癌、黏液亚型卵巢肿瘤、膀胱癌和前列腺癌等，TFF1经常异位表达或过表达，这似乎与其作为抑癌基因的作用相矛盾，其表达水平类似于在正常胃黏膜中的表达。

TFF2由胃底的颈黏液细胞合成分泌，细胞内定位为细胞质和细胞膜。其在胃体和胃窦黏液颈细胞、幽门腺的基底细胞及十二指肠的Brunner腺中表达。TFF2在正常胃黏膜组织中呈高水平表达，但是在许多肿瘤组织中也检测到TFF2的异常表达，如胃癌、肠癌、乳腺癌和胰腺癌。并有研究发现，与其他癌细胞相比，人乳腺癌MCF-7细胞中TFF2的表达显著升高。

TFF3由小肠和大肠上皮细胞合成，是杯状细胞的主要成分，主要在细胞质中表达。正常胃黏膜的TFF3蛋白表达基本上是阴性的。然而，它在肠上皮化生的杯状细胞中呈强阳性。此外，TFF3也是多种组织中的上皮细胞分泌的肽类激素，包括胰腺、唾液腺、泪腺、前列腺、乳腺、子宫、呼吸道、下丘脑、垂体和肾脏。

（三）生理功能

1.对胃肠黏膜的保护作用　TFF的主要作用是对黏膜的保护，以及胃黏膜在损伤后进行的上皮恢复。TFF能够增强受损黏膜周围完好的上皮细胞向黏膜损伤表面迁移覆盖，或与黏液中的糖蛋白相互作用，加强黏液凝胶层，增强黏液上皮细胞的表面完整性，抵抗黏膜表层有害物质损伤等。其中，TFF1可以促进胃窦和幽门黏膜的正常分化，TFF3可以通过与黏蛋白相互作用来保护肠上皮屏障功能。

2.抗炎作用　激活NF-κB的炎症刺激可以上调胃黏膜细胞中TFF1基因的表达，说明TFF1具有抗炎作用，可以作为炎症调节剂并且具有促血管生成的活性。TFF2可以通过刺激胃肠道细胞的增殖、抑制胃酸分泌来促进胃黏膜上皮细胞的修复并控制局部炎症。

3.对细胞增殖的影响　有实验证实TFF1和TFF2抑制了胃癌细胞的生长并诱导细胞凋亡，这说明TFF1可能在胃肠道细胞中具有抗增殖作用。但是TFF3在其他肿瘤中具有恶性特征，能够促进肿瘤细胞的侵袭转移，造成肿瘤的脉管侵犯。

4.其他　TFF同时也在大脑中表达。TFF1表达于额叶皮质、小脑和海马中，而TFF3则表达于下丘脑中，它们可能充当神经调节剂。

（四）调控

表皮生长因子（EGF）可以调节所有TFF基因的转录。介导其的通路为表皮生长因子受体（EGFR）和Ras促分裂原活化蛋白激酶（mitogen-activated protein kinase，MAPK）通路。有动物实验显示，在转化生长因子α（TGF-α，为EGFR配体之一）过表达的小鼠中，TFF2和TFF3的上调被抑制，说明TGF-α参与调节TFF肽。

胃泌素通过Raf、MEK和由胃泌素/胆囊收缩素（cholecystokinin，CCK）2受体途径激活TFF1转录。类似的，TFF2的转录激活是通过鸟嘌呤-胞嘧啶的DNA结合位点和蛋白激酶C（protein kinase C，PKC）来激活胃泌素/CCK2受体途径实现的。在小鼠实验中发现，外源性的血管活性肠肽（vasoactive intestinal polypeptide，VIP）可以刺激杯状细胞分泌TFF3，表明TFF3的产生受VIP的调节，且VIP舒张胃肠道平滑肌的作用可能是由TFF3介导的。

在慢性胃炎中促炎细胞因子IL-1β和IL-6的过度表达可能抑制TFF1和TFF2的转录，从而导致胃黏膜损伤和胃癌的发生。另有研究表明，IL-1β能够通过NF-κB和CCAAT/增强子结合蛋白β（CCAAT/enhancer-binding protein beta，C/EBPβ）来抑制激活IL-6的转录。TFF3的下调可促进溃疡形成并抑制炎症期间的黏膜伤口愈合。

一些药物也可以对TFF的表达和分泌产生影响，如非甾体抗炎药（NSAID）可以通过激活过氧化物酶体增殖物激活受体γ（peroxisome proliferator-activated receptor γ，PPARγ），从而上调TFF2 mRNA的表达。这一机制可能对于降低NSAID药物引起的胃黏膜损伤程度很重要。在奥美拉唑治疗的小鼠胃内检测出TFF1的分泌有所增加，但是组织中TFF1合成没有受到影响，说明TFF1是质子泵抑制剂（PPI）介导的胃黏膜损伤的保护性原因之一。

三、盐酸、碳酸氢盐与内因子

（一）盐酸

1.基本生化特性　胃液是无色的酸性液体，pH为0.9～1.5，其酸性主要由胃液中的盐酸决定。胃液中的盐酸也称为胃酸，由胃底和胃体黏膜的壁细胞分泌。胃酸在胃内有两种表现形式，分别是呈现为游离状态的游离酸和呈现为结合状态的结合酸。结合酸是指胃酸与蛋白质结合，以结合后盐酸蛋白盐的形式存在于胃液中。胃酸的总酸度是由结合酸和游离酸的总浓度组成的。盐酸的含量通常用单位时间的分泌数表示，称为胃酸排出量。空腹时，胃酸排出量为0～5mmol/h。在食物和少数药物刺激下，胃酸排出量增加，为20～25mmol/h。两者在胃液中的总浓度称为胃酸总酸度。在空腹6h后，且在没有任何食物刺激的情况下胃酸仍有少量分泌，称为基础胃酸分泌。

2.来源、分布、合成与释放　正常情况下，盐酸主要由胃底和胃体黏膜的壁细胞分泌。壁细胞分泌的H^+来自细胞内水的解离。胃液中H^+的浓度远高于血浆，因此，壁细胞分泌H^+是逆着巨大的浓度梯度进行的主动过程。在分泌小管的H^+-K^+-ATP酶（即质子泵）作用下，H^+从胞内主动运输到分泌小管中。质子泵每水解1个ATP而释放的能量可以驱使一个H^+从胞内进入分泌小管，同时驱动一个K^+从分泌小管中进入胞内。在壁细胞顶端膜分泌H^+和换回K^+时的过程中，顶端膜中的钾通道和氯通道也是开放的。进入细胞的K^+又经钾通道进入分泌小管管腔内，细胞内的Cl^-通过氯通道进入分泌小管管腔，与H^+形成HCl。在需要胃酸分泌时，HCl由壁细胞分泌小管管腔进入胃腔。在消化期，由于胃酸大量分泌的同时也有大量HCO_3^-释放入血，血液暂时碱化，形成餐后碱潮。

3.生理功能

（1）激活PG，并且为胃蛋白酶提供合适的胃内酸性环境。

（2）使食物中的蛋白质变性，有利于蛋白质水解。

（3）消灭随食物进入胃内的细菌，有利于维持胃内和小肠内的无菌状态，防止细菌生长，预防肠道感染。

（4）盐酸随食糜进入小肠后，可以促进促胰液素和胆囊收缩素的分泌，从而引起胰液、胆汁和小肠液的分泌。

（5）由盐酸造成的胃内酸性环境有利于小肠对铁、钙、维生素B_{12}和某些药物的吸收。

4.调控

（1）神经内分泌调节：各种内分泌、旁分泌和神经分泌信号及化学物质和细菌均可刺激胃酸分泌，包括组胺、胃泌素、生长素释放肽、垂体腺苷酸环化酶激活肽（pituitary adenylate cyclase-activating polypeptide，PACAP）、谷氨酸。

1）组胺：含有组胺的ECL细胞位于腺体的基部，是泌酸黏膜中的主要内分泌细胞。从ECL细胞释放的组胺通过H_2受体直接刺激壁细胞分泌胃酸。之前已有免疫组织化学染色和电子显微镜证实，认为组胺可通过旁分泌途径到达壁细胞。

2）胃泌素：由G细胞产生，能够在胃幽门腺基部和十二指肠中响应食物产生的刺激，促进胃酸分泌和黏膜细胞生长。胃泌素可以强烈刺激壁细胞的胃酸分泌，这一效应是通过CCK_8受体G_q-PLC-IP_3-Ca^{2+}和DG-PKC信号通路来实现的。胃泌素也能作用于ECL细胞，促进其分泌组胺，再通过组胺刺激壁细胞分泌盐酸，而盐酸对胃泌素的分泌则产生负反馈调节。

3）生长素释放肽：位于泌酸腺的基底部或幽门腺中，具有刺激胃酸分泌的作用，同时还能刺激食欲，促进胃的运动和排空及生长激素（growth hormone，GH）的分泌。

4）PACAP：是VIP家族的成员，存在于胃壁神经元中。已经有各种报道发现PACAP能够刺激或抑制胃酸分泌。PACAP通过与称为PACAP I型（PAC-1）受体和两种类型的VIP受体VPAC1与VPAC2的结合而起作用。通过PAC-1受体作用于含有组胺的ECL细胞来刺激胃酸分泌，而通过VPAC1受体作用于含SST的D细胞，抑制胃酸分泌。但在PAC-1受体敲除小鼠中表现出胃酸分泌的增加，这可能与小鼠体内胃泌素浓度增加和壁细胞数量增加有关，确切机制仍有待阐明。

5）谷氨酸：来自膳食中的谷氨酸能够作为味觉受体家族1，成员1（taste receptor family 1，member 1，T1R1）/味觉受体家族1，成员3（taste receptor family 1，member 3，T1R3）及味觉受体和代谢型谷氨酸受体（metabotropic glutamate receptor，mGluR）的激动剂，刺激胃酸的分泌，该机制可能涉及抑制SST分泌和（或）迷走神经传导的激活。

6）迷走神经：迷走神经中有传出纤维直达壁细胞，通过末梢释放ACh而引起胃酸分泌增加。也有纤维支配ECL细胞，使其释放组胺并间接增加壁细胞的胃酸分泌。

（2）疾病状态：胃酸分泌水平在各种疾病状态中不同。在十二指肠溃疡和佐林格-埃利森综合征（ZES）中胃酸分泌增加，而在恶性贫血、萎缩性胃炎（atrophic gastritis，AG）和胃癌中可观察到较低水平或几乎不存在的胃酸分泌。ZES是由罕见的神经内分泌肿瘤引起的，即胃泌素瘤，主要起源于胰腺或十二指肠，该综合征的特征为高胃泌素血症、胃酸过度分泌、消化性溃疡和经常腹泻。*H. pylori*感染初期可以导致胃酸分泌过少，然而持续慢性感染导致胃酸过少或胃酸过多，这取决于感染的部位。以胃体为主的胃炎与胃酸分泌减少有关，而以胃窦为主的胃炎可导致高胃泌素血症和胃酸分泌增加。

（二）碳酸氢盐

1.基本生化特性　胃黏膜内的非泌酸细胞能分泌碳酸氢盐（HCO_3^-），另外组织液中少量的碳酸氢盐也能渗入胃腔中。进入胃内的碳酸氢盐并不是直接进入胃液中，而是与胃黏膜表面的黏液联合形成一个抗胃黏膜损伤的屏障，称为黏液-碳酸氢盐屏障。它能有效地保护胃黏膜免受胃酸和胃蛋白酶的损伤。

2.来源、分布、合成与释放　胃黏膜HCO_3^-分泌是一个主动耗能的过程。HCO_3^-分泌使氧化磷酸化解耦联，能被2,4-二硝基酚、硫氢酸盐、哇巴因和缺氧所抑制。当胃窦黏膜代谢被阻断时，组织源性的HCO_3^-漏入胃腔。这种方式产生的HCO_3^-的量占胃液HCO_3^-总量的20%。基础状态下胃液中HCO_3^-浓度为10mmol/L左右，其分泌速率为氢离子分泌速率的5%～10%，为十二指肠HCO_3^-分泌速率的20%～30%。在受刺激情况下胃液分泌速率增加，HCO_3^-分泌速率也随着增加，但此时HCO_3^-的分泌速率仍在H^+分泌速率的5%～10%，说明HCO_3^-分泌速率的变化同H^+分泌速率的变化是平行的。HCO_3^-和黏液均由表面上皮细胞分泌，推测HCO_3^-的分泌同黏液分泌是耦联的。

3.生理功能　黏液-碳酸氢盐屏障是胃黏膜保护的第一道防线，是胃黏膜防御因子的重要组成部分。在生理条件下，HCO_3^-主要由胃黏膜上皮细胞分泌，使上皮细胞表面形成一个pH梯度，能够有效防止食物、胃酸和胃蛋白酶对胃黏膜的损伤。胃黏膜急性损伤后，大量组织液和HCO_3^-渗透到胃腔内，中和腔内胃酸，为胃黏膜上皮细胞的快速修复提供了一个良好的中性环境，有利于胃黏膜的损伤后修复。黏液-碳酸氢盐屏障削弱参与消化性溃疡的发生，是多种胃部病变发生的共同病理生理机制之一。

4.调控

（1）胃酸对碳酸氢盐分泌的影响：胃酸是胃内碳酸氢盐分泌的重要刺激因子。当大鼠胃腔内酸浓度达到pH＜2时，会刺激碳酸氢盐分泌。将胃黏膜直接暴露于酸环境下时胃碱分泌增加，当移去酸后碳酸氢盐分泌下降。低浓度酸（＜30～50mmol/L）诱导代谢依赖性的碱分泌。当酸达到一定浓度时，碳酸氢盐就会由组织通过上皮间隙或上皮细胞渗漏入胃腔。实验发现，当大鼠十二指肠内pH降至5时，碳酸氢盐分泌增强2倍，当pH为2时，则增加10倍。

（2）神经调节对碳酸氢盐分泌的影响：胃碳酸氢盐的分泌受神经中枢、自主神经和局部胃肠神经的调控。假饲增加胃碳酸氢盐的分泌表明中枢神经参与其分泌过程。下丘脑腹内侧核内注射促肾上腺皮质激素释放因子（corticotropin-releasing factor，CRF）能刺激碳酸氢盐分泌，增强大鼠胃黏膜的保护作用。脑室内而非静脉内注射促甲状腺素释放素（thyrotropin releasing hormone，TRH）以增加大鼠十二指肠碳酸氢盐分泌，切除迷走神经能够抑制这种作用。最近的研究表明，一些药物也通过中枢调节影响碳酸氢盐分泌，增强胃黏膜对抗损伤因子的能力。交感神经起抑制作用，而副交感神经促进胃碳酸氢盐分泌。假饲能够刺激胃十二指肠碱分泌，迷走神经选择性切除或用胆碱能受体拮抗剂能够消除这种反应，而吲哚美辛没有这种作用。

（3）药物和体液因素对碳酸氢盐分泌的影响：药物和体液因素参与调控胃碳酸氢盐分泌及其黏膜保护作用。促进胃碳酸氢盐分泌的因子包括PGE_2、M型胆碱能神经激动剂、胰多肽、VIP和环磷酸腺苷（cyclic adenosine monophosphate，cAMP）等，铝复合物亦能促进胃碳酸氢盐分泌。胃碳酸氢盐分泌抑制因子包括环氧酶抑制剂、乙酰胆碱、胆汁酸等。组胺不仅能刺激胃酸分泌，亦能刺激碳酸氢盐分泌。组胺刺激胃碱分泌，与其引起的血管反应无关，而涉及内源性PG和H_2受体，吲哚美辛能抑制组胺而引起胃碱分泌的增加，西咪替丁也能够显著抑制组胺而引起碱分泌的增加。

（三）内因子

1.基本生化特性　内因子（IF）是由 *GIF* 基因编码的一种糖蛋白，分子质量为60kDa，其作用的最适pH约为7，浓度与胃液中的HCl或胃蛋白酶的量无关。能刺激胃酸分泌的因素也能刺激IF的分泌。

2.来源、分布、合成与释放　IF主要由胃底和胃体的壁细胞分泌，在分泌盐酸的同时也分泌IF。IF的合成部位在不同物种中不同。然而，在动物中，IF也可定位于各种其他细胞类型，包括胃黏膜中的主细胞和肠内分泌细胞，唾液腺和胰腺的导管细胞。

正常胃产生的IF远远超过维生素B_{12}吸收所需的IF。实际上，仅需要约1%的正常分泌量来实现维生素B_{12}的最大吸收。维生素B_{12}吸收受损意味着至少99%的IF分泌能力丧失。与所有生化反应一样，在游离IF、游离维生素B_{12}与IF-维生素B_{12}复合物之间存在着生物化学反应的平衡，它们都易于与环境中标记的维生素B_{12}交换。且该反应不受pH的影响，一旦IF与维生素B_{12}结合，就很难被蛋白水解酶消化。

3.生理功能　IF的主要生理功能是通过与胃内的维生素B_{12}以较高的亲和力结合，促进其运输和吸收。IF有两个活性部位，一个活性部位与进入胃内的维生素B_{12}结合，形成IF-维生素B_{12}复合物，可保护维生素B_{12}免遭肠内水解酶的破坏。当IF-维生素B_{12}复合物运行至远端回肠后，IF的另一活性部位与回肠黏膜细胞膜的相应受体结合，促进维生素B_{12}的吸收。IF-维生素B_{12}复合物到达回肠末端，在与回肠腔细胞膜中的特定受体结合后被吸收。若缺乏IF，可因维生素B_{12}吸收障碍而影响红细胞生成，引起巨幼细胞贫血。

内因子抗体（intrinsic factor antibody，IFA）是针对IF的一种自身抗体，在血清中，存在两种特异性IFA，都属于IgG类。1型（IF封闭体）与维生素B_{12}的结合位点反应，封闭IF上维生素B_{12}的结合位点，阻止维生素B_{12}的吸收，可以在70%的IFA阳性患者中检测到维生素B_{12}的缺乏；2型（IF结合抗体）识别相对远离维生素B_{12}的结合位点，并阻止IF-维生素B_{12}复合物与回肠黏膜中的受体结合。可以认为IFA是自身免疫性胃炎（autoimmune gastritis，AIG）的特异性标志物。长期维持这种状态将导致因维生素B_{12}吸收不足而产生巨幼细胞贫血，临床上称为恶性贫血。在大约30%的自身免疫性患者中发现2型IFA并且常伴随着1型IFA的升高。IFA的存在与许多自身免疫性疾病相关，如甲状腺功能减退、格雷夫斯病（Graves病）、甲状腺炎、艾迪生病、胰岛素依赖性糖尿病等。

4.调控　能促使胃酸分泌的各种刺激，如组胺、胃泌素、迷走神经兴奋等，均可使IF分泌增多；胃酸缺乏的人则IF分泌减少。当胃黏膜受到损伤时，壁细胞受损或减少，如AG时IF分泌减少。除此之外，IFA可以抑制IF的产生。

四、胃蛋白酶原

19世纪，Schwann等发现了胃蛋白酶（pepsin）及其前体（PG）在蛋白消化方面的关键作用。迄今为止发现的PG共有五种，分别为胃蛋白酶A、B、C、F和凝乳酶的前体。人类主要拥有PGA（又称PGⅠ）和PGC（又称PGⅡ），是天冬氨酸（aspartic acid，Asp）蛋白酶家族的肽链内切酶家族中的成员，在pH为$1.5 \sim 5.0$时有活性。本部分着重介绍PGⅠ和PGⅡ。

（一）胃蛋白酶原Ⅰ

1.基本生化特性　编码PGⅠ的基因位于11q13，由 *PGA3*、*PGA4*、*PGA5* 三个基因组成。1973年Tang等第一次研究出猪胃蛋白酶A的完整氨基酸序列，包括三个区域：

信号肽（S1）、活化片段（前肽）和活性酶部分。猪PGⅠ这三个区域的氨基酸个数分别为15个、44个和326个。前肽是高度疏水的，通常在分泌蛋白中可以观察到，在PG合成时被清除。因此，未活化的胃蛋白酶由活化片段和部分胃蛋白酶组成。通过氨基酸组成分析发现，占比超过5%的氨基酸有Asp、Gly、异亮氨酸（isoleucine，Ile）、亮氨酸（leucine，Leu）、Pro、Ser、Thr和缬氨酸（valine，Val）。由于其Asp含量较高，所以为偏酸性蛋白质。胃蛋白酶A总体呈疏水性，作用于疏水性氨基酸的肽键，因此其疏水的结构更有利于结合被水解的蛋白质发挥其消化作用。

2. 来源、分布、合成与释放　PGⅠ主要由胃底腺的主细胞和颈黏液细胞分泌，用免疫组织化学和原位杂交的方法可以清晰鉴别出产生PGⅠ和PGⅡ的部位。

Langley早在1881年描述了主细胞分泌PG的基本模型。这一模型的主要事件是由Hirschowitz于30年前描述的，主要包括多核糖体mRNA系统在内质网合成PG，在高尔基体分泌颗粒中浓缩并储存PG，然后释放到主细胞泌酸腺的腺腔中。

PGⅠ是胃蛋白酶A的无活性前体，在中性pH环境中，酶原分子的酶结合位点被胃蛋白酶分子N端的NH_2活化片段占据；在酸性环境下，释放出NH_2活化片段，被激活为有活性的胃蛋白酶A，这一过程成为"活化"。活化为胃蛋白酶的过程是在酸性pH环境下通过两种不同的途径来进行的，一种途径是直接释放完整的活化片段，另一种途径是通过PG类似物活化。其活化片段有2个主要切割位点。一个是连接在活化片段和部分胃蛋白酶之间的肽键，另一个位于活化片段的中心。前者的切割直接产生活化的PG分子，后者产生类PG，是PG和胃蛋白酶的中间产物。这些多肽片段和胃蛋白酶之间的静电作用，氢键和疏水相互作用，包括Tyr37p-Lys36p-Tyr9三联体与两个催化天冬酰胺的相互作用，对稳定PG的结构很重要。

通常情况下，约有1%的PG通过胃黏膜毛细血管进入血液循环，进入血液循环的PG在血液中十分稳定。血清PGⅠ和PGⅡ反映胃黏膜腺体与细胞的数量，同时也间接反映胃黏膜不同部位的分泌功能。当胃黏膜发生病理变化时，血清PG含量也随之改变。因此，监测血清PG含量可以作为监测胃黏膜状态的手段。

3. 生理功能　胃内的PG是没有生理功能的，然而胃内的酸性环境能够使胃内的PG无活性酶原结构展开并通过自剪切的方式水解44个氨基酸而成为有活性的胃蛋白酶。胃蛋白酶的主要生理功能是分解苯丙氨酸（phenylalanine，Phe）和酪氨酸（tyrosine，Tyr）所形成的肽链，其分解产物主要是为长链多肽、寡肽及少量氨基酸。胃蛋白酶只有在温度为37～42℃且酸性较强的环境中才能发挥其消化分解的作用，最适pH为2。其活性随着pH为上升而降低，在pH达到6时胃蛋白酶随即失活。

胃蛋白酶A特异地裂解不同氨基酸的肽键，特别是疏水氨基酸和芳香族氨基酸。早期通过合成肽进行的氨基酸裂解研究表明，裂解效率最高的二肽组合是Phe-色氨酸（tryptophan，Trp）、Phe-Tyr和Phe-Phe。这些二肽延伸的NH_2端和3个残基的羧基端的两个氨基酸残基极大地提高了水解效率，表明其和胃蛋白酶在距离催化位点一段距离的地方发生相互作用。

4. 调控　主细胞膜上有肾上腺素受体，激活后通过腺苷酸环化酶（adenylate cyclase，AC）发挥作用。主细胞上还有CCK受体及ACh受体，它们以三磷酸肌醇（inositol trisphosphate，IP3）-钙离子（IP3-Ca^{2+}）作为第二信使，促使PG分泌。ACh能直接刺激主细胞，同时也可以通过刺激壁细胞分泌盐酸，使胃内的pH下降，从而引发胆碱能反射，刺激主细胞更多地分泌PG。在十二指肠，酸性的食糜可以通过刺激促胰液素的分泌，通过内分泌途径刺激主细胞分泌PG。PG受刺激后的分泌量是基础分泌量的5倍。主细胞受刺激后先出现一个分泌峰-释放已合成的酶原，随后是一个低分泌率的持续增加-释放新合成的酶原。在小鼠体内，甲酰胆碱、二丁基环AMP（db-cAMP）可以强烈刺激胃蛋白酶释放。胃泌素刺激胃蛋白酶释放的能力较弱。奥美拉唑在抑制基础酸分泌的同时可以刺激胃蛋白酶释放。

（二）胃蛋白酶原Ⅱ

1. 基本生化特性　PG Ⅱ由 PGC基因编码，位于6p21.1，成熟的PGC蛋白由388个氨基酸残基组成，包括三个区域：前肽、活性片段和活化酶，分别为43个氨基酸残基的前肽、16个氨基酸残基的信号肽和329个氨基酸残基构成的功能肽。PG和其他Asp蛋白酶原同样是双叶对称性结构，PG Ⅱ在酸性pH环境下有很高的蛋白水解活性，在一些哺乳类动物中，其活性pH可达到3，比观察到的PG Ⅰ的pH还要略高，并且它的特异活性是PG Ⅰ的两倍。PG Ⅱ尽管表现出对底物有相似的特异性，但它更倾向于Tyr的位置，因此优先切割Tyr和氨基酸之间的肽键。

2. 来源、分布、合成与释放　PG Ⅱ由全胃腺（包括胃贲门腺、胃底腺、胃窦幽门腺）和近端十二指肠的 Brunner腺产生。此外，PG Ⅱ也能在其他组织，如肠、肺、生殖囊泡、胰腺和前列腺中检测到。

静息状态下PG Ⅱ储存在酶原颗粒中，此时其合成受到抑制。在生理或外部化学信号刺激下分泌到胃腔。胃内的酸性环境能使前肽和酶活性部分之间的静电作用被破坏，酶原结构展开并切割掉自己的活化片段来进行自催化而成为有活性的胃蛋白酶。酶原激活是一个复杂的过程，包括许多构象变化和化学键的断裂，最终导致活性部位的暴露与前肽的切除。有活性的胃蛋白酶具有将蛋白质消化为多肽和氨基酸的功能。

3. 生理功能　同PG Ⅰ一样，胃内的PG Ⅱ没有生理功能。在胃内酸性环境下能使前肽和酶活性部分之间的静电作用被破坏，酶原结构展开并切割掉自己的活化片段来进行自催化而成为有活性的PG Ⅱ，发挥将蛋白质消化为多肽和氨基酸的作用。Feng等在石斑鱼胃黏膜中检测到PGC最早表达出现在孵卵第41天直至成年，并表现出类似活性，说明PGC在发育过程中起到了一定作用。Kishi通过研究合成的鼠PGC片段发现其能够刺激小鼠正常细胞系RGM1生长，而且在乙酸诱导的胃溃疡、吲哚美辛诱导的胃病变和有 H. pylori 感染的胃中PGC表达均增强，提示PGC很有可能在胃黏膜愈合中发挥一定作用。Minn等从牛蛙的胃中分离到三种具有广谱抗生素活性的多肽，其中两个来自PG Ⅰ或C前肽序列的N端，人工合成的人或猴的PGC前肽序列也具有相似的抗生素活性，提示这些来自前肽序列的多肽可能在胃肠道黏膜中发挥抗菌作用。

4. 调控　PG Ⅱ的生理调控同PG Ⅰ。参见本节"四、（一）胃蛋白酶原Ⅰ"。

（沈诗璇　景晶晶）

第二节 胃内分泌激素及其调控

内分泌激素在维持机体内稳态方面起着至关重要的作用。生长激素释放抑制激素、胃泌素和血管活性肠肽等胃肠激素可通过调控胃酸、胃蛋白酶和胃动力而保证胃功能的正常运转。同时，由于应激对胃功能有很大的影响，一些神经肽，如脑啡肽、P物质等，在调节机体对应激反应的情况下，可间接调控机体胃功能状态，对胃功能的维持同样具有很大作用。本节主要介绍胃内分泌激素及其调控。

一、生长抑素

（一）基本生化特性

生长激素释放抑制激素（SST）简称为生长抑素，是由Brazeau等于1973年分离自哺乳动物下丘脑，被确定为生长激素分泌的抑制剂。已知SST是一种多功能肽，其通过6种不同受体发挥不同的作用。SST不仅是一种神经递质，还是一种激素。SST有两种天然的生物活性形式，含14个氨基酸的形式SST-14及其N端延伸的前体SST-28。SST可溶于水，Phe6、Tyr8和Lys9是SST生物活性的必需氨基酸。

（二）来源与分布

消化系统中SST由幽门窦、十二指肠和胰岛的δ细胞分泌。在幽门窦中释放的SST通过门静脉系统传播到心脏，然后进入体循环以到达发挥其抑制作用的位置。中枢神经系统中SST由下丘脑腹内侧核的神经内分泌神经元产生。这些神经元投射到中位隆起，其中，SST通过神经元轴突从神经内分泌神经末梢释放到下丘脑垂体系统。

SST在身体的各个部位均有分布，广泛存在于中枢及周围神经系统、心脏、甲状腺、消化道及胰腺中，其中，神经系统的下丘脑浓度最高，总量最多的是胃肠道。

脑内SST分布广泛，且呈区域性分布。下丘脑室周核内含大量表达SST的神经元，但其在室周核内各部分的分布呈不均匀状态。

在消化系统中，SST主要分布于胃、十二指肠和空肠上段，并以胃体和幽门窦中浓度最高，在肠道，越往下段含量越低；肝脏也能合成少量SST样肽。上皮细胞分泌的SST占消化系统全部的90%，其余则存在于肌层的神经组织内。胃、十二指肠中SST以SST-14为主，而下段消化道中以SST-28居多。

在其他组织中，唾液腺、松果体、输卵管、胎盘、卵巢及腮腺、肾小球、肾上腺髓质及甲状腺的滤泡旁细胞均能分泌SST。

（三）生物合成与释放

与其他蛋白质激素一样，SST由酶促产生较大的无活性前体分子，前体SST是一种由116个氨基酸组成的多肽，前体SST在C端的加工中可以产生两种生物活性形式。SST-14通过精氨酸（arginine，Arg）-Lys残基的二元切割产生，而一元Arg位点的内切蛋白水解产生SST-28活性多肽，两种形式均由共同基因编码合成。

当SST所调控的激素浓度发生变化时，下丘脑和消化系统中的δ细胞分泌并释放SST。

（四）生理功能

SST为内分泌的总开关，通过调节各个系统中多种激素的分泌而调节各激素发挥效应。SST的作用由称为生长抑素受体（somatostatin receptor，SSTR）的G蛋白偶联受体（GPCR）家族介导，具有六种亚型。通过与高亲和力G蛋白偶联的SSTR结合而抑制许多次级激素的释放。这种激素通过与垂体生长激素，促甲状腺激素和大多数胃肠道激素的相互作用而成为内分泌系统的重要调节因子。SST还影响中枢神经系统的神经传递速率和正常细胞及致瘤细胞的增殖。SST可抑制多种内源性细胞功能的调节，如调节神经传递、细胞运动、细胞增殖和细胞分泌。

1.抑制激素分泌　SST在中枢神经系统和消化系统中均可以抑制多种激素的分泌。

（1）在中枢神经系统中，下丘脑分泌的SST能抑制垂体中多种激素的分泌，如生长激素（GH）、促甲状腺素释放素的分泌，SST亦可抑制下丘脑促性腺激素释放激素（gonadotropin-releasing hormone，GnRH）的释放，在控制垂体激素释放方面发挥着关键作用。作用最明显的是GH的释放，SST一方面可抑制GH释放激素神经元，从而抑制GH分泌；另一方面，它会对其自身释放产生负反馈，从而刺激生长激素释放激素和GH的分泌。

（2）在消化系统中，SST由胃肠黏膜δ细胞分泌，分泌后通过旁分泌的方式作用于壁细胞、ECL细胞和G细胞，从而抑制G细胞分泌胃泌素和壁细胞分泌盐酸的双重作用，SST对胃酸分泌的调节是通过活化生长抑素2型受体（SSTR2），经受体Gi-AC通路抑制细胞内cAMP的生成而起作用的。它不仅抑制G细胞分泌颗粒中促胃液素的释放，还抑制促胃液素基因的表达和转录，因此，对胃的分泌和运动都有很强的抑制作用。SST还能抑制组胺、乙酰胆碱、铃蟾素等对胃酸分泌的刺激效应。此外，还可抑制多种胃肠胰腺激素，如胰岛素、胰岛糖素等的释放，减少内脏和门静脉血流量。同时，也抑制胃蛋白酶、胰蛋白酶及唾液淀粉酶的分泌。

2.影响细胞生物学行为

（1）中枢神经元分泌的SST会产生各种行为和生理学影响，使睡眠模式、食物消耗、运动功能、记忆等过程发生改变；影响认知功能，活化海马部位的突触，增强记忆。脑室或海马内注入SST具有全面觉醒作用，SST中枢给药具有镇痛作用。

（2）SST有抗溃疡、保护细胞、减少胃肠道血流量、预防肠黏膜出血和水肿及溃疡形成的作用。其可降低结肠内的革兰氏阴性菌数量，并且阻止细菌过度繁殖，防止发生肠道细菌易位。

3.抑制肿瘤细胞增殖　大量研究表明，SST可抑制肿瘤细胞的增殖。它通过与特定细胞表面受体SSTR结合起作用，其存在5个SSTR亚型，命名为SSTR1～SSTR5，SSTR存在于多种神经内分泌肿瘤和神经系统肿瘤中。

4.免疫调节作用　SST不仅可以抑制人外周血中单核细胞产生γ干扰素，还可抑制自然杀伤细胞的活性。SST及其类似物可抑制小鼠脾淋巴细胞增殖功能和NK细胞对靶细胞的细胞毒作用。放射免疫测定盒免疫组化结果显示，淋巴组织、脾肠腺有SST免疫阳性物质，提示淋巴组织可以生成SST，通过旁室核及自分泌的SST来影响邻近淋巴细胞功能。近年来的研究表明，SST是神经-内分泌-免疫网络中的重要介质。

（五）调控

SST的调控主要分为促进和抑制。其中，促进作用是由分泌SST的细胞感受SST所抑制激素的浓度，从而促进SST的释放。抑制作用是由分泌SST的细胞感受SST的浓度而形成负反馈，从而抑制SST的分泌。

在中枢神经系统中，下丘脑通过感受垂体释放生长激素的浓度来释放SST，同时，SST的浓度对下丘脑SST的释放产生负反馈，从而调节SST的浓度。

在消化系统中，胃酸、促胃液素等物质和激素能直接作用于胃黏膜δ细胞以促进SST的分泌。在中枢神经系统中，胃黏膜δ细胞感受SST浓度，依赖负反馈来抑制SST的分泌。

二、血管活性肠肽

（一）基本生化特性

血管活性肠肽（VIP）又称为舒血管肠肽，既是胃肠道激素，也是神经肽，在神经系统中称为脑肠肽。Said和Mutt于1970年从猪的小肠中纯化促胰液素时首次分离得到VIP，由于其具有明显的血管扩张作用，故命名为血管活性肠肽。它是含有28个氨基酸残基的直链小分子神经肽，20%为螺旋结构，80%是松散无序结构，分子量为3323Da。在人类中，属于胰高血糖素/分泌素超家族的神经肽。它由VIP基因编码。该基因长约9kb，含有7个外显子，每个外显子编码不同的功能结构域，外显子5编码产生VIP。

（二）来源与分布

VIP主要由中枢和外周神经系统不同区域的神经元产生，由副交感神经节后纤维释放。另外，某些内分泌细胞，如脑垂体催乳素细胞、胰腺细胞，大多数的免疫细胞，如肥大细胞、嗜酸性粒细胞和T细胞，某些肿瘤细胞如胃癌、结肠癌细胞等也能分泌VIP。最初报道VIP在肺和小肠组织中表达，在消化系统、呼吸系统、神经系统及免疫系统等多个器官组织均有分布。此外，它也在内分泌器官（如心脏、甲状腺、肾脏和胃肠道）和免疫器官（如脾、胸腺、骨髓和淋巴结）中表达和释放。

（三）生物合成与释放

VIP由170个氨基酸的前体肽剪切而来，其前体由内质网中的信号肽酶代谢，产生pro-VIP。pro-VIP被激素原转化酶切割以形成VIP-GKR（prepro-VIP125-155），然后其被羧肽酶-B样酶切割成VIP-G（Gly延伸的VIP）。然后VIP-G可以通过PAM酶代谢为VIP。对于大多数的哺乳动物，该前体肽包含组氨酸-Ile肽段，而对于人类则包含组氨酸-蛋氨酸肽段。VIP分子的羧基端是VIP与其受体结合的部位，氨基端是分子的活性部位，其末端的组氨酸残基对激活受体极为重要，缺少氨基端的VIP肽段虽能与其受体结合，但无VIP的生物活性，可作为VIP受体拮抗剂。合成之后由中枢神经和肠神经系统中的神经元释放。

（四）生理功能

VIP在生物体内具有作为胃肠道激素和神经肽的双重作用，同时，VIP可以调节多种免疫细胞的免疫作用。

1.VIP作为胃肠道激素起作用　VIP可抑制食物、组胺和促胃液素等刺激胃酸分泌的作用，并使δ细胞分泌SST，同时，VIP又能刺激壁细胞内cAMP的增加而促进胃酸分泌，因此VIP既可刺激也可抑制胃酸分泌。VIP还可保护胃肠道黏膜，促进肠道水、电解质、胰液及肠液的分泌，调节胃肠吸收。VIP在消化道中的主要作用是舒张肠道平滑肌，并使食管下段括约肌、Oddi括约肌、肛门内括约肌松弛。同时，VIP具有强烈的血管扩张作用，但这种血管扩张不能被阿托品阻断。

2.VIP作为神经肽起作用　VIP具有强大的神经保护作用，如促进神经细胞增殖和存活、轴突再生及小胶质细胞前体的增殖与成熟等。在脑内及外周神经中可引起觉醒效应，提高体温，激活脑组织的腺苷酸环化酶。VIP作为重要的非肾上腺素能非胆碱能（non-adrenergic non-cholinergic，NANC）递质，其在心血管系统内广泛分布并发挥重要的调节作用。在VIP发现后不久便被证实，其可以扩张血管，降低血压。VIP扩血管作用与血管紧张度有关，紧张度越大，扩血管作用也越强，它有助于正常冠状动脉调节血管舒缩张力，增加心外膜冠状动脉横截面积，减少冠状动脉血管阻力并显著增加冠状动脉血流和血管舒张。

3.VIP调节免疫系统　VIP对多种免疫细胞，如巨噬细胞、树突状细胞、抗原递呈细胞和T细胞等具有免疫调节作用，从而影响先天性免疫和获得性免疫，同时在炎症反应中也起重要作用。

4.其他作用　VIP在其他部位可以诱导各种类型激素的释放，包括催乳素、促黄体激素和GH等激素，并调节胰岛素和胰高血糖素在胰腺中的释放作用，还可作为具有抗菌和抗真菌活性的抗菌肽。在中枢神经系统中，VIP具有神经营养的作用，从而影响学习和行为能力。

（五）调控

VIP所调控的激素或稳态发生变化时，会产生神经传导信号，促进神经末梢释放VIP。

三、5-羟色胺

（一）基本生化特性

5-羟色胺（5-hydroxytryptamine，5-HT）是一种吲哚衍生物，最早在血清中发现，因此又称为血清素（serotonin），是在体内广泛分布的小分子单胺物质，且在大脑皮质和神经突触内含量高，是一种抑制性神经递质。

（二）来源与分布

5-HT主要存在于胃肠道、血小板和中枢神经系统中。5-HT的合成原料是Trp，且Trp属于人体必需氨基酸，所以必须从食物中获取，外周血中80%～90%的Trp与血浆蛋白结合，不能透过血脑屏障；10%～20%为游离形式，部分可以透过血脑屏障，继而透过细胞膜进入中枢神经元，进而合成5-HT；同时，5-HT不能透过血脑屏障。上述因素致使99%的5-HT分布于外周组织中，其中约90%由肠嗜铬细胞合成与储存，8%～9%的5-HT释放、弥散到血液，并被血小板摄取储存于致密体中，还有少量分布在各种组织的肥大细胞中，仅1%左右存在于中枢神经细胞内，故中枢和外周可视为两个独立的系统。作为神经递质，主要分布于松果体和下丘脑，亦可作为激素，储存于肠嗜铬细胞颗粒内。

（三）生物合成与释放

5-HT在中枢神经元及消化道的肠嗜铬细胞中合成。中枢神经元或肠嗜铬细胞中的Trp经色氨酸羟化酶（tryptophan hydroxylase，TPH）催化，首先转化为5-羟色氨酸（5-TPH），再经5-羟色氨酸脱羧酶脱羧成5-HT。中枢神经系统中5-HT能神经接收到信号刺激后，末梢囊泡释放5-HT进入突触间隙，与受体结合又迅速解离，大部分通过5-HT泵被突触前末梢再摄取；外周组织中，当肠道受到刺激后，可使肠嗜铬细胞释放5-HT，并与分布于肠道神经元、肠平滑肌细胞和嗜铬细胞的受体结合。

（四）生理功能

5-HT通过与特异的5-HT受体结合，实现复杂的生物学功能。储存在肠嗜铬细胞颗粒中的5-HT在刺激因素作用下释放入血而发挥作用。5-HT系统高度参与机体疼痛、情感及内环境稳态的调节，在感觉异常、精神异常、循环及消化系统疾病中扮演着重要角色。

1.调节多种神经递质的分泌　包括谷氨酸，γ-氨基丁酸（γ-aminobutyric acid，GABA），多巴胺，肾上腺素/去甲肾上腺素和乙酰胆碱，以及许多其他激素，包括催产素、催乳素、血管加压素、皮质醇、促肾上腺皮质激素和P物质等。

2.影响各种生物学和神经学表型特征　如攻击、焦虑、食欲、认知、学习、记忆、情绪、恶心、睡眠和体温调节。

3.调节心血管系统功能　心血管系统中，5-HT由特定的受体介导而发挥作用，5-HT激动5-HT$_3$受体，产生心脏负性频率作用；5-HT激动5-HT$_2$受体，收缩肾、肺等组织血管，舒张骨骼肌血管，此过程需要血管内皮细胞的参与。此外，5-HT激动血小板5-HT$_2$受体，可引起血小板聚集。

4.调节胃肠平滑肌　5-HT激动胃肠道平滑肌5-HT$_2$受体或肠壁内神经节细胞5-HT$_4$受体，均可以引起胃肠道平滑肌收缩，使胃肠道张力增加，肠蠕动加快；5-HT尚可兴奋支气管平滑肌，对哮喘患者影响较大，但对正常人影响较小。

（五）调控

5-HT由必需氨基酸Trp合成，其合成受Trp的获取和色氨酸羟化酶活性的调节。

1.长时间运动　交感神经兴奋、脂肪分解加速可使外周血支链氨基酸浓度降低、血液中游离脂肪酸增多，游离脂肪酸与TPH竞争血浆蛋白结合位点，可使一部分结合型TPH转为游离型，血液中游离TPH与其他支链氨基酸比率升高也会提高TP入脑的速度，从而增加脑内5-HT的合成。

2.两种不同的TPH亚型显示出相互排斥的组织表达模式　TPH1在外周非神经元组织中表达，TPH2在中枢和肠神经系统神经元中表达。大部分的外周5-HT由TPH1在肠嗜铬细胞中合成，一旦释放到血液循环，大多数5-HT被吸收并隔离进入血小板，而其余部分5-HT进入体循环并以游离状态到达外周组织。一旦进入体循环，大部分游离的5-HT在肝脏和肺中代谢，以维持外周血中的5-HT水平处于非常低的状态。

3.中枢神经系统中 5-HT的合成是反馈式的自我调节　神经元突触前5-HT受体是自身受体，监测5-HT的出现，抑制进一步的释放，并终止5-HT神经元冲动下传。当脑内5-HT更新频率增加，对5-HT的需求量增大时，5-HT合成加速；当脑内5-HT含量增加时，合成速度减慢。另外，5-HT的合成还受神经冲动等因素的影响，神经冲动的到来可以增加TPH的活性而加速5-HT的合成。

4.去甲肾上腺素对5-HT释放的双向调节　去甲肾上腺素可通过作用于神经元轴突末端的α_2受体来对5-HT的释放进行负反馈抑制，也可以同作用于胞体和树突区域里的α_1受体对5-HT的释放进行正反馈调节作用，这取决于与轴突末端的α_2受体结合占优势还是与胞体树突上的α_1受体结合占优势。当α_2受体与去甲肾上腺素结合时，分子通道被关闭，从而阻止5-HT的释放。当α_1受体与NE结合时，将刺激5-HT能神经元释放5-HT增加。

四、P物质

（一）基本生化特性

P物质（substance P，SP）最初由Ulf von Euler和John H.Gaddum于1931年发现，是能在体外引起肠收缩的一种组织提取物，也是人们最早发现的神经肽之一。SP是一种十一肽（由11个氨基酸残基链组成的肽），用重组DNA技术研究SP的前体发现SP来源于前速激肽原（pre-prototchykinin，PPT），因此SP有速激肽类物质之称，属于速激肽家族。它是一种神经肽，作为神经递质和神经调节剂发挥效能。SP的C端五肽是抗血清识别所必需的，因此它是SP分子的生物活性末端。

（二）来源与分布

当神经受刺激后，P物质可在中枢端和外周端末梢释放。SP的分布在不同的组织中有所不同。

1.中枢神经系统　SP是最早发现的一个具有双重分布的脑肠肽，在大脑皮质中的量较少（40ng/g湿重），白质比灰质更少，而下丘脑和松果体均超过100ng/g湿重；在脊髓主要集中于后角，分布于一级感觉神经元，灰质含量比白质高。研究进一步发现，SP的最高含量分布在中脑、下丘脑及视前区，而小脑含量极少。

2.周围神经系统　在外周神经系统中，SP的含量比中枢神经系统低。脊神经节和颈交感神经干中含量最高，迷走神经中含量极少。在外周神经系统中SP主要位于初级感觉神经元和胃肠道内的内在神经元这两个部位，在星状神经节或结节状神经节、坐骨神经、腹神经和内脏神经中含量很少。

3.其他组织器官　正常人皮肤中分布的感觉神经纤维主要为C型感觉神经纤维，其中就有SP神经纤维。在正常皮肤中，SP阳性神经纤维主要分布在真皮浅层微血管周围，并经由乳头层进入表皮。皮肤中的SP主要来源于感觉神经纤维末梢。SP还分布于骨、唾液腺、甲状腺、气管、心脏、肾、膀胱、前列腺、胰腺和卵巢，在牙髓、瞳孔括约肌、视网膜及自主神经系统内也有SP分布。

（三）生物合成与释放

SP来源于PPT，PPT在胞内核糖体上边合成边进入粗面内质网，经高尔基复合体的修饰加工后形成分泌囊泡，分泌囊泡在向神经末梢运输的过程中仍可对其中的SP进行加工修饰，装配在大囊泡中运至神经末梢，受刺激时即可释放。神经冲动传导时引起离子通道开放、外钙内流，促使囊泡释放SP。

（四）生理功能

SP的生理功能主要是通过与受体结合实现的，NK家族的NK-1R、NK-2R、NK-3R三种受体均能与SP结合，其中SP与NK-1R受体的结合能力最大。

1.调控应激反应　SP是对大多数有害或极端刺激（应激源）的主要第一反应者，即这些病毒有可能破坏生物完整性，因此，SP被认为是一种即时防御、应激、修复、生存系统。这种分子被迅速灭活（或者有时被肽酶进一步激活），在有应激源的情况下，根据需要被快速地、长期地重复释放。

2.扩张血管　SP是一种有效的血管扩张剂，其引起的血管舒张依赖于一氧化氮的释放。SP参与轴突反射介导的血管舒张、局部加热、风疹和眩光反应。已经表明，SP的血管舒张作用依赖于位于内皮上的NK-1R。与许多血管扩张剂一样，它也具有支气管收缩特性。

3.调节炎症反应　SP可以促进几乎所有已知免疫化学信使（细胞因子）的表达。此外，大多数细胞因子反过来诱导SP和NK-1R。SP对细胞生长和增殖特别兴奋。SP和其他感觉神经肽可以从皮肤、肌肉和关节中的感觉神经纤维的外周末端释放。这种释放涉及神经源性炎症，这是对某些类型的感染或损伤的局部炎症反应。

4.传递痛觉信息　临床数据支持了SP是疼痛感知中的重要元素的观点，SP的感觉功能被认为与疼痛信息传递到中枢神经系统有关。SP与初级传入神经递质中的兴奋性神经递质谷氨酸共存，对疼痛刺激有反应。

5.调控神经反应　SP与情绪障碍、焦虑、压力、神经发生、呼吸节律、神经毒性、疼痛和伤害感受的调节有关。

6.调控呕吐反应　髓质中的呕吐中心称为区域Postrema，除了胆碱、组胺、多巴胺、5-HT和阿片类药物等其他神经递质外，还含有高浓度的SP及其受体，它们的激活刺激了呕吐反射。在不同的催吐途径中，SP/NK-1R似乎在调节呕吐的最终共同途径内。

7.促进细胞生长、增殖、血管生成和迁移　上述过程是组织完整性和修复的重要组成部分，SP在正常细胞系和癌细胞系培养物中刺激细胞生长，并且显示SP可以促进人类不愈合溃疡的伤口愈合。SP及其诱导的细胞因子促进修复或替换所需细胞的增殖、新血管的生长和细胞转移。SP是皮肤损伤修复、瘢痕愈合及不断增生过程中的重要介质。在皮肤损伤时期，SP参与局部炎症反应及免疫反应，促进创面的修复。

（五）调控

SP在调节各种应激中有重要作用，所以当机体受到如疼痛、寒冷等应激刺激时，神经冲动传导刺激，引起离子通道开放，外钙内流，促使囊泡释放SP。SP在创面修复时可以诱导细胞因子的分泌，反过来细胞因子也促进SP的分泌。

五、组胺

（一）基本生化特性

组胺（Histamine，His）是组胺受体信号通路中的核心分子，是一种具有血管活性的有机含氮化合物。组织胺的磷酸盐为无色结晶或白色结晶性粉末，易溶于水。它是一种活性胺化合物，化学式为$C_5H_9N_3$，分子量为111Da，是一种自体活性物质。

（二）来源与分布

许多组织，特别是皮肤、肺和肠黏膜的肥大细胞中含有大量的组胺。在中枢系统中，组胺由特定的神经合成；在周边部分，组胺主要储存在肥大细胞、嗜碱性粒细胞和肠嗜铬细胞中。

（三）生物合成与释放

组胺由多种细胞生成，包括肥大细胞、嗜碱性粒细胞、嗜铬细胞、血小板、树突状细胞及T细胞等。它以无活性结合型存在于肥大细胞和嗜碱性粒细胞的颗粒中。组胺由组氨酸经组氨酸脱羧酶（histidine decarboxylase，HDC）脱羧基产生，HDC是合成组胺的唯一催化酶。组胺存在于肥大细胞内，也存在于肺、肝及胃的黏膜组织内。

（四）生理功能

组胺发挥作用依赖于其相应的4个受体。其影响机体的多种生理功能，包括细胞增殖、分化、造血过程、胚胎发育、组织再生及伤口愈合。

1.免疫调节　组胺参与局部免疫反应和炎症反应，并具有作为瘙痒介体中心和调节肠道生理功能的作用，它与组胺H_1受体和组胺H_2受体发生作用，能提高胃酸分泌，使各种平滑肌发生痉挛，并扩张毛细血管，增加通透性。当组织受到损伤或发生炎症和过敏反应时，都可释放组胺。组胺有强烈地舒张血管作用，并能使毛细血管和微静脉的管壁通透性增加，血浆漏入组织，导致局部组织水肿。它也可以增加微血管对白细胞和某些蛋白质的通透性，以允许白细胞从微血管进入感染组织并吞噬其中的病原体。

2.刺激胃酸分泌　组胺在胃中由ECL细胞分泌，以旁分泌的方式作用于组胺H_2受体，组胺H_2受体亚型主要存在于胃壁细胞，组胺与组胺H_2受体结合，具有极强地促胃酸分泌作用，引起壁细胞分泌胃酸，胃酸大量分泌，严重者可导致消化性溃疡。

3.神经递质　组胺作为身体内的一种神经递质，与中枢神经系统的组胺 H_3 受体结合发挥作用，可以影响脑部神经传导，与觉醒、认知、体温调节、焦虑、食欲及痛觉等都有关系。

（五）调控

组胺 H_3 受体作为突触前自身受体，介导组胺在不同组织中的合成与释放。其活化后，通过 Gi 蛋白抑制腺苷酸环化酶，减少 cAMP 的生成或经 Gi 蛋白抑制 N 型 Ca^{2+} 通道，降低神经细胞 Ca^{2+} 内流量，从而减少组胺的释放。

在消化系统中，ECL 细胞膜中存在促胃液素/胆囊收缩素受体和 M_3 受体，可分别与促胃液素和乙酰胆碱结合而引起组胺释放。ECL 细胞膜中还有 SSTR，由 δ 细胞释放的 SST 可通过激活此受体而抑制组胺的释放。

六、脑啡肽

（一）基本生化特性

脑啡肽（enkephalin，ENK）是一种低分子的小肽。ENK 是一种参与调节体内伤害感受的五肽。ENK 被称为内源性配体，因为它们在内部衍生并与身体的阿片受体结合。1975 年发现了两种形式的 ENK，第五位氨基酸残基存在两种不同氨基酸，一种含有 Leu 的甲硫氨酸（蛋氨酸）脑啡肽（methionine-enkpehalin，MEK），另一种含有 Leu 的亮氨酸脑啡肽（leucine-enkephalin，LEK）。两者都是 ENK 原基因的产物，它们来自同一前体，即前 ENK。MEK 的结构为 Tyr-Gly-Gly-Phe-Met，LEK 的结构为 Tyr-Gly-Gly-Phe-Leu。

（二）来源与分布

ENK 由脑垂体分泌。ENK 广泛存在于神经系统的各级水平和部位。免疫组织化学研究发现，MEK 和 LEK 在脑内的分布相似，但它们并非共存于同一细胞，而是存在于不同神经细胞。一般 MEK 在组织中的浓度比 LEK 高 3～4 倍。整个胃肠道均含有 ENK，以胃窦和十二指肠含量最高，回肠次之，结肠最低。最新研究表明，ENK 在骨、关节、肾上腺和肾脏中均有分布。

（三）生物合成与释放

ENK 由编码 263 个或 267 个氨基酸残基的前 ENK 原经酶切加工出 MEK 和 LEK。哺乳动物中 MEK 与 LEK 来源于共同的前 ENK，因此共存于 ENK 能神经元之中。

（四）生理功能

1.镇痛作用　ENK 是脑中特殊神经元系统的神经递质，这种特殊神经元系统控制着属于痛觉和情感行为的感觉信息的整合及其他功能。ENK 通过与其受体的结合来降低神经细胞内 cAMP 水平和钙传导，抑制神经传递，从而起到镇痛作用。

2.免疫调节作用　免疫细胞广泛存在能与MEK结合的δ受体、μ受体，MEK通过与受体结合，能够发挥其免疫调节作用。适宜浓度的MEK能通过受体作用而激活免疫细胞，特别是增加T淋巴细胞活性，增加CD2、CD4、CD8的表达。

3.参与精神情绪活动调节　从ENK分布在边缘系统的结构来看，提示ENK与情绪反应有关。特别是LEK与δ受体结合性较强，δ受体可能参与情绪调节活动，如欣快、酬答行为等。

4.其他生理作用　ENK可以参与应激反应，并在摄食、饮水、心血管、呼吸、体温等生理活动的调节中发挥重要作用。

（五）调控

ENK富集于神经末梢。在受到应激刺激如疼痛时，神经冲动传导会刺激神经末梢SP的释放，SP的释放促进ENK的释放。

七、胃泌素

（一）基本生化特性

胃泌素于1905年由英国学者Edkins首次在犬胃窦中发现，实验中发现该提取物可增加动物分泌胃酸，因此认为其是一种胃肠激素，并将其命名为Gastrin。1964年Gregoty和Tracy从猪的胃窦中分离并提纯了胃泌素。胃窦中胃泌素基因的主要产物是其酰胺化形式的胃泌素17（gastrin-17，G-17）和胃泌素-34（gastrin-34，G-34）（G17-NH2和G34-NH2）。G-17是刺激胃酸分泌的主要形式，胃窦黏膜内主要是G-17；而十二指肠黏膜内主要是G-34。

（二）来源与分布

胃泌素是一种由十二指肠和胃幽门腔的G细胞产生的线性肽激素。它被分泌到血液中。编码的多肽是前胃泌素，翻译后修饰酶将其裂解，产生原胃泌素，然后以各种形式产生胃泌素。

胃泌素在正常和病理条件下均可在多种组织中表达，在胎儿胰岛、脑垂体、精子中也可以检测到少量胃泌素。它的主要生产部位是胃窦黏膜中的G细胞和近端十二指肠黏膜细胞。人外周循环学中的胃泌素由不同长度和氨基酸序列多肽的混合物组成，其中95%为酰胺化胃泌素（尽管其中85%～90%为G-17，5%～10%为G-34），其余的混合物包括G-71、G-52，G-12及短C端酰胺化短片段。然而，在血清中，G-17和G-34的浓度基本接近，因为G-17的代谢清除速度是G-34的10倍以上。

（三）生物合成与释放

胃泌素的生物合成同其他肽类激素一样，编码胃泌素的基因经转录和翻译后，产生前胃泌素原（preprogastrin），在人体中，前胃泌素原是含有101个氨基酸残基的多肽。前胃泌素原在Ala21和Ser22之间，或Arg26和Ser27之间共翻译切割而生成前胃泌素，前胃泌素首先被枯草杆菌蛋白酶样激素原转化酶切割，然后通过羧肽酶E （carboxypeptidase E，CPE）产生具有COOH端甘氨酸的G-34（G34-Gly）的35残基多肽，这种多肽可以进一步被剪切成为具有COOH端甘氨酸的G-17的18残基多肽。在人胃的内分泌细胞中，G-34和G-17通常通过肽酰甘氨酸α酰胺化单加氧酶（peptidylglycine alpha amidating monooxygenase，PAM）转化为相应的COOH端酰胺化肽。全部的Gly型胃泌素被酰胺化，酰胺化G-34又可以进一步被剪切产生G-17，因此胃泌素的主要形式为分泌型G-17。

前胃泌素原经剪切形成前胃泌素后被运输到高尔基体，包装成分泌颗粒，储存于胃窦的G细胞中。当收到促进胃泌素分泌的信号时，细胞内Ca^{2+}浓度升高，G细胞释放Ca^{2+}依赖性囊泡，与胆囊收缩素B受体作用于ECL细胞和胃壁细胞时诱导胃酸分泌。

（四）生理功能

1.促进壁细胞分泌胃酸　胃泌素分泌后，能够结合胃ECL细胞及壁细胞表面的CCK2受体，刺激ECL细胞释放组胺，放大促分泌的信号，促进壁细胞释放胃酸；持续的胃泌素分泌受到D细胞分泌的SST的负调控，在生理状态下，这些机制维持了正常的胃内pH。

2.调控胃的泌酸腺区和十二指肠黏膜的蛋白质、RNA、DNA的合成　胃泌素调控ECL细胞内的DNA生长表达，进而对ECL细胞内组胺的合成和存储进行控制；胃泌素可以促进ECL细胞、壁细胞，同时增加上述细胞的数量。此外，血中胃泌素浓度较高者，其黏膜组织细胞较大，有防止胃黏膜萎缩的作用。

3.刺激PG分泌　胃泌素也能刺激主细胞分泌PG。

4.其他作用　促进消化道平滑肌的收缩，增加肠胃平滑肌收缩频率，促进胃的血液循环，帮助消化吸收。刺激促胰液素的分泌，预备胃中食糜进入十二指肠的消化。有研究报道了在刺激细胞分裂和抑制细胞凋亡中的作用，表明胃泌素及其衍生物可能会致癌。

（五）调控

胃泌素的分泌受到多种因素的调控。

1.胃内容物　可以刺激胃窦分泌胃泌素，包括胃腔内存在的蛋白质消化产物、氨基酸等，可以使胃内pH下降，从而引起胃酸分泌；胃的扩张通过胃泌素释放肽（GRP）神经元释放GRP，从而促进胃泌素的分泌。

2.表皮生长因子（EGF）　通过SP1的磷酸化作用刺激胃泌素基因表达；迷走神经传出冲动释放GRP；胃窦黏膜G细胞是向管腔开放的内分泌细胞，细胞膜顶端有微绒毛伸向管腔，可直接感受胃腔内的肽、氨基酸刺激，从而刺激胃泌素释放；血浆肾上腺素、Ca^{2+}浓度升高同样会刺激胃泌素的表达。

3. *H. pylori*感染会增加胃泌素的释放和表达　感染*H. pylori*引起黏膜上皮细胞分泌的TNF-α增加，同时引起胃窦D细胞对GRP的反应性降低，使GRP诱导的SST的mRNA表达下降，增加胃泌素的合成和释放；同时，*H. pylori*会刺激G细胞中NF-κB信号传导，增强胃泌素基因表达。

4.体液调节　当胃内胃酸过高时，会刺激SST的释放，SST通过旁分泌作用于胃窦

G细胞上的SST2受体，从而抑制胃泌素的释放，还可通过下调胆囊收缩素 -B/GR对胃泌素的亲和力而抑制胃泌素的作用。

5.其他神经内分泌因子　β肾上腺素、肾上腺素、神经介素C可以刺激胃泌素分泌；胰高血糖素、胰抑泌素、胆囊收缩素、肠抑胃肽、肠血管活性肽均能抑制胃泌素的分泌。

八、其他激素

（一）胃动素

胃动素（motilin）是1971年发现的由22个氨基酸组成的脑肠肽，主要由十二指肠和空肠黏膜上皮的内分泌细胞分泌。其结构与促生长激素分泌激素和胃动素相关肽等激素受体具有一定的相似性。胃动素的生理作用是调节胃肠移行性运动复合波。血浆中胃动素浓度水平的周期性波动是产生运动复合波的根本原因，也被认为是一种饥饿激素或增食欲肽。

（二）瘦素

瘦素（leptin，LEP）是白色脂肪分泌的一种蛋白质激素。在哺乳动物中，LEP是一种16ku的肽类激素，在能量平衡的神经内分泌和外周调节中发挥重要作用，是反映体脂含量和调节体重、摄食的重要信号因子。

（三）胆囊收缩素

胆囊收缩素（CCK）由十二指肠和上段小肠黏膜的 I 细胞分泌，大脑神经元也可分泌，是一种典型的脑肠肽。CCK不仅在胃肠功能调节方面扮演着重要的角色，还在中枢神经系统中尤其是在食欲调节方面起着重要作用。CCK通过促使饱腹感信号的产生，抑制机体对食物的摄入量，从而起到抑制食欲的作用。CCK能使胃近端松弛、幽门收缩，从而抑制胃窦运动和胃排空延缓。

（戴显通　景晶晶）

参 考 文 献

陈俊，胡晓勇，2018. 前列腺癌与组胺受体拮抗剂的相关研究进展. 临床泌尿外科杂志，33（10）：833-836＋840.
陈滟珊，王承党，2004. 生长抑素对消化道肿瘤的调控作用. 世界华人消化杂志，（1）：190-195.
方富贵，章孝荣，2005. P物质研究进展. 动物医学进展，（1）：6-8.
方艺，于燕妮，胡军，2006. 胃泌素和5-羟色胺的表达与胃癌临床分期及分化程度的相关性研究. 中国医师进修杂志，30：4-5.
刘利龙，王苹朱，熊俊瑶，等，2015. 5-HT系统在疼痛调节机制中的功能及其研究现状. 南昌大学学报（医学版），55（5）：94-96＋104.
邵智星，吴海琴，2013. 脑啡肽研究进展. 卒中与神经疾病，20（1）：56-58.
史玉兰，张金平，白文忠，2007. 脑啡肽的研究进展. 河北医科大学学报，（2）：148-150.

苏壬春，王俊平，2018. 胃泌素与胃癌发病机制的研究进展. 中国药物与临床，18（1）：47-49.

孙凤蓬，宋于刚，2000. 胃泌素及其相关胃肠激素的研究进展. 国外医学（生理、病理科学与临床分册），（3）：229-231.

田继康，靳岚，2013. 血管活性肠肽的研究进展. 药物生物技术，20（6）：560-563.

田文玲，王宏，2016. TFF1保护胃黏膜的作用机制及其与胃癌关系的研究. 中国现代普通外科进展，19（9）：695-697.

王昊，邓春玉，饶芳，等，2018. 5-羟色胺诱导冠状动脉收缩的机制研究. 中国病理生理杂志，34（5）：825-831.

王欢，郑志兵，李松，2012. 组胺H3受体拮抗剂的研究进展. 国际药学研究杂志，39（6）：455-459＋463.

吴美玉，胡团敏，2012. 血管活性肠肽与消化系疾病的研究进展. 世界华人消化杂志，20（16）：1453-1457.

赵奕，邵华，张学丽，等，2017. 外周5-羟色胺调控能量代谢的研究进展. 药学学报，52（5）：706-712.

Abdellatif A A H.，Aldalaen SM，Faisal W，et al，2018. Somatostatin receptors as a new active targeting sites for nanoparticles. Saudi Pharm J，26（7）：1051-1059.

Blaya B，Nicolau-Galmes F，Jangi SM，et al，2010. Histamine and histamine receptor antagonists in cancer biology. Inflamm Allergy Drug Targets，（3）：146-157.

Brown DR，2000. Neuronal release of vasoactive intestinal peptide is important to astrocytic protection of neurons from glutamate toxicity. Mol Cell Neurosci，15（5）：465-475.

Chueca E，Lanas A，Piazuelo E，2012. Role of gastrin-peptides in Barrett's and colorectal carcinogenesis. World J Gastroenterol，18（45）：6560-6570.

Delgado AV，McManus AT，Chambers JP，2005. Exogenous administration of substance P enhances wound healing in a novel skin-Injury model. Exp Biol Med（Maywood），230（4）：271-280.

Filip M，Bader M，2009. Overview on 5-HT receptors and their role in physiology and pathology of the central nervous system. Pharmacol Rep，61（5）：761-777.

Foxx-Orenstein A，Camilleri M，Stephens D，et al，2003. Effect of a somatostatin analogue on gastric motor and sensory functions in healthy humans. Gut，52（11）：1555-1561.

Jiang W，Wang H，Li Y S，et al，2016. Role of vasoactive intestinal peptide in osteoarthritis. J Biomed Sci，23（1）：63.

Kageyama T，2002. Pepsinogens，progastricsins，and prochymosins：structure，function，evolution，and development. Cell Mol Life Sci，59（2）：288-306.

Karagiannides I，Bakirtzi K，Kokkotou E，et al，2011. Role of substance P in the regulation of glucose metabolism via insulin signaling-associated pathways. Endocrinology，152（12）：4571-4580.

Karagiannides I，Pothoulakis C，2009. Substance P，obesity，and gut inflammation. Curr Opin Endocrinol Diabetes Obes，16（1）：47-52.

Li H，Liu JW，Liu S，et al，2017. Bioinformatics-based identification of methylated-differentially expressed genes and related pathways in gastric cancer. Dig Dis Sci，62（11）：3029-3039.

Nagakawa O，Murata J，Junicho A，et al，2002. Vasoactive intestinal peptide（Vip）enhances the cell motility of androgen receptor-transfected Du-145 prostate cancer cells（Du-145/Ar）. Cancer Lett，176（1）：93-99.

Nordquist N，Oreland L，2010. Serotonin，genetic variability，behaviour，and psychiatric disorders--a review. Ups J Med Sci，115（1）：2-10.

Ogasawara M，Murata J，Kamitani Y，et al，1999. Inhibition by vasoactive intestinal polypeptide（Vip）of angiogenesis induced by murine colon 26-L5 carcinoma cells metastasized in liver. Clin Exp

Metastasis，17（4）：283-291.

Pauwels PJ，2000. Diverse signalling by 5-hydroxytryptamine（5-HT）receptors. Biochem Pharmacol，60（12）：1743-1750.

Shen S，Jiang J，Yuan Y，2017. Pepsinogen C expression，regulation and its relationship with cancer. Cancer Cell Int，17：57.

Smith AM，Watson SA，2000. Gastrin and gastrin receptor activation：an early event in the adenoma-carcinoma sequence. Gut，47（6）：820-824.

Vanbervliet B，Akdis M，Vocanson M，et al，2011. Histamine receptor H_1 signaling on dendritic cells plays a key role in the IFN-Y/IL-17 balance in T cell-mediated skin inflammation. J Allergy Clin Immunol 127，no. 4：943-953. e1-e10.

Wang Y，Wang W，Jin K，et al，2017. Somatostatin receptor expression indicates improved prognosis in gastroenteropancreatic neuroendocrine neoplasm，and octreotide long-acting release is effective and safe in chinese patients with advanced gastroenteropancreatic neuroendocrine tumors. Oncol Lett，13（3）：1165-1174.

Winzell MS，Ahren B，2007. Role of VIP and PACAP in islet function. Peptides，28（9）：1805-1813.

第五章

胃功能血清学检测的影响因素

近年来，越来越多的研究发现胃功能血清学指标受多重因素的影响，而明确这些影响因素对于临床判读胃功能血清学指标至关重要。其中，不同年龄个体的生理状况、功能及内分泌水平常常存在差异，而男性和女性在染色体构成、生理结构、生活习惯等诸多方面亦有不同，由此可知，年龄、性别因素对胃功能血清学指标存在影响，而个体的遗传背景也与胃功能血清学的指标变化有关。研究发现，质子泵抑制剂、阿司匹林、多巴胺受体阻滞剂等多种药物的使用也可影响胃功能血清学的指标的水平。此外，肝、肾功能不全，贫血，便秘等胃外疾病也可改变机体胃功能血清学水平。另外，多种消化道相关的手术和操作也被证实可改变胃功能血清学水平。在本章中，我们将详细阐述多种体内外因素对胃功能血清学检测的影响，深刻理解这些影响因素将有助于临床胃功能血清学检测结果的精确判读。

第一节　个体因素对胃功能血清学检测指标的影响

一、年龄和性别因素

一般来说，不同年龄个体的生理状况、功能及内分泌水平常存在差异，而男性和女性在染色体构成、生理结构、生活习惯等许多方面亦有不同。因此，年龄、性别因素对胃功能血清学指标的影响不容忽视。

一项针对健康体检人群的研究利用酶联免疫吸附测定（enzyme-linked immunosorbent assay，ELISA）法定量检测2970例血清样本中PG Ⅰ和PG Ⅱ的含量，计算PG Ⅰ /PG Ⅱ值，分析性别、年龄对PG的影响并分层建立其参考区间。该研究结果发现，血清PG Ⅰ、PG Ⅱ与年龄呈正相关，PG Ⅰ /PG Ⅱ值水平与年龄呈负相关；30岁以下组与30～40岁组数据差异有统计学意义，30～39岁、40～49岁、50～59岁三组间差异无统计学意义，与60岁以上组差异有统计学意义。男性PG Ⅰ、PG Ⅱ水平显著高于女性，差异有统计学意义，PG Ⅰ /PG Ⅱ值在性别间差异无统计学意义。

另一项针对1872例健康体检者的研究中，共纳入了1031名男性受试者和841名女性受试者，年龄为21～88岁。利用ELISA法分别检测血清PG Ⅰ、PG Ⅱ、G-17水平，并计算PG Ⅰ /PG Ⅱ值。研究结果发现，健康人群男性和女性之间血清PG Ⅰ水平、PG Ⅰ /PG Ⅱ值差异均有统计学意义，而PG Ⅱ、G-17水平差异无统计学意义。随着年龄的增长，

PGⅠ和PGⅡ水平逐渐上升，而PGⅠ/PGⅡ值则呈下降趋势。血清G-17在21～50岁时为平台期，50岁之后G-17水平逐渐上升。G-17阳性率明显高于PG阳性率。男性、女性之间血清PGⅠ水平、PGⅠ/PGⅡ值差异均有统计学意义，而PGⅡ、G-17水平差异无统计学意义。该研究再次证实了年龄、性别因素对血清胃功能指标的影响。

本研究团队探讨了年龄和性别对血清PG的影响，纳入了6990例庄河市胃病筛查现场的血清标本。结果提示，血清PGⅠ和PGⅡ水平在男性中显著高于女性。而血清PGⅡ水平随着年龄增长而逐渐升高，PGⅠ/PGⅡ值随着年龄增长而逐渐降低。本研究团队也探讨了G-17水平与胃癌及癌前疾病的相关性，纳入了3906例庄河市胃病筛查现场的血清标本。研究发现，男性和女性之间G-17水平没有显著差异。与40岁以下组相比，40～49岁组、50～59岁组和60岁以上年龄组的G-17水平显著升高（分别为$P < 0.005$、$P < 0$和$P < 0.05$）。这表明性腺激素是相对的次要影响或对监管胃泌素的合成和分泌程序没有显著影响。比较不同年龄组的G-17水平，我们发现60岁以上老年人群的血清胃泌素水平明显更高，这可能与老年慢性胃病导致胃泌素异常分泌的综合监管体系有关。因此，在临床应用此指标需充分考虑年龄因素可能带来的影响。

有研究分析了年龄和性别对陕西地区患者的血清G-17和PG水平的影响。按WHO年龄划分标准分组，其中16～44岁的患者为青年组，45～59岁为中年组，60岁以上为老年组。结果发现，随着年龄的逐渐增长，血清PGⅠ、PGⅡ和G-17水平都逐渐降低，且中年组的PGⅠ/PGⅡ值略高于青年组和老年组；三组间G-17、PGⅠ水平差异均具有统计学意义，但PGⅡ、PGⅠ/PGⅡ值差异均不显著。女性的血清G-17、PGⅠ、PGⅡ、PGⅠ/PGⅡ值略低于男性，但差异均不显著。

在另一项探讨年龄对血清PGⅠ、PGⅡ和G-17影响的研究中，研究者共收集了2732例健康居民体检的血清标本。采用ELISA法检测血清PGⅠ、PGⅡ和G-17水平，计算PGⅠ/PGⅡ值。按性别分层分析，正常组中老年亚组男性血清PGⅠ和PGⅡ水平明显高于同组女性及非老年亚组的男性；老年亚组女性G-17水平显著低于非老年亚组女性；非老年亚组男性PGⅠ水平高于同组女性。异常组中，老年亚组4项指标在性别分布中的差异均无统计学意义，非老年亚组男性PGⅠ、PGⅡ水平高于女性，G-17水平低于女性；非老年亚组女性PGⅠ、PGⅡ水平低于老年亚组女性，PGⅠ/PGⅡ值高于老年亚组女性；非老年亚组男性PGⅠ/PGⅡ值高于老年亚组男性，而G-17水平低于老年亚组男性。结果提示，性别是影响老年人PGⅠ、PGⅡ和G-17检测结果的因素，因此临床工作中需考虑年龄和性别因素以降低老年人群的假阳性率。

此外，针对广州地区体检人群还开展了血清PG检测对胃相关疾病筛查有效性的研究，研究者们收集了6962例体检人群血清样本，采用化学发光法测定血清PGⅠ和PGⅡ含量，计算PGⅠ/PGⅡ值，对比分析血清PG检测结果。结果提示，不同年龄段受检者随年龄的增长，血清PG的阳性率逐渐升高。全部受检者中，278例血清PG检测结果为阳性，总阳性率为3.99%。其中男性176例，女性102例；年龄为20～81岁。男性和女性受检者的PG阳性率及阳性程度比较均无统计学差异。

上述研究提示，年龄对血清胃功能指标具有一定影响。正常个体随着年龄增长，血清PGⅠ、PGⅡ水平升高，G-17水平的变化尚存在争议，判读血清胃功能指标需考虑年龄因素，同时需要建立更加细化的针对不同年龄群体的血清胃功能参考值。性别对血清胃功能的指标可能存在影响，但目前结果尚不完全一致，需要后续大样本实验得出准确结论。

二、身高和体重因素

在过去的几十年里，越来越多的证据表明肥胖与多种癌症的高发病率有关，其中包括胃癌。体重指数（body mass index，BMI）即身体质量指数，又称体重，等于体重千克数除以身高米数平方得到的值。BMI是目前国际上常用的衡量人体胖瘦程度及是否健康的标准之一，是分析体重对不同身高个体的健康影响时所采用的一个中立而可靠的指标。有研究者调查了819名年龄在20～75岁的健康日本男性，探讨低PGⅠ、PGⅠ/PGⅡ值与低BMI或肥胖的关联。单变量分析结果发现，血清PGⅠ水平随BMI增高而显著降低。多变量回归分析结果发现，相比于BMI为21.0～22.9kg/m^{2}组，低PGⅠ、PGⅠ/PGⅡ值（PGⅠ<50ng/ml，PGⅠ/PGⅡ<3.0）与BMI≤20.9kg/m^{2}组或≥25.0kg/m^{2}组的相关性更显著，即使在调整相关混杂因素（包括胃和十二指肠溃疡病史）后亦是如此。因此，日本男性中低PGⅠ、PGⅠ/PGⅡ值可能与低体重或肥胖有关。结果提示，低体重或肥胖是低PGⅠ、PGⅠ/PGⅡ值的独立影响因素。然而，与常用低PGⅠ、PGⅠ/PGⅡ临界值（PGⅠ<70ng/ml和PGⅠ/PGⅡ<3.0）略有不同，该研究采用的临界值为PGⅠ<50ng/ml和PGⅠ/PGⅡ<3.0，导致血清PGⅠ、PGⅠ/PGⅡ值与BMI形成了"J"形关联，此差异可能因相对较小的样本量或受试者均为男性所致。

目前仅有少量研究报道了体重可对血清胃功能指标产生影响，但由于相关研究较少且样本量有限，具体的影响效果及影响程度尚需后续实验证实。

三、民族因素

因不同民族个体的生活习惯、饮食及所处环境等因素的差异，致其胃病发病和治疗反应常有不同。有研究选择新疆维吾尔自治区克孜勒苏柯尔克孜自治州柯尔克孜族、维吾尔族和汉族的胃癌高危人群共597例，应用ELISA法检测血清PGⅠ、PGⅡ、G-17、幽门螺杆菌（H. pylori）IgG抗体水平，分析不同民族血清PGⅠ、PGⅡ、PGⅠ/PGⅡ、G-17及其H. pylori感染情况。结果发现，柯尔克孜族胃癌高危人群血清PGⅠ低于维吾尔族胃癌高危人群，维吾尔族胃癌高危人群又低于汉族胃癌高危人群；柯尔克孜族胃癌高危人群血清PGⅡ低于维吾尔族胃癌高危人群和汉族胃癌高危人群；三个民族PGⅠ/PGⅡ值无明显差异；维吾尔族胃癌高危人群血清G-17高于柯尔克孜族胃癌高危人群与汉族胃癌高危人群；柯尔克孜族胃癌高危人群、维吾尔族胃癌高危人群H. pylori感染率均明显高于汉族胃癌高危人群；三个民族中H. pylori感染均伴随PGⅠ/PGⅡ值降低；柯尔克孜族胃癌高危人群与汉族胃癌高危人群H. pylori感染者伴有PGⅠ、PGⅡ、G-17升高；维吾尔族胃癌高危人群H. pylori感染伴有PGⅡ升高。克孜勒苏柯尔克孜自治州地区中柯尔克孜族多为牧民，长期在高海拔地区生活，因高海拔引起的缺氧往往导致胃黏膜再生能力下降，这可能是柯尔克孜族胃癌高危人群血清PGⅠ水平明显低于生活在较低海拔的维吾尔族胃癌高危人群和汉族胃癌高危人群的原因之一。柯尔克孜族胃癌高危人群、维吾尔族胃癌高危人群中H. pylori感染率均明显高于汉族胃癌高危人群，柯尔克孜族胃癌高危人群和维吾尔族胃癌高危人群无明显差异，但胃癌高危人群H. pylori感染率明显高于一般人群。这也可能与柯尔克孜族和维吾尔族饮食卫生习惯有关。相关分析结果表明，*H. pylori* 感染率与区域、环境、民族、年龄、性别，职业、生活方式、饮食习惯及卫生居住条件、婚姻状况等因素密切相关。三个民族中 *H. pylori* 感染均导致 PG Ⅰ /PG Ⅱ 值降低，其中柯尔克孜族胃癌高危人群与汉族胃癌高危人群 *H. pylori* 感染者均伴有 PG Ⅰ 、PG Ⅱ 水平升高。研究结果表明，克孜勒苏柯尔克孜自治州地区三个民族之间血清 PG、PG Ⅰ /PG Ⅱ 、G-17 水平及 *H. pylori* 感染率存在差异，*H. pylori* 感染与血清 PG、PG Ⅰ /PG Ⅱ 、G-17 水平有一定相关性，不同民族及其居住环境、生活饮食方式等的差异，也是影响血清胃功能指标的因素。

　　另一项高原地区的研究探讨了不同民族血清 PG 与慢性萎缩性胃炎（CAG）的关系，以及 *H. pylori* 感染对其的影响。研究者采用速率法测定经内镜检查和病理学确诊的 376 例（汉族 143 例、回族 110 例、藏族 123 例）CAG 患者的血清 PG 水平，并与 39 例胃黏膜基本正常者进行对比分析；同时观察 *H. pylori* 感染对不同民族 CAG 血清 PG 水平的影响。结果发现，不同民族 CAG 患者和正常者的 *H. pylori* 检出率平均高达 80.79%，各民族之间差异无统计学意义。*H. pylori* 感染对不同民族 CAG 患者和正常者血清 PG 水平及 PG Ⅰ /PG Ⅱ 值均无显著影响；汉族、回族和藏族 CAG 患者血清 PG Ⅰ 水平和 PG Ⅰ /PG Ⅱ 值明显低于正常者，而回族 CAG 患者血清 PG Ⅰ 水平和 PG Ⅰ /PG Ⅱ 值又明显低于汉族 CAG 患者与藏族 CAG 患者，汉族 CAG 患者和藏族 CAG 患者之间无统计学差别；血清 PG Ⅱ 水平仅回族 CAG 患者明显低于正常者，而汉族 CAG 患者、回族 CAG 患者和藏族 CAG 患者之间均无统计学差别；不同民族 CAG 患者男女之间血清 PG Ⅰ 、PG Ⅱ 水平和 PG Ⅰ /PG Ⅱ 值均无显著性差别。结果提示，*H. pylori* 感染对高原地区不同民族 CAG 患者血清 PG 水平无显著影响；不同民族 CAG 患者中血清 PG 水平存在差别，回族 CAG 患者明显低于汉族 CAG 患者和藏族 CAG 患者，但同民族不同性别之间无显著差别。分析其可能的原因：一为地理因素所致。青海高原地区居民长期生活于低氧环境中，体内相对缺氧，胃黏膜屏障易受损害，同时因缺氧引起循环改变及毛细血管通透性和脆性增加，胃黏膜上皮细胞再生能力减弱，致使胃肠生理病理易发生改变，有可能加快加重胃黏膜萎缩的速度和程度，导致血清 PG 水平降低。二为饮食因素所致。回族饮食习惯和汉族、藏族明显不同，特点为饮食结构相对简单，食物粗糙、偏硬，摄入富含维生素的新鲜蔬菜和水果量过少，更易造成胃黏膜损伤，加之胃黏膜修复能力较弱，长期反复可致发生较重的萎缩性胃炎；其 CAG 患者的血清 PG Ⅰ 水平和 PG Ⅰ /PG Ⅱ 值更低。

　　因此，不同民族的个体因遗传背景、身体素质、长期生活环境和饮食习惯等诸多因素的不同，其血清胃功能指标检测结果存在差异，临床应用时需充分考虑民族因素的特殊性。

四、遗传因素

　　不同遗传背景的个体在基因表型上呈现较为明显的差异，这往往与单核苷酸多态性（single nucleotide polymorphisms，SNP）、拷贝数变异（copy number variation，CNV）、可遗传的基因突变等遗传因素密切相关，因而分析不同个体的遗传背景对血清胃功能指标的影响方面具有重要意义。

*PGC*是PGⅡ的编码基因，笔者所在团队前期研究发现*PGC*基因5′上游区域内的两个SNP（rs9471643G＞C和rs6458238G＞A）与胃癌相关。在此基础上，我们进一步分析了*PGC*的基因多态性与其基因表达的关系。在超显性模型中，rs9471643 CG基因型与胃癌风险降低相关，G＞C改变可增强*PGC*基因启动子活性和转录因子结合能力，CG基因型与PGC mRNA、原位蛋白表达和血清PGC水平升高显著相关。而显性模型中，rs6458238 AG/AA基因型与萎缩性胃炎风险降低有关，A等位基因可致较高的启动子活性和较低的转录因子结合能力，AG/AA基因型与血清PGC水平升高有关。结果表明，rs9471643 CG和rs6458238 AG/AA基因型在上调PGC基因表达中具有重要作用，这可能部分解释了为什么具有这些有利基因型的个体胃癌发病风险降低。为进一步探讨*PGC*基因多态rs9471643和rs6458238是否影响血清PGC水平，我们检测了2462例受试者（1250例非萎缩性胃炎、890例AG和322例胃癌患者）的血清PGC含量和*PGC*基因的rs9471643、rs6458238基因型。单一SNP分析结果显示，非AG组，rs6458238 AG/AA型和rs9471643 CG型血清PGC蛋白水平显著升高（$P = 0.006$和$P = 0.002$）；SNP联合分析结果显示，与GG/CC-GG组合基因型相比较，携带的rs9471643 CG型或rs6458238 AG/AA型与血清PGC蛋白水平升高且有显著的统计学相关性（$P < 0.05$）。与此相似，与其他组合的基因型合并在一起相比，GG/CC-GG组合基因型显示较低的血清PGC蛋白质水平（$P = 0.002$）。AG或胃癌组未发现PGC基因型与血清PGC水平之间存在显著关联。

Toll样受体4（TLR4）是先天免疫系统的一部分并识别*H. pylori*脂多糖。有研究表明，TLR4的SNP＋896（rs4986790）和＋1196（rs4986791）在*H. pylori*相关的胃十二指肠疾病发病机制中与胃分泌和炎症有关。研究TLR4多态性，检测血清G-17和PGⅠ和PGⅡ的浓度，并用组织病理学分析经胃镜检查的216名消化不良患者。在此研究中，Toll样受体4＋896和＋1196多态性处于完全连锁不平衡状态。纯合野生型显示较高G-17血清浓度高于突变体（$P = 0.001$），这种作用与*H. pylori*无关。纯合野生型也显示可增加消化性溃疡的风险（OR为4.390）。TLR4基因型与*H. pylori*阳性或胃炎没有任何关联的特征。在胃窦黏膜细胞的免疫组化中，可发现TLR4表达常见于胃泌素和生长抑素的表达。此研究结果表明，TLR4在胃酸调节中的作用和TLR4＋896与＋1196野生型纯合性增加胃泌素分泌引起的消化性溃疡增加风险。因此，TLR4＋896/＋1196纯合野生型的G-17血清水平升高。此研究还显示，胃窦G细胞和D细胞表达TLR4，表明TLR4与胃泌素分泌调节之间存在潜在的生理联系。TLR4＋896/＋1196纯合子与双突变体＋896/＋1196等位基因相比，野生型携带者消化性溃疡的风险增加。笔者认为TLR4多态性对胃泌素的影响可能导致通过增强G细胞和D细胞中TLR4活化及可能在胃酸分泌后激活的溃疡风险。确证上述这种病理生理学联系需要更多的探索性研究，由于最近已经认识到能够激活或抑制TLR4的许多化合物，因此这种探索可能为制定新的治疗策略提供强有力的理论基础。

综上所述，个体的遗传背景，尤其是单核苷酸多态性等是影响血清胃功能指标的重要因素。

第二节　药物对胃功能血清学检测指标的影响

一、质子泵抑制剂

质子泵抑制剂（PPI）是继组胺H_2受体拮抗剂后的一类重要的抑制胃酸分泌药，也是目前抑制胃酸分泌作用最强的一类药物，可以用于治疗消化性溃疡、胃食管反流性疾病、卓艾综合征及上消化道出血，现已成为治疗胃酸分泌异常及相关疾病的一线药物。临床常见的PPI有奥美拉唑、兰索拉唑、泮托拉唑、雷贝拉唑和艾司奥美拉唑等。PPI可与阿莫西林、克拉霉素等药物联用治疗 *H. pylori* 感染。胃壁细胞泌酸是通过膜上的H^+-K^+-ATP酶，以H^+对K^+交换的方式，将细胞内H^+泵出。PPI吸收入血后弥散进入胃壁细胞内，与H^+-K^+-ATP酶共价结合，不可逆地使泵分子失活。只有当新的泵分子合成并插入到细胞膜上后，胃酸分泌才重新开始。因此，该类药物作用于胃酸分泌的最后一个环节，抑制胃酸的作用强而持久，同时可以使胃蛋白酶的分泌减少。胃蛋白酶原主要由泌酸腺主细胞合成，在胃腔内经盐酸作用变成胃蛋白酶，或通过具有活性的胃蛋白酶作用变成胃蛋白酶，胃蛋白酶将蛋白质分解成䏡、胨及少量多肽，从而作用于人体。胃蛋白酶在pH为2的外环境中作用最为明显，当胃蛋白酶进入小肠时，其活性会随之消失。

服用PPI后，基础血清胃功能指标常发生改变。奥美拉唑是第一代PPI，仅能对胃酸的分泌产生抑制作用，而埃索美拉唑则为最新研发的PPI，能够通过特异性的靶向作用，浓集于壁细胞泌酸微管的高酸环境中，并以活性形式对基础胃酸分泌和刺激胃酸分泌均产生抑制作用。一项探讨埃索美拉唑联合莫沙必利对食管炎患者胃蛋白酶原水平的影响研究中，选取86例食管炎患者均分为观察组和对照组，分别给予埃索美拉唑肠溶胶囊联合柠檬酸莫沙必利片和奥美拉唑肠溶胶囊联合多潘立酮治疗，治疗8周时评价临床疗效，比较治疗前后两组患者的食管括约肌压力、卧位反流时间比和立位反流时间比，以及血清PGⅠ及PGⅡ水平变化情况。结果发现，观察组治疗总有效率为93.02%，明显高于对照组的79.07%；治疗后，两组患者的食管括约肌压力较治疗前均升高，平均卧位反流时间比、立位反流时间比及PGⅠ、PGⅡ含量较治疗前均显著降低，观察组各指标的改善幅度大于对照组，提示埃索美拉唑联合莫沙必利治疗食管炎的疗效优于奥美拉唑肠溶胶囊联合多潘立酮，其能有效改善患者的部分食管动力学指标，同时对血清PGⅠ、PGⅠ/PGⅡ值的改善效果更好。这可能主要与埃索美拉唑、莫沙必利具有更高的生物利用度及更好的药学动力学有关，二者联合应用胃酸的抑制效果更佳。

另一项探讨埃索美拉唑联合胃力康颗粒对胃食管反流的临床疗效研究中，选取老年胃食管反流患者70例，随机平均分为两组，对照组35例给予胃力康颗粒治疗，观察组35例在对症治疗基础上联合埃索美拉唑治疗，测定并记录治疗前后血清促甲状腺激素（TSH）、胃蛋白酶原（PGⅠ、PGⅡ）水平，反流症状评分，治疗后临床疗效及不良反应的发生情况。结论是埃索美拉唑联合维力康颗粒治疗胃食管反流具有明显的临床疗效，可增加TSH和PGⅠ水平，降低PGⅡ水平。

另有临床研究分析了PPI中艾普拉唑序贯治疗消化性溃疡对血清胃泌素与胃泌素基

因表达的影响。研究者收集了80例消化性溃疡患者，随机平均分为实验组和对照组。对照组采用常规治疗，口服奥美拉唑、克拉霉素胶囊、呋喃唑酮片；实验组采用艾普拉唑序贯治疗，口服艾普拉唑肠溶片、克拉霉素胶囊、呋喃唑酮片。对比两组的症状缓解、愈合时间，愈合率，$H.\ pylori$根除时间，$H.\ pylori$根除率，血清胃泌素与胃泌素基因表达，不良反应发生率和治疗疗效，结果发现，实验组症状缓解、愈合时间，愈合率，$H.\ pylori$根除时间，$H.\ pylori$根除率均显著优于对照组；胃泌素、胃泌素基因表达均显著低于对照组；不良反应总发生率显著低于对照组（$P < 0.05$）；总有效率显著高于对照组。结论是艾普拉唑序贯治疗消化性溃疡的临床疗效显著，能够减轻溃疡局部炎症反应，减少胃酸分泌，降低血清胃泌素水平与胃泌素基因表达，可显著提高治疗疗效且耐受性较好。

雷贝拉唑是一种快速抑制胃酸分泌的新型质子泵抑制剂，起效迅速、药效持久，不仅可形成有利于抗生素发挥药效的胃内低酸环境，还可直接抑制$H.\ pylori$的增殖。一项研究探讨了雷贝拉唑联合安胃疡胶囊治疗消化性溃疡的临床疗效，并比较治疗前后患者血浆胃泌素与胃动素的变化情况。研究者将98例消化性溃疡患者随机分为对照组和观察组，各49例。对照组患者给予口服雷贝拉唑、阿莫西林、克拉霉素等药物治疗，观察组在对照组的基础上联合安胃疡胶囊口服治疗。两组均以14d为1个疗程，连续治疗4个疗程。比较两组患者临床疗效、$H.\ pylori$根除率及复发率、不良反应、血浆胃泌素及胃动素水平的差异。结果显示，观察组患者临床总有效率和$H.\ pylori$根除率分别为95.92%和97.96%，明显高于对照组的83.67%和81.63%；观察组患者6个月内的复发率为6.12%，明显低于对照组的20.41%；观察组患者治疗后血浆胃泌素、胃动素水平分别为（83.3 ± 19.9）pg/ml和（362.7 ± 21.2）pg/ml，明显低于对照组的（105.7 ± 20.8）pg/ml和（395.3 ± 20.4）pg/ml。结果提示雷贝拉唑联合安胃疡胶囊治疗消化性溃疡疗效显著，可有效提高$H.\ pylori$根除率，还可降低血浆胃泌素及胃动素水平，减少愈后复发率。

在一项探讨抗菌药物对$H.\ pylori$感染胃溃疡患者血清中胃蛋白酶原水平的影响及治疗效果的研究中，研究者选取$H.\ pylori$阳性胃溃疡患者86例，随机分为对照组（奥美拉唑单药组）和观察组（奥美拉唑联合阿莫西林组），每组43例，比较两组治疗前后的血清PG Ⅰ和PG Ⅱ的水平变化，并观察两组的治疗效果。结果发现两组治疗前的血清PG Ⅰ和PG Ⅱ的水平无显著差异；治疗后两组患者的血清PG Ⅰ和PG Ⅱ水平明显下降，其中观察组PG Ⅰ和PG Ⅱ水平分别为（137.10 ± 12.27）μg/L和（8.69 ± 1.09）μg/L，明显低于对照组，同时观察组患者的治疗总有效率为95.35%，显著高于对照组的74.42%（$P < 0.05$）。研究结论提示抗菌药物治疗$H.\ pylori$感染的胃溃疡患者具有更好的疗效，并可有效降低血清中PG Ⅰ和PG Ⅱ的水平。

因此，PPI可显著影响体内血清胃功能指标，临床中判读此类指标时需充分考虑治疗因素并详细询问病史。

二、阿司匹林

非甾体抗炎药，尤其是阿司匹林，是近年临床上应用最广泛的药物之一。阿司匹林具有解热、镇痛、抗炎、抗风湿、抗肿瘤的作用，还能防治白内障、心脑血管疾病、阿尔茨海默病、糖尿病等。阿司匹林最常见的不良反应是胃肠道症状，较常见的有恶心、呕吐、上腹部不适或疼痛等。口服阿司匹林可直接刺激胃黏膜引起上腹部不适及恶心呕吐，长期使用则易致胃黏膜损伤，引起胃溃疡及胃出血。环加氧酶（COX）可分为COX-1、COX-2和COX-3三种类型，胃黏膜只表达组成型COX-1和诱导型COX-2。COX能够催化花生四烯酸生成对胃黏膜有保护作用的前列腺素2（PGE2），胃泌素由G细胞产生，作用于壁细胞胃泌素受体以促进胃酸分泌。阿司匹林通过抑制COX-1导致PGE生成减少而损伤消化道黏膜。阿司匹林是否还可以抑制COX-2及阿司匹林是否增加胃酸分泌而损伤胃黏膜等机制问题还不清楚。一项研究探讨了阿司匹林对COX和胃酸分泌的影响及对溃疡愈合的影响与机制。首先用乙酸诱导大鼠胃溃疡形成，8d后将大鼠随机分为模型组、盐水组、阿司匹林组。应用组织学方法检测溃疡形态、再生黏膜厚度、扩张腺体数。应用免疫组化方法检测COX-1、COX-2、胃泌素在胃黏膜中的表达。应用ELISA法检测胃黏膜中PGE2的含量，并检测胃液pH。结果发现，阿司匹林组溃疡面积和扩张腺体数明显高于模型组与盐水组，再生黏膜厚度低于模型组和盐水组；阿司匹林组COX-2、胃泌素积分光密度高于模型组和盐水组；阿司匹林组的PGE2含量和胃液pH低于模型组与盐水组。研究结果提示，阿司匹林抑制COX活性使PGE2生成减少，引起胃泌素分泌增加，胃酸分泌增多，加重溃疡。

*H. pylori*与慢性胃炎、胃癌及消化性溃疡等疾病的发生密切相关，研究显示，阿司匹林和吲哚美辛均可以明显抑制*H. pylori*生长，非甾体抗炎药可对*H. pylori*毒力因子产生抑制。在一项探讨阿司匹林及非甾体抗炎药对*H. pylori*生长影响的研究中，研究者选择82例服用阿司匹林及非甾体抗炎药患者和65例健康对照者，采用^{14}C尿素呼气试验（^{14}C-urea breath test，^{14}C-UBT）和血清*H. pylori*抗体检测了*H. pylori*的阳性率。结果发现，服用阿司匹林及非甾体抗炎药患者与健康对照组之间*H. pylori*感染有明显差异，提示阿司匹林及非甾体抗炎药可能对*H. pylori*生长产生抑制作用。就现阶段的研究来看，阿司匹林和其他非甾体抗炎药作用机制主要是破坏细菌的溶解度，在较大剂量的情况下即可起到直接杀灭*H. pylori*的作用。

三、多巴胺受体阻滞剂

临床上大多会选择多潘立酮治疗功能性消化不良，此药为外周多巴胺受体阻滞剂，可特异性地作用于胃外周多巴胺受体，起到促进胃动力的效果。在一项多潘立酮联合复方消化酶胶囊对老年FD胃动力和血清PG及G-17影响的研究中，研究对象随机分为对照组（多潘立酮治疗组）和观察组（多潘立酮＋复方消化酶胶囊治疗组），对比分析两组患者胃动力及PG和G-17水平差异。结果发现，两组患者治疗后血清促肾上腺皮质激素释放激素（CRH）、胃动素（MTL）、PG、G-17含量均有改善，观察组各指标数值改善明显优于对照组。研究结果提示，多潘立酮与复方消化酶胶囊联合治疗老年功能性消化不良的效果更佳，可有效改善患者血清PG、G-17水平。与此相似的另一研究中，随机选取84例老年FD患者，随机分为对照组（多潘立酮口服治疗组）和试验组（多潘立酮联合达吉口服治疗组），对比分析两组临床疗效和临床症状改善情况，比较两组治疗前后血浆瘦素（LEP）、MTL、CRH、PGⅠ、PGⅡ及G-17水平。结果发现，对照组临床总有效率显著低于试验组；对照组临床症状改善率显著低于试验组；治疗后两组的餐前LEP、餐后LEP和MTL水平较治疗前均显著升高，CRH水平则明显降低，试验组治疗后餐前LEP、餐后LEP和MTL含量均显著高于对照组，CRH水平显著低于对照组；治疗后两组的血清PGⅠ、PGⅡ及G-17水平较治疗前均明显升高，PGⅠ/PGⅡ值则明显降低，试验组治疗后血清PGⅠ、PGⅡ及G-17水平均显著高于对照组，PGⅠ/PGⅡ值显著低于对照组。结果提示，多潘立酮联合达吉治疗老年FD患者的临床效果显著，既可促进胃动力的恢复，还可显著提升患者血清PG和G-17水平。

四、秋水仙碱

秋水仙碱是治疗痛风急性期的有效药物。有研究报道了血清肿瘤标志物CA72-4和PG水平与痛风患者秋水仙碱治疗的相关性。痛风患者64例，根据住院前2周内是否服用秋水仙碱分为服用组（30例）与未服用组（34例）。结果发现，用药期间和停药后相比，PGⅠ差异有统计学意义，PGⅡ水平和PGⅠ/PGⅡ值差异无统计学意义。研究提示，秋水仙碱治疗痛风与PGⅠ具有一定的相关性。秋水仙碱治疗后，PGⅠ水平显著低于停药2周后，而PGⅡ水平和PGⅠ/PGⅡ值停药前后比较差异无统计学意义。考虑原因为：①秋水仙碱药物对胃黏膜的刺激引起PGⅠ水平低于停药后水平；②秋水仙碱治疗痛风过程中产生的嗜异性抗体可引起PG水平的变化。

五、其他药物

有研究探讨了阿莫西林联合铋剂对慢性AG患者血清G-17和PG水平的影响，共纳入80例慢性AG患者，对照组用阿莫西林进行干预，联合组给予阿莫西林＋铋剂治疗。比较两组的总有效率、肠黏膜愈合及各项症状消失时间、干预前后患者血清G-17及PG水平的变化，以及治疗的安全性。结果提示，联合组的总有效率高于对照组；干预前两组血清G-17及PG水平相近；干预后联合组血清G-17及PG水平优于对照组。两组用药安全性高，未见严重不良反应。因此，阿莫西林联合铋剂对CAG患者疗效确切，可提升血清G-17及PG水平，改善预后，加速症状消退，缩短疗程。

胃肠道微生态的平衡对胃蛋白酶原可能存在影响。一研究纳入了确诊为胃息肉并已行钳除或切除治疗的患者184例，按入组前 H. pylori 阳性与否进行分层，将研究对象随机分为4组，包括原 H. Pylori 阳性治疗组、原 H. Pylori 阳性对照组、原 H. Pylori 阴性治疗组和原 H. Pylori 阴性对照组，各46例。对照组于息肉治疗后给予雷贝拉唑钠肠溶片每次10mg，每天2次，铝镁加混悬液每次15ml，每天3次，连续服药1周后停药。治疗组则在对照组的基础上于停药后加用复方嗜酸乳杆菌片每次1g，每天3次，冷开水送服，连续服药7周，所有受检者均于治疗前及治疗结束后清晨空腹留取血标本检测血清PGⅠ、PGⅡ水平，同期复查胃镜了解息肉复发与否。统计各组血清PG水平及PGⅠ/PGⅡ值、胃息肉复发率是否存在差异。结果显示，治疗组的PGⅠ平均水平及PGⅠ/PGⅡ平均值均高于对照组，而PGⅡ平均水平及胃息肉的复发率均低于对照组。因此，胃肠道微生态平衡有望减少胃癌前病变的发生发展，其对血清胃功能指标的影响值得关注。

有研究探讨了盐酸小檗碱（黄连素）治疗慢性AG的临床疗效及对患者血清血管内皮生长因子（vascular endothelial growth factor，VEGF）、PGⅠ、PGⅡ水平及PGⅠ/

PGⅡ值的影响。研究者选择了96例慢性AG患者，随机分为观察组（$n=48$）和对照组（$n=48$）。对照组进行常规治疗，*H. pylori*阴性的患者口服奥美拉唑肠溶胶囊，*H. pylori*阳性的患者口服阿莫西林胶囊＋克拉霉素胶囊＋奥美拉唑肠溶胶囊，观察组联合复方黄连素片治疗。比较两组治疗前后血清VEGF、PGⅠ、PGⅡ、PGⅠ/PGⅡ、*H. pylori*阳性率的变化、临床疗效及不良反应的发生情况。结果显示，治疗后两组血清VEGF、PGⅠ、PGⅠ/PGⅡ值及*H. pylori*阳性率均较治疗前明显改善，PGⅡ水平较治疗前均未有显著改变；且观察组血清VEGF水平、*H. pylori*阳性率明显低于对照组，血清PGⅠ、PGⅠ/PGⅡ值明显高于对照组；观察组临床疗效总有效率明显高于对照组。因此，黄连素可显著提高慢性AG患者的临床效果，其作用机制可能和改善患者血清VEGF、PGⅠ、PGⅡ水平有关。

观察叶酸和替普瑞酮联合三联疗法对老年*H. pylori*阳性慢性AG患者血清G-17、PG及免疫功能的影响。方法选取64例老年*H. pylori*阳性CAG患者。按照治疗方法的不同分为观察组与对照组，每组32例。对照组给予三联疗法联合叶酸治疗，观察组在对照组基础上给予替普瑞酮治疗。比较两组的临床疗效，比较治疗前后的胃镜病理积分、血清G-17、PG和免疫功能，并记录并发症发生情况。结果显示观察组总有效率高于对照组。治疗后，两组的CD4$^+$、CD4$^+$/CD8$^+$及血清G-17和PGⅠ水平均高于治疗前，观察组高于对照组。治疗后，两组的各项胃镜病理积分、CD8$^+$和血清PGⅡ水平低于治疗前，观察组低于对照组。比较两组不良反应的发生率无统计学差异。因此，叶酸和替普瑞酮联合三联疗法对老年*H. pylori*阳性CAG的临床疗效显著，安全性较好。

有研究发现，卡培他滨联合奥沙利铂（XELOX）方案对进展期老年胃癌患者的临床疗效及对血清PG和G-17有影响。对107例进展期老年胃癌患者进行XELOX方案化疗，经治疗3个周期后评价临床疗效和不良反应，并比较血清PGⅠ、PGⅡ、PGⅠ/PGⅡ及G-17水平变化。结果107例患者第1个化疗周期至第3个化疗周期的总有效率分别为25.23%、35.51%和47.66%，差异有统计学意义。随着化疗周期延长，患者的PGⅠ、PGⅠ/PGⅡ指标呈上升趋势，PGⅡ和G-17水平呈下降趋势。因此，应用XELOX方案治疗进展期老年胃癌患者时胃黏膜功能得以一定程度恢复，能有效升高PG水平，同时降低G-17水平。

第三节 胃外疾病对胃功能血清学检测指标的影响

一、肾功能不全

有研究探讨了血清PGⅠ、PGⅡ、PGⅠ/PGⅡ值在肾功能损伤及血液透析治疗患者中作为胃疾病筛查指标的应用价值，选取肾功能损伤患者及尿毒症患者共计230例，其中肾功能损伤患者200例，按照其肌酐清除率的不同分为Ⅰ组（Ccr≤30ml/min，93例）、Ⅱ组（30ml/min＜Ccr＜60ml/min，55例）、Ⅲ组（Ccr≥60ml/min，52例），分别对其血清中的PGⅠ、PGⅡ水平进行检测，并计算其PGⅠ/PGⅡ值。以50例同期接受体检的健康志愿者为对照组，行相同检查，比较各组肾功能损伤患者与健康志愿者的检测结果差异。对30例尿毒症患者行血液透析治疗，在透析前后行相同检查，比较透析前后各项指标的变化情况。比较不同肾功能损伤程度患者及健康志愿者的血清PGⅠ、PGⅡ、PGⅠ/PGⅡ的检测结果，可见各组受检者的PGⅡ值均无统计学差异，但在PGⅠ和PGⅠ/PGⅡ的比较中，肾功能损伤组患者均显著高于健康对照组受检者，且随着肾功能损伤程度的增加，PGⅠ水平和PGⅠ/PGⅡ值越高，各组之间的比较均有统计学差异。尿毒症患者血液透析前后的血清PGⅠ、PGⅡ、PGⅠ/PGⅡ检测结果均无显著变化，但远高于健康志愿者水平。结论提示，机体的肾功能与血清PGⅠ、PGⅡ、PGⅠ/PGⅡ值之间存在密切相关性，而血清中的PG水平又与胃黏膜功能和组织学状态息息相关，通过对肾功能损伤及行血液透析治疗患者血清的PGⅠ、PGⅡ、PGⅠ/PGⅡ值进行检测，可为胃疾病的筛查提供可靠依据。一般认为，血清中PGⅠ、PGⅠ/PGⅡ值降低是判断萎缩性胃炎、胃癌的重要依据，而合并肾功能损伤的患者则出现PGⅠ、PGⅠ/PGⅡ值升高的情况，在对这些胃部疾病进行筛查的过程中，要充分考虑肾功能的影响。

二、肝功能不全

研究发现，病毒性肝炎患者血清胃泌素及胃蛋白酶原水平有异常，所以肝炎病毒对患者胃肠道分泌功能可能存在影响。有研究将105例病毒性肝炎患者根据病情不同分为三组，同时选择40例健康体检者作为对照组，所有受试者均采用酶联免疫吸附试验对血清G-17、PGⅠ、PGⅡ水平进行检测，并对其分析比较。结果发现，病毒性肝炎患者血清G-17、PGⅡ水平比对照组明显升高，而PGⅠ/PGⅡ值较对照组明显偏低；血清PGⅠ水平与对照组比较，差异无统计学意义。比较血清G-17、PGⅠ、PGⅡ、PGⅠ/PGⅡ的异常率，三组病毒性肝炎患者四项指标异常率均高于对照组。此研究发现，病毒性肝炎患者胃部病变的发生率高于普通人群，常伴有胃黏膜受损和分泌功能异常。

在探讨肝硬化门静脉高压性胃病（PHG）患者血清中PGⅠ和PGⅡ水平变化的研究中，46例肝硬化患者经胃镜评价分为PHG组（$n=17$）及非PHG组（$n=29$），同期健康体检者20例为对照组；三组受检者于就诊或体检时采集空腹静脉血，采用ELISA法检测血清PGⅠ和PGⅡ含量，计算PGⅠ/PGⅡ。结果发现，肝硬化患者检测血清PGⅠ减低或PGⅠ正常而PGⅡ升高时，可反映胃黏膜发生PHG的可能。而连续检测肝硬化患者PG水平，尤其PGⅠ动态减低改变可能是PHG发生发展的病理过程。动态监测PG改变有利于无创性监测肝硬化胃黏膜病变的病情变化，有利于临床及时制定给予包含胃黏膜保护剂在内的治疗策略。

在探讨血清PGⅠ和PGⅡ在肝硬化门静脉高压临床意义的实验中，研究者选取了肝硬化门静脉高压患者93例（观察组），同时选取健康体检者90例作为对照组，采用酶联免疫吸附试验检测两组血清PGⅠ和PGⅡ水平。结果发现，观察组血清PGⅠ和PGⅡ分别为（160.31±21.06）μg/L和（17.32±1.63）μg/L，明显高于对照组；Child-Paugh分级的C级患者PGⅠ和PGⅡ分别为（201.16±32.11）μg/L和（30.21±2.32）μg/L，明显高于A级和B级患者；门静脉主干内径＞13mm患者PGⅠ和PGⅡ分别为（184.22±27.06）μg/L和（21.06±1.42）μg/L，明显高于门静脉主干内径≤13mm患者，该研究提示血清PGⅠ和PGⅡ可能对于评估门静脉高压患者的病情具有一定的参考价值。在肝硬化门静脉高压患者中，过度上升的门静脉压力导致胃黏膜血管充血水肿，胃黏膜上皮内分泌功能受到了明显的影响，血清PGⅠ和PGⅡ等指标代偿性分泌增加。Orloff等回顾性分析了92例样本量的临床资料，发现血清PGⅠ和PGⅡ在门静脉高压患者血清中可上升25%以上，且患者的门静脉压力越高，PGⅠ和PGⅡ的上升越明显。Child-Paugh分级是评估门静脉高压患者病情严重程度的重要指标，该研究中Child-Paugh分级C级患者PGⅠ和PGⅡ含量明显高于A级与B级患者，提示病情越严重的肝硬化门静脉高压患者的PGⅠ和PGⅡ的表达越高，因此考虑为门静脉压力越高，胃底黏膜的损伤、胃酸的代偿性分泌越多，同时十二指肠胃泌素等生物活性激素的分泌增加，促进了胃黏膜上皮细胞分泌PGⅠ和PGⅡ。因此，肝硬化门静脉高压症患者血清PGⅠ和PGⅡ水平升高与肝功能分级及门静脉主干内径有一定的相关性。

另一观察肝硬化门静脉高压性胃病（PHG）患者的血清PG水平变化以探讨其临床意义的研究，选择了125例肝硬化患者（观察组）和77例健康体检者（对照组），观察组中无PHG的患者为50例，合并轻度PHG的患者为37例、重度PHG的患者为38例；采用乳胶增强免疫比浊法检测血清PGⅠ、PGⅡ，计算PGⅠ/PGⅡ值。结果观察组血清PGⅠ、PGⅡ水平均低于对照组，且血清PGⅠ水平无PHG＞轻度PHG＞重度PHG，重度PHG的血清PGⅡ水平低于无PHG者；比较两组及观察组不同程度PHG者间的PGⅠ/PGⅡ值未见统计学差异。结论显示，肝硬化患者血清PGⅠ、PGⅡ降低，且随着PHG程度加重而降低；血清PGⅠ、PGⅡ检测有助于PHG的诊断及其严重程度的判断。临床上依据血清中PGⅠ及PGⅡ测定能够较好地对肝硬化PHG进行判断，且可根据血清PG水平对该病的严重程度进行初步评估，特别是评估不能耐受胃镜检查者，可根据血清PG水平了解胃黏膜分泌状态并指导临床治疗。

在一项探索血清PG水平与PHG之间的关系及临床意义的研究中，将57例肝硬化患者PHG作为本次研究对象，根据是否合并PHG，分为肝硬化PHG组和肝硬化非PHG组，将30例同期进行体检的健康人作为对照组。对观察组患者进行肝脏功能分级，探索肝脏功能与PHG之间的关系；检测各组血清PG（PGⅠ、PGⅡ、PGⅠ/PGⅡ）进行比较。结果表明，肝硬化PHG组PGⅠ、PGⅠ/PGⅡ明显低于对照组，肝硬化非PHG组PGⅠ、PGⅠ/PGⅡ明显低于对照组，肝硬化PHG组PGⅠ水平明显低于肝硬化非PHG组；三组血清PGⅡ比较差异无统计学意义。因此，肝硬化PHG患者血清PG水平发生明显变化，尤其是PGⅠ降低明显，能够在一定程度上反映肝硬化患者胃病的功能，有助于肝硬化PHG的诊断。

三、恶性贫血

恶性贫血（PA）患者及其亲属经常出现血清参数异常。有研究团队开展了一组79位一级亲属和一组PA相关血清标志物的相关性研究，结果检测到最常见的异常是血清胃蛋白酶原Ⅰ（占22.7%）减少，血清胃泌素增加（16.5%）。最终结论表明，鉴于PA患者的亲属存在与PA患者相同过程的风险，胃蛋白酶原Ⅰ水平应该定期监控，以便终止维生素B缺乏症的进展，而不仅仅是监控已完全发展的巨幼细胞性贫血。

四、反流性食管炎

反流性食管炎（reflux esophagitis，RE）为常见的消化系统疾病，其多表现为不典型胸痛、吞咽困难、胃灼热等食管刺激症状，患者有明显不适感，对生活质量造成严重影响。在食管的病理性损害中，反流物中的胃蛋白酶发挥了重要作用，空腹胃泌素17（FsG-17）、空腹血清胃蛋白酶原（FsPG）在AG中具有一定的诊断价值，FsG-17能促进胃酸分泌，使食管下括约肌张力降低，从而引起反流，致使食管损伤；FsPG可能是引起食管黏膜损伤的因素。有研究探讨空腹血清FsPG和FsG-17水平检测在RE中的应用价值旨在为临床治疗RE提供有效参考。研究者选择了40例RE患者为观察组，选择同期在医院接受治疗的40例非食管器质性病变患者为对照组，结果发现FsPG对RE的诊断价值较低，而FsG-17对RE患者有较高的诊断价值，可将其作为临床筛查RE的重要指标，结合胃镜检查以提高RE检出率。

五、功能性便秘

有研究显示，功能性便秘患者血清胃功能指标常存在异常。研究纳入51例体检者为对照组，42例功能性便秘患者为便秘组，检测各组清晨胃液pH、血清G-17、PGⅠ、PGⅡ水平及 *H. pylori* 感染比率并进行统计学分析。结果发现功能性便秘患者存在G-17和PGⅠ的分泌增加，PGⅡ分泌正常的特点。这对胃病伴功能性便秘的患者有一定鉴别作用。同时胃泌素不仅能刺激正常黏膜组织生长，而且还能刺激胃癌、肠癌等肿瘤细胞的生长，提示功能性便秘患者中，胃肠轴分泌功能增加具有促进胃肠肿瘤发生的风险。功能性便秘患者中，胃肠轴的刺激导致胃泌素分泌增加，进而导致胃酸及胃蛋白酶分泌增加，其机制及效应值得进一步深入研究。

六、冠心病

一项探讨冠心病（CHD）与 *H. pylori* 感染的关系，分析其在CHD发病机制中的作用研究。应用ELISA法检测了168例经冠状动脉造影诊断的CHD患者血清 *H. pylori*-IgG 抗体水平，并以76例健康体检者为对照。结果发现CHD组 *H. pylori*-IgG 抗体阳性率明显高于对照组（58.3% vs 36.8%）；冠心病各亚组间 *H. pylori*-IgG 抗体阳性率无显著性差异；多因素回归分析显示，*H. pylori*-IgG 抗体与年龄、血压、体重指数、空腹血糖及各血脂指标间均无相关性。此研究结果显示，尽管CHD组与对照组收缩压及三酰甘油水平有显著性差异，但在多因素回归分析中，*H. pylori*-IgG 抗体与年龄、血压、体重指数、空腹血糖及各血脂指标间均无相关性，结果提示：①*H. pylori* 可能是CHD的独立危险因素；②*H. pylori* 可能通过其他CHD危险因素起作用。

第四节　手术对胃功能血清学检测指标的影响

一、内镜下黏膜切除术、内镜下黏膜剥离术

早期胃癌（early gastric cancer，EGC）是指无论病灶大小、有无淋巴结转移，胃癌病变位于黏膜或黏膜下层者。EGC患者行传统外科根治切除术后的5年存活率高于90%，但手术在一定程度上破坏了胃的正常解剖结构。随着内镜技术的发展，内镜下黏

膜切除术（EMR）、内镜下黏膜剥离术（ESD）成为治疗EGC的主要方式。PG可反映胃黏膜的状态和功能，是检测EGC的有效指标。一项研究探讨了ESD对EGC血清PG水平及预后的影响，选择早期胃癌患者84例为研究对象，采用随机数字表法分为观察组和对照组各42例。对照组行EMR，观察组行ESD。比较两组病灶切除情况、术中出血率及胃穿孔发生率、血清PG水平和术后复发率。结果观察组手术时间明显长于对照组，整块切除率、完全治愈性切除率明显高于对照组，术中胃穿孔发生率明显高于对照组；术后1个月，观察组患者血清PGⅠ水平、PGⅠ/PGⅡ值明显高于对照组，PGⅡ水平明显低于对照组（$P<0.05$）；随访3年，观察组复发率明显低于对照组。结论是与EMR相比，ESD有助于提高早期胃癌病灶的切除效果，可调节血清PG水平，且术后复发率较低。

二、腹腔镜手术

一项研究探讨了不同的胃十二指肠溃疡穿孔修补术对PG、胃泌素、炎性因子的影响。将符合标准的胃十二指肠溃疡穿孔患者103例，随机分为两组，对照组51例，观察组52例。在常规治疗的基础上，对照组采用开腹修补术，观察组采用腹腔镜下穿孔修补术。术前、术后7d抽外周静脉血检测血清PGⅠ、PGⅡ、G-17。结果发现，两种手术对血清PGⅠ、PGⅡ及G-17水平影响均不大。

在探讨腹腔镜下结直肠癌根治术治疗结直肠癌患者的临床疗效和对患者胃肠功能影响的实验中，研究者们选取了接受结直肠癌根治术的91例结直肠癌患者进行回顾性分析，将接受腹腔镜结直肠癌根治术治疗的46例结直肠癌患者纳入观察组，接受传统开腹手术治疗的45例结直肠癌患者纳入对照组，比较两组患者手术及治疗情况、术后胃肠功能恢复情况和并发症发生情况。结果显示，观察组患者胃动素和胃泌素分泌水平高于对照组患者，不同术式对血清胃功能的指标存在影响，临床应用的结果判读中要灵活掌握、具体分析。

三、腹腔镜-胆道镜联合手术

一项研究探索了腹腔镜联合胆道镜手术治疗胆囊结石合并胆总管结石对胃泌素族激素及肠黏膜屏障的影响，该研究选取80例胆囊结石合并胆总管结石患者为研究对象，按照随机数字表法将其分为对照组和观察组，各40例。对照组进行常规开腹手术治疗，观察组则以腹腔镜联合胆道镜手术治疗。比较两组患者手术前后的餐前及餐后胃泌素族激素及肠黏膜屏障指标。结果显示，两组患者手术前的餐前及餐后胃泌素族激素及肠黏膜屏障指标无统计学差异；手术后观察组的餐前及餐后GAS和MTL均高于对照组，CCK及肠黏膜屏障指标均低于对照组。因此，腹腔镜联合胆道镜手术治疗胆囊结石合并胆总管结石对患者胃泌素族激素及肠黏膜屏障的不良影响相对更小，更有助于患者术后胃肠功能的恢复。腹腔镜联合胆道镜手术治疗对胆囊结石合并胆总管结石患者胃泌素族激素及肠黏膜屏障的影响结果显示，手术后腹腔镜联合胆道镜治疗患者的餐前及餐后GAS、MTL均高于常规开腹手术，胆囊收缩素及肠黏膜屏障指标均低于常规开腹手术，说明腹腔镜联合胆道镜手术治疗的临床应用价值相对更高，其对手术导致的胃肠功能不良控制得更好，这与腔镜手术对创伤的控制及手术过程中对周围组织器官的不良影响更小有关，胃肠道功能在此过程中的应激程度更为轻微，因此患者术后胃肠功能波动幅度更低，且恢复更快，而胆囊收缩素在术后呈现一定程度的应激性升高，且不良应激程度越小则胆囊收缩素升高幅度越小。由此可见，手术也是影响血清胃功能指标的重要因素。

（刘经纬　孙丽萍）

参 考 文 献

杜国新，2018. 肝硬化PHG患者血清胃蛋白酶原检测的临床意义. 中国城乡企业卫生，33（2）：90-91.

方香玉，许程洁，罗萍，2016. 不同因素对血清胃蛋白酶原的影响及其参考区间差异分析. 广东医学，37（24）：3683-3686.

韩晓颖，王劲松，李小芬，等，2017. 肝硬化门静脉高压患者血清胃蛋白酶原Ⅰ与胃蛋白酶原Ⅱ水平的变化及其临床意义. 中国临床保健杂志，20（5）：589-591.

贺亚妮，安毅，穆亚娟，等，2018. 叶酸和替普瑞酮联合三联疗法对老年HP阳性慢性萎缩性胃炎患者血清G-17、PG及免疫功能的影响. 解放军医药杂志，30（9）：89-92.

黄光鸿，梁崇芬，姚民武，等，2017. 胃肠道微生态平衡对胃癌前病变及胃蛋白酶原影响的研究. 吉林医学，38（11）：2050-2053.

老成康，2016. 分析PGⅠ、PGⅡ浓度及PGⅠ/PGⅡ比值在肾功能损伤及血透治疗患者中作为胃疾病筛查指标的应用价值. 齐齐哈尔医学院学报，37（29）：3625-3626.

黎允诗，2018. 广州地区体检人群胃蛋白酶原的检测. 实用检验医师杂志，10（3）：138-140.

李福强，杨杰，姚怡然，等，2018. 埃索美拉唑联合莫沙必利对食管炎部分食管动力学指标及胃蛋白酶原水平的影响. 贵州医科大学学报，43（7）：851-854.

李晓冬，2018. 阿莫西林联合铋剂对慢性萎缩性胃炎患者血清胃泌素-17及胃蛋白酶原水平影响研究. 影像研究与医学应用，2（6）：174-175.

李兆然，李奉达，李君森，等，2018. 不同的胃十二指肠溃疡穿孔修补术对胃蛋白酶原、胃泌素、炎性因子的影响. 菏泽医学专科学校学报，30（2）：9-12.

廖卫民，冯美灵，王舒云，2018. 空腹血清胃蛋白酶原和胃泌素-17检测在反流性食管炎中的临床应用研究. 基层医学论坛，22（7）：871-872.

林荣华，林养，吴春芳，等，2018. 病毒性肝炎患者血清胃泌素及胃蛋白酶原检测的临床意义. 医学理论与实践，31（10）：1511-1512.

刘东碧，杨雁，于双，2018. 内镜黏膜剥离术对早期胃癌患者血清胃蛋白酶原水平及预后的影响. 国际消化病杂志，38（3）：213-216.

刘立明，周力，李婷颖，等，2017. 肝硬化门脉高压性胃病患者血清胃蛋白酶原Ⅰ和血清胃蛋白酶原Ⅱ水平. 贵阳医学院学报，42（12）：1443-1446.

卢旬，郑维玲，宋妙丽，等，2017. 血清胃蛋白酶原、胃泌素17联合检测在健康体检中的应用价值. 检验医学，32（12）：1095-1098.

罗春生，宋丽，王月香，等，2017. 埃索美拉唑联合胃力康颗粒对胃食管反流的临床疗效及其对患者促甲状腺激素、胃蛋白酶原水平的影响. 现代生物医学进展，17（13）：2466-2469.

欧阳文波，黄江山，徐勇军，等，2017. 抗菌药物对HP感染胃溃疡患者血清胃蛋白酶原水平的影响. 慢性病学杂志，18（8）：861-863.

戎国栋，陈献，吴蕾，等，2017. 年龄对老年人血清胃蛋白酶原Ⅰ、胃蛋白酶原Ⅱ和胃泌素-17结果判读的影响. 实用老年医学，31（11）：1053-1056.

唐龙，王巍，孙绍文，2018. 胃早癌患者内镜治疗前后血清胃蛋白酶原水平的变化和意义. 医疗装备，31（10）：13-14.

汪照函，陈建勇，余志强，等，2018. 功能性便秘患者胃分泌功能改变的实验研究. 现代检验医学杂志，33（2）：11-12＋15.

王国忠，姜行康，孙佳玉，等，2011. 阿司匹林对大鼠胃溃疡愈合的影响及其机制. 中国老年学杂志，31（15）：2906-2908.

王炜，孙丹丹，孙秀芳，等，2015. 冠心病患者血清幽门螺杆菌抗体测定的比较与临床检验学研究. 中国医药指南，13（31）：79-80.

王艳红，庞训雷，苗蓓，等，2017. 不同血清学亚型HP感染对无症状体检者血清胃功能的影响. 江苏医药，43（22）：1615-1618.

吴大威，杨玉双，崔青志，等，2018. 艾普拉唑序贯治疗消化性溃疡的临床研究及对血清胃泌素与胃泌素基因表达的影响. 河北医学，24（5）：791-794.

武科选，周洪波，刘二阳，2018. 新疆克州地区不同民族胃癌高危人群血清胃蛋白酶原、胃泌素17水平与感染相关性比较. 新疆医学，48（3）：267-268＋284.

相英花，杨永耿，2009. 高原地区不同民族萎缩性胃炎患者血清胃蛋白酶原水平的变化. 高原医学杂志，19（3）：10-13.

杨小飞，张鹏飞，刘琦，等，2018. 不同人群中血清胃泌素17和胃蛋白酶原的水平变化及在胃癌癌前病变诊断中的价值. 临床医学研究与实践，3（29）：1-3＋6.

叶方进，金鑫，张永智，2018. 腹腔镜结直肠癌根治术治疗结直肠癌患者的疗效及对胃肠功能的影响. 中国肿瘤临床与康复，25（10）：1232-1235.

余国庆，孙红，周丽玲，等，2018. 血清标本保存条件及反复冻融对胃蛋白酶原检测结果影响. 中外医学研究，16（7）：73-75.

曾祖辰，蔡伟娟，程江，2018. 秋水仙碱与痛风患者CA72-4及胃蛋白酶原水平的相关性. 临床输血与检验，20（3）：291-293.

张慧，郑勇，陈卫刚，等，2016. 肝硬化门静脉高压性胃病患者血清胃蛋白酶原水平变化及意义. 山东医药，56（10）：44-45.

张湘，2018. 血清胃蛋白酶原临床检测中的稳定性探讨. 国际检验医学杂志，39（9）：1134-1136.

赵寒冰，韦波，2013. 阿司匹林及非甾体消炎药对幽门螺杆菌生长抑制的临床研究. 中国卫生产业，10（24）：21-22.

赵玉东，2018. 雷贝拉唑联合安胃疡胶囊治疗消化性溃疡的疗效及对血浆胃泌素、胃动素水平的影响. 慢性病学杂志，19（2）：198-200.

周伟洲，罗泽斌，杨贤杰，2018. 腹腔镜联合胆道镜手术治疗胆囊结石合胆总管结石对胃泌素族激素及肠黏膜屏障的影响研究. 中国医学创新，15（15）：60-63.

卓玛，2018. 观察多潘立酮联合复方消化酶胶囊对老年功能性消化不良患者胃动力及血清肾蛋白原（PG）及胃泌素-17（G-17）水平的影响. 中西医结合心血管病电子杂志，6（12）：173-176.

Alonso N. ，Granada ML，Salinas I，et al，2005. Serum pepsinogen I：an early marker of pernicious anemia in patients with type 1 diabetes. J Clin Endocrinol Metab，90（9）：5254-5258.

Gong Y，Wei W，Jingwei L，et al，2015. *Helicobacter pylori* infection status correlates with serum parameter levels responding to multi-organ functions. Dig Dis Sci，60（6）：1748-1754.

Goni E，Venerito M，Schulz C，et al，2017. Influence of laboratory-related and endoscopy-related factors on the assessment of serum pepsinogens and gastrin-17. Eur J Gastroenterol Hepatol，29（12）：1340-1345.

He C，Xu Q，Tu H，et al，2016. Polymorphic rs9471643 and rs6458238 upregulate PG II transcription and protein expression in overdominant or dominant models. Mol Carcinog，55（5）：586-599.

Huang RG，Xiao HL，Zhou B，et al，2016. Serum pepsinogen levels are correlated with age，sex and the Level of *Helicobacter pylori* infection in healthy individuals. Am J Med Sci，352（5）：481-486.

Kutsuma A，Oshida H，Suwa K，et al，2014．A possible association of low pepsinogen Ⅰ and pepsinogen Ⅰ/Ⅱ with low and high body weight in japanese men．Clin Biochem，47（1-2）：126-128.

Pohjanen VM，Koivurova OP，Huhta H，et al，2015．Toll-like receptor 4 wild type homozygozity of polymorphisms＋896 and＋1196 is associated with high gastrin serum levels and peptic ulcer risk．PLoS One，10（7）：e0131553.

Su X，Ye Z，Wang Z，et al，2018．Epstein-Barr Virus infection associated with pepsinogens and *Helicobacter pylori* infection in patients with gastric cancer．Virus Res，256：1-5.

Sun L，Gong YH，Wang L，et al，2007．Serum pepsinogen levels and their influencing factors：a population-based study in 6990 Chinese from North China．World J Gastroenterol，13（48）：6562-6567.

Yu G，Gail MH，Shi J，et al，2014．Association between upper digestive tract microbiota and cancer-predisposing states in the esophagus and stomach．Cancer Epidemiol Biomarkers Prev，23（5）：735-741.

第六章

胃功能血清学检测方法及质量控制

胃功能血清学检测包括多种方法，且各自具有不同的优势和局限性。选择合适的方法将对提高检测结果的准确性具有重要意义。采用标准化的检测方法和流程，在相同的实验条件、统一的检测步骤和严格的质控条件下得出的检测结果才会得到国际认可。因此，胃功能血清学检测方法的正确操作和质量控制至关重要。本章主要针对标准化胃功能血清学检测方法和质量控制进行详细介绍，供广大科研人员参考。

第一节　常用胃功能血清学检测方法的原理和方法

胃功能血清学检测主要以免疫学检测方法为主，包括ELISA法、时间分辨荧光免疫分析（time-resolved fluoroimmunoassay，TRFIA）法、化学发光酶免疫检测（chemiluminescence enzyme immunoassay，CLEIA）法、放射免疫测定（radioimmunoassay，RIA）法等。其中，ELISA法的类型包括双抗体夹心法、竞争法、间接法、双抗原夹心法和捕获法。上述检测方法各自具有其独特的优点和适用范围。本节分别阐述不同方法检测原理、实验操作步骤和注意事项。

一、检测原理

（一）酶联免疫吸附法

ELISA法诞生于1971年，由瑞典学者Engvail和Perlmann，以及荷兰学者van Weerman和Schuurs分别报道。

1.检测原理　ELISA法基本原理是将已知浓度的抗原或抗体通过物理吸附的方法固定于载体表面，加入待测样本后与酶连接，然后通过酶与底物显色的深浅判定被检抗原或抗体存在与否，或者量的多少。该方法可用于测定抗原，也可用于测定抗体。在测定方法中有三种必要的试剂：固相的抗生素原或抗体，即免疫吸附剂（immunosorbent）；酶标记的抗原或抗体，称为结合物（conjugate）；酶反应的底物。根据试剂的来源和标本的情况及检测的具体条件，可设计出各种不同类型的检测方法。

（1）双抗体夹心法：将已知浓度的抗原或抗体以物理吸附的方法固定于聚苯乙烯微孔板表面，加入非相关蛋白载体封闭未结合位点，然后加入待检标本。通过加入检测抗体，酶标记第二抗体后，用四甲基联苯胺（tetramethylbenzidine，TMB）底物显色，微孔板中颜色的深浅与待测物的浓度呈正相关。

（2）双抗原夹心法：与双抗体夹心法类似，其基本原理是将已知浓度的抗原固定于聚苯乙烯微孔板表面，对未结合位点用无关蛋白载体进行封闭后，加入待检样本，然后加入生物素标记的抗原和辣根过氧化物酶（horseradish peroxidase，HRP）标记的链霉亲和素，经TMB显色和终止反应，酶标仪读数之后即可计算待测物浓度。双抗原夹心法与间接法都可以对抗体进行检测，前者检测的是针对该抗原的所有种类抗体，包含IgG、IgM、IgA、IgD和IgE，这是间接法无法做到的。

（3）竞争法：一般分为直接竞争法和间接竞争法，下面以直接竞争法为例进行原理说明。直接竞争法的原理是将针对小分子抗原的抗体包被在酶标板上，检测时加入待测样本，使样本中的待测抗原与酶标板上的抗体结合。然后加入HRP标记的抗原，此抗原也可与酶标板上的抗体结合，由于酶标板上固着的抗体数量有限，因此当样本中抗原的量越多，则HRP标记的抗原可结合的包被抗体就越少，两种抗原竞争结合包被抗体，所以称为竞争法。接着加入HRP的底物TMB，TMB被酶催化发生颜色反应，当样本中抗原量越多时，代表酶标板孔内留下的HRP标记抗原则越少，显色也就越浅。该方法一般适宜检测具有表位较少的小分子物质，同时可用来检测大分子抗原物质甚至是抗体。检测大分子抗原物质时，由于空间位置的影响，该检测方法的灵敏度没有双抗体夹心法的高。而且，这种方法也存在不足之处，在检测抗体时两种竞争的抗体来源不一可能导致两种抗体趋同性不高，进而影响检测结果的可靠性。

（4）间接法：是用来检测抗体的常用方法。基本原理是将一定量的抗原物包被于聚苯乙烯微孔板中，加入无关蛋白载体封闭未结合位点后，加入待测样本，然后加入酶标二抗，经孵育和洗涤后，加底物显色。一般而言，在间接法检测抗体实验中，由于酶标二抗的局限性，一般检测的抗体为总的IgG。

（5）捕获法：一般用来测定传染病早期诊断中IgM类抗体。基本原理是将抗人IgM抗体包被于固相微孔板，以捕获血清中的IgM（其中包括针对抗原的特异性IgM抗体和非特异性的IgM抗体）。用无关蛋白载体对未结合位点进行封闭后，接着加入抗原物质，然后加入此抗原仅与特异性IgM相结合，继而加酶标记针对抗原的特异性抗体再与底物作用，显色即与标本中的IgM呈正相关。IgM抗体的检测可用于传染病的早期诊断。

2.优点及适用范围　ELISA法是发展多年的免疫学检测方法。该方法所用试剂盒具有稳定的供应商，这可保持批次之间的稳定性和效价的一致性。该方法易于操作且所需仪器较少，如仅需要酶标仪、恒温箱、洗板机等。且该方法可适用于各种类型的医院开展和应用。

（二）时间分辨荧光分析法

自从1983年Pettersson等采用TRFIA法定量测定人绒毛膜促性腺激素以来，TRFIA方法学研究和临床应用迅速发展。

1.检测原理　TRFIA法的原理是用三价稀土离子（Eu、Sm、Tb和Dy等）及其螯合物作为示踪物，代替荧光物质、同位素、酶和化学发光物质以标记抗原、抗体、激素、核酸探针等物质。当免疫反应发生后，根据稀土离子螯合物的荧光光谱的特点（特异性强、荧光光谱的Stokes位移、寿命长），用时间分辨荧光分析仪测定免疫反应最后产物的荧光强度，并根据荧光强度和相对荧光强度比值判断反应体系中分析物的浓度，达到定量分析的目的。

2.优点及适用范围 TRFIA法具有灵敏度高、线性范围宽、标准曲线稳定性好等特点。在条件允许的情况下还可以自动化机器操作，并对环境及人体没有任何影响。此方法适用于在各中型医院开展。

（三）化学发光酶免疫检测法

CLEIA法是20世纪70年代中期由Arakawe首先报道，是一种成熟的、先进的微量活性物质检测技术，是用化学发光剂直接标记抗原或抗体的免疫分析方法。

1.检测原理 CLEIA法的原理是以酶标记生物活性物质进行免疫反应，免疫反应复合物上的酶再作用于发光底物，在信号试剂作用下发光，用发光信号测定仪进行发光测定。

2.优点及适用范围 CLEIA法是目前发展和推广最快、最先进的免疫测定技术，其灵敏度和准确性都很高。另外，其还具备试剂价格低廉、方法稳定快速、机器操作简单等优势。

（四） 放射免疫测定法

RIA法由1960年美国化学家耶洛和贝尔森提出，耶洛因此于1977年获得诺贝尔生理学或医学奖。

1.检测原理 RIA法是以标记抗原与反应系统中未标记抗原竞争结合特异性抗体来测定待检样品中抗原量。放射性标记抗原*Ag和未标记抗原（待测物）Ag与不足量的特异性抗体Ab竞争性结合，形成*Ag-Ab或Ag-Ab复合物。因为加入的*Ag和Ab的量是恒定的，所以当结合反应达到动态平衡后，若Ag量增多则生成的Ag-Ab量增多，而*Ag-Ab生成量相对减少，游离的*Ag增多，即Ag与复合物的放射性成反比。反应达到平衡后，用有效的方法将*Ag-Ab和Ag-Ab复合物与游离的*Ag和Ag分离，测量其放射性，即可求得样品中抗原Ag的含量。

2.优点及适用范围 该方法有很高的灵敏度，但其适用范围有限，因其存在放射性防护和同位素污染的问题，且试剂昂贵不易保存。此外，该方法对抗原纯度要求较高，抗原存放时间较短，并需用放射性物质进行抗原标记，因此从所需条件和对操作人员的防护方面考虑，目前难以在国内广泛开展。

（五）膜载体免疫测定法

1.检测原理 膜载体免疫测定（membrane-based immunoassay）法的原理是该方法分为胶乳增强免疫比浊测定法、胶体金等方法。本方法是以微孔膜作为固相载体，该微孔膜具有多孔性，液体可以流出，且帮助液体以毛细管作用向前移动。在检测区域含有有色微粒子，如彩色胶乳、胶体金、胶体硒。当样本中的待测物与固相载体中的有色微粒子结合反应后，形成的复合物被富集在检测线处并显色。

2.优点及适用范围 目前基于胶体金法可以检测血清 *H. pylori*-IgG抗体及粪便的 *H. pylori* 抗原。膜载体免疫测定法具有投入小、操作简单、方便快捷且结果稳定的优点。其适用于各型医院的临床应用。

二、胃功能血清学检测方法

胃功能血清检测指标包括PGⅠ、PGⅡ、G-17、*H. pylori*抗体四个指标，其每个指标检测方法也各有不同，下面主要介绍常见的检测方法。

（一）酶联免疫吸附法

1.双抗体夹心法　是检测PGⅠ和PGⅡ抗原的常见方法，应用针对抗原两个不同决定簇的两种单抗分别作为固相载体和酶标抗体检测溶液中的抗原。操作方法如下：

（1）将特异性抗体与固相载体联结，形成固相抗体，洗涤除去未结合的抗体及杂质。

（2）加受检标本，保温反应：标本中的抗原与固相抗体结合，形成固相抗原抗体复合物，洗涤除去其他未结合物质。

（3）加酶标抗体，保温反应：固相免疫复合物上的抗原与酶标抗体结合，彻底洗涤未结合的酶标抗体。此时固相载体上带有的酶量与标本中受检抗原的量相关。

（4）加底物显色：固相上的酶催化底物成为有色产物，通过比色可以测知标本中抗原的量。在临床检验中，此法适用于检验各种蛋白质等大分子抗原，如HBsAg、HBeAg、甲胎蛋白、人绒毛膜促性腺激素等。由于方法适用于表面含有多个大分子物质的抗原，因此同时需要两种抗体，抗体之间需要匹配，常见的匹配方法如包被抗体为单抗，检测抗体为多抗；如包被抗体为单抗，检测抗体为单抗。但需要注意的是这两种单抗针对的抗原表位不同，如包被抗体为多抗时，检测抗体为多抗，要求这两种多抗要来源于不同的宿主。此方法在应用酶标二抗时，需要注意的是第二抗体必须只能针对检测抗体，而不能针对包被抗体。鉴于酶标二抗有局限性，现在一般试剂厂家都引入生物素亲和素放大系统，这种系统在提高反应灵敏度的同时，应用起来也更加方便，只需要对检测抗体进行生物素标记，不需要对每一种不同来源的二抗进行酶标记，同时，只需对亲和素做HRP标记就可以省去很多烦琐的工作。实验方法为吸附于微孔板表面的特异性单克隆抗体与样本中的分子结合，洗板除去残留样本，加入HRP标记抗体，与抗原抗体结合物结合，再次洗涤后加入TMB底物溶液，被氧化后显蓝色，加入终止酶反应后显黄色，其颜色的深度与指标（如PGⅠ）的浓度呈正相关。

2.改良双抗体夹心法　是检测G-17的方法。这种方法与双抗体夹心法不同之处是多加了一层抗体，因此放大的倍数更高，因此比双抗体夹心法更灵敏。具体检测方法为通过吸附于微孔板的G-17特异性捕获抗体和HRP标记的探测抗体。其反应过程为聚苯乙烯微孔板表面包被人G-17特异性单克隆抗体，与样本中的G-17分子结合。孵育后洗涤孔板，以除去残留的样本。加入HRP标记单克隆识别抗体，与G-17分子结合。孵育后再次洗涤孔板加入TMB底物溶液，底物被酶（HRP）氧化呈蓝色。加入硫酸终止液终止反应，黄色深浅与样本中的G-17浓度呈正相关。其检测方法与PGⅠ类似，只是稀释倍数不同，而孵育时间及温度都相同。血清样本按照一定比例进行稀释。向反应孔中分别加入空白液、标准液、对照液和样本，在37℃温箱中孵育1h，各孔加入一定量的洗涤液冲洗数遍后，倒置微孔板于干净的吸水纸上叩击数次。各孔加入一定量的酶标液，在37℃下孵育0.5h，再在各孔加入一定量的洗涤液冲洗数遍后，倒置微孔板于干净的吸水纸上叩击数次。各孔加入一定量的底物液，当底物液加入第一孔后开始计时，在室温避光孵育0.5h，各孔加入一定量的终止液。即刻使用酶标仪450nm波长测定吸光度值（OD值）。

餐后G-17的检测方法与餐前G-17检测方法相同，但是检测前需要注意几个问题：需要禁食10h以上采集静脉血进行餐前G-17检测。采集空腹静脉血后，服用蛋白质物质，10g的蛋白质粉加到100ml的水中，静置10～15min，饮用前混匀。服用蛋白20min后采集动脉血用作餐后G-17检测血样。餐后G-17的检测蛋白刺激实验不能用于对鸡蛋、大豆、谷类、巧克力及奶品高度敏感和过敏的人群。

该检测方法具有敏感性高、特异性强、重复性好、试剂稳定、易保存、操作简便、结果判断较客观等优势，同样具有既适宜于大规模筛查实验，又可以用于少量标本的检测；既可以做定性实验，也可以做定量分析等优点，且该方法已被广泛应用于微生物学、寄生虫学、肿瘤学和细胞因子等领域。值得提出的是，ELISA法的影响因素较多，加强质量管理才能充分发挥其方法学的优点。

3.竞争法　将合适浓度包被的抗体包被于聚苯乙烯微孔板中，加入无关蛋白载体封闭未结合位点，加入标准品（样本）和生物素标记的抗原物质进行竞争结合，经合适的温度和一定时间的孵育后洗涤，加入HRP标记的链霉亲和素进行反应后TMB显色，微孔板中颜色的深浅与待测物的浓度呈负相关。该方法一般适宜检测具有表位较少的小分子物质，同时，此方法也可以用来检测大分子抗原物质甚至是抗体。检测大分子抗原物质时，由于空间位置的影响，该检测方法没有双抗体夹心法检测大分子抗原物质灵敏度高。而且这种方法在检测抗体时，可能由于两种竞争的抗体来源不一，导致两种抗体趋同性不高，检测结果的可靠性不高。

4.间接法　是检测*H. pylori*-IgG抗体的常用方法，利用酶标记的抗体（第二抗体）检测已与固相抗原结合的抗体。与PGⅠ类似，血清稀释倍数和孵育时间不同。具体操作步骤如下：

（1）将特异性抗原与固相载体联结形成固相抗原，洗涤除去未结合的抗原及杂质。

（2）加稀释的受检血清进行保温反应：血清中的特异抗体与固相抗原结合，形成固相抗原抗体复合物。经洗涤后，固相载体上只留下特异性抗体，血清中的其他成分在洗涤过程中被洗去。

（3）加酶标抗体：可用酶标抗人免疫球蛋白以检测总抗体，一般多用酶标抗人IgG检测IgG抗体。固相免疫复合物中的抗体与酶标抗体结合，从而间接地标记上酶。洗涤后固相载体上的酶量与标本中受检抗体的量呈正相关。

（4）加底物显色：本法主要用于对病原体抗体的检测和传染病的诊断。间接法的优点是只要变换包被抗原就可利用同一酶标抗体建立检测相应抗体。

5.捕获法　在检测样本中的IgM含量时，如果样本中同时含有较高浓度的IgG抗体，如用一般的间接法检测时，IgG抗体和IgM抗体会和固相抗原进行竞争性结合，由于IgG抗体占据绝对优势，势必导致能够结合上去的IgM抗体有限，最终导致结果呈假阴性。因此，测定IgM抗体多用捕获法。实验前先将所有血清IgM抗体（包括特异性IgM抗体和非特异性IgM抗体）固定在固相载体上面，去除IgG抗体后再测定特异性IgM抗体。操作步骤如下：

（1）将抗人IgM抗体连接在固相载体上，形成固相抗人IgM抗体，洗涤。

（2）加入稀释的血清标本：保温反应后血清中的IgM抗体被固相抗体捕获。洗涤除去其他免疫球蛋白和血清中的杂质成分。

（3）加入特异性抗原试剂：其仅与固相载体上的特异性IgM抗体结合，洗涤。

（4）加入针对特异性的酶标抗体：使之与结合在固相载体上的抗原反应结合，洗涤。

（5）加底物显色：如有颜色显示，则表示血清标本中的特异性IgM抗体存在，判为阳性反应。

（二）TRFIA法

TRFIA法主要是基于微孔板双抗体夹心原理，是检测PGⅠ和PGⅡ的方法。检测方法是采用异硫氰酸苄基二亚乙基三胺四乙酸铕（DTTA-Eu）为双功能螯合试剂，其一端螯合Eu^{3+}，另一端可与蛋白质的-NH_2连接，在中性或接近中性pH条件下，DTTA与Eu^{3+}具有足够的螯合稳定性，而在增强液（呈酸性）作用下，DTTA-Eu又能将螯合的Eu^{3+}快速彻底地释放出来，并与增强液中的配体螯合进入胶束的疏水内核，使Eu^{3+}荧光得以成千万倍地放大。

实验步骤为试剂盒中的冻干品及所需数量的包被板条在使用前平衡至室温，使用蒸馏水溶解。将浓缩洗涤液用蒸馏水按1:25倍稀释，作为工作洗涤液。在应用前根据样品量稀释Eu标抗PGI单克隆抗体。取微孔板，从第一孔开始，每孔依次加入一定量的参考标准品（共6个标准点，建议做复孔以保证标准曲线的可靠性。依次加入参考标准品及样本之后，再加入一定量的缓冲液，室温振荡孵育1h，用工作洗涤液冲洗数次。每孔依次加入稀释的Eu标抗PGⅠ单克隆抗体，室温振荡孵育1h，用工作洗涤液冲洗数次。每孔加一定量的增强液，室温振荡孵育数分钟后测量。待测试运行结束后退出样本，回收试剂。所用板条取出后弃去，请勿重复使用。

（三）化学发光酶免疫检测法

具体检测方法是抗体包被的磁珠＋抗原＋碱性磷酸酶标记抗体→双抗体夹心物＋化学发光底物→特定机器检测浓度。

（四）放射免疫测定法

具体检测方法是在试剂盒中有标记抗原和特异抗体，且含量已知固定。待检样品作为非标记抗原加入反应体系中，会与标记抗体竞争性结合特异性抗体，且标记抗原抗体复合物形成的量会随着待检样品（非标记抗原）量的增加而增加。受检样品中的非标记抗原与标记抗原抗体复合物中的放射性强度成反比，因此可计算出待检样品的量。

（五）膜载体免疫测定法

膜载体免疫测定法的操作步骤是在膜载体上加入一定量的待测样本，这样待测样本即通过毛细管作用在膜上向前移行；数秒后加入检测液，检测液也通过毛细管作用在膜上向前移行；待样本和检测液在膜上发生反应，即可产生带颜色的指示条（一般为红色）。需要注意的是，在膜上有阳性对照条带，每次反应的阳性对照条带必须显色，否则视为本次检测无效。

三、ELISA的规范化操作流程

ELISA是一种敏感性高、特异性强、重复性好的实验诊断方法，其试剂稳定、易保存、操作简便、结果判断较客观。ELISA的结果受操作过程影响很大，每个步骤包括标本采集与保存、试剂的准备、加样、温育、洗涤、显色、酶标仪读数等均应认真操作才能充分发挥ELISA的高灵敏度、强特异度优点。

（一）标本的采集和保存

1.标本采集　可用ELISA进行测定的标本种类繁多，如体液（如血清）、分泌物（唾液）和排泄物（如尿液、粪便）等均可以测定其中某种抗体或抗原成分。有些标本可直接进行测定，如血清、尿液，有些则需经预处理，如粪便和某些分泌物。ELISA中血浆和血清可同等应用。用于胃功能检测的标本为血清。标本采集时应尽量避免溶血，因红细胞破裂可释放过氧化物酶活性物质干扰检测结果，造成假阳性；细菌污染的标本亦容易出现假阳性。

2.标本保存　血清标本宜在新鲜时检测。如当天不能及时检测，应在收到标本后第一时间离心分离血清，放置于4℃可保存5d。如在冰箱中保存过久，其中的待测抗原可发生聚合，在间接法ELISA中可使本底加深。超过一周检测的标本需低温冻存。冻结血清溶解后，蛋白质局部浓缩，分布不均，应充分混匀宜避免气泡，可上下颠倒混匀，不要在混匀器上强烈振荡。混浊或有沉淀的血清标本应先离心或过滤，澄清后再检测。反复冻融会使抗体效价下降，所以待测抗体的血清标本如需保存做多次检测时宜少量分装保存。

（二）试剂的准备

按照试剂盒说明书中的要求准备实验中所需的试剂。ELISA中所用的蒸馏水或去离子水（包括用于洗涤的）应为新鲜的和无污染的。自配的缓冲液应用pH计测量校正。从冰箱中取出的使用试剂应放置室温平衡后使用。剩余试剂应及时放回冰箱保存。

（三）加样

在ELISA中一般有三次加样步骤，即加标本、加酶结合物、加底物。加样时应将所加试剂加在ELISA板孔的底部，避免加在孔壁上部，并注意不可溅出，不可产生气泡。加标本一般用所对应量程加样器，按规定的量加入板孔中。每次加标本应更换吸头，以免发生交叉污染。如需用稀释的血清，可在EP管中按规定的稀释度稀释后再加样。然后在微型振荡器上振荡1min以保证混匀。加酶结合物应用液和底物应用液时可用定量多道加液器，使加液过程迅速完成。

（四）温育

抗原抗体反应需要有一定的温度和时间，这一保温过程称为温育，有人称为孵育。ELISA属固相免疫测定其抗原、抗体的结合只在固相表面上发生。以抗体包被的夹心法为例，加入微板孔中的标本，其中的抗原并不是都有均等的和固相结合的机会，只有最贴近孔壁的一层溶液中的抗原直接接触抗体。这是一个逐步平衡的过程，因此需经扩散才能达到反应的终点。在其后加入的酶标记抗体与固相抗原的结合也同样如此，这就是ELISA反应总是需要一定时间温育的原因。温育常采用的温度有43℃、37℃、室温和4℃（冰箱温度）等。37℃是实验室中常用的保温温度，也是大多数抗原抗体结合的合适温度。在建立ELISA方法作反应动力学研究时，实验表明两次抗原抗体反应一般在37℃经1～2h产物的生成可达顶峰。为加速反应可提高反应的温度，有些实验在43℃进行，但不宜采用更高的温度。抗原抗体反应在4℃更为彻底，在放射免疫测定中多使反应在冰箱中过夜以形成最多的沉淀。但因所需时间太长，在ELISA中一般不予采用。保温的方式有很多种，ELISA仪器附有特制的电热块，还有水浴，即将ELISA板置于水浴箱中，ELISA板底应贴着水面，使温度迅速平衡。为避免蒸发，板上应加盖，也可用塑料贴封纸或保鲜膜覆盖板孔，此时可让反应板漂浮在水面上。也可以用保温箱，但ELISA板应放在湿盒内，湿盒要选用传热性良好的材料如金属等，在盒底垫湿的纱布，最后将ELISA板放在湿纱布上。湿盒应先放在保温箱中预温至规定的温度，特别是在气温较低的时候更应如此。无论是水浴还是湿盒温育，反应板均不宜叠放，以保证各板的温度都能迅速平衡。室温温育的反应在操作时应严格限定室温范围，标准室温温度是指20～25℃，但具体操作时可按照说明书的要求控制温育。室温温育时，ELISA板只要平置于操作台上用塑料贴封纸或保鲜膜覆盖板孔即可。应注意温育的温度和时间应按规定力求准确。为保证时间准确要记录时间，且一个人操作时一次不宜多于两块板同时实验。

（五）洗涤

洗涤在ELISA过程中虽不是一个反应步骤，但也决定着实验的成败。ELISA是靠洗涤来达到分离游离的和结合的酶标志物的目的。通过洗涤以清除残留在板孔中未能与固相抗原或抗体结合的物质，以及在反应过程中非特异性地吸附于固相载体的干扰物质。聚苯乙烯等塑料对蛋白质的吸附是普遍性的，而在洗涤时又应将这种非特异性吸附的干扰物质洗涤下来。因此，在ELISA操作中，洗涤是最关键的技术步骤，应引起操作者的高度重视，操作者应严格按要求洗涤，不得马虎。洗涤的方式除某些ELISA仪器配有特殊的自动洗涤仪外，手工操作有浸泡式和流水冲洗式两种，具体过程如下：

1. 浸泡式　首先吸干或甩干孔内反应液，其次用洗涤液过洗一遍（将洗涤液注满板孔后，即甩去），再次浸泡，即将洗涤液注满板孔放置1～2min，间歇摇动，浸泡时间不可随意缩短，随后吸干孔内液体。吸干应彻底，可用水泵或真空泵抽吸，也可甩去液体后在清洁毛巾或吸水纸上拍干。最后重复洗涤3～4次（或按说明规定）。在间接法中如本底较高可增加洗涤次数或延长浸泡时间。其中，微量滴定板多采用浸泡式洗涤法。洗涤液多为含非离子型洗涤剂的中性缓冲液。聚苯乙烯载体与蛋白质的结合是疏水性的，非离子型洗涤剂既含疏水基团，又含亲水基团，其疏水基团与蛋白质的疏水基团借疏水键结合，从而削弱蛋白质与固相载体的结合作用，并借助于亲水基团和水分子的结合作用，使蛋白质回复到水溶液状态，从而脱离固相载体。

2. 流水冲洗式　最初用于小珠载体的洗涤，洗涤液仅为蒸馏水甚至可用自来水。洗涤时附接一特殊装置使小珠在流水冲击下不断地滚动淋洗，持续冲洗2min后吸干液体，再用蒸馏水浸泡2min吸干即可。浸泡式犹如"盆浴"，流水冲洗式则好比"淋浴"，其洗涤效果更为彻底且简便、快速。已有实验表明流水冲洗式同样也适用于微量滴定板的洗涤。洗涤时设法加大水流量或加大水压，让水流冲击板孔表面，则洗涤效果更佳。有条件的实验室也可用自动洗板机洗涤。

（六）显色

显色是ELISA中的最后一步温育反应，此时酶催化无色的底物生成有色的产物。反应的温度和时间均为影响显色的因素。在一定时间内阴性孔可保持无色，而阳性孔则随时间的延长而呈色加强。适当提高温度有助于加速显色进行。在定量测定中，加入底物后的反应温度和时间应按规定力求准确。定性测定的显色可在室温进行，时间一般不需要严格控制，有时可根据阳性对照孔和阴性对照孔的显色情况适当缩短或延长反应时间以及时判断。邻苯二胺（o-phenylenediamine，OPD）底物显色一般在室温或37℃时反应20～30min后即不再加深，再延长反应时间可使本底值增高。OPD底物液受光照会自行变色，显色反应应避光进行，显色反应结束时需要加入终止液终止反应。OPD产物用硫酸终止后显色由橙黄色转向棕黄色。TMB受光照的影响不大，可在室温中置于操作台上，边反应边观察结果，但为保证实验结果的稳定性宜在规定的时间内阅读结果。TMB经HRP作用后，约40min显色达顶峰，随即逐渐减弱，至2h后即可完全消退至无色。TMB的终止液有多种，叠氮钠和十二烷基硫酸钠（sodium dodecyl sulfate，SDS）等酶抑制剂均可使反应终止。这类终止剂尚能使蓝色维持较长时间（12～24h）不褪色，是目视判断的良好终止剂。此外，各类酸性终止液则会使蓝色转变成黄色，此时可用特定的波长（450nm）测读吸光度。

（七）酶标比色仪

酶标比色仪简称酶标仪，通常指专用于测读ELISA结果吸光度的光度计。针对固相载体形式的不同，各有特制的适用于板、珠和小试管的设计。许多试剂公司配套供应酶标仪。酶标仪的主要性能指标有测读速度，读数的准确性、重复性、精确度和可测范围、线性范围等。优良的酶标仪的读数一般可精确到0.001，准确性为±1%，重复性达0.5%。例如，若某孔测得的A值为1.083，则该孔相对于空气的真实A值应为1.083±0.010（1.073～1.093），重复测定数次其A值均应在1.083±0.005（1.078～1.088）。酶标仪的可测范围视各酶标仪的性能而不同。普通的酶标仪在0.000～2.000，新型号的酶标仪上限拓宽达2.900，甚至更高。超出可测上限的A值常以"*""over"或其他符号表示。应注意可测范围与线性范围的不同，线性范围常小于可测范围，如某一酶标仪的可测范围为0.000～2.900，而其线性范围仅0.000～2.000，这在定量ELISA中制作标准曲线时应予以注意。酶标仪不应安置在阳光或强光照射下，操作时室温宜在15～30℃，使用前先预热仪器15～30min，测读结果更稳定。测读A

值时，要选用产物的敏感吸收峰，如OPD用492nm波长。有的酶标仪可用双波长式测读，即每孔先后测读两次，第一次在最适波长（W1），第二次在不敏感波长（W2），两次测定间不移动ELISA板的位置。例如，OPD用492nm为W1，630nm为W2，最终测得的A值为两者之差（AW1 − AW2）。双波长式测读可减少由容器上的划痕或指印等造成的光干扰。各种酶标仪性能有所不同，使用中应详见说明书。

四、ELISA的检测结果判断

定性测定的结果判断是对受检标本中是否含有待测抗原或抗体做出"有"或"无"的简单回答，分别用"阳性""阴性"表示。"阳性"表示该标本在该测定系统中有反应，"阴性"则为无反应。用定性判断法也可得到半定量结果，即用滴度来表示反应的强度，其实质仍是一个定性实验。在这种半定量测定中，将标本作一系列稀释后进行实验，呈阳性反应的最高稀释度即为滴度。根据滴度的高低可以判断标本反应性的强弱，比观察不稀释标本呈色的深浅判断为强阳性、弱阳性更具定量意义。在间接法和夹心法ELSIA中，阳性孔呈色深且深于阴性孔。在竞争法ELISA中则相反，阴性孔呈色深于阳性孔。两类反应的结果判断方法不同，分别叙述如下：

（一）肉眼判断结果——间接法和夹心法

这类反应的定性结果可以用肉眼判断。目视标本也无色或近于无色者判为阴性，显色清晰者为阳性。但在ELSIA中，正常人血清反应后常可出现呈色的本底，此本底的深浅因试剂的组成和实验的条件不同而异，因此实验中必须加测阴性对照。阴性对照的组成应为不含受检物的正常血清或类似物。在用肉眼判断结果时，更宜用显色深于阴性对照作为标本阳性的指标。目视法简捷明了，但颇具主观性。如果条件许可，应该用比色计测定吸光度，这样可以得到客观的数据。先读出标本（S）、阳性对照（P）和阴性对照（N）的吸光度，然后进行计算。计算方法有多种，大致可分为阳性判定值法和标本/阴性对照比值法两类。

1. 阳性判定值（cut-off value）法　一般为阴性对照A值加上一个特定的常数，以此作为判断结果阳性或阴性的标准。用此法判断结果要求实验条件十分恒定，试剂的制备必须标准化，阳性和阴性的对照品应符合一定的规格，须配用精密的仪器，并严格按规定操作。阳性判定值公式中的常数是在这特定的系统中通过对大量标本的实验检测而得到的。现以某种检测HBsAg的试剂盒为例。试剂盒中的阴性对照品为不含HBsAg的复钙人血浆，阳性对照品HBsAg的含量标明为（9±2）ng/ml。每次实验设2个阳性对照和3个阴性对照。测得A值后先计算阴性对照A值的平均数（NCX）和阳性对照A值的平均数（PCX），两个平均数的差（PCN − NCN）必须大于一个特定的数值（如0.400），实验才有效。3个阴性对照A值均应≥0.5×NCX，并≤1.5×NCX，如其中之一超出此范围则弃去，而用另两个阴性对照重新计算NCX；如有两个阴性对照A值超出以上范围，则该次实验无效。阳性判定值按下式计算：阳性判定值＝NCX＋0.05，标本A值>阳性判定值的为阳性，小于阳性判定值的为阴性。应注意的是，公式中0.05为该试剂盒的常数，只适合于该特定条件下，而不是对各种试剂均可通用。根据以上叙述可以看出，在这种方法中阴性对照和阳性对照也起到实验的质控作用，试剂变质和操作不当均会产生"实验无效"的后果。

2. 标本/阴性对照比值法　在实验条件（包括试剂）较难保证恒定的情况下，这种判断法较为合适。在得出标本（S）和阴性对照（N）的 A 值后，计算 A_S/A_N 值。也有写作 A_P/A_N 的，这里的 P 不代表阳性（positive），而是患者（patient）的缩写，不应误解。为避免混淆，宜用 A_S/A_N 表示。在早期的间接法 ELISA 中，有些作者定出 A_S/A_N 为阳性标准，现多为各种测定所沿用。实际上每一测定系统应该用实验求出各自的 A_S/A_N 的阈值。更应注意的是，N 所代表的阴性对照是不含受检物质人的血清。有的试剂盒中所设阴性对照为不含蛋白质或蛋白质含量较低的缓冲液，以致反应后产生的本底可能较正常人血清的本底低得多。因此，这类试剂盒规定，如 $A_N < 0.05$（或其他数值），则按 0.05 计算，否则将出现假阳性结果。

（二）比色计测定结果——竞争法

在竞争法中 ELISA 阴性孔呈色深于阳性孔。阴性呈色的强度取决于反应中酶结合物的浓度和加入竞争抑制物的量，一般调节阴性对照的吸光度在 1.0～1.5，此时反应最为敏感。竞争法 ELISA 不易用自视判断结果，因肉眼很难辨别弱阳性反应与阴性对照的显色差异，一般均用比色计测定，读出 S、P 和 N 的 A 值。计算方法主要也有两种，即阳性判定值法和抑制率法。

1. 阳性判定值法　与间接法和夹心法中的阳性判定值法基本相同，但在计算公式中引入阳性对照 A 值，现以某种检测抗 HBc 的试剂盒为例。试剂盒中的阴性对照为不含抗 HBc 的复钙人血浆，阳性对照中抗 HBc 含量为（125±100）μ/ml。每次实验设 2 个阳性对照和 3 个阴性对照。测得 A 值后，先计算阴性对照 A 值的平均值（NCX）和阳性对照 A 值的平均数（PCX），两个平均数的差（NCX－PCX）必须大于一个特定的数值（如 0.300），实验才有效。3 个阴性对照 A 值均应小于 2.000，而且应 ≥0.5×NCX 并 ≤1.5×NCX，如其中之一超出此范围则弃去，而以另 2 个阴性对照重新计算×NCX；如有 2 个阴性对照 A 值超出以上范围则该次实验无效。阳性判定值按以下公式计算：阴性判定值＝0.4×NCX＋0.6×PCX，标本 A 值≤阳性判定值的反应为阳性，A 值>阳性判定值的反应为阴性。

2. 抑制率法　抑制率表示标本在竞争结合中标本对阴性反应显色的抑制程度，按下式计算：抑制率（%）＝（阴性对照 A 值－标本 A 值）×100%/阴性对照 A 值，一般规定抑制率≥50% 为阳性，<50% 为阴性。

综上所述，定量测定 ELSIA 操作步骤复杂，影响反应因素较多，特别是固相载体的包被较难达到个体间一致。因此，在定量测定中每批测试均须用一系列不同浓度的参考标准品并在相同的条件下制作标准曲线。测定大分子量物质的夹心法 ELISA，标准曲线的范围一般较宽，曲线最高点的吸光度可接近 2.0，绘制时常用半对数纸，以检测物的浓度为横坐标，以吸光度为纵坐标，将各浓度的值逐点连接，所得曲线一般呈 S 形，其头、尾部曲线趋于平坦，中央较呈直线的部分是最理想的检测区域。测定小分子量物质常用竞争法，其标准曲线中吸光度与受检物质的浓度呈负相关。标准曲线的形状因试剂盒所用模式的差别而略有不同。

（董楠楠　徐　倩）

第二节　ELISA检测质量控制

质量控制的目的在于预防差错的产生。只有进行良好的质控，检验学的检测结果才能在各实验室交互交流。实验室质控包括室内质控和室间质控，是全面质量管理中的一个重要环节。ELISA检测是目前临床上最常用的一种免疫学检验方法，本节重点以ELISA检测为例介绍质量控制有关内容。

一、质量控制的定义及意义

（一）质量控制的定义

质量控制是监控实验全过程，排除误差，防止变异，维持标准化现状的一个管理过程。这一过程是通过一个反馈环路进行的。具体过程包括确定控制的对象；规定控制对象的标准（预期值）；制定或选择控制方法和手段；测量实际数据；比较或校对实际数据与预期值之间的差异并说明产生这一差异的原因。超出预定误差范围，报警系统可发出信号中断反馈通道，进而通过采取措施解决异常，恢复原状（原标准状态）的手段发挥作用。

（二）质量控制的意义及应用范围

质量控制是各实验室为了监测和评价本实验室工作的质量，以决定常规检验报告能否发出所采取的一系列检查、控制手段，包括实验室工作的全过程，旨在检测和控制本实验室常规工作的精确度，并检测其准确度的改变，提高本实验室常规工作中标本检测的准确性。加强实验室检测的质量控制，以获得更客观的检测结果，这具有非常重要的意义。

质量控制的样本有很多种，其中包括血液样本质控、尿液样本质控及组织样本质控。血液样本中的蛋白质分子在采集、处理及储存过程中易发生降解。因此，血液样本中蛋白质分子的质控相当重要。血清或血浆样本在出库过程中应尽量避免反复冻融，同时尽量保持在低温环境下。

（三）质量控制血清

质量控制血清是已有靶值的血清，在每次的常规检验中加入一份或数份，通过所得结果来了解本次检验的情况。质量控制血清检验的结果如能控制其误差在一定范围内，提示该检验没有发生不允许的误差。如果出现超过允许误差范围外的异常结果，则提示该检验不合格，应寻找原因并给予纠正后重检待测标本。因此，质量控制血清在质量控制工作中起重要作用。国家卫生健康委员会临床检验中心制备的乙肝标志物质量控制血清可以在－20℃保持半年定值不变。冰冻状态融化使用时，应先混匀，未用完部分可在4℃保存5d。不宜反复冻融或自行分装。开展某项检验的室内质量控制工作需要的质量控制血清一般按3～6个月用量准备。自制的不定值质量控制血清，需要在一批质量控制血清将用完之前，准备下一批质量控制血清。质量控制血清要求性能稳定，较长期内效价不变，其理化性质应与患者样本相近，这样才能有效地起到监测作用。

临床检验的检测结果，每次或每天之间不可能没有误差。决定允许的误差范围是以临床上不造成误诊与漏诊为准，通过以下步骤来确定质量控制范围：首先，最佳条件下的测定误差。其次，已知值的血清在常规检验条件下的误差。再次，未知值的血清在常规检验条件下的误差。最后，临床应用的要求。对任何一个实验都应确定一个允许的误差范围，前提是满足临床要求。如允许误差设定过小，在临床上不存在任何意义，但为了符合该规定却要花费很大人力、物力和时间。相反，如果将允许误差设定过大，将使监测系统察觉不到临床上要求检出的误差，失去质量控制的意义。

二、质量控制在ELISA血清学检测上的应用及其意义

《医学实验室质量和能力认可准则》提出实验室应设计质量控制程序以验证达到预期的结果质量；《血站技术操作规程（2015年版）》也明确要求实验室应增加使用第三方提供的质控品（外部质控品）实时监控实验性能。这也就要求我们在血清学检测过程中必须实施室内质量控制。在ELISA检测过程中室内质量控制方面，CNAS-CL39《医学实验室质量和能力认可准则在临床免疫学定性检验领域的应用说明》要求应使用弱阳性和阴性质控物进行质量控制，不能固定而应随机放置且应覆盖检测孔位（标本间隔）。实际工作中，酶联免疫检测每个反应板实施2次质量控制，包括阴阳性质量控制血清，即两孔，我们设计了阴阳性质量控制血清条码（标准128码）01602QCPC和01602QCNC，在加样设备中设置读取条码信息QCPC和QCNC且参与板有效性判定，否则整板无效。在检测系统中明确质控品项目名称、检测项目、类型、加样方式（固定位置加样/随机加样）、试剂或质控品类别。ELISA检测实验的质量控制方法为即刻法转Levey-Jennings质控图法，ELISA检测质量控制规则（失控和告警规则）。

1. $1-3s$ 失控规则　s/CO值超出 $x\pm3s$ 限值，是失控的标志。

2. $7-x$ 告警规则　s/CO值连续出现在同一侧，判为警告。

3. 酶联免疫的项目阴阳性符合，且需满足a、b、c的要求连续出现7次控制值在均值（x轴）。

在胃功能血清学检测中，质量控制同样起到对检测结果进行把控、防止检验结果无效或影响临床诊断等问题的作用。本科室判断检测结果是否有效的方式即通过质量控制图进行监控判断。质控图是把某一检验的性能数据与所计算出来的预期的"控制限"进行比较的图，可以客观地反映质量控制的水平。控制限是通过统计计算出来的，这种性能数据是按规程正常进行时，按时间顺序而抽选出来的，其目的是检测检验过程中变异的可追查性原因。可追逆性的误差原因是指除去随机误差以外的其他原因。质量控制图的具体绘制方法将会在下文中介绍。由于大部分血清学检测指标对于血清的质量控制都有着严格要求，譬如黄疸血、乳糜血及溶血都会对检测结果造成一定程度的影响。在胃功能的血清学检测中，使用的检测方法是ELISA中的"夹心法"，其对血清的溶血、黄疸和乳糜这些状态并无明显抵制，而且消化道疾病本身就容易造成患者血清性状异常，因此在质量控制方面，胃功能的血清学检测更加侧重于对于质量控制血清检测值的判读及对检验过程的严格把控。

质量控制是检测的重要把控标准，为了保障血清学检测结果的真实有效性，则必须对其质量进行严格控制。在当次检测中质量控制血清的值超出标准范围时，审核医师就应对该次检测的结果判读加严把关，对每一个超出正常范围的检测值进行严格排查，并且综合该次整体的检测情况与以往检测结果进行均值、极值的对比，以确保该次检测值具有临床参考价值，并无误导性。

室间质量评价简称室间质评，是由质量控制中心采用一系列的办法，可连续地、客观地评价各实验室的实验结果，并发现室内质量控制不易发现的漏洞，进一步提高检测的准确性。了解各实验室之间结果的差异并帮助校正，使其具有可比性。各实验室实验结果报到质量控制中心，经过统计分析得出相互比较的结果。这种评价不能控制各实验室每天发出的检验报告，而是一种回顾性评价。室内质量控制主要监测实验结果的精密度，而室间质评主要控制实验结果的准确度，不能互相替代。参与质评的实验室应先做好室内质量控制。

三、质量控制血清的选择、保存和使用

（一）质量控制血清的选择、前期处理及保存的注意事项

1.质控血清的制备　每个实验室可以根据自己的条件，选用临床中心提供的质量控制血清。应采集空腹静脉血，血液样本应派专人取送和登记。

2.血清的分离　采用室温静置30～60min的方法，或3000r/min离心15min。

3.样本运送或处理　在运送或处理样本时，应防止标本管振荡，以避免溶血，导致检测结果不准确。

4.样本保存　在检测前应尽量低温保存，避免反复冻融。如4h内检测可放置于室温（20～25℃），如8h内检测可放置于冷藏箱（2～8℃），如超过48h才能检测需将样本储存于-20℃冷冻箱内。

5.样本分装　质量控制血清在分装时应注意尽量均匀，使用时也应用移液枪将其尽量混匀，以避免检测结果出现误差。

（二）质量控制血清的使用及质量控制图的制作

由于定性ELISA检测同一批号、同一浓度质量控制血清在不同厂家试剂或同一厂家不同批号试剂之间其检测结果（s/CO值）均存在着差异，导致因试剂更换而须建立新的室内质量控制图，使原有的Levey-Jennings质量控制图无法连续使用。

利用质量控制图可以对每次检验的结果进行监测，当没有更换另一批号试剂盒和另一批号质量控制血清时，该质量控制图可以连续做。质量控制血清的s/CO值低于-2s的范围属"警告"，应寻找原因并在质量控制图上记录查出的原因。在ELISA实验中，各种检验项目的误差允许范围均有待在实践中得出结论，以上只是举例说明质量控制方法，不是定论。2s是一般公认的允许误差限度。每批测定放一份质控血清时，一次超过2s应作为"警告"，二次超出2s为"失控"。当质量控制过程中出现失控时，应查找原因，通常由试剂盒或质量控制血清失效造成。更换试剂盒或更换质量控制血清，找出原因纠正后重新检验。如果检验结果仍达不到要求或找不到原因时，应重复进行最佳条件

变异（OCV）的检验。如果OCV检验的结果仍是好的，说明常规操作出现问题。一般认为：

1.一次超出3s。

2.连续二次超出2s。

3.3～5次连续处于一侧的2s之内。

4.5～7次连续偏向横轴的一侧，均为失控。第3、4种情况，单独依靠记录往往是不易察觉的，但在质量控制图上可以清晰地发现这种失控。

以上介绍的质量控制方法基本上与临床化学测定的质控方法相同，但ELISA有其特殊性，最合适的质控方法尚待研究建立。有些实验室不是每天进行ELISA项目的检验，而ELSIA试剂盒有效期短，用一批号试剂盒连续常规测20次难度较大。采用"即刻法"质量控制统计方法，只需连续测3次，即可对第3次检验结果进行质量控制。"即刻法"的具体计算方法如下：

1.先将测定值从小到大排列。

2.计算x和s。

3.计算SDI上限值和SDI下限值。

4.将SDI上限值、SDI下限值与SDI值中的数字比较　当SDI上限值和SDI下限值＜$n2s$时，表示处于控制范围内，可以继续往下测定，继续重复以上各项计算。当SDI上限值和SDI下限值有一值处于上限n＋2SD和下限n-2SD值之间时，说明该值在2s～3s，处于"警告"状态；当SDI上限值和SDI下限值有一值＞$n2s$时，说明该值已在3s范围之外，属"失控"。数值处于"警告"和"失控"状态应舍去，重新测定该项质控血清和患者样本。舍去的只是失控的这次数值，其他次测定值仍可继续使用。

即刻性质量控制的统计方法适于ELISA测定的质控。当检测的数值超过20次以后，不必再使用"即刻法"质量控制统计计算，可以转入常规质量控制图的质量控制。将前20次的数值求出的数值和s做质量控制框架图，第21次的数值依次被点入即可。

四、质量控制对操作精准度、仪器及操作环境的要求

（一）操作

1.血清分离　在接收全血样本后，首先要在第一时间对样本进行2000～3000r/min的离心处理，离心后如在30min内不进行分离检测，则应将标本放入4℃冰箱保存。如果立即检测，则应使用一次性吸管，在确保无污染、无血细胞、无错漏的情况下将血清转移到干净的0.5ml EP管中以备用。如果在两天内不准备对血清进行检测，则应按照上述方式将血清分装后，标明流水号或序列号，放入标明标本来源及日期的冻存盒中存入-20℃冰箱进行冷冻保存。如在短期内无检测需求，则应按照标本留存规定，将分装标记好的血清由-20℃转入-80℃深低温冰箱。再次使用时，需提前一天将血清转移至4℃冰箱进行融冻，以备使用。

注意事项：

（1）全血标本在运输、接收过程中应妥善保管，不应过度震荡、粗暴处理，以防止血细胞受损，接收后应尽早离心处理，以减少溶血出现的可能性。

（2）认真核对标本信息，如果发现信息不匹配、医嘱项目不符、配送科室错误、标本有泄漏或其他质量问题等情况，应第一时间向上级反馈并联系相应临床科室。

（3）分离血清时应注意严防污染。坚决杜绝以下情况发生。

1）一吸两用：吸管为一次性，用过即弃，坚决不能重复使用。

2）血清飞溅：分离血清时，切忌急躁，过快的操作不仅可能导致血清的错位漏加，更可能引起血清飞溅，从而污染其他血清，导致最后结果出现严重误差。

3）错位漏加：分离血清时，一定要确认好先后顺序，在样本量过大的情况下，容易造成遗漏或重复。因此，在每次对血清样本进行分离之前，都应仔细核对样本的编号信息及其对应摆位，杜绝发生失误。

以上三种问题一旦发生，应立即放弃对可能遭到污染的EP管血清样本的检测，并重新分离血清。如送检标本本身受到污染，则应立即联系相应临床科室申请重新采集标本。

2. 加样孵育　在这一阶段，重点为移液枪的维护和使用。在加样之前密切关注调节数值，以防止稀释比例错误，加样过程中应注意吸取样本对应位置不出现错误，也要注意吸取时枪头中液面高度，以此判断移液枪或枪头是否出现堵塞情况。样品应加在酶标板孔的2/3以下处，避免加在孔壁上部，不能产生气泡，否则会影响检测结果，如有气泡产生需使用一次性枪头将其刺破。加样必须保证样本之间上样量的一致，因此最好采用排枪加样，在每次排枪吸取样品后，也要注意同一排枪的吸取液量是否平齐。

孵育阶段重点在于时间把控，按规则严格遵守规定的孵育时间，及时洗板。垂直甩板过程中应防止用力过猛导致微孔脱落，同时要留意甩板过程中不让异物进入微孔板。在加入酶标液、底物液和终止液前，应仔细核对试剂是否正确，防止加错，导致检测整体失效。

微孔板加样时一定注意不可将枪头摊入微孔内部，更不可用枪头剐蹭微孔底部，以防止吸附反应物受到影响而脱落。

3. 检测结果　检测使用酶标仪前，应提前30min开机预热，检测过程中应注意微孔板摆放的方向及检测程序的选择，检测应在加终止液后30min内进行，超时则会导致结果出现偏差。在挪动微孔板时，不仅要注意不能用手或其他物品接触微孔底部，还要注意保持平衡，防止微孔内液体溅出影响结果。

检测结果质量评价：

（1）检查试剂盒内的"标准品"原始检测OD值是否在试剂盒规定的范围内：试剂盒自带空白液、标准品1、标准品2和标准品3，其要求标准品的OD值小于或大于某个数值，每次检测结果后，均应对照检查。

（2）检查试剂盒内"质控液"检测浓度，是否在外标浓度规定的范围内：试剂盒除自带上述空白及标准品外，还自带质控液（对照品），其也要求OD值小于或大于某个数值，每次检测结果后，均应对照检查。

（3）检查质量控制图是否合格：质量控制图是医学检测工作中不可或缺的内容，质量控制图应定期制作，包括标题、单位、质量控制项目、机器型号、试剂批号、检测人员和质量控制者等内容，一般计算均数、2倍标准差和3倍标准差，采用该试剂批号前20次检测，如果发现失控现象应及时上报并共同商讨对策，寻找问题所在。

（4）检查拟合标准曲线相关系数≥0.99：医学检验中经常需要制作标准曲线，只需根据标准品的已知浓度和实测OD值，采用直线回归方程计算出斜率和截距，即可得到标准曲线，标准曲线的相关系数需要＞0.99。

（5）加强质量控制数据的管理：每个月都应该进行质量控制数据的分析和数据的保存工作，最好由专人负责。

（二）试剂仪器

1.试剂

（1）试剂盒选择

1）按照国家卫生健康委员会规定，使用已经国家批准正式上市的试剂盒，并应具有较好的灵敏度、特异性、精密度、稳定性、简便性、安全性及经济性。

2）试剂评价需要有权威的血清考核盘进行检测，一般实验室不易从生物检验所或临床检验中心取得，每次购买均进行一次评价也较为烦琐。可以通过间接的信息对试剂进行选择，即根据该试剂生物检验所审批的检定报告了解其质量水平，按照质量计划选择灵敏度高的或特异性高的试剂。

3）通过询问试剂包被物的组成，如原料来源（基因工程或合成多肽），片段的组合（按比例混合或化学合成）等判断试剂的优劣。

4）参考室间质评评价报告中对试剂的评价结果，这比较客观公正，因为统计数字均来自各参评医院，反映了试剂在某一地区的使用情况。

5）根据权威部门发布的试剂评价结果，了解市场上试剂的质量优劣。

6）完整的ELISA试剂盒包含以下各组分：已包被抗原或抗体的固相载体（免疫吸附剂）；酶标记的抗原或抗体（结合物）；酶的底物；阴性对照品和阳性对照品（定性测定中），参考标准品和控制血清（定量测定中）；结合物及标本的稀释液；洗涤液；酶反应终止液。

（2）注意事项：使用试剂盒的情况下，应在使用前留意有效期和生产批号，批号不同的两个试剂盒不可混合使用。过期试剂盒应尽早进行无害化处理，以防止其被他人误用或造成环境污染。此外，加样过程中，注意区分各个指标的稀释液、酶标液及洗涤液，不得混淆。

2.仪器

（1）恒温培养箱：使用恒温培养箱时，要注意在检测开始前开启，使其及时上升到37℃，使用前确定恒温培养箱无运作异常，内部无污染源或异物，使用后及时关闭，做好防火安全工作。

（2）移液枪：要每隔一定时间进行一次校准，以防止加样量产生误差。对于移液枪的使用要注意吸液时不要速度过快，这样很可能会造成枪头内液体液面快速上升引起飞溅，从而造成移液枪污染。每天使用结束后均要将移液枪调至最大值以保证其稳定性，并且要对吸口处进行简单清洁。如长时间使用后出现累积垢状物的情况，则应及时进行清理，以防止其造成堵塞。

（3）洗板机：在没有洗板机的情况下，通常采取用移液枪清洗的方法，注意事项同加样的注意事项。而洗板机的使用，则要注意以下方面：

1）注意调节洗板机的清洗次数、洗涤液用量和清洗列数。

2）经常清洗通道，及时配制洗液，按时处理废液。

3）每次使用时都要密切关注清洗情况，如遇通道阻塞导致无法吸取液体或加入洗液的情况，应第一时间停止其运作并及时排查问题。一旦洗板机出现不能彻底清洗微孔板的情况，则更换手动清洗方式，决不能将错就错。

（4）酶标仪：在使用之前应至少提前30min进行开机预热，每隔一段时间都应联系厂家对其进行维护。使用时，注意微孔板的摆放方向及检测程序的选择，不同的OD值会对结果有影响。

3.操作环境　虽然对操作环境并不要求严格灭菌，但每天开始准备工作前都应对操作台面进行清理。操作过程中要求戴口罩、手套，以避免操作员人体对试剂或受检标本产生污染影响。操作时要严防血清或试剂溅落在操作台上，一经发现则应第一时间清理干净，以避免液体对微孔板底部的透光度造成影响。

同时操作人员也要注意自身的安全防护，由于接到的全血标本中可能会有传染病患者的样本，应在操作过程中严谨、小心，谨防被感染。

在完成检测之后，对使用过的一次性耗材、试剂、标本等进行无害化处理，不应将其与普通垃圾一起丢弃，也不可将废液直接倒入下水道。

五、对于异常数据的处理方法

（一）异常数据及其可能出现的原因

除去操作过程中出现失误或误差等原因造成该次检测质量控制血清数值出现失控外，质量控制血清亦可能存在自身问题，其原因可能有冻融次数多、未及时解冻、未低温保存或室温放置时间过长、血清前期处理不周等，为排除这些因素，应当在每次检验中至少使用两个质量控制品，其中一个最好为性状稳定的人工合成品，而另一个则为前期处理过的血清，二者在每次检测后如均在标准范围内，则视该结果有效。

质量控制血清的使用可以辅助审核医师对检测结果进行判断，当该次检测大批量出现偏低或偏高值时，就应对照质量控制品的数值，如质控品数值也与当次检测偏差方向一致，则可视为结果偏差为系统误差造成的细微误差，结果可信度高，可以用于辅助临床诊断。

1.疾病因素　胃功能血清学检测涉及的多项指标互为补充，在解读时应综合考虑，全面评价。在检测结果超出正常值范围时，审阅医师即可通过判读数据并结合该患者症状、病史及年龄来判断其可能出现的病症或可能患有的疾病。其中包括 *H. pylori* 感染引起的胃泌素升高或胃全切患者的胃蛋白酶原明显偏低等。另外，在胃蛋白酶原比值正常的情况下，青少年出现PGⅠ和PGⅡ接近或略低于正常值下限的情况非常明显。这些方面需要审阅医师进行严格判断，而非直接猜测，因此其不属于误差值范围，在此不进行赘述。在对比过历次检测结果排除疾病因素之后，就需要检验人员对操作进行"复盘"，以寻找检验过程中存在的误差。

2.误差因素　误差大体分为系统误差、随机误差和过失误差。系统误差是指一系列测定结果与真值或靶值存在有同一倾向的误差，有明显的规律性，可在一定条件下重复出现，是可以通过质控预防和校正的。随机误差又称为偶然误差，是一种偶然的、未能预料到的误差，是难以避免和校正的误差。检验工作中随机误差的分布符合正态分布规律。过失误差是人为的责任误差，通过加强实验室管理和开展质量控制工作是可以避免的。

（1）系统误差：又称为可测误差，其由检测过程中某些确定的、经常性的原因造成。它的特点是具有重现性，即在相同的条件下，重复测定会重复出现，并且具有单向性，即误差的数值大小有一定规律可循，测定结果系统地偏高或偏低。系统误差对检测结果的影响是固定的，若能找到产生误差的原因，并设法测出其大小，则可通过校正的方法予以减小和消除。系统误差的产生原因如下：

1）方法误差：由检测方法本身不够完善所造成的误差。例如，血清稀释比例失调或孵育时间不足等问题。

2）仪器和试剂误差：由检测仪器不够精确而造成的误差称为仪器误差，如恒温培养箱不恒温、离心机转速失控、洗板机堵塞、移液枪不准或酶标仪的老化失修都可能导致仪器误差。而试剂误差则由试剂保存方法、时间等方面出现误差而导致。因此，使用前应仔细核对试剂的质量和有效期，如使用试剂盒则应认真核对生产批号，使用后则应将剩余的有效试剂稳妥保存在其所需要的温度环境里，以避免其失效或造成交叉污染。

3）操作误差：由操作人员所掌握的操作条件与正确的操作规程稍有出入而造成的误差。个人移液枪使用习惯、计时开始和结束的时间、加样先后顺序及操作速度均会对此产生影响。另外，在膜载体免疫测定法（胶体金法）测定 *H. pylori* 抗体时，最后结果的判读也会很大程度地受到操作误差的影响。

（2）随机误差：又称为偶然误差，是测定过程中某些难以确定的偶然因素造成的误差。例如，室温变化、操作习惯手法的细微不同都可造成随机误差。随机误差有时大有时小、有时正有时负，难以预测。而在排除系统误差的情况下重复多次检测后发现，随机误差会呈正态分布，因此可在排除系统误差之后通过质量控制图来判定其随机误差是否在容错范围内，以此来判断检测结果的真实性及其临床参考价值。

（3）过失误差：严格来讲，过失并不能算作一种误差。过失通常是由操作人员粗心大意造成的，如不按规程进行操作、溶液溅失、错加试剂、样本污染、记录错误等都不属于误差，而属于工作中的错误。在实际工作中，当出现较大的检测结果差异时，应认真寻找原因，如确定是由过失引起的，则应把测定结果弃去不用，并重新测定。只要对工作认真负责，每项操作都经过"三查四对"，则过失误差完全可以避免。

（二）对于样本数据异常的处理办法

首先，请审核医师对照标本的历次检测结果并查看其既往病史及临床诊断，以此判断其数值异常是否由疾病因素引起。如果其受疾病影响因素不明显或患者资料不完整无法判断，则应由检验操作者对当次检验整体操作过程进行回忆，对操作顺序、仪器精密度、孵育时间记录等进行逐一排查。在排除掉系统误差造成影响后，则由两名检验操作者互相检查其手法、操作及结果判读，求同存异，并向审核医师反映汇报结果，由审核医师定夺其检测结果的可信度。对于存在明显误差的标本，应第一时间弃去结果进行补测。对于无明显误差证据但数值仍然明显不符合正常值的标本，可以对其进行留存并于下次检测时由另一名技术人员进行检测。

当异常值出现的微孔位置为误差多发位置，如每一列的第一孔或第八孔及第一列或最后一列等容易发生错加漏加或洗板不净等情况的微孔，则应慎重对比其各项指标的相符性。如其仅一项指标的值出现严重偏差而其他值很接近正常值，则应立即对误差项进行补测。

当异常值出现的形式为同一列或同一行连续两个及两个以上出现近似值时，则应对分离出的血清进行外观对比，并对该患者的其他数值进行比对，以排除加样重复或标本邻近污染的可能性。如有必要，也应第一时间进行补测。

对于明显患有消化道疾病或无误差情况下检测值明显异常的血清标本，应在审核医师的指导下对其血清进行留存，具体留存方法与上文提到的"不立即进行检测的血清样本留存方法"一致，以此来留样备份，以方便患者或临床医师申请复检及日后对相关研究提供原始信息。

（李 梁 徐 倩）

参 考 文 献

窦为娟，郑春霞，2018. 生物样本库的质量控制. 医学研究生学报，31，（1）：92-97.

胡广林，许辉，2010. 分析化学. 北京：中国农业大学出版社，14-35.

李韶深，刘春莉，刘琳，2005. 梅毒ELISA和TPPA两种试验方法的血清质量控制的体会. 中国皮肤性病学杂志，（3）：183-192.

李彦科，吕执，刘会缔，等，2016. 辽宁地区胃黏膜"血清学活检"进行胃癌筛查的最新诊断界值. 中国卫生统计，33，（4）：697-700.

娄晓丽，孙文化，侯彦强，等，2014. 血清质量控制方法研究. 国际检验医学杂志，35，（22）：3110-3111.

马维娟，杨忠思，孙晓通，2018. Iso15189认可与血清学检测实验室室内质量控制. 临床医药文献杂志（电子版），5，（25）：17-18.

谢宜君，王智斌，黄文芳，2017. 健康体检人群胃功能四项的检测与分析. 实用医院临床杂志，14（3）：96-97.

徐玲先，2013. 血站实验室血型血清学质量控制的实践与体会. 中国医药导刊，15，（S1）：381-382.

徐倩，2015. 胃黏膜"血清学活检"方法及质量控制. 胃肠病学和肝病学杂志，24，（2）：130-132.

袁媛，2015. 胃黏膜"血清学活检"临床应用现状与展望. 胃肠病学和肝病学杂志，24，（2）：121-125.

第七章

外源性感染因子检测方法及质量控制

胃作为空腔脏器，经常受到外源性细菌、病毒的侵犯。规范检测外源性感染因子，对于外源性感染相关胃疾病的诊治及管理具有重要科学指导意义。本章主要介绍与胃疾病相关的外源性感染因子幽门螺杆菌及EB病毒的检测方法和质量控制。

第一节　幽门螺杆菌检测方法及质量控制

幽门螺杆菌（*H. pylori*）是一种革兰氏阴性杆菌，能够适应胃内高酸微环境而长期定植于胃黏膜上皮细胞。*H. pylori*早在1994年就被WHO定义为I类致癌原，与多种胃疾病的发生息息相关，能够诱发慢性活动性胃炎、消化性溃疡、萎缩性胃炎、胃黏膜相关性淋巴组织淋巴瘤甚至非贲门癌。准确的诊断*H. pylori*感染并及时给予医疗干预是根除*H. pylori*及治疗*H. pylori*相关性胃疾病的重要手段。目前临床上开展了多种高敏感性及特异性的*H. pylori*检测技术，每种检测方法都存在一定的优势和局限性。检测方法的选择取决于诊断方法的适用范围、受检者的疾病状态、实验室开展实验技术的可行性等。*H. pylori*的检测手段可以分为抗原检测、抗体检测及内镜下观察。抗原检测包括组织学检测、细菌培养、尿素酶依赖性检测；抗体检测包括血清抗体检测、尿液抗体检测、唾液抗体检测；内镜下观察是通过胃黏膜镜下改变判断是否存在*H. pylori*感染。本节从以上三方面对目前应用于临床的*H. pylori*诊断技术进行阐述。

一、抗原检测

（一）*H. pylori*感染的组织学检测

组织染色法通过胃镜从胃黏膜取材，经过石蜡包埋切片、染色进行组织学镜检，是诊断*H. pylori*感染的"金标准"之一。但组织学染色法检测*H. pylori*感染的影响因素很多，如活检黏膜大小、取材位置、染色方法的选择、患者药物使用情况及病理医师的经验等。

1.标本取材　胃黏膜活检取材部位、数量、活检标本的大小均能够影响组织染色法检测的准确性。据报道，未经药物干预的*H. pylori*阳性患者，仅从胃角部进行黏膜活检，其诊断的阳性率可达90%，但是多点取材能够进一步提高检测的准确性。悉尼系统推荐胃内5个不同部位联合取材能够更好地评估胃炎及*H. pylori*感染情况，包括胃窦大弯侧及小弯侧（均距离幽门2～3cm处取材）、胃体大弯侧（距离贲门约8cm处取材）、胃体小弯侧（距离胃角约4cm处取材）及胃角。另外，活检标本应尽量大，以确保 *H. pylori* 菌群数量；活检取材尽量深达胃黏膜全层，但要避免穿孔；胃黏膜活检组织应定向垂直于切片。

2.组织染色方法　染色方法的选择是组织学检测成功与否的核心，染色方法不尽相同，如常规HE染色、吉姆萨染色、Warthin-Starry银染色、甲苯胺蓝染色、吖啶橙染色、Genta染色、Gram染色、免疫组化染色等都可以用于 *H. pylori* 组织学检测。在常规检查中，如果有可能，建议联合使用至少两种染色方法进行 *H. pylori* 感染的诊断。目前HE染色仍然是临床工作中组织学评价最常用的染色方法，既可以用于诊断胃黏膜病变，也可以用于观察是否存在 *H. pylori* 感染，油镜下即可观察是否存在 *H. pylori*。但是HE染色时 *H. pylori* 着色浅，在细菌量多时较容易辨认，在细菌密度低或合并黏膜萎缩时形态不够清晰时容易漏诊，因此，对病理医师的诊断技术要求高。免疫组化染色是首选的辅助染色方法，在众多组织染色方法中，免疫组化法的敏感性和特异性都是最高的，敏感度达95%，特异度达100%，适用于HE染色证实胃黏膜存在炎症，但是HE染色未能发现 *H. pylori* 感染、胃黏膜相关淋巴组织淋巴瘤经过治疗后进一步明确 *H. pylori* 是否已经成功根除及球形 *H. pylori* 形成或鉴别胃内非 *H. pylori* 微生物感染的情况。如果免疫组化的方法没有条件使用，吉姆萨染色因为其价格低廉、简便、准确也推荐应用于临床工作中。改良吉姆萨染色的效果与银染法相似，甚至敏感性还高于银染法，其缺点是染色结果无法长期保存。近年来，肽核酸荧光原位杂交技术（peptide nucleic acid-fluorescence in situ hybridization，PNA-FISH）也能够应用于 *H. pylori* 感染的诊断，其敏感度达97%，特异度达100%。PNA-FISH能够鉴别其他染色方法无法诊断的球形 *H. pylori*，同时能够快速准确地检测克拉霉素耐药。但是PNA-FISH的应用依赖于较高的实验室条件及专业技术人员读取的实验结果，而且价格较为昂贵，因此其广泛应用受到一定的限制。

3.临床意义及质量控制　组织染色法检测 *H. pylori* 的优势在于在诊断感染的同时能够判断胃黏膜炎症程度及其他病理学改变，如胃黏膜萎缩、肠上皮化生、异型增生及癌变等。但是该方法同时也存在很大局限性，即价格较为昂贵，复查周期长，患者口服抑酸药物后检测敏感性明显降低，由于细菌灶状分布，能否获取细菌聚集区域的组织依赖于胃镜医师的经验，不同的病理医师评估的结果变异性较大，据报道，不同的病理医师针对HE染色胃黏膜标本进行 *H. pylori* 感染的诊断，其敏感度仅为66%，特异度仅为88%。

在不同疾病状态下，在进行组织学染色检测时需要注意以下问题：

（1）消化性溃疡出血：消化道出血严重影响 *H. pylori* 多种技术手段检测的准确性，循证医学评估组织学染色技术诊断合并上消化道出血患者 *H. pylori* 感染的敏感性约70%，组织学染色法是诊断溃疡出血患者 *H. pylori* 感染的可靠手段，并有多项研究证实其敏感性高于快速尿素酶试验。

（2）慢性萎缩性胃炎及肠化生：当胃黏膜发生萎缩或肠上皮化生时通过胃黏膜活检组织染色法检测 *H. pylori* 的准确性会明显降低，萎缩、肠化生及低酸环境使 *H. pylori* 定植减少或向胃体和胃底移位。萎缩及肠化生一般从胃窦开始发生，逐渐沿小弯侧向胃体发展，因此小弯侧取材不适合于 *H. pylori* 的诊断，容易导致假阴性，多点取材及在非萎缩、肠化生部位取材可提高 *H. pylori* 的检出率。

（3）胃癌：萎缩及肠上皮化生是胃癌的癌前病变，因此对于胃癌患者活检取材与萎缩及肠化生相似，尽量多点取材，并在胃体大弯侧取材，这样能够提高组织染色法检测 *H. pylori* 的敏感性。

（二）*H. pylori* 感染的体外培养

细菌培养是获取 *H. pylori* 菌株的重要方法，科研工作中能够用于 *H. pylori* 的生物学特性、致病机制等研究，临床工作中可用于 *H. pylori* 感染的鉴定、分型、细菌耐药体外检测指导个体化治疗等。下面从临床标本的采集与运输、培养与鉴定及生物安全等角度介绍目前常用的 *H. pylori* 培养方法。

1.胃黏膜活检标本的采集与运输

（1）胃黏膜活检标本的采集：*H. pylori* 培养成功与否和胃镜取材关系密切。首先，*H. pylori* 在胃内呈灶状分布，推荐按照悉尼系统多点取材，取材尽量大，深度尽量达到胃黏膜全层；其次，*H. pylori* 活力非常重要，要求患者在行胃黏膜活检前停用质子泵抑制剂至少2周，停用抗生素类药物至少4周；最后，活检钳取下胃黏膜组织后将其完全浸入保存液中，在此过程中需注意无菌操作，防止其他细菌污染。

（2）胃黏膜活检标本的保存与运输：*H. pylori* 分离培养的阳性率与保存介质、保存温度及保存时间密切相关。将保存液中的胃黏膜尽快进行细菌培养或冻存备用。由于 *H. pylori* 属于严格的微需氧菌，空气中氧不利于细菌存活，需要隔绝空气低温保存。一般情况下，在−20℃的条件下，标本在含有20%甘油的脑心浸液培养基中能够保存1～2个月，−80℃能够保存2年以上。对于新鲜胃黏膜标本建议在0～4℃保存，尽快运输，立即接种，否则容易降低培养的阳性率；对于冻存标本，在运输过程中要使用干冰或液氮保存，防止保存液融化，反复冻融将导致细菌大量死亡，降低培养的阳性率。不同疾病 *H. pylori* 培养的阳性率也不相同，胃炎为40%～85%，胃溃疡为57.5%～87.5%，十二指肠活动性炎症可达100%。

2.*H. pylori* 的分离培养

（1）培养基的制备及培养条件选择：*H. pylori* 培养的培养基包括固体培养基、选择性培养基、琼脂培养基和液体培养基。固体培养基有脑心浸液琼脂、巧克力琼脂、布氏琼脂、营养琼脂等，需要添加一定的成分，如动物血或血清、活性炭、可溶性淀粉或蛋清；选择性培养基是在上述培养基中加入选择性抗生素及抑制其他细菌生长的抗生素，包括万古霉素（10mg/L）、两性霉素（10mg/L）、多黏菌素（2500U/L）、甲氧苄啶（5mg/L）等，其中甲氧苄啶既可以作为抗生素，又可以提供 *H. pylori* 生长所需的胸腺嘧啶脱氧核苷；琼脂培养基经过高压灭菌后在4℃保存，可存放2周。液体培养基包括脑心浸液、布氏肉汤、营养肉汤等，液体培养基也需要上述添加成分，液体培养的关键在于保证气体在液体中充分弥散，常用于振荡培养。

经多年实验研究，笔者认为 *H. pylori* 固体培养基培养的最佳培养条件为脑心浸液琼脂置于121℃高压灭菌20min，冷却至50℃左右加入5%的脱纤维羊血，加入1%混合抗生素，包括两性霉素、万古霉素、磺胺等，充分混合均匀后制成平板固体培养基，接种

H. pylori 后置于培养箱中培养，培养条件为85% N_2、5% O_2、10% CO_2、相对湿度90%以上，温度37℃，培养3～11d可生长出针尖样半透明菌落。

（2）*H. pylori* 培养：*H. pylori* 的接种方法包括直接接种法和匀浆接种法。直接接种法是使用无菌接种环挑取保存液中的胃黏膜组织块，将其黏膜面在脑心浸液琼脂培养基上直接画线接种后，迅速放入微需氧培养箱中，培养，这种方法可能会因为难以区分黏膜面而失败，而且获得的菌落数量不如匀浆法多。匀浆接种法是将组织标本置于匀浆器中，添加生理盐水，轻轻研磨，用吸管将匀浆液滴于培养基上，用L型玻璃棒涂匀，这种方法增加了 *H. pylori* 接种成功的机会，但是也增加了杂菌污染的可能性。在初次分离培养时，往往存在多重杂菌生长，应该仔细辨别 *H. pylori* 特征菌落，挑取菌落，再次接种于固体培养基上进行传代培养，以获得单克隆菌落，2～3d后，处于对数生长期的菌落可以进行实验或保存菌种。据报道，*H. pylori* 培养2～3d后，菌株形态、生化、性状稳定且典型，培养4～5d则可能出现球形变，7～14d则全部变成球形，导致其生化性状改变。

3. *H. pylori* 的鉴定　主要通过菌落、细菌形态及生化反应鉴定，也可以通过基因检测鉴定。肉眼观察 *H. pylori* 菌落典型形态为针尖样、半透明、边缘整齐、湿润有光泽的菌落，如果使用L型玻璃棒涂菌则可能在培养板表面融合成半透明的菌苔。我们可以通过革兰氏染色显微镜检查，镜下 *H. pylori* 革兰氏染色阴性，呈现海鸥状、螺旋形、弯曲或棒状，两端有鞭毛；如果培养时间过长可能变为球形、长丝体等；相差显微镜下可见活力好的细菌钻探样运动。其次，可以通过生化反应鉴定 *H. pylori*，其具有大量高活性内源性尿素酶、触酶及过氧化氢酶，尿素酶及过氧化氢酶均阳性可判断为 *H. pylori*。另外，我们还可以通过酚氯仿法提取细菌基因组DNA，进行特异性 *H. pylori* 基因检测，如针对保守基因 *16srRNA*、*ureB* 及毒力基因 *cagA*、*vacA* 等进行PCR扩增。

4. *H. pylori* 实验操作生物安全　依据《人间传染的病原微生物名录》，*H. pylori* 属于危害程度第三类，大量活菌操作（实验操作涉及"大量"病原菌的制备，或易产生气溶胶的实验操作如病原菌离心、冻干等）及样本检测（包括样本的病原菌分离纯化、药物敏感性实验、生化鉴定、免疫学实验、PCR核酸提取、涂片、显微观察等初步检测活动）要求在生物安全Ⅱ级实验室进行，动物感染实验（特指以活菌感染的动物实验）要求在动物Ⅱ级生物安全实验室进行，非感染性材料相关实验（如不含致病性活菌材料的分子生物学、免疫学等实验）要求在生物安全Ⅰ级实验室进行，运输包装分类B类（UN3373，按国际民航组织文件Doc9284《危险品航空安全运输技术细则》的分类包装要求）。

5. 临床意义　胃黏膜标本细菌培养鉴定 *H. pylori* 特异性非常高，可达到100%，敏感性为85%～95%。但是，由于 *H. pylori* 是一种微需氧菌，其生长条件较为苛刻，需要特殊的培养基和培养条件，且容易受到污染，因此需要专业技术人员及专业设备进行分离培养，目前还不能够大范围在临床工作中推广。尽管 *H. pylori* 培养是一种耗时长且价格相对昂贵的诊断方法，但是其在临床工作中，对于抗生素敏感性的检测优势是不可取代的。Maastricht-Ⅴ共识意见中推荐对于某些地区克拉霉素耐药高于15%或经过初次治疗根除失败者，需要进行 *H. pylori* 培养及抗生素敏感性试验。*H. pylori* 分离培养能够让我们进一步了解细菌表型及基因型特征，进一步指导个体化治疗，降低根除失败的概率，指导合理使用抗生素，有效降低抗生素耐药率。

（三）*H. pylori*感染基因检测

1. 原理　PCR技术是利用两条与靶DNA两端互补的寡核苷酸引物，经酶促反应合成特异的DNA片段的体外基因扩增技术，包括三个步骤：加热变性使模板DNA双链解离成两条单链，退火时两个引物分别结合到两条模板的3′端，在DNA聚合酶催化下从引物的3′端开始，结合单核苷酸，延伸形成与模板链互补的新链。新合成的DNA链变性后，又可以作为模板重复进入上述循环，经过25～30个循环后可以扩增10^6～10^9倍。因此，我们可以利用PCR技术针对*H. pylori*基因组中特征性的片段进行基因扩增，可以用于多种不同标本的*H. pylori*检测，如唾液、粪便、胃液、胃黏膜标本等。

2. PCR应用于毒力基因检测　许多*H. pylori*靶基因都可以用于PCR检测，包括*ureA*、*glmM*、*ureC*、*16srRNA*、*23srRNA*、*cagA*、*vacA*等，同时检测两个保守基因能够提高PCR检测*H. pylori*感染的敏感性和特异性，避免假阳性结果，尤其是在检测胃黏膜以外的标本时，更容易混杂其他细菌的污染。PCR的方法检测*H. pylori*毒力因子有助于了解细菌菌株基因多态性，进一步探究临床患者感染*H. pylori*后所表现出的疾病差异。大量研究证实，*cagA*、*vacA*基因阳性菌株与严重的胃黏膜炎症及更高的消化性溃疡和胃癌的发病率密切相关，我们可以根据PCR对毒力因子的检测结果，对*H. pylori*菌株进行分型。根据是否分泌VacA/CagA将*H. pylori*分为Ⅰ型和Ⅱ型，其中Ⅰ型为产生细胞毒素的*H. pylori*菌株，CagA（＋）和VacA（＋）检出率占总*H. pylori*的50%～60%，这类菌株能使胃上皮细胞出现空泡、变形和损害，易引起溃疡和诱发癌变。Ⅱ型是不产生细胞毒素的*H. pylori*菌株，即Cag A(－)和Vac A(－)菌株，这一类*H. pylori*菌株毒性较小，感染后一般只引起慢性浅表性胃炎而无临床症状，为临床开展"选择性根治"提供了重要的诊断依据。

3. PCR应用于细菌耐药相关检测　PCR的另一个优点是可以同时检测抗生素耐药相关的突变，如大环内酯类药物或喹诺酮类药物抵抗。首先，E-test被认为是检测药物敏感性的金标准，与E-test相比，实时荧光定量PCR（real-time fluorescence quantitation polymerase chain reaction，real-time PCR）具有很多优势，PCR可以使用甲醛固定的石蜡包埋组织，与E-test使用的新鲜胃黏膜组织相比更加方便、快速、灵敏，并且real-time PCR对于抗生素敏感性检测的结果与E-test并无明显差异，可以给临床根除治疗的抗生素选择提供准确的信息。其次，real-time PCR能够便捷的应用于流行病学研究，可以调查某个地区的抗生素耐药率，从而为临床选择根除*H. pylori*的一线治疗药物提供指导。最后，real-time PCR可以检测导致抗生素耐药的点突变，发现新的突变位点，为流行病学研究及基因型-表型相关性的分子研究奠定基础。目前已经发现了一些导致抗生素耐药的突变位点，包括导致克拉霉素耐药的*23srRNA*基因、导致喹诺酮类药物耐药的*gyrA*基因、导致四环素耐药的*16srRNA*基因、导致阿莫西林耐药的*pbp-1a*基因，并且已经有商品化的可以进行克拉霉素耐药监测的试剂盒推广。目前，甲硝唑耐药的机制仍然不清楚，有研究报道其耐药可能与*rdxA*基因及*frxA*基因相关，近期有研究者通过二代基因测序的方法探索了甲硝唑耐药相关的候选基因，证实*rdxA*基因在*H. pylori*甲硝唑耐药中起关键作用，而*frxA*基因仅是在*rdxA*基因突变的情况下加强了*H. pylori*的甲硝唑抵抗。也有研究认为*rpsU*基因也在甲硝唑耐药过程中起到重要作用。real-time PCR也可以用于胃黏膜标本的*H. pylori*定量，但是因为real-time PCR的设备和技术要求高，且需要专业技术人员进行操作，因此其在临床实验室开展中受到限制。

4.PCR应用于环境样本相关检测 PCR同时可应用于流行病学检测环境标本中的*H. pylori*。在饮用水样本中应用PCR的方法检测大量的*H. pylori*，提示细菌通过饮用水传播。在没有清洗的蔬菜当中也检测到了*H. pylori*的污染，提示清洗蔬菜能够降低细菌的传播。

5.结果判读 特异性良好的扩增应该在电泳中只出现一条DNA条带，一般电泳阳性即可判定*H. pylori*阳性。如果阳性条带较弱，可能是靶DNA含量少或扩增效率低；如果条带位置异常，说明存在异源DNA或非特异扩增。一般出现假阴性的结果多因为模板DNA含量过少或反应体系中存在反应的抑制剂；假阳性一般是由污染造成的。

6.临床意义 PCR检测*H. pylori*与其他常规的检测手段相比较兼具良好的敏感度及特异度，高达95%，并且对于消化道出血患者的检测也具有较高的准确性。PCR检测*H. pylori*感染的优势在于其仅需要少量的标本、快速得出结果、不需要特殊的流程及运输条件，使临床医师能够快速得到结果并且给予患者治疗。尽管PCR法检测*H. pylori*感染是一种快速有效且准确的方法，但是由于其高昂的费用、特殊的设备及需要专业的分子生物学技术，不可避免地影响了其在临床工作中的推广，目前主要用于分子生物学及分子流行病学研究。

（四）*H. pylori*尿素酶依赖性诊断

1.快速尿素酶试验（rapid urease test，RUT）

（1）原理：*H. pylori*可产生丰富的内源性尿素酶，能够水解尿素产生NH_3和CO_2，NH_3包裹在菌体表面形成"氨云"。NH_3能够中和胃酸使胃黏膜局部pH升高，利于细菌定植，并且能够诱导组织损伤。RUT基于*H. pylori*的生物学特性，在检验试剂中加入尿素、pH指示剂（酚红）、防腐剂及缓冲剂，通过液态或固体媒介，对胃镜检查时获取的胃黏膜组织进行检测，判断*H. pylori*感染状态。一般于胃镜检查时取胃窦黏膜组织1块，将活检组织放入含有尿素的试剂中，观察指示剂颜色变化，若试剂酚红由黄色变为红色，说明pH升高，试验结果为阳性，提示活检组织存在*H. pylori*感染。

（2）常用检测方法：目前RUT临床应用较为广泛的检测方法包括液体尿素酶法、半固体试验法、尿素酶试纸法等。国内目前多应用的是液体尿素酶法，已有商品化的试剂盒推广，试剂包含了尿素、pH指示剂、缓冲液和防腐剂；半固体试验法是在液体尿素酶试剂中加入1%浓度的琼脂，加热溶解冷却后制成半固体尿素酶试剂，使用时将组织置入并用胶封口观察颜色变化，优点是不同标本之间没有交叉污染，封口后放置便于观察，缺点是成本上升；尿素酶试纸法是将液体试剂浸泡滤纸晾干后制成尿素酶试纸，使用时将湿润的活检组织置于试纸上观察颜色变化，也可以避免交叉污染。上述方法的反应时间各不相同，半固体试验法需要24h获得精确的实验结果，而尿素酶试纸法则需要1h，更为快速的是液体尿素酶法，仅需要5min即可获得准确的实验结果。

（3）结果判读：*H. pylori*强阳性组织放入酚红后，指示剂立即变为红色或紫红色，活检组织出血者放入试剂也会变红色，但是由于缓冲液的作用，其后颜色不加深或消失，应注意鉴别。尿素酶试剂变色时间与组织菌量多少呈正相关，结果判读时间根据试剂要求及室温高低可延长至24h，推荐37℃下观察。

（4）临床意义及质量控制：RUT价格低廉、反应迅速、易于操作、特异性高，是临床上侵入性试验中诊断 H. pylori 感染和证实 H. pylori 根除的常用方法。目前商品化的RUT特异度高达95%～100%，敏感度达85%～95%。RUT基于试剂pH变化来判断 H. pylori 感染，其试验结果受到多种因素影响。

1）RUT反应强度受活检标本内细菌密度及反应时间的影响，当 H. pylori 密度达到 10^6 CFU以上时，30min内即出现阳性反应，菌量为 10^3 ～ 10^6 CFU时2h出现阳性反应，菌量低于 10^3 CFU时为阴性结果，活检标本内细菌密度过低或反应时间没有达到试剂盒推荐标准都可能出现假阴性结果。

2）H. pylori 在胃内呈现灶状分布，因此RUT结果受胃镜活检取材部位的影响，胃窦部多点取材能够提高试验的敏感性。另外，由于质子泵抑制剂等药物的使用，H. pylori 定植可能由胃窦向胃体移位，因此建议对胃窦及胃体联合取材进行活检，减少因活检部位带来的偏倚，从而增加RUT的准确性。

3）药物干预会影响 H. pylori 尿素酶活性或细菌密度，如质子泵抑制剂、组胺 H_2 受体拮抗剂、抗生素、铋剂等，检查前使用上述药物可能导致假阴性结果，因此推荐检查前停用质子泵抑制剂2周，停用抗生素4周。

4）某些消化系统疾病会明显影响RUT的实验结果，研究证实消化道出血会明显降低RUT的敏感性和特异性，即使胃窦和胃体多点取材RUT敏感性也只能达到70%左右，因此消化道出血患者不推荐使用RUT进行 H. pylori 诊断。

2. 尿素呼气试验（urea breath test，UBT）

（1）原理：UBT是尿素依赖性试验的一种，分为 ^{13}C-UBT 及 ^{14}C-UBT，H. pylori 可产生丰富的内源性尿素酶，受试者口服 ^{13}C 或 ^{14}C 标记的尿素，尿素到达胃内呈现均匀分布，胃内任何部位存在 H. pylori，其产生的尿素酶均可将胃内的尿素水解为核素标记的 CO_2，CO_2 经小肠上段弥散入血液，从呼吸系统排出，尿素被分解后30min，其分解产生的 CO_2 达到峰值，收集患者服药前后呼出的气体，检测核素标记的 CO_2 即可判断是否存在 H. pylori 感染。^{13}C 是一种稳定的同位素，不具有放射性，在自然界中以特定的比例广泛存在，对人体及环境无任何危害。^{14}C 具有一定的放射性，但实际 ^{14}C-UBT 检测中所使用的 ^{14}C 尿素剂量极小，接受一次检查所受的辐射量相当于胸透照射剂量的1/7或人体在自然环境中24h所接受的辐射量，从辐射防护角度考虑是安全的，在欧美和中国均对其用于 H. pylori 感染体内诊断做出了放射性豁免处理，将检测药物作为普通药物进行管理，应用该检测药物进行体内诊断是非常安全的。

（2）常用检测方法：^{13}C-UBT 常用检测方法包括同位素质谱法和红外光谱法。同位素质谱法灵敏度高，但是价格昂贵，一般要求批量检测，在中小医院普及性较差，较难推广。红外光谱法是针对质谱法的缺点开发出的新的测量方法，可进行单样品或多样品检测，也具有很高的精度和稳定性，更适合于临床推广。^{14}C-UBT 常用检测方法包括液闪法及电离法，不需要昂贵设备，检测价格较为低廉，适用于经济欠发达地区。

（3）结果判读

1）^{13}C-UBT：检测结果以超基准值（delta over baseline，DOB）表示，一般将DOB

超过某一数值作为 *H. pylori* 感染的判定标准，不同检测设备敏感性和稳定性存在差异，判断标准设定在3.5‰～4.4‰。

2）^{14}C-UBT：^{14}C-UBT液闪法结果以每分钟衰变（disintegrations per minute，dpm）表示，^{14}C-UBT测定值≥100dpm/mmol，判断为 *H. pylori* 阳性；^{14}C-UBT测定值＜100dpm/mmol，判断为 *H. pylori* 阴性。^{14}C-UBT电离法自动给出诊断结果，分为阴性、不确定、阳性（＋）～阳性（＋＋＋）这五种状态。

（4）临床意义及质量控制：UBT具有简便、无创、安全的优势，通过标准流程进行有效质量控制，是目前临床最常用的 *H. pylori* 非侵入性检查，UBT特异性和敏感性兼顾，并且可应用人群范围广，在成年人中检查的特异度和敏感度均能够达到95%，尽管在儿童患者中受多种因素影响，其准确性不如成年人群，尤其是6岁以下的儿童患者，但是其敏感度和特异度也能够达到75%～100%。UBT已成为临床判定 *H. pylori* 感染及根除疗效判定的金标准，同时在临床流行病学研究中被广泛应用。^{13}C-UTB无创、安全，可以短期内重复检查，无不良反应，适用于所有年龄和类型的患者，而 ^{14}C-UTB的优势在于不需要昂贵的设备并且价格低廉，但由于具有一定放射性，在儿童、妊娠妇女及哺乳期妇女等特殊人群的临床应用中仍存在一定顾虑。

受某些因素影响，UBT可能会出现假阳性及假阴性结果，临床应用中应予以重视。

1）具有抗 *H. pylori* 作用的抗生素、质子泵抑制剂、组胺H_2受体拮抗剂、铋剂等可能导致UBT出现假阴性结果，一般要求停用质子泵抑制剂2周、抗生素4周后再进行检测，对于根除治疗后疗效的判断则需要停药4周后再进行检测。

2）尿素呼气试验要求受试者空腹并保持安静，剧烈运动后血液酸碱平衡的变化可能影响同位素标记CO_2的呼出。

3）消化道出血会影响UBT的准确性，应于消化道出血停止后再行UBT检查。

4）口腔产尿素酶细菌及胃内其他少量的产尿素酶细菌可能导致假阳性结果，因此目前试剂多采用胶囊，检查前受试者应清洁口腔。

5）UBT结果处于临界值附近时结果不可靠，可间隔一段时间再次进行检测或改用其他方法检测。

3.^{15}N尿氨排出试验

（1）原理：^{15}N尿氨排出试验也是尿素酶依赖性实验方法之一，它是由我国吴继宗等在国际上首创并应用于临床的。^{15}N是生物体内一种天然的、稳定的同位素，不具有放射性，无害于人体，可以作为生物体生长代谢过程中氮元素的示踪元素，因此含氮的化学基团、甚至整个化合物都可以用^{15}N进行标记。^{15}N尿氨排出试验是基于 *H. pylori* 产生的尿素酶能够分解摄入体内的尿素和同位素示踪的原理，将尿素用^{15}N进行标记，受试者口服后，尿素酶将其水解产生^{15}NH$_3$并于小肠吸收进入血液循环，经肝肾代谢，部分通过尿液排出，收集2h尿液，应用质谱仪检测^{15}N的丰度和排出率，以确定 *H. pylori* 感染情况。

（2）结果判读：结合2h内尿^{15}N丰度及尿氨总氮量计算尿^{15}N排出率。

（3）临床意义及质量控制：^{15}N尿氨排出试验具备无创、安全、全面反映胃内 *H. pylori* 感染情况的优势，具有高敏感性及特异性，且^{15}N是一种稳定的同位素，无放射性，较为安全，试用人群广泛，包括孕妇、儿童等特殊群体，但是^{15}N标记氨需要经过肝肾代谢，因此不适用于严重肝肾功能损害的人群。^{15}N尿氨排出试验依赖于质谱仪进行检测，设备较为昂贵，且收集标本时效性较差，容易出现污染，因此其推广受到了一定制约。

（五）H. pylori粪便抗原检测

1.原理 H. pylori定植于胃黏膜上皮细胞，随着胃黏膜上皮细胞周期性更新脱落，H. pylori也随之脱落，通过胃肠道随粪便排出体外，根据H. pylori这种生物学特性，可以从粪便中检测H. pylori抗原，以判断受试者是否存在感染。

2.常用检测方法 H. pylori粪便抗原检测（stool antigen test，SAT）方法包括酶免疫分析（enzyme immunoassay，EIA）法及免疫层析（immunochromatography assay，ICA）法，这两种方法均可进行单克隆抗体或多克隆抗体的SAT检测。研究证实，以多克隆抗体为基础的试验准确性高于以单克隆抗体为基础的试验。EIA的方法检测结果比ICA的方法得出的结论更可靠，但是需要通过酶标仪进行检测，且需要专业技术人员操作。ICA的方法操作简单，不需要专业设备，更加人性化，价格更低，更适合于发展中国家及基层医院开展。

3.结果判读

（1）酶联免疫分析法：采用双波长光谱法时，阳性$OD_{450}/OD_{650} \geq 0.121$，阴性$OD_{450}/OD_{650} < 0.121$；采用单波长光谱法时阳性$OD_{450} \geq 0.161$，阴性$OD_{450} < 0.161$。由于使用酶标仪不同，其灵敏度有差异，临界值可能有所不同。

（2）免疫层析法：阴性检测结果，中央窗口字母C旁只出现蓝色条带（质控线）；阳性检测结果，除了质控线，中央窗口字母T旁出现一条可辨识的粉红色条带（检测线）；无效检测结果，质控线不出现或检测线在6min以后才出现，或者在检测线处出现其他颜色的条带。

4.临床意义及质量控制 SAT是一种利用粪便标本进行H. pylori检测的手段，兼具高敏感性和特异性，其敏感度可达94%，特异度为97%，而且不需要患者口服任何试剂，只需要留取粪便标本即可完成检测，因此本方法适用于所有年龄和类型的患者，包括孕妇及儿童，SAT与UBT准确性相当，并且检测的是抗原，不受H. pylori灶状分布的影响，反映的是全胃感染的情况，可用于H. pylori感染的判定、根除治疗后疗效判定及大规模人群筛查。

单克隆抗体SAT便捷、无创、结果可靠，是儿童H. pylori感染的诊断和根除治疗疗效评估的有效手段。近期一项囊括了45项研究、5931个病例的Meta分析评估了SAT在儿童中的应用，其敏感度达92.1%，特异度达94.1%。以多克隆抗体EIA为基础的SAT也是指南推荐的用于评估H. pylori根除疗效的可靠方法，其敏感度达91.6%～100%，特异度达93.6%～98.4%。同UBT一样，需要停药至少4周后复查。另外，SAT无论是价格还是设备上的要求均低于UBT，因此也是流行病学研究和大规模人群筛查研究的有力工具。曾经有研究认为，SAT与血清学检测相比，其对于严重的萎缩性胃炎、胃癌的患者检测准确性下降，其在人群筛查中的应用有待于进一步评估，但有研究应用新型以多克隆抗体EIA为基础的SAT进行检测，发现萎缩性胃炎及肠上皮化生并不会显著影响SAT检测结果的准确性。

SAT结果的准确性受到多种因素的影响，如抗生素、质子泵抑制剂、N-乙酰半胱氨酸的应用，因此推荐抗生素停药至少4周，质子泵抑制剂停药至少2周后再进行检测；肠道蠕动、上消化道出血会明显降低SAT试验的准确性；粪便标本保存的温度、运输的时间也会导致检测结果假阴性的发生，标本应在低温下存储，并在短时间内进行检测，如果不具备收集设备，为了维持标本的抗原活性，应将标本储存在−80℃低温环境下。另外，患者进行 *H. pylori* 根除治疗后，即使 *H. pylori* 已经被从胃黏膜上皮细胞清除，但是在治疗结束4周后仍可能在粪便中残留，此时复查可能出现假阳性结果，因此建议治疗结束后6～8周进行复查，以降低假阳性率。

二、抗体检测

（一）血清抗 *H. pylori* 抗体检测

1.原理　*H. pylori* 能够适应胃内高酸微环境，长期定植于胃黏膜上皮细胞，其菌体表面存在多种抗原成分，如外膜蛋白家族、尿素酶、鞭毛蛋白、脂多糖等。同时 *H. pylori* 能够分泌多种毒力因子，如细胞毒素相关蛋白A（CagA）、空泡毒素A（VacA）等，诱导宿主产生免疫反应，造成细胞损伤。*H. pylori* 刺激宿主产生的免疫反应包括细胞免疫反应和体液免疫反应。细胞免疫反应包括胃黏膜淋巴细胞及浆细胞浸润、细胞因子释放、体液免疫反应包括抗体的产生，如IgA、IgG、IgM等，IgM能够提示现症感染，IgA能够分泌至胃液中，也能够与IgG共同存在于血液循环中。*H. pylori* 所分泌的毒力因子和刺激机体产生的免疫反应为临床及科研工作中检测 *H. pylori* 感染提供了血清学检测的依据。

2.常用检测方法

（1）酶联免疫吸附测定（ELISA）法：多种依赖于抗 *H. pylori* IgG抗体的血清学检测广泛应用于 *H. pylori* 感染的诊断，其中ELISA是应用最广泛且是最准确的诊断技术，该方法的敏感性可达95%。血清抗体试验诊断的准确性依赖于试剂盒内包埋的抗原，因为不同人群感染的 *H. pylori* 菌株不同，其表面抗原也可能存在差异，因此选择区域流行菌株作为抗原的来源，或者选择与不同亚群菌株的集合抗原作为试剂盒包被抗原，并且在被检测地区的人群中经过临床验证才能够确保试验结果的准确性。以ELISA为基础的血清学试验准确性要高于以免疫层析法为基础的血清学试验。有研究针对29种商品化血清学试验试剂盒进行比较，其中17种以ELISA为基础，12种以免疫层析法为基础，研究发现以ELISA为基础的血清学试验试剂盒中有9种检测的准确度大于90%，而以免疫层析法为基础的试验仅有1种准确度大于90%。

（2）免疫印迹法：是将 *H. pylori* 不同的组分转移至固相支持物上，通过特异性抗体作为探针，对靶物质进行检测，该技术结合了凝胶电泳的高分辨率和固相免疫测定的特异敏感等多种优点。*H. pylori* 毒力因子VacA和CagA及许多具有免疫原性的蛋白都可以作为 *H. pylori* 检测的候选蛋白，如外膜蛋白和GroEL等。*H. pylori* FliD蛋白作为鞭毛蛋白功能相关的成分，被认为是一种新的血清学诊断的标志物，其诊断 *H. pylori* 感染敏感度达99%，特异度达97%。利用免疫印迹法一次性检测 *H. pylori* 的抗体谱，能直接观察血清学反应全貌，包括了CagA、VacA及尿素酶亚单位等，能够进行 *H. pylori* 血清学分型，弥补^{13}C-UBT的不足。根据结果制订完善的根除措施、内镜下随访计划，真正地对患者开展选择性的个体化治疗，减少细菌耐药的产生，合理节约医疗资源。

（3）免疫酶染色：是一种检测 *H. pylori* 抗体的简易技术，将 *H. pylori* 全部抗原固定于固相支持物上，和待检血清中的抗体结合后，与酶标二抗反应显色，显微镜下观察。这种方法操作简单，和于仪器设备要求低，缺点是不够准确，而且不能定量。阳性者镜下可见 *H. pylori* 菌体膨大，呈深黄色或棕黄色，阴性者不着色或浅着色。

3.临床意义及质量控制　血清学检测由于其价格低廉、诊断快速及易于被患者接受的诸多优势被广泛应用于临床工作和流行病学大规模人群筛查中，其检测 *H. pylori* 感染的敏感度为76% ～ 84%，特异度为79% ～ 90%。血清学检查是唯一不受胃内局部变化影响的方法，而这些胃内的变化会导致其他检测方法的假阴性结果，这是因为 *H. pylori* 抗体，特别是针对特异性CagA抗原的抗体，不会因细菌数量的减少或 *H. pylori* 在胃内时间的长短，如数月甚至数年而消失。血清学试验的阴性预测值非常高，而且不受铋剂、抗生素及质子泵抑制剂等药物的影响，不受消化道出血、胃黏膜萎缩等疾病状态的影响，因此，对于不能够停用药物的患者或伴有上述疾病的患者，血清IgG检测是良好的选择，还可使假阴性的可能性明显降低。另外，血清抗体检测在儿童 *H. pylori* 感染的评估中也是有力的手段。遗憾的是血清学检测尚不能区分现症感染和既往感染，因为血清IgG抗体在治疗后会持续存在数月之久，即使是 *H. pylori* 已经被完全根除，血液中抗体还会持续存在，因此血清学试验对于 *H. pylori* 根除治疗疗效的评估尚不可靠，需要其他检测方法进行辅助诊断。在感染的早期，抗体水平可能较低，难以通过血清学试验检测到，因此有可能出现假阴性结果。

需要注意的是，ELISA检测临界值的确定，只有正确选择阳性患者和阴性患者之间的抗体分界线，才能获得最佳诊断准确性。取细菌培养或组织染色确定的 *H. pylori* 阳性和阴性患者的血清各20份，测量ELISA的OD值，从预估大致阴性、阳性分界范围的最低值作为临界值对待检血清进行判断，与已知的 *H. pylori* 感染结果做对照分析，记录真阳性、假阳性、真阴性、假阴性数，计算试验的敏感性和特异性，敏感性越高的临界值则特异性越低，同时考虑两个参数，选取两参数都能达到85%以上的OD值作为临界值。ELISA试剂盒用于一个新的人群时，不能仅根据试剂盒标注的参考值或实验室既往的参考值作为临界值，应该对临界值进行校正和修订。

（二）尿液抗 *H. pylori* 抗体检测

1993年，Alemohammd首次报道了使用ELISA方法对尿液标本进行 *H. pylori* 抗体检测具有很高的敏感性和特异性，此研究为尿液样本ELISA试剂盒和快速免疫层析法鉴定 *H. pylori* 感染奠定了基础。之后学者们对 *H. pylori* 抗体的诊断敏感性和特异性做了大量的评估，但是结果并不一致。Gong等针对这一现象，整合了大量数据评估该试验的准确性，据统计该尿液 *H. pylori* 抗体检测敏感度为83%，特异度为89%。

对尿液样本进行ELISA检测的价格低、便捷、无创，能够在尿液中检测 *H. pylori* 抗体。尿液标本相较于血清标本更容易获得，标本收集既不需要复杂的技术，也不需要前期全血进行离心处理。但是尿液检测 *H. pylori* 感染在儿童群体中实用性差，其敏感性仅为76.4%，敏感性低的原因可能是尿液中 *H. pylori* 抗体浓度较低。目前并没有关于尿液

*H. pylori*抗体检测的共识或指南，尿液抗*H. pylori*抗体检测目前仍没有在临床推广，其敏感性和特异性仍需要进一步经大数据证实。

（三）唾液抗*H. pylori*抗体检测

*H. pylori*不仅能够定植于胃黏膜上皮细胞，在口腔中也同样能够定植。1989年Krajden成功从牙菌斑中分离出*H. pylori*，使人们认识到口腔是*H. pylori*的另一个重要的聚集地。研究证实，口腔内的*H. pylori*主要存在于牙菌斑、牙龈及唾液中。*H. pylori*定植在口腔中，不仅能够诱发多种口腔疾病，同时也会随吞咽到达胃内形成定植，由于口腔内特殊生物膜结构的存在，全身用药难以根除口腔内的*H. pylori*，口腔内残留的细菌反复经吞咽进入胃内定植，这也是*H. pylori*反复感染的重要因素，积极检测并控制口腔*H. pylori*感染非常重要。

唾液是体液的一种，也适用于ELISA的方法对*H. pylori* IgG抗体进行检测，敏感性和特异性也较高。而且唾液标本易于采集、无创、廉价，患者易于接受，适用人群范围广。但是由于口腔内细菌种类繁多，容易引起交叉免疫反应，而且口腔内的唾液蛋白酶能降解部分免疫球蛋白，因此采集无污染的唾液和防止蛋白酶的降解难度较大，阻碍了唾液抗滴度作为一种诊断试验在临床的应用。

三、*H. pylori*感染内镜检测

常规的消化内镜检查能够直观地诊断*H. pylori*相关性疾病，如慢性浅表性胃炎、萎缩性胃炎、消化性溃疡、胃黏膜相关性淋巴组织淋巴瘤、胃癌等胃部疾病，同时也可以进行内镜下胃黏膜活检，用于进一步的RUT、组织染色、细胞培养甚至分子生物学检测。胃窦是诊断*H. pylori*感染常规活检取材位点，对于胃窦萎缩和肠上皮化生的患者，活检取材部位推荐胃体大弯侧，避免假阴性结果的出现。*H. pylori*灶状分布的特点使得活检依赖性的侵入性试验方法容易出现样本误差，因此，内镜检查中活检取材成为侵入性方法检测*H. pylori*感染成功与否的关键。

正常胃黏膜存在清晰、分布规则排列的集合静脉，集合静脉是胃黏膜下层的细小动脉，贯穿胃黏膜肌层，最终在表层的被覆上皮下移行至表层毛细静脉丛，毛细静脉丛环绕胃小凹的颈部，彼此会合后形成下行性规则排列的集合静脉，呈水母样、蜘蛛样清晰、规则分布，主要见于胃底、胃体。研究指出，胃体规则分布集合静脉对预测*H. pylori*感染的敏感度为100%，特异度为99%。另有研究显示，内镜下胃壁弥漫性肿胀，有红色斑点，靛蓝染色后表现黏膜肿胀，也可用于诊断*H. pylori*感染。若胃角部位出现集合静脉、出血性糜烂、点状充血和条纹状充血及胃窦糜烂可作为诊断特征阴性*H. pylori*感染。因此，普通白光内镜下规则分布集合静脉对于非*H. pylori*感染胃炎有指导意义，*H. pylori*阴性患者在普通白光内镜下可见到正常黏膜，集合静脉存在且规则排列。但*H. pylori*阳性胃炎的诊断敏感性、特异性较低。尽管近距离仔细观察胃黏膜的形态能够提高诊断的准确性，但是将耗费大量时间并给患者造成不适。

近年来发展出一大批先进的内镜技术，如放大内镜、窄带成像（narrow-band imaging，NBI）内镜、共聚焦激光显微内镜、智能电子分光比色内镜、高清智能电子染色内镜等。这些技术可以使我们清晰地观察到胃黏膜表面的微细结构，并且通过观察胃

体、胃窦部位黏膜直接或间接的征象，辅助判断是否存在 *H. pylori* 感染，如果不能确定是否存在 *H. pylori* 感染，则可以在怀疑部位取活检进行组织学染色或RUT，这大大提高了 *H. pylori* 的检出率。

酚红色素内镜检查依赖于 *H. pylori* 特异性尿素酶，但是这种方法诊断 *H. pylori* 感染的敏感度仅为73%～81%，特异度仅为76%～81%，这并不是一个可靠的检查手段。放大内镜可以直接观察胃黏膜表面的细微结构，能够与组织病理改变相联系，包括 *H. pylori* 感染，使用放大内镜进行靛胭脂染色，其诊断 *H. pylori* 阳性胃体胃炎的敏感度为97.6%，特异度为100%，但其诊断 *H. pylori* 阳性胃窦胃炎的敏感度下降为88.4%，特异度为75%。共聚焦激光显微内镜可得到放大1000倍的图像，对黏膜进行一定深度的断层扫描成像，显示组织细胞的显微结构，有助于内镜下做出即时组织学诊断并指导靶向活检，通过共聚焦激光显微内镜进行 *H. pylori* 感染的诊断，其准确性为92.8%，敏感度为89.2%，特异度为95.7%。窄带成像内镜结合放大内镜技术也可以用于 *H. pylori* 感染的诊断，但是各项研究结果不一致。放大内镜下对于图像特征不同的分类导致了诊断结果准确性的差异，而且内镜下诊断依赖于操作者的经验，对内镜医师技术要求高，对设备要求高。另外，使用放大内镜过于仔细地观察不仅浪费时间，而且长时间检查会使患者感到不适，这些都限制了临床使用放大内镜进行 *H. pylori* 感染的诊断。

目前临床开展的 *H. pylori* 诊断方法趋向于便捷、准确，患者的接受度高，试验的灵敏度和特异度也在逐渐提升，这使得临床对于 *H. pylori* 相关性胃疾病的管理更加科学有效。但是 *H. pylori* 菌株存在明显的地区差异，受检人群存在年龄差异、疾病状态差异，而且每种检测手段也存在自身的优势与局限，因此，目前对于诊断试验的选择还没有金标准，结合两次或多次检测结果，或者联合两种及以上检测手段进行 *H. pylori* 感染的判定可能是常规临床实践中减少假阳性或假阴性结果的合理策略。我们预测，在未来，更新、更加标准的 *H. pylori* 检测手段将会应用于临床，这能更好地应对特定年龄组如儿童与老年人，能更好地针对特定临床疾病状态如消化道出血、萎缩性胃炎、胃切除术后状态等进行检测，进一步推动 *H. pylori* 的诊断与疗效判定领域的技术发展。

第二节　EB病毒检测方法及质量控制

EB病毒是一种嗜淋巴细胞双链DNA病毒，属于疱疹病毒科、γ疱疹病毒亚科，是该亚科中淋巴潜隐病毒属的代表，又称人疱疹病毒4型。正常人群中EBV感染率为90%，大部分初次感染者一般表现为终身携带状态，没有任何临床症状。少数人群感染EBV后，可能会发生多种免疫系统疾病或恶性肿瘤，尤其是骨髓或实质脏器移植的患者，或者免疫抑制的患者，EBV持续感染或EBV激活可能会引起严重并发症，甚至威胁生命，因此，及时准确地诊断EBV感染并且早期给予药物干预非常重要。目前针对EBV的实验室检测方法主要有病毒分离培养、免疫组化法、PCR及原位杂交技术检测EBV DNA、血清学方法、免疫印迹法等。本文从抗原、抗体角度对上述方法进行总结。

一、抗原检测

（一）EBV的分离培养

EBV与疱疹病毒结构形态非常相似，并且具有感染人与某些灵长类动物的专一性。在体内，EBV可以在鼻咽部、腮腺及子宫颈上皮细胞内增殖；在体外，EBV只能在人类和灵长类动物B淋巴细胞内繁殖，有些EBV还能在上皮细胞和成纤维细胞中进行裂解性增殖，是疱疹病毒科中唯一能够转化成熟和未成熟B淋巴细胞的病毒。EBV能够较为容易地在人或灵长类动物B淋巴细胞系中进行培养，并且通常不产生细胞病变效应，也不会形成其他疱疹病毒感染细胞后所形成的特征性核内包涵体。感染后EBV在细胞内呈潜伏状态，表现为病毒基因组长期存在，并表达有限的一组与潜伏状态有关的基因，这些基因与细胞后期发生转化有关，并能够促进细胞分裂增殖。

通常用于EBV分离培养的标本包括唾液、咽部漱液、外周血细胞和活检肿瘤组织等，其他多数EBV相关疾病感染的细胞标本并不存在感染性病毒。将滤过的标本直接接种于人新鲜的B细胞或脐带血淋巴细胞进行孵育，连续观察4周后，根据转化淋巴细胞的效率确定病毒的量。一般无病毒感染的培养物在培养2周后出现坏死，而病毒阳性的培养物会出现大量转化，呈现簇状生长的淋巴母细胞形态，提示病毒培养阳性。也可进一步通过荧光抗体染色技术检测EBV抗原，以做病毒鉴定。但是EBV培养需要较长的时间，并且需要特殊的培养条件，对实验室等级及操作人员的技术水平要求高，因此尚未列入临床实验室EBV常规检测项目。

（二）免疫组织化学分析检测EBV蛋白

虽然多种方法可以检测EBV蛋白，然而最有意义的基于蛋白质的检测是免疫组织化学，因为它允许在组织病理学的背景下定位蛋白质以进行感染的评估。针对潜伏或裂解的病毒因子，我们可以在石蜡包埋切片中实现免疫组织化学定位，这些因子包括EBNA1、EBNA2、LMP1、LMP2、BHRF1、BZLF1和BMRF1。免疫组织化学染色可以得到丰富的结果，包括定义表达基因谱、追踪病毒蛋白在良性及恶性细胞中的定位等。

（三）EBV核酸检测

1.PCR法检测EBV DNA

（1）原理：EBV以环状DNA的形式存在于淋巴细胞胞质中，活动期的EBV可破坏淋巴细胞，进入血液循环，EBV血浆游离DNA片段大小为82～181kb，可以采用PCR技术检测血浆中游离DNA的含量。目前，根据是否定量可将PCR分为常规PCR、半定量巢式PCR和实时荧光定量PCR。EBV扩增的靶标主要包括EBNA-1、EBNA-2、EXLF-1基因及Bam HI-w区域。如果EBV检测试验的预期是达到最佳敏感性，那么Bam HI-w区域无疑是PCR检测的良好靶标。同时Bam HI-w区域还是EBV的高度保守和高度重复序列，在病毒基因组中重复出现7～11次，因此检测该片段能够提高临床检测的敏感性。该片段也是PCR检测的常用靶标，但对于精确的病毒载量定量检测，病毒的单拷贝基因才是PCR靶标的最佳选择。

（2）标本的选择：任何临床样本均可以进行检测分析，如血清、血浆、全血、外周血单核细胞或组织活检的标本等，但EBV的病毒载量存在很大的变异性，目前并没有明确的诊断阈值，而对于使用哪种类型的临床标本进行检测能够得到更准确的结果也没有明确的结论。

（3）临床意义及质量控制：EBV是感染实质脏器或骨髓移植患者的主要病毒，在器官移植的患者中，当器官供体和受体存在排异，并且器官受体EBV血清反应呈阴性时，罹患EVB相关性疾病的风险显著增高，因此，需要在移植后淋巴组织增生性疾病的高风险患者群体中定期进行病毒载量测定。但是对于免疫抑制的患者，如果出现了血清反应的再激活，如抗VCA-IgM阳性，这并不能与病毒载量相关联，EBV血清学试验在这类患者中除了确立既往感染外并无实际意义。因此，血清学检测通常用于免疫功能正常人群的原发感染、既往感染及血清学阴性的鉴别，而对于免疫抑制或存在EBV相关性恶性肿瘤的患者，PCR检测EBV的病毒载量具有更加重大的意义。病毒载量检测与抗EBV-IgA抗体定量检测相结合，可以用于EBV感染的筛查、EBV感染复发的检测及用于高发区EBV相关性恶性肿瘤疗效的监测。

当病毒载量为每毫升血清、血浆、全血10 000 ~ 100 000拷贝或每百万外周血单核细胞1000 ~ 10 000拷贝时则高度怀疑EBV相关移植后淋巴组织增生性疾病。需要注意的是，对于移植后淋巴组织增生性疾病的患者，一般情况下使用全血进行筛查，对于有疑问的病例，必须使用多种类型的标本进行检测，对于同一种类型的标本进行连续的监测有助于及时观察低病毒载量的动态变化，从而尽早给予干预。中枢神经系统的移植后淋巴组织增生性疾病有时会出现外周血病毒拷贝为零的情况，在这种情况下，经常需要在脑活检组织切片中对EBV编码的小分子RNA进行原位杂交，以明确诊断。需要注意的是，目前许多不同的病毒基因通过PCR测定，定量PCR的国际标准化结果可能会提高检测结果的可比性。

2. 原位杂交技术检测EBV DNA　EBV虽然以裂解性感染致病，但是会在48h内迅速进入潜伏期，潜伏期内主要涉及的病毒转录产物是两个非编码小RNA，分别是EBER-1和EBER-2。它们是非多聚腺苷酸化的，不会转录成为蛋白质，其功能是抑制干扰素介导的抗病毒作用及细胞凋亡作用。这两个转录统称为EBER，其表达水平非常高，每个潜伏感染的细胞中大约有一百万个拷贝，因此EBER被认为是潜伏感染的最佳天然标记。在活检组织标本中以EBER为靶标进行原位杂交是确定活检肿瘤是否为EBV相关性肿瘤的金标准，其敏感性及特异性均很高。EBER原位杂交已经研发出商品化的试剂盒在临床实验室中得以应用，EBER-1染色为胞核着色，结果清晰，容易辨认，反映的是DNA转录情况，但实验周期长，过程烦琐，使其应用受到一定的限制。应用EBER原位杂交的方法对于活检组织进行评估是非常有必要的，能够进一步确定诊断并且明确其与EBV的相关性，但是并不是每一种疾病都适用于原位杂交的方法。例如，临床发现疑似传染性单核细胞增多症，其诊断多依赖于临床表现和血清学检测结果，组织学检查反而不能明确诊断，因为传染性单核细胞增多症的组织学表现与霍奇金、非霍奇金淋巴瘤重叠。

二、抗体检测

（一）EBV特异性抗体检测

1.免疫荧光技术检测EBV抗体

（1）原理：根据病毒抗原表达时所处病毒增殖周期的不同阶段，将EBV抗原分为三类。

1）潜伏期抗原：为潜伏感染细胞所合成的抗原，包括EBV核抗原（EBNA）和潜伏期膜蛋白（LMP）。检测到这类抗原表明存在EBV基因组。

2）早期抗原（EA）：属于病毒非结构蛋白，其合成不依赖于病毒DNA的复制。EA的表达提示病毒复制的开始，是EBV增殖的标志。

3）晚期抗原（late antigen，LA）：包括衣壳抗原（viral-capsid antigen，VCA）、病毒包膜膜抗原（MA）。上述各种抗原均能产生相应的抗体，并出现在EBV感染的不同阶段，实验室常用酶免疫分析法或免疫荧光技术检测不同感染阶段产生的抗体，包括VCA-IgM、VCA-IgG、抗EBNA-IgG、抗EA-IgG等。如果检查者经验丰富、仪器设备精准、检测流程标准化，这些检测方法可重复性高并且能够对滴度进行定量。

（2）临床意义及质量控制：既往认为VCA-IgG及VCA-IgM呈阳性是EBV急性感染的证据，VCA-IgG阳性且VCA-IgM阴性反映了EBV既往感染。回顾性研究表明，这种判断方法并不能在所有情况下得出正确的结论，因此，对于个别必须得到确诊的病例具有高度的不安全性，这主要与IgM难以检测有关。IgG和IgM之间的竞争导致IgM检测的抑制，因此，确定真正的IgM状态需要在IgM检测之前去除所有血清样品中的IgG。急性EBV感染者血清中IgM阳性率非常低，可能与以下因素有关：一方面，IgM反应低于检测水平、IgM反应仅在较短的时间内检测到，而第一次采血时间过晚；IgM检测不够灵敏；竞争性IgG未被充分去除。而另一方面，急性感染后VCA-IgM反应持续长达一年甚至更长时间，如果只测试了感染晚期血清，则会导致错误的解读。因此，我们不能仅根据VCA-IgM阳性就完全判定为急性EBV感染，也不能基于VCA-IgM阴性就绝对确定的排除EBV急性感染。EBNA-IgG被认为是感染晚期的一个标志物，因此，许多实验室使用EBNA-IgG检测作为常规补充检测手段，用于排除急性EBV感染。然而，EBNA分为两型，通过抗补体免疫荧光检测法进行的非选择性抗EBNA检测并不像最初预期的那样特异，抗EBNA-2仅在30%的急性感染时呈现阳性。因此，人们利用EBNA-2基因缺失的伯基特淋巴瘤细胞解决了该问题，特异性地关注抗EBNA-1应答，证实抗EBNA-1阳性是EBV既往感染的确凿证据，抗EBNA-1在EBV急性感染4周后才可检测到，因此可以确定地排除急性EBV感染。虽然抗EBNA-1-IgG反应阳性，特别是与VCA-IgG阳性同时存在时能够明确排除急性EBV感染，但抗EBNA-1-IgG阴性与VCA-IgG阳性同时存在，尽管在EBV现症感染中经常出现，却并不能确定是EBV急性感染，因为大约6%的EBV既往感染的健康人从未出现过抗EBNA-1阳性，并且之前抗EBNA阳性的人群可能由医源性免疫抑制或基于感染，免疫紊乱或肿瘤而出现免疫抑制期间抗EBNA-1选择性缺失。因此，即使是使用标准化的检测流程和质控，免疫荧光技术检测EBV仍有局限性，对于EBV急性感染的诊断是困难的，但是既往感染的诊断可信度非常高。

2.酶免疫分析法检测EBV抗体　目前商品化EIA利用纯化的重组抗原、天然抗原或合成肽进行EBV的检测。EIA的优势在于操作迅速，可以自动化进行，减少了人为操作所带来的误差，因此大多数实验室使用EIA的方法进行EBV血清学检测。所有EIA检测基本都包括相对固定的抗体组，即抗VCA-IgM、抗VCA-IgG和抗EBNA1-IgG，一些还包括抗EA。EIA检测有三个重要的参数，即能够判定血清学阴性、能够利用血清学标志物判定既往感染、能够保证约80%的血清学检测结果相对准确。然而，由于血清学反应的多样性，这三种标志物不足以区分现症感染和既往感染。VCA-IgM不能区分现症感染和既往感染的原因是因为在某些情况下急性感染期间VCA-IgM可能会异常缺失，而在既往感染但抗EBNA-1阴性病例中VCA-IgM又可能持续存在或重新激活。因此，约20%的常规诊断病例需要联合其他方法进行诊断。化学发光微粒分析（chemiluminescent microparticle assay，CMIA）系统是近年来新开发的EIA检测系统，具有很高的敏感性和特异性，能够正确地区分原发感染、既往感染及血清学阴性。

3.免疫印迹法检测EBV抗体

（1）原理：利用重组抗原发展起来的免疫印迹法是EBV诊断的重要里程碑，特别是使用P72（EBNA-1，viral BKRF1）、P23（BLRF2，VCA的组分）、早期蛋白质P54（BMRF1）及P138（BALF2）的第一代商品化的免疫印迹法。之后，VCA的另一组分P18（BFRF3）被加入到多种试验中，因为未处理的P18的抗体反应与P23的抗体反应相似，能够在感染早期检测到，被定义为特异性标志物。Mikrogen对P18进行了处理，处理后的P18仅提供在感染后期识别的表位，因此可用作感染晚期的标记，急性EBV感染患者的血清在疾病发作后的前3周内P18（mod）-IgG呈阴性。

（2）临床意义与质量控制：与基于免疫荧光法的检测相比，免疫印迹法具有一定优势：由于免疫印迹法使用重组的、高度纯化的抗原，因此不再存在抗细胞反应性问题。由于使用重组抗原，检测系统有足够的高浓度抗原，因此检测结果完全取决于抗体的浓度，精确定量相对容易。免疫荧光法和免疫印迹法检测VCA和EBNA-1的结果较为一致，但是对于EA-IgG的检测却显示出明显差异。由于免疫荧光中EA蛋白的浓度较低，只有高滴度的血清才能用这种方法产生显著反应，通常这些都是免疫抑制后急性感染或再激活的病例，因此EA-IgG（通过免疫荧光法检测）通常被认为是免疫系统和EBV之间近期活跃相互作用的标志。相比之下，免疫印迹法中高浓度的重组EA可以确定真正的血清抗EA滴度，根据所使用的EA标记，至少20%的EBV既往感染人群中抗EA是阳性的。与免疫荧光法获得的经验相反，通过免疫印迹法可检测的EA-IgG在很长时间内都能保持阳性。既往通过免疫荧光测定的EA-IgG通常在VCA-IgG出现后才能检测到，而在免疫印迹分析中，通过足够高浓度的重组EA检测的EA-IgG通常是急性EBV感染中首先出现的标志物。

尽管病毒蛋白的分子量决定了它们在免疫印迹条带上的位置，但是在纯化后将重组抗原转移到硝酸纤维素上的线性分析使我们可以根据早期和晚期抗体反应对抗原进行分组。蛋白质的高度纯化是非常必要的，可以确保通过线性测定的反应特异性程度与通过免疫印迹测定的相同。必须指出的是，反应的特异性不是由免疫印迹法操作本身决定的，而是由所应用蛋白质的纯度决定的。

（二）非特异性抗体检测

应用异嗜性凝集试验检测患者血清中的异嗜性抗体，以作为传染性单核细胞增多症的辅助诊断。异嗜性抗体存在于患者发病早期，是一种IgM抗体，可以非特异性凝集绵羊红细胞。此类抗体滴度于发病3～4周可达高峰，恢复期迅速降低至消失。某些正常人与患者血清中也可检出一定量的异嗜性抗体，只有此抗体滴度高达1∶224以上时，对于传染性单核细胞增多症的诊断才有意义，阳性率为60%～80%。不同来源的异嗜性抗体具有与不同抗原凝集的特性，可以通过凝集素吸收试验加以鉴别。例如，传染性单核细胞增多症患者血清中的异嗜性凝集抗体可以被牛红细胞吸收，但不被豚鼠组织吸收，而正常人血清异嗜性凝集抗体则与之相反。血清病患者的血清异嗜性凝集抗体既能被牛红细胞吸收，也能被豚鼠组织吸收。

EBV是迄今为止研究发现的最佳肿瘤标志物之一。EBV的病毒载量检测已经被纳入淋巴组织增生性疾病、鼻咽癌及脑艾滋淋巴瘤的常规诊疗程序中，目前国际上正在努力建立统一的标准用于校正EBV DNA的测量结果。对于EBV的检测还有很多亟待完善的领域，包括检测的临床适应证、最佳的标本类型及标本处理的程序、试验的设计、检验报告单位的统一、临床给予干预的阈值及治疗策略等。未来随着基因表达谱、蛋白质组学等新兴技术的进步，有望进一步了解病毒类型和人类基因的表达与诊断、预后和临床治疗应答的相关性。基础科学家与临床研究者的共同努力将进一步推动EBV实验室检测方法的发展与进步，使其更好地为临床实践服务。

（陈莫耶　宫月华）

参 考 文 献

池肇春，邹全明，姜相君，2017. *H. pylori*感染及其相关疾病的诊治. 北京：人民卫生出版社.

胡伏莲，周殿元，2006. *H. pylori*感染的基础与临床. 3版. 北京：中国科学技术出版社.

吕农华，2016. *H. pylori*感染及其相关疾病防治. 北京：人民卫生出版社.

Adham M, Greijer AE, Verkuijlen SA, et al, 2013. Epstein-Barr Virus DNA load in nasopharyngeal brushings and whole blood in nasopharyngeal carcinoma patients before and after treatment. Clin Cancer Res, 19: 2175-2186.

Anand PS, Kamath KP, Anil S, 2014. Role of dental plaque, saliva and periodontal disease in *Helicobacter pylori* infection. World J Gastroenterol, 20: 5639-5653.

Corrales I, Gimenez E, Navarro D, 2014. Evaluation of the architect Epstein-Barr Virus（EBV）viral capsid antigen（VCA）IgG, VCA IgM, and EBV nuclear antigen 1 IgG chemiluminescent immunoassays for detection of EBV antibodies and categorization of EBV infection status using immunofluorescence assays as the reference method. Clin Vaccine Immunol, 21: 684-688.

Gärtner B, Preiksaitis JK, 2010. EBV viral load detection in clinical virology. J Clin Virol, 48: 82-90.

Gonen C, Simsek I, Sarioglu S, et al, 2009. Comparison of high resolution magnifying endoscopy and standard videoendoscopy for the diagnosis of *Helicobacter pylori* gastritis in routine clinical practice: a prospective study. Helicobacter, 14: 12-21.

Gong Y, Li Q, Yuan Y, 2017. Accuracy of testing for anti-*Helicobacter pylori* IgG in urine for *H. pylori* infection diagnosis: a systematic review and meta-analysis. BMJ Open, 7: e013248.

Gulley ML，Tang W，2008．Laboratory assays for Epstein-Barr Virus-related disease．J Mol Diagn，10：279-292．

Kato T，Yagi N，Kamada T，et al，2013．Diagnosis of *Helicobacter pylori* infection in gastric mucosa by endoscopic features：a multicenter prospective study．Dig Endosc，25：508-518．

Korkmaz H，Kesli R，Karabagli P，et al，2013．Comparison of the diagnostic accuracy of five different stool antigen tests for the diagnosis of *Helicobacter pylori* infection．Helicobacter，18：384-391．

Lee JY，Kim N，2015．Diagnosis of *Helicobacter pylori* by invasive test：histology．Ann Transl Med，3：10．

Lee TH，Lin CC，Chung CS，et al，2015．Increasing biopsy number and sampling from gastric body improve the sensitivity of rapid urease test in patients with peptic ulcer bleeding．Dig Dis Sci，60：454-457．

Lehours P，Mégraud F，2011．*Helicobacter pylori* molecular diagnosis．Expert Rev Mol Diagn，11：351-355．

Lo CC，Lai KH，Peng NJ，et al，2005．Polymerase chain reaction：a sensitive method for detecting *Helicobacter pylori* infection in bleeding peptic ulcers．World J Gastroenterol，11：3909-3914．

Malfertheiner P，Megraud F，O'Morain CA，et al，2017．Management of *Helicobacter pylori* infection-the maastricht V/florence consensus report．Gut，66：6-30．

Mentis A，Lehours P，Mégraud F，2015．Epidemiology and diagnosis of *Helicobacter pylori* infection．Helicobacter，Suppl 1：1-7．

Momtaz H，Souod N，Dabiri H，et al，2012．Study of *Helicobacter pylori* genotype status in saliva，dental plaques，stool and gastric biopsy samples．World J Gastroenterol，18：2105-2111．

Nawacki Ł，Czyż A，Bryk P，et al，2018．Can urea breath test（UBT）replace rapid urea test（RUT）？Pol Przegl Chir，90：44-48．

Neocleous C，Adramerina A，Spanou C，et al，2013．How accurate are diagnostic tools for Epstein-Barr Virus（EBV）to establish causal association of an uncommon clinical condition with EBv？Acta Virol，57：283-291．

Niller HH，Bauer G，2017．Epstein-Barr Virus：clinical diagnostics．Methods Mol Biol，1532：33-55．

Ontsira Ngoyi EN，Atipo Ibara BI，et al，2015．Molecular detection of *Helicobacter pylori* and its antimicrobial resistance in brazzaville，Congo．Helicobacter，20：316-320．

Rotimi O，Cairns A，Gray S，et al，2000．Histological identification of *Helicobacter pylori*：comparison of staining methods．J Clin Pathol，53：756-759．

Sabbagh P，Mohammadnia-Afrouzi M，Javanian M，et al，2019．Diagnostic methods for *Helicobacter pylori* infection：ideals，options，and limitations．Eur J Clin Microbiol Infect Dis，38（1）：55-56．

Wang YK，Kuo FC，Liu CJ，et al，2015．Diagnosis of *Helicobacter pylori* infection：current options and developments．World J Gastroenterol，21：11221-11235．

Xuan SH，Wu LP，Zhou YG，et al，2016．Detection of clarithromycin-resistant *Helicobacter pylori* in clinical specimens by molecular methods：A review．J Glob Antimicrob Resist，4：35-41．

Yagi K，Saka A，Nozawa Y，et al，2014．Prediction of *Helicobacter pylori* status by conventional endoscopy，narrow-band imaging magnifying endoscopy in stomach after endoscopic resection of gastric cancer．Helicobacter，19：111-115．

下篇　胃功能血清学检测临床篇

第八章

胃功能血清学检测正常参考值及结果判读

胃功能血清学检测四项指标中，胃蛋白酶原Ⅰ、胃蛋白酶原Ⅱ、胃泌素17三者组成了直接反映胃黏膜不同部位分泌功能的特异性标志群：胃蛋白酶原Ⅰ（PGⅠ）主要由胃底腺主细胞和黏液颈细胞分泌；胃蛋白酶原Ⅱ（PGⅡ）除由胃底腺细胞分泌外，也可由贲门腺和胃窦幽门腺的黏液颈细胞合成分泌；胃泌素17（G-17）由胃窦G细胞分泌；幽门螺杆菌（H. pylori）IgG抗体是反映胃黏膜外源性致病因素的一个重要标志。这四项指标的变化与胃黏膜的分泌状态、功能变化密切相关。因此，对胃功能血清学检测的合理定位，尤其对检测结果的正确解读，是其应用于临床胃疾病诊疗工作的重要环节。

一、胃黏膜"血清学活检"结果解读思路

1.胃功能血清学检测指标正常参考值　界定健康人群胃功能血清学检测各项指标的正常参考值（reference interval，RI）对于胃疾病的诊断和治疗具有重要意义，缺乏合适的RI会影响临床医师对医疗干预措施的决定。目前，胃功能血清学各项指标的检测方法包括酶联免疫吸附测定（ELISA）法、放射免疫（radioimmunoassay，RIA）法、时间分辨免疫荧光分析（TRFI）法及胶乳增强免疫比浊（latex enhanced turbidimetric immunoassay，LIA）法等。根据临床和实验室标准协会（Clinical and Laboratory Standards Institute，CLSI）推荐意见，当生化检测方法改进或改变时，RI必须重新测定或调整。因此，不同的测定方法和不同地域所确定的临床参考值存在一定差异，本文以目前临床常用的ELISA法为例，阐述中国人胃功能血清学检测四项指标的正常参考值范围。

研究报道，男性血清PGⅠ、PGⅡ水平显著高于女性，血清PG水平与年龄无显著相关。笔者所在研究室曾在辽宁省庄河市开展了大规模人群胃癌筛查工作，对受检的自然人群进行胃功能血清学检测及组织病理学诊断，结果发现494例胃黏膜基本正常者血清PGⅠ中位值为79.3μg/L、PGⅡ为7.4μg/L，PGⅠ/PGⅡ值为10.4，空腹血清G-17中位值为1.37pmol/L（0.41～2.91pmol/L）。其他地区人群中，福建健康体检者血清实验室参考范围PGⅠ为69.53～176.22μg/L，PGⅡ为1.70～27.46μg/L，PGⅠ/PGⅡ值为5.22～63.83；来自湖南湘雅医院的健康对照者血清PGⅠ为（118.39±47.80）μg/L，PGⅡ为（12.39±5.90）μg/L，PGⅠ/PGⅡ值为11.74±6.23。综上，以本室研究工作为基础并结合临床实践，笔者提出了国人胃功能血清学检测正常参考值（ELISA法）（表8-1），可以其为参考基准评估胃黏膜的可能病变情况。

表8-1 国人血清学检测正常参考值

血清标志物	正常参考值
PG Ⅰ	70 ～ 150μg/L
PG Ⅰ /PG Ⅱ	> 7
G-17（空腹）	1 ～ 7pmol/L
H. pylori-IgG	≤ 34EIU

2.胃功能血清学检测结果解读思路　胃功能血清学检测指标在临床应用中需行联合分析。

（1）根据血清PG Ⅰ、PG Ⅱ计算PG Ⅰ /PG Ⅱ值。

（2）根据血清 *H. pylori*-IgG判定是否存在 *H. pylori* 感染。

（3）根据血清PG Ⅰ、PG Ⅰ /PG Ⅱ值判断胃泌酸情况。

（4）根据血清PG Ⅰ、PG Ⅱ、PG Ⅰ /PG Ⅱ值及G-17推断胃黏膜病变情况。

（5）根据血清PG Ⅰ、PG Ⅰ /PG Ⅱ值及空腹G-17推断胃黏膜病变部位。

（6）综合分析评估胃癌或胃疾病发病风险。

解读思路如图8-1所示。

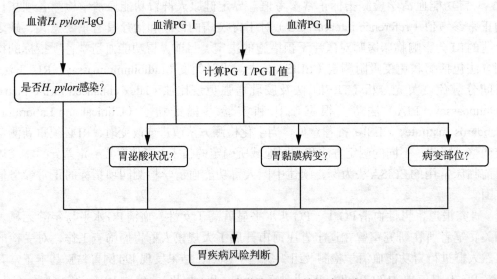

图8-1　胃功能血清学检测结果的解读思路

二、胃功能血清学检测结果解读要点

根据胃功能血清学检测各项指标的不同组合结果，可以将其分为七种情况，以此提示三类胃疾病的风险状态，即胃黏膜功能正常（A）、胃癌低风险（B）及胃癌高风险（C）（表8-2）。

表8-2　胃功能血清学检测结果解读

类别	H. pylori-IgG	PG I	PG I /PG II	G-17	H. pylori感染	泌酸	胃疾病可能	病变部位	风险评估
A	−	−	−	−	无	正常	基本正常		正常
	+	−	−	−	有	正常	基本正常		H. pylori感染无症状携带
B	+/−	−/↑	−	−	有/无	正常/高酸	非萎缩性胃炎		消化性溃疡或胃癌↓
	+/−	↑	↑	↑	有/无	高酸	消化性溃疡	胃体、胃窦	消化性溃疡↑、胃癌↓
C	+	−	−	↓	有	正常/高酸	胃窦萎缩性胃炎	胃窦	反流性疾病或胃癌↑
	+/−	↓	↓	↑↑	有/无	低酸	胃体萎缩性胃炎	胃体	胃癌↑
	+/−	↓	↓↓	↑↑/↓↓	有/无	低酸	全胃萎缩性胃炎	胃体、胃窦	胃癌↑

1.胃黏膜功能正常组合（A）　胃功能血清学检测各项指标处于正常范围或仅有H. pylori-IgG抗体检测结果为阳性时，受检者胃黏膜的形态和功能基本正常，风险评估结果可归为正常胃或H. pylori感染无症状携带者。

2.消化性溃疡或胃癌低风险组合（B）　H. pylori感染引起胃黏膜炎症，加速细胞更新，H. pylori的脂多糖能刺激胃底腺分泌胃蛋白酶原增多，其中PG II升高程度较PG I更为明显；同时，炎症反应还可促进血清胃泌素含量增加，后者则进一步促进血清PG I、PG II水平的升高。此外，胃黏膜损伤（尤其溃疡急性期）时胃酸大量分泌，主细胞及壁细胞数量增加，过量分泌的PG I、PG II进入血循环，血清PG I、PG II水平亦显著升高。因此，血清PG和G-17水平联合升高时，提示H. pylori感染的可能性大。当成功除菌后血清PG含量降低，其中以PG II降低更为显著，PG I /PG II值升高与根除前相近。

3.胃癌高风险组合（C）　血清PG I水平降低是重度胃体萎缩性胃炎的高灵敏性、高特异性指标，血清PG II水平升高与胃黏膜病变严重程度密切相关。胃体部黏膜萎缩时，主细胞减少，PG I含量下降；当萎缩伴有肠化生和胃窦腺向胃体延伸时，出现胃底腺假幽门腺化生，血清PG II水平随之升高，导致PG I /PG II值下降；伴随萎缩发展和分化细胞的消失，血清PG I和PG II水平都降低，但PG I降低更明显，进而导致PG I /PG II值进一步显著下降。此外，胃黏膜癌变过程中恶性转化的细胞存在分化障碍，多种致癌因子可以使胚细胞中胃蛋白酶原基因受损突变，使细胞失去合成分泌PG的能力。

血清G-17浓度依赖于胃内酸度和胃窦G细胞的数目。胃窦黏膜萎缩时，胃窦腺体丧失导致G细胞数量减少，进入血液循环的G-17水平降低。胃体黏膜萎缩、癌变时，壁细胞数量减少，胃酸分泌降低，胃内pH升高，打乱了生长抑素的对胃窦G细胞分泌的负反馈机制，导致高胃泌素血症。在H. pylori感染相关炎症或溃疡中，高胃泌素血症可

能是 *H. pylori* 感染破坏了胃黏膜上皮细胞 pH 屏障，导致胃泌素受体表达上调，从而使胃泌素水平升高。近年研究显示，胃泌素参与了胃癌的发生和发展过程，其对癌细胞的生长和恶性转化产生影响。胃癌患者的高胃泌素血症主要见于胃底、贲门和胃体癌，浸润型胃癌胃泌素的升高幅度较局限型胃癌明显，提示血清胃泌素水平变化与癌肿浸润范围和病变部位有关。

血清 PG 和 G-17 水平联合变化与胃黏膜萎缩性病变及萎缩部位密切相关。胃体萎缩性胃炎时，血清 PG Ⅰ、PG Ⅰ/PG Ⅱ值显著降低，而 G-17 水平因低酸而呈反应性升高；胃窦萎缩性胃炎主要导致血清 G-17 水平降低，PG Ⅰ 和 PG Ⅰ/PG Ⅱ值变化不显著；肠型胃癌早期，可见血清 PG Ⅰ、PG Ⅰ/PG Ⅱ值显著降低；当胃切除术后胃癌复发时，具有分泌功能的胃癌细胞增殖可致血清 PG 水平升高。

三、胃功能血清学检测结果分析注意事项

1. 除了 *H. pylori* 感染影响血清 PG、G-17 水平外，还有一些其他可能与 PG、G-17 相关的因素，如年龄、性别、吸烟和饮酒史等，因此解读胃功能血清学检测结果时应注意以下因素的影响。

（1）性别、年龄因素：前期的研究发现，血清 PG 水平受性别、年龄因素影响，男性 PG Ⅰ、PG Ⅱ显著高于女性，PG Ⅰ/PG Ⅱ值显著低于后者；PG Ⅰ/PG Ⅱ值随年龄增长呈阶段性显著降低；血清 G-17 水平受年龄因素影响较为明显，血清 G-17 水平随着年龄增长而升高。

（2）药物因素：*H. pylori* 根除治疗和使用质子泵抑制剂（PPI）会在很大程度上改变血清 PG 浓度。服用 PPI 后，血清 PG 和 G-17 水平均会升高，因此需停药 2 周后再行检测。PPI 具有强的抑酸能力，可引起血清 G-17 值升高，由此导致血清 PG 水平升高。服用 PPI 后胃泌素大量增加，PG 水平也随之升高。

（3）胃外因素：PG 和 G-17 主要由肾脏代谢，当肾衰竭、肾功能障碍时，血清 PG 和 G-17 水平可升高。恶性贫血患者血清 PG 水平降低而 G-17 水平升高。

2. 血清 *H. pylori*-IgG 检测结果阳性提示曾经感染 *H. pylori*，从未行 *H. pylori* 根除治疗者可视为现症感染，*H. pylori* 根除后 5～6 个月抗体滴度降至正常。中国和欧洲国家关于 *H. pylori* 感染的共识意见中均建议，在下列情况时应当采用血清学检测方法对患者进行 *H. pylori* 现症感染的检测：消化性溃疡合并出血、萎缩性胃炎、胃 MALT 淋巴瘤、正在应用 PPI 或抗生素。

综上，胃功能血清学检测是对胃黏膜功能、状态进行综合判断的直接、无创、简便、有效的方法，正常参考值及胃疾病范围值仅供参考，应根据不同的检测方法并紧密结合临床表现进行综合分析，合理定位胃功能血清学检测的临床应用价值。胃功能血清学检测用于胃癌筛查时，结果异常或有明显胃部症状，或有胃癌家族史者需进一步进行胃镜检查以明确诊断。

（孙丽萍）

参 考 文 献

汪欣，赵素萍，吴旋，等，2012. 血清胃蛋白酶原ELISA法检测参考范围探讨. 国际检验医学杂志，33（18）：2284-2285.

Copps J，Murphy RF，Lovas S，2009. The production and role of gastrin 17 and gastrin 17 gly in gastrointestinal cancers. Protein Pept Lett, 16（12）：1504-1518.

Di Mario F，Cavallaro LG，Moussa AM，et al，2006. Usefulness of serum pepsinogens in *Helicobacter pylori* chronic gastritis：relationship with inflammation，activity，and density of the bacterium. Dig Dis Sci, 51，（10）：1791-1795.

He CY，Sun LP，Gong YH，et al，2011. Serum pepsinogen Ⅱ：a neglected but useful biomarker to differentiate between diseased and normal stomachs. J Gastroenterol Hepatol, 26（6）：1039-1046.

Huang B，Xiao H，Zhang X，et al，2006. Ultrasensitive detection of pepsinogen Ⅰ and pepsinogen Ⅱ by a time-resolved fluoroimmunoassay and its preliminary clinical applications. Anal Chim Acta, 571（1）：74-78.

Huang M，Tang AG，Mu S，et al，2014. Serum pepsinogen reference intervals in apparently healthy Chinese population with latex enhanced turbidimetric immunoassay. J Clin Pathol, 67（4）：350-354.

Iijima K，Koike T，Abe Y，et al，2009. Alteration of correlation between serum pepsinogen concentrations and gastric acid secretion after *H. Pylori* eradication. J Gastroenterol, 44（8）：819-825.

Kim HY，Kim N，Kang JM，et al，2009. Clinical meaning of pepsinogen test and *Helicobacter pylori* serology in the health check-up population in Korea. Eur J Gastroenterol Hepatol, 21（6）：606-612.

Kitahara F，Kobayashi K，Sato T，et al. 1999. Accuracy of screening for gastric cancer using serum pepsinogen concentrations. Gut 44（5）：693-697.

Malfertheiner P，Megraud F，O'Morain C，et al，2007. Current concepts in the management of *Helicobacter pylori* infection：the maastricht Ⅲ consensus report. Gut, 56（6）：772-781.

Nasrollahzadeh D，Aghcheli K，Sotoudeh M，et al，2001. Accuracy and cut-off values of pepsinogens Ⅰ，Ⅱ and gastrin 17 for diagnosis of gastric fundic atrophy：influence of gastritis. PLoS One, 6（10）：e26957.

Nomura AM，Kolonel LN，Miki K，et al，2005. *Helicobacter pylori*，pepsinogen，and gastric adenocarcinoma in Hawaii. J Infect Dis, 191（12）：2075-2081.

Oishi Y，Kiyohara Y，Kubo M，et al，2006. The serum pepsinogen test as a predictor of gastric cancer：the hisayama study. Am J Epidemiol, 163（7）：629-637.

Ren JS，Kamanger F，Qiao YL，et al，2009. Serum pepsinogens and risk of gastric and oesophageal cancers in the general population nutrition intervention trial cohort. Gut, 58（5）：636-642.

Ricci C，Vakil N，Rugge M，et al，2004. Serological markers for gastric atrophy in asymptomatic patients infected with *Helicobacter pylori*. Am J Gastroenterol, 99（10）：1910-1915.

Sipponen P，2006. Biomarkers in clinical practice：a tool to find subjects at high risk for stomach cancer：a personal view. Adv Med Sci, 51：51-53.

Sipponen P，Graham DY，2007. Importance of atrophic gastritis in diagnostics and prevention of gastric cancer：application of plasma biomarkers. Scand J Gastroenterol,42（1）：2-10.

Sipponen P，Ranta P，Helske T，et al，2002. Serum levels of amidated gastrin-17 and pepsinogen Ⅰ in atrophic gastritis：an observational case-control study. Scand J Gastroenterol, 37（7）：785-791.

Sun LP，Gong YH，Wang L，et al，2007. Serum pepsinogen levels and their influencing factors：a population-based study in 6990 Chinese from North China. World J Gastroenterol, 13（48）: 6562-6567.

Takamura A, Ito M, Boda T, et al, 2013. High expression of gastrin receptor protein in injured mucosa of *Helicobacter pylori*-positive gastritis. Dig Dis Sci, 58（3）: 634-640.

Watabe H, Mitsushima T, Yamaji Y, et al, 2005. Predicting the development of gastric cancer from combining *Helicobacter pylori* antibodies and serum pepsinogen status: a prospective endoscopic cohort study. Gut, 54（6）: 764-768.

Yuan Y, 2013. A survey and evaluation of population-based screening for gastric cancer. Cancer Biol Med, 10（2）: 72-80.

Zhang XM, Li JX, Zhang GY, et al, 2014. The value of serum pepsinogen levels for the diagnosis of gastric diseases in Chinese Han people in midsouth China. BMC Gastroenterol, 14: 3.

Zhang Z, Sun Lp, Gong Y. H, et al, 2007. Factors affecting the serum gastrin 17 level: an evidence-based analysis of 3906 serum samples among Chinese. J Dig Dis, 8（2）: 72-76.

第九章

血清胃蛋白酶原含量检测与胃疾病

胃蛋白酶原（PG）是天冬氨酸酶家族成员之一，是胃蛋白酶的无活性前体。根据免疫化学特性可以将PG分为胃蛋白酶原Ⅰ（PG Ⅰ）和胃蛋白酶原Ⅱ（PG Ⅱ）两组。PG Ⅰ主要由主细胞和颈黏液细胞分泌，与胃酸分泌的多少相关，是检测胃泌酸细胞功能的指标；PG Ⅱ除此之外还可由幽门腺和布鲁纳腺细胞产生，血清表达水平相对稳定，与胃黏膜腺体功能有关，并被认为是胃上皮细胞分化成熟的标志物，其变化可以反映胃细胞的分化情况。近年来大量研究证明，血清PG的表达水平与胃黏膜功能状态密切相关，当胃黏膜受各种致病因素作用而发生病变时，分泌PG的细胞的功能状态受到影响，血清PG表达水平也会相应发生改变，所以通过检测血清PG的表达水平可以监测胃黏膜的功能状态。本章主要介绍血清胃蛋白酶原含量检测在不同胃疾病诊治中的应用。

第一节　胃蛋白酶原与胃疾病相关的病理生理机制

PG的调节机制主要是对迷走神经或胃肠神经丛释放乙酰胆碱和胃酸两种信号的反应，因此PG的分泌速率会受到胃中强酸性胃酸的影响。一旦胃失去泌酸功能，尽管消化细胞处于正常状态，PG的分泌也会降低。在静止状态下，PG是以颗粒状态存在的，而当受到生理或化学刺激后则分泌到胃腔，此时壁细胞分泌的盐酸将其转化为活性胃蛋白酶，其主要功能是水解蛋白质，从而在胃的消化过程中起着至关重要的作用。

近年来有研究提出，胃蛋白酶和胃蛋白酶原在胃溃疡的发病机制及形成过程中发挥了重要作用。胃溃疡时黏膜上皮受损，可引发胆碱能效应，促使PG分泌，高浓度的活性胃蛋白酶可破坏溃疡患者的黏膜屏障，而胃蛋白酶的这种作用允许胃酸进入胃黏膜，此加强了胃液的消化作用，也可使溃疡加重。胃溃疡患者血清PG水平较正常人群显著升高；相反，血清PG水平的下降或正常可能预示着溃疡的好转。当胃黏膜处于炎症状态时，PG释放速率升高，血清PG Ⅰ、PG Ⅱ水平上升。*H. pylori*感染所致慢性胃炎时血清PG Ⅰ、PG Ⅱ水平升高，而PG Ⅰ/PG Ⅱ值（PGR）降低，而在*H. pylori*根除后，血清PG水平则下降。

在胃体萎缩性胃炎患者中，腺体和主细胞数量下降而被幽门腺或肠上皮化生所替代时，可引起PG Ⅰ分泌降低。由于PG Ⅱ分泌部位较广泛，PG Ⅱ表达水平保持稳定不变或仅轻度升高，PGR水平因此也下降；在胃窦萎缩性胃炎中，PG Ⅰ水平和PGR可接近正常值。Samloff等的研究发现血清PG Ⅰ、PG Ⅱ可以精确地反映胃黏膜组织学状态，并且以血清PG检测为基础评价萎缩性胃炎，与内镜和组织学检测有较好的一致性。

PG与泌酸细胞分泌的盐酸混合后转变为胃蛋白酶，当萎缩性胃炎、胃癌及胃切除后，胃黏膜不能分泌PG时，血清中PG则会降低，多项研究结果表明PG在胃癌中表达显著下降。流行病学研究结果提示，PG的异常表达与胃癌及其癌前病变有关。有研究结果指出，与健康对照组人群相比，胃癌或癌前病变患者血清中PG Ⅰ表达水平显著下降，提示胃黏膜癌前病变或癌变时PG的产生和分泌可能发生异常。然而，PG异常实际上如何影响胃癌仍不清楚，癌变的胃黏膜可能不产生大量的PG，而在癌变时依旧还在产生PG的主细胞可能存活得较好，此时PG可能成为一种辅癌物质，直接或通过消化某些化学物质参与了胃癌的发生。

第二节　血清胃蛋白酶原含量检测在胃疾病诊治中的应用

一、血清PG含量检测与功能性消化不良

功能性消化不良（FD）主要表现为上腹部区域的不适，包括胃痛、胃灼热、餐后不适和胃部饱胀感等起源于胃、十二指肠的症状，但缺乏可引起上述症状的组织结构或生化异常的一组临床综合征。根据主要症状群，我们可以将FD分为上腹疼痛综合征（epigastric pain，EPS）和餐后不适综合征（postprandial distress syndrome，PDS）。

FD的病理生理学机制并不明确，有研究指出，社会心理学因素、*H. pylori*因素、胃酸因素、遗传因素和不良生活习惯因素等既可独立存在，又可相互作用和促进来引发或加重FD。虽然FD没有器质性改变，却与器质性消化不良（organic dyspepsia，OD）在症状表现上有许多重合，因此，基于患者报告的症状而区分FD与OD的诊断能力十分有限。目前临床已确定的诊断FD的罗马标准也仅仅是一种排除性诊断，并且该标准的有效性尚未得到确认。Ford等进行的大规模诊断试验结果显示（1452名入组患者），罗马诊断标准在行胃肠道内镜之前诊断出FD而使患者免于内镜检查方面的效能并不能令人满意（敏感度为60.7%，特异度为68.7%），另一份来自中国人群的研究数据分析得出了相似的结论，1655名FD患者中仅有47%的患者符合FD的罗马诊断标准。所以对于表现为FD症状的患者是否由器质性原因所致，目前大多数情况下需要进行上消化道内镜检查来诊断。然而有系统综述报道，行胃肠道内镜检查的受检者中，低于10%的受检者患有消化性溃疡，仅有不到1%的受检者患有胃食管肿瘤，排除诊断后，有超过70%的受检者可被诊断为FD。因为上胃肠道内镜检查检出器质性疾病的概率较低，所以即使仅仅凭借症状学的诊断标准并不足以排除所有的器质性疾病，这类侵入性检查仍被认为并不适用于所有FD患者，尤其是大样本人群的筛查或普查。另有报道指出，依据现行的诊断方法，从FD患者中诊断出一例胃肠道肿瘤患者需要花费超过80 000美元，给患者和社会带来了巨大的经济负担。

由于目前尚无令人满意的确切有效的方法诊断FD，我们迫切地需要一种非侵袭性的、有效并且简便易行的FD诊断方法，以尽量减少FD诊断过程对患者的不利影响。近

年来，已有研究显示，血清PG含量检测在FD诊断及鉴别诊断及疗效判定方面具有重要应用价值。

（一）血清PG含量检测与功能性消化不良诊断及鉴别诊断

1.血清PG含量检测与功能性消化不良的诊断　刘露等研究比较了229名北方地区FD患者与104名健康对照者之间血清PG Ⅰ、PG Ⅱ表达水平，发现FD患者的PG Ⅱ水平要明显高于对照组，而两组间PG Ⅰ表达水平差异没有统计学意义，FD组PGR明显低于对照组。该研究还绘制了血清PG Ⅱ诊断FD的ROC曲线，并根据曲线计算了最佳临界值为13.2μg/L（灵敏度为51.5%、特异度为96.2%、准确度为65.5%）。聂锦山等比较了222例老年FD患者与40例健康对照者血清中PG Ⅰ和PG Ⅱ表达水平，结果显示FD组中PG Ⅰ和PG Ⅱ的血清水平均显著高于对照组，但PGR却明显低于对照组。分组分析结果提示，PG Ⅰ表达水平在上腹痛、腹胀（包括餐后饱胀不适、早饱感）和上腹不适（包括上腹部灼痛、嗳气、恶心呕吐等不适）三组间存在统计学差异，其中PG Ⅰ和PG Ⅱ的表达水平均是在上腹痛组表达最高，腹胀组最低。此外，该研究还指出，PG Ⅰ区分FD与正常对照的最适临界值为178.1μg/L，敏感度为36.9%，特异度为90%；PG Ⅱ区分FD和正常对照的最适临界值为16.6μg/L，灵敏度为75.2%，特异度为85%。而Chang等比较了中国台湾地区361例FD患者与120例正常对照者之间血清PG Ⅰ表达水平，发现FD患者血清PG Ⅰ表达均值明显低于正常对照组。Tsuyoshi等检测了129例日本FD患者血清PG表达水平，结果提示动力障碍型FD血清PG Ⅰ和PGR均低于溃疡型FD，并且有研究者认为，血清PG表达水平可以提示动力障碍型FD和溃疡型FD之间的胃内环境差异。Tahara通过比较75例FD患者与42例正常对照者血清PG Ⅰ、PG Ⅱ表达水平，发现血清PG Ⅰ水平和PGR在FD患者与正常对照者之间并无显著差异，但根据罗马Ⅲ标准对FD进行分型后的亚组分析结果提示，PG Ⅰ血清表达水平较正常对照组显著升高。

以上研究中PG Ⅰ、PG Ⅱ的表达水平结果并不一致。要注意FD的发生与社会心理学因素、感染因素、胃酸因素、遗传因素和生活习惯因素等有关，所以研究结果的差异可能与研究对象的年龄、种族、生活习惯、地理环境等因素相关，在进行比较时应该注意可比性问题。未来的研究需要大样本、多中心的研究来探索和证明血清PG含量检测与FD筛查诊断的关系，制定出高敏感度、特异度的临界值，使其能协助医师在诊疗过程中对病情做出正确判断，避免不必要的检查。

2.血清PG含量检测与功能性消化不良的鉴别诊断　因为FD的临床表现与其他胃肠道疾病有许多重叠，所以依据症状的诊断方法很可能与其他疾病相混淆。在过去的20多年里，科研工作者一直致力于使FD的定义标准化，以便明确FD的诊断，并减少其他器质性胃肠道疾病的误诊、漏诊。

胃食管反流病（GERD）是指胃、十二指肠内容物反流入食管而引起的以胃灼热、胸骨后疼痛、反酸等症状为主的临床表现和病理变化，包括反流性食管炎（RE）和内镜阴性胃食管反流病（endoscopic negative gastroesophageal reflux disease，NERD）。临床上本病与FD症状相似，重叠现象常见，容易相互混淆，所以正确鉴别这两种疾病对临床规范化治疗是至关重要的。近年来，不断有文献证实，血清PG含量检测与GERD存在关联性，对于GERD的诊断及与FD的鉴别诊断都起到了一定的提示意义。

Monkemuler等对388例GERD患者血清PG水平进行检测以寻找PGⅠ、PGⅡ表达与不同严重程度的GERD之间的关联。研究结果显示，PGⅠ血清表达水平在不同程度的GERD亚组之间具有显著差异性，在NERD组中表达最低，在巴雷特食管组中最高；而PGⅡ的表达水平在各亚组间没有差异。Di Mario等检测了104例GERD患者在抑酸治疗过程中血清PG水平的变化，结果提示PGⅠ、PGⅡ水平在复发与非复发患者组之间有显著差异，并且可以鉴别出在接受短期质子泵抑制剂治疗后更容易复发的GERD患者。Minatsuki等对10 837例日本健康受检者的胃镜筛查，其中733人被诊断为RE，1722被诊断为NERD。他们研究发现，RE与高PGR呈正相关（标准系数为0.496）；NERD与高PGR也呈正相关（标准系数为0.099）。Mishchuk等检测了50例GERD患者血清PG表达水平，发现GERD患者血清中PG较正常升高了2.1倍，其中32%的患者PGR值升高，20%的患者PGⅡ水平升高。Miftahussurur等通过分析纳入的97例血清样本发现，PGR与GERD具有统计学意义的相关性，PGR诊断GERD的最佳临界值为6.25，并有66.0%的敏感度和59.1%的特异度。由此可见，血清PGⅠ高水平表达和高PGR可能提示胃内高排酸量，并发GERD的风险增高，并且PGⅠ的表达水平可能与GERD的严重程度具有一定相关性。

根据以上研究可以发现FD患者血清PGR低于对照组，而GERD患者的PGR高于对照组。因为现有研究样本量相对较小，并且缺失一致性的纳入标准，未来需要更大样本的研究来划定FD与GERD的血清学鉴别标准，使血清学检测更好地服务于临床。

此外，还有研究表明，FD患者血清PG表达水平与非萎缩性胃炎和萎缩性胃炎不同，PGⅠ表达水平在非萎缩性胃炎中会增加，在萎缩性胃炎中会降低，PGⅡ的表达在两者中均会增加。而FD患者中仅PGⅡ表达会增高，而PGⅠ表达水平变化没有意义。Chang等比较了韩国89名FD患者与184名胃癌或异型增生的患者的血清PGR，发现FD组的PGR均值显著高于低级别上皮内瘤变、高级别上皮内瘤变、早期胃癌和进展期胃癌。上述研究结果提示，血清PGⅠ和PGⅡ的检查有助于FD与其他不同类型胃疾病的鉴别诊断。

（二）血清PG含量检测与功能性消化不良的疗效判定

目前，有关FD的治疗方法基本是基于经验性的，*H. pylori* "检测-治疗"、质子泵抑制剂（PPI）或组胺H_2受体拮抗剂等经验治疗方法仍是现在FD的主要初始治疗方案。国内外的大量研究显示，*H. pylori*阳性的FD患者进行*H. pylori*根除治疗后有助于FD患者的症状缓解，尤其是在上腹疼痛和烧灼感等症状的缓解方面表现明显，并且这是一种经济有效的治疗方法。孙丽萍等研究发现，除菌组血清PGⅠ、PGⅡ表达水平较未处理组显著降低，而PGR显著升高，同时指出，血清PG含量可以作为早期除菌治疗判定的血清学指标，并且发现与血清PGⅠ、PGⅡ相比，除菌治疗前后PGR的变化更有意义。Yishikawa等研究比较了FD患者血清中PGⅠ、PGⅡ与组胺H_2受体拮抗剂治疗反应的关系，发现对组胺H_2受体拮抗剂治疗有反应者较无反应者具有更高的PGR，该比值可以作为FD患者由组胺H_2受体拮抗剂治疗而获益的评价指标并以此指导临床决策。然而，Tagara的研究通过比较75例FD患者与42例正常对照者，并未发现血清PG表达水平与PPI或组胺H_2受体拮抗剂治疗之间具有统计学意义的相关性，接受治疗组与未接受治疗组之间血清PG表达水平没有显著差异。Agréus等检测了抑酸剂使用者与未使用者之间血清PG的表达水平，发现组胺H_2受体拮抗剂组中PG水平未见显著性改变，而在PPI组中发现使用者PG血清水平明显高于未使用者。由于PPI是H^+-K^+-ATP酶抑制剂，阻断了胃酸分泌的最后通道，所以PPI可以影响血清中PG的表达水平。外分泌受到PPI的抑制，PG I 储存、释放入血的量可能会反应性地增加，从而导致血清PG I、PG II 表达水平同步升高，但PGR却不受影响。

综上所述，基于目前FD的治疗手段，对FD患者治疗前后的血清PG水平及PGR的测定将有助于FD治疗方案制定、药物选择、临床决策及疗效评价。

二、血清PG含量检测与非萎缩性胃疾病

非萎缩性胃疾病可分为非萎缩性胃炎（包括慢性浅表性胃炎和糜烂性胃炎）和胃溃疡两大类。慢性胃炎的形成是多因素的，可以长期反复发作并会对患者的生活质量造成严重影响，除此之外，慢性胃炎的长期病程还可能导致胃溃疡、胃穿孔、贫血等并发症，甚至可能诱发早期胃癌。胃溃疡为多发常见病，是以胃酸对黏膜的消化作用为发病基础的一类疾病，临床上缺乏特异性症状而使诊断和鉴别诊断难度较大。及时诊断并治疗慢性胃炎、胃溃疡对于疾病预后及转归、患者生活质量提高都具有十分重要的意义。已有研究报道，血清胃功能检测在非萎缩性胃疾病诊治中具有重要作用。

（一）血清PG含量检测与非萎缩性胃疾病的诊断及鉴别诊断

1.血清PG含量与非萎缩性胃炎　笔者所在团队在对辽宁省庄河市胃癌高危人群血清PG含量动态检测的研究中发现，胃黏膜炎性病变对血清PG I 含量影响较大，PG I 表达在浅表性胃炎（superficial gastritis，SG）组显著高于正常组。本团队另一研究比较了正常对照组、SG组、糜烂性胃炎和溃疡（erosive gastritis and ulcers，GEU）组之间的PG表达差异后指出，PG I、PG II 水平在GEU组中表达水平最高，PGR在SG组与其他各组间有显著差异，并且提出PGR > 10.0时为正常黏膜，< 7.0时为萎缩黏膜，中间值时可判断为非萎缩性黏膜。李红梅的研究结果显示，血清PGR在SG组、GEU组逐渐降低，提出PGR可以用于非萎缩性胃炎的诊断与筛查。潘惠芬等分析了228例SG患者和2705例健康人群血清PG表达水平，结果显示SG患者PG I、PG II 水平均显著高于健康对照人群，SG轻、中、重组血清PG I 水平呈逐步升高趋势，提示血清PG含量随着炎症程度的增强而升高，可以用于临床诊断SG及炎症程度评估。孙克玉等研究结果表明，SG血清PG I、PG II 水平均高于对照组，而PGR低于正常对照组，该比值在活动性胃炎组也显著低于非活动性胃炎组，PGR可能用于慢性胃炎的复查和辅助诊断。Tong等研究测定了996名患者血清PG含量，结果提示非萎缩性胃炎的PGR明显高于重度萎缩性胃炎组，并且发现PG I 血清水平区分NAG与AG的值为 ≤ 50.3ng/ml。

综上所述，非萎缩性胃炎患者血清中PG I、PG II 含量较正常对照组显著升高，这种差异可以反映炎症的程度和活动性。

2.血清PG含量与胃溃疡　陈湘林和朱净二人的研究结果显示，胃溃疡患者PG I 水平明显高于健康对照组，而PG II 水平与对照组相比没有统计学差异，提示PG I 在溃疡的发生发展过程中具有一定作用。Zhang等的研究比较了正常对照组与胃溃疡患者的血

清PG浓度，结果显示胃溃疡患者血清PGⅠ表达水平显著高于内镜下黏膜正常者，并提出血清PGⅠ高水平是患溃疡的高危因素，并且血清PGⅠ水平可能成为鉴别胃溃疡与胃部其他疾病的生物标志物。万佳蔚等对697例健康对照组和93例胃溃疡患者的血清PGⅠ、PGⅡ进行检测，发现溃疡患者PGⅠ、PGⅡ水平明显高于对照组，以PGⅠ＞178.55μg/L和PGⅡ＞14.45μg/L为临界值筛查胃溃疡时特异度最高，可达88.8%。华嘉临等的研究发现，与健康对照组相比，胃溃疡患者血清PGⅠ、PGⅡ水平均明显升高。陈蕾等对388例患者进行了血清PG检测，发现与正常对照组相比，胃溃疡组PGⅠ、PGⅡ水平明显升高，PGR降低，而与萎缩性胃病相比，PGⅠ、PGⅡ水平明显升高。他们提出了以PGⅠ＞165.7μg/L、PGⅡ＞19.1μg/L且PGR＜8.68作为临界值筛查胃溃疡。余晓和杨俊在研究中指出，血清PGⅠ、PGⅡ含量显著升高是良性溃疡的危险因素，而当血清PGⅠ、PGⅠ/PGⅡ值明显下降时则应该高度警惕胃癌发生的可能性，所以检测血清PG有助于对胃癌和胃溃疡的鉴别诊断。

3.血清PG含量与非萎缩性胃炎及胃溃疡的鉴别诊断　张惜等分析了199例各型胃肠病患者血清PG含量，结果SG组与对照组相比，血清PGⅠ表达没有差异，而PGⅡ显著上升；胃溃疡患者与对照组相比，血清PGⅠ、PGⅡ水平均显著升高。赵缜等的研究结果提示，非萎缩性胃炎患者PGⅠ和PGⅡ水平均显著高于体检人群，消化性溃疡患者血清PGⅠ和PGⅡ水平均显著高于非萎缩性胃炎患者，血清PGⅠ、PGⅡ在溃疡组明显高于非萎缩性胃炎组和健康对照组，因此可用于消化性溃疡和非萎缩性胃炎的筛查与辅助诊断。李小萍等研究发现，胃溃疡组血清PGⅠ、PGⅡ水平明显高于非萎缩性胃炎组，而PGR显著低于非萎缩性胃炎组。李佳栗研究指出，胃溃疡患者和非萎缩性胃炎患者PGⅠ、PGⅡ水平较正常对照者明显升高，且溃疡患者升高更为显著。张璐收集了4879例无明显症状体检人的血清行胃蛋白酶原检测研究，通过PG含量差异初步判定血清PGⅠ＜65μg/L的浅表性胃炎、慢性萎缩性胃炎和胃癌的符合率为95.8%；PGⅠ＞240μg/L的胃糜烂、胃溃疡和 *H. pylori* 感染符合率为88.5%；PGⅠ＞240μg/L和部分PGⅡ＞15μg/L的患者主要为溃疡性胃黏膜病变，并可能是由浅表性胃炎等发展而来的，PGⅠ水平升高及PGR降低是胃溃疡的危险信号。陈春春等纳入了372例住院患者血液样本进行血清PG测定，结果发现SG与对照组相比，血清PGⅠ、PGⅡ、PGR没有显著差异，而糜烂性胃炎与对照组相比，血清PGⅠ表达水平和PGR均显著升高；消化性溃疡与对照组相比，胃溃疡组PGⅠ、PGⅡ水平均升高，而PGR差异没有统计学意义。薛翠芳研究发现，SG患者血清PGⅠ、PGⅡ水平均低于糜烂性胃炎患者，且SG组及糜烂性胃炎组患者血清PGⅠ、PGⅡ水平均低于胃溃疡组，而PGR高于胃溃疡组但低于健康对照组，因此PG在溃疡患者中高表达，而在非萎缩胃炎患者中表达相对低。通过分析不同非萎缩性胃炎血清PG水平，可以得出血清PGⅠ、PGⅡ及PGR检测有助于胃炎、胃溃疡的筛查、诊断及鉴别诊断。

综上所述，我们不难发现，NAG与胃溃疡两种疾病患者之间的血清PG水平呈现浅表性胃炎低于糜烂性胃炎，而NAG均低于胃溃疡的趋势。

4.血清PG含量及其影响因素　因为人体血清PG水平受多种因素的影响（种族、饮食、感染等），而目前相关研究结果差异较大，因此要讨论PGⅠ、PGⅡ及PGR在非萎缩性胃疾病的临床应用中要在样本具有可比性的前提下进行。郭会玲等选取了667例中老年慢性非萎缩性胃炎患者，测得其血清PGⅠ、PGⅡ、PGR，分析不同年龄、性别、吸烟及饮酒患者之间血清PG水平的差异发现，与40～59岁组相比，60～80岁组患者的PGⅠ、PGⅡ浓度升高而PGR降低；男性患者血清PGⅠ、PGⅡ均高于女性，而PGR低于女性患者；吸烟、饮酒患者PGⅠ、PGⅡ、PGR均较无吸烟、饮酒史患者高，所以在中老年慢性非萎缩性胃炎群体中，血清PG的表达水平很可能会受到年龄、性别、吸烟饮酒史的影响，在利用血清PG对这些患者进行诊断与评估时要注意影响因素的作用。Kitamura等研究纳入了4483例受检者，结果提示感染 H. pylori 的胃炎患者PGⅡ水平高于非 H. pylori 感染的胃炎患者，而PGⅠ/PGⅡ值低于非 H. pylori 感染者，并在文中提出以PGR≤4.5可作为诊断胃炎的较好指标，其敏感度、特异度均大于80%。

目前关于非萎缩性胃炎、胃溃疡中PGⅠ、PGⅡ表达水平及PGR的研究结果尚存在差异，这可能与受检人群的种族、饮食习惯、检测方式方法及技术等有关，随着临床研究的不断深入、检测方法的统一、质量监控的完善，更大样本、多中心的研究建立PG在非萎缩性胃疾病中的临床应用界值，血清PG检测在非萎缩性胃疾病诊断中的实用性、可靠性及真实性将得到进一步提高。

（二）血清PG含量检测与非萎缩性胃疾病的病情转归及疗效判定

吕萍等分析了血清PGⅠ表达与胃黏膜病变的关系，结果指出胃溃疡患者血清PGⅠ高表达检出率最高，以PGⅠ>240μg/L为阳性时检出率为44.12%，慢性浅表性胃炎中伴有异型增生及伴有肠上皮化生和异型增生者血清PGⅠ>240μg/L病例检出率分别为19.05%和20.51%，显著高于单纯SG组的6.43%检出率，有研究者提出慢性浅表性胃炎患者血清PGⅠ>240μg/L时发生异型增生的可能性会显著升高，临床上应该得到重视并采取积极的治疗。王志红等的研究结果显示，当PGⅠ表达水平≤70μg/L时，发生胃溃疡的可能性相对较小。Tanaka等的研究还发现胃溃疡患者血清PGⅠ表达与溃疡病变位置及分期有关，当位于胃体上部和胃角的溃疡处于活动期和愈合期时，血清PGⅠ浓度明显高于瘢痕期。另有研究结果提示，溃疡活动期血清PGⅠ、PGⅡ较正常组显著升高，而愈合期与正常组相比，该指标没有统计学意义的变化。金晔等对48例胃溃疡患者治疗前后血清PG水平进行了检测，结果显示治疗前溃疡组血清PGⅠ、PGⅡ水平均显著高于健康对照组，而在治愈后再与正常组相比，两项指标均无明显差异，说明测定血清PGⅠ、PGⅡ对胃溃疡的疗效判定具有重要意义。

以上研究结果提示，血清PGⅠ、PGⅡ表达水平可能作为胃溃疡治疗疗效的监测与评价指标，其值的改变还有可能提示疾病的恶变可能性。

三、血清PG含量检测与萎缩性胃炎

萎缩性胃炎（AG）是一种以胃黏膜固有腺体数量减少或消失为病理特点的消化系统常见疾病，被认为是肠型胃癌的癌前病变，因此，早期诊断AG并尽早给予干预手段对于改善疾病转归、提高患者生存质量具有十分重要的意义。在胃黏膜正常的情况下，血清PG浓度正常；当发生AG时，胃腺体及主细胞的数量减少并被幽门腺及肠上皮化生细胞所代替，从而引起PG表达下降，血清PG浓度随着萎缩的发展和分化的消失而降低，通常情况下，PGⅠ比PGⅡ降低更加明显，而由于PGⅡ分泌部位分布较广的原因，PG Ⅱ的表达水平保持稳定或轻度升高，所以血清PGR也相应地下降。

（一）血清PG含量检测与萎缩性胃炎的诊断

1.血清PG含量与萎缩性胃炎的诊断　Samloff等研究了170例患者血清PG与胃黏膜关系后提出，血清PG Ⅰ、PG Ⅱ及PGR可以精确地反映各类型胃黏膜功能状态，并认为PG可以作为胃黏膜的"血清学活检"指标。Storskrubb等研究提出了血清PG Ⅰ检测可以作为诊断AG的非侵入性方法，同样的结论在韩国人群和伊朗人群的研究中也得到证实。Raham等在研究中认为，血清PG是适用于癌前病变-重度胃体萎缩检测的可行且可靠的方法。周军等探讨了血清PG Ⅰ、PG Ⅱ及PGR在AG筛查诊断中的应用价值，结果显示AG组的PG Ⅰ、PGR均低于浅表性胃炎组和对照组，PG Ⅱ则明显高于健康对照组，并且各指标诊断AG的一致性良好（Kappa值＝0.668）。张守彩的研究结果提示，AG组PG Ⅱ水平明显高于非AG组，AG组PGR低于非AG组，二者可以作为AG的诊断标志物，并且PG Ⅱ＋PGR诊断AG具有更高的敏感度和特异度。

笔者团队在对胃癌高危人群血清PG含量动态检测的研究中发现，胃黏膜萎缩性病变对血清PG Ⅰ、PG Ⅱ含量及PGR均有影响，PGR预测AG的最佳临界值为6.9。汤茵等研究取PG Ⅰ＜68.05ng/ml、PG Ⅱ＞13.25 ng/ml、PGR＜3.09为临界值时诊断AG的敏感度分别为71.7%、81.7%、83.3%，特异度分别为81.7%、60.8%、84.2%。李志艳等研究以PGR＜5.72和PG Ⅰ＜58.6 ng/ml为临界值诊断AG可分别获得91.4%、81%的灵敏度和65.1%、52.8%的特异度。薛辉等在研究中指出，以PG Ⅰ＜90ng/ml筛查AG具有71.5%的敏感度和51.0%的特异度，而以PGR＜8.0筛查AG时则其敏感度和特异度分别为71.9%和54.0%。Kim等在研究中提出，以PGR≤4.9为最佳临界值时，诊断AG的敏感度和特异度分别为68.2%和60.3%。一项基于伊朗人群的研究结果显示，以PG Ⅰ≤40μg/L为临界值诊断AG的敏感度为90%，特异度为67%，准确度为69%；以PGR≤8为诊断AG的敏感度为71%，特异度为71%，准确度为71%。因此，对AG患者应该同时监测PG Ⅰ、PG Ⅱ两种血清学指标的变化情况。Huang的Meta分析纳入了31篇文章共2265名AG患者，经过分析得出，PGR用于AG的诊断敏感度为69.0%，特异度为84.0%，联合PG Ⅰ水平和PGR诊断AG的敏感度为79.0%，特异度为89.0%，所以血清PG Ⅰ表达水平联合PGR是一种极具潜力的非侵袭性、基于人群的筛查工具，并具有比较好的筛查与诊断AG的效力。惠文佳等研究发现，血清PG Ⅰ诊断AG的特异度和阳性预测值低于PGR组与胃镜检查组，但血清PGR对AG的诊断价值与胃镜相当，在人群普查或筛查AG时，或者对于不适用胃镜的患者，PGR有可能替代胃镜来诊断AG。

2.血清PG含量与胃萎缩部位的判定　张玲霞等的研究纳入了218例胃镜检查确诊的AG患者和224例正常对照者，通过比较二组之间血清PG的差异，发现AG组的PG Ⅰ表达水平和PGR与萎缩部位显著相关，胃体萎缩组及全胃多灶萎缩组较胃窦萎缩组PG Ⅰ、PGR明显更低。国外也有类似的研究，Kim等对不同部位的AG诊断临界值进行了研究，结果显示以PGR诊断胃窦AG的值为≤4.9，诊断胃体AG则为≤3.5。所以更低的血清PG Ⅰ、PGR可能是胃体萎缩的生物标志，并可根据两项指标的临界值对AG进行筛查和诊断，而依据PGR来区分胃萎缩部位还需要更大样本、多中心的研究来提供真实可靠的临界值。

3.血清PG含量与萎缩性胃炎进展程度　血清PG不仅可以作为胃黏膜萎缩程度的判断指标，还可以作为评价AG严重程度的无创性标志物，对于AG的病情判断和评估具有十分重要的意义。

程兆明在研究中指出，AG患者血清PG含量与其胃黏膜病变程度是显著相关的，即胃黏膜萎缩越严重，血清PG表达越低，并且随着萎缩程度的加重而呈进行性下降趋势。Kuwahara等将胃体AG按PG表达情况分为以下三种不同的程度：轻度，PG I ≤70ng/ml和PGR＜3.0；中度，PG I ≤50ng/ml和PGR＜3.0；重度，PG I ≤30ng/ml和PGR＜2.0。Daugule等提出根据PG I 血清表达水平及PGR来评价胃炎评估分期系统（OLGA），以此进行胃炎的萎缩程度和胃癌的风险程度分级。Han等研究发现患有慢性萎缩性胃炎和肠上皮化生（intestinal metaplasia，IM）的患者较正常对照组其PGR更低（7.2 vs 15.7），并且计算出诊断这两种疾病的最佳临界值为10.0，敏感度为83.3%，特异度为77.9%。Loong等比较了72名患者血清PG水平并计算了PGR，结果显示与正常对照组相比，AG和IM患者的PGR显著降低（7.2），并且AG和IM与PGR明显呈负相关，PGR≤10.0时诊断AG和IM的敏感度为83.3%，特异度为77.9%，所以PGR可能成为非侵入性诊断AG和IM的可靠标志物。Lee等发现，随着AG的进展，PGR将会进一步降低，当AG属于进展期时，PGR的诊断临界值为≤3.0。Min等研究发现，进展性内镜下萎缩性胃炎组（60例）比局限性内镜下萎缩性胃炎（47例）血清PG I 表达水平和PGR明显更低。Tong等基于病理将996例患者分为非萎缩组（NAG）、轻中度萎缩组（mild to moderate atrophic gastritis，MAG）和重度萎缩组（severe atrophic gastritis，SAG），并测得所有纳入对象的血清PG表达水平发现，与NAG和MAG组相比，SAG组的PGR显著降低；PG I ≤50.3ng/ml是区分NAG与MAG＋SAG的最佳临界值，PGR的最佳临界值则≤4.28。

（二）血清PG含量与萎缩性胃炎的疗效判定

目前PG血清检测与AG治疗疗效判定的国外研究还较少，国内金旭波等比较了66例AG入院患者使用雷贝拉唑的临床疗效，结果提示治疗后患者血清PG I 水平和PGR均较对照组升高，PG II 表达水平治疗前后差异没有统计学意义。禹梅等研究探讨了奥美拉唑联合雷贝拉唑治疗慢性萎缩性胃炎的临床效果，结果发现治疗后对照组与观察组血清PG I 水平及PGR均显著升高，但PG II 水平没有明显差异。王雪萍等研究发现，AG患者在使用阿莫西林联合铋剂治疗后与治疗前相比，血清PG I 、PG II 水平显著升高，与对照组相比，实验组血清PG I 、PG II 水平较高，表明阿莫西林联合铋剂能够提高CAG患者血清PG I 、PG II 水平，改善患者预后。李晓冬也探讨了阿莫西林联合铋剂对AG患者血清PG的影响，结果发现干预后血清PG含量明显高于治疗前。王丽梅研究发现，阿莫西林联合叶酸治疗后的AG患者血清PG I 、PG II 水平均显著高于对照组，提示阿莫西林联合叶酸可显著提高AG患者的治疗效果，改善PG I 、PG II 水平。吴慧等研究发现，阿莫西林治疗后，AG患者血清PG I 、PG II 水平均显著高于治疗前，并且不增加药物不良反应。

四、血清PG含量检测与胃癌及其高危人群筛查

近年来，越来越多的研究证明，血清PG I 、PG II 表达水平和PGR可以作为胃黏膜

"血清学活检"的指标,以反映其形态和功能改变,并作为胃癌和胃癌高风险个体的筛查指标。血清胃蛋白酶原(PGⅠ、PGⅡ)检测凭借成本低廉、检测方法简便、非侵袭性、患者依从性好等原因而被关注,并在胃癌的筛查及早期诊断中具有重大的临床应用价值。

(一)血清PG含量与胃癌及其高危人群筛查

Song等对21 895名芬兰男性的血清PGⅠ水平进行了检测,经过13.9年的随访发现,低血清PGⅠ表达水平者胃癌发生率较对照组高2.68倍,提示血清PGⅠ的检测有助于发现胃癌高危人群并提早对患者进行临床干预。Young等发现多种胃上皮瘤与血清PGⅠ低表达相关,提示对于有此血清学表现的个体应行内镜检查以发现瘤变并治疗。陈湘林等研究显示,28例胃癌组中有3例曾存在胃溃疡病史,且血清PGⅠ、PGⅡ水平均显著低于对照组,提示对胃癌疾病患者做血清PGⅠ、PGⅡ及PGR的检测可对恶性病变具有监测效果,特别是对胃病史较长、年龄较大的患者。

笔者团队前期的研究报道指出,PGⅠ水平极低者(<30ng/ml)患胃癌的概率较其他(>70ng/ml)提高了2.55倍,而PGⅠ/PGⅡ值与发生胃癌的风险成反比,比值小于3.0和在3.0~7.0较比值大于7.0者患胃癌的风险分别提高了3.13倍和2.15倍,比值越低,患胃癌的风险更大。Urita等检测了878例患者血清PG水平,发现PGR和PGⅠ水平低的患者发生胃黏膜肠化生的发生率显著升高,并在ROC曲线的基础上将PGR临界值定位于3.0,低于3.0即认为已经发生肠化生,敏感度为71.7%,特异度为66.7%。Urita提出血清PG可以作为肠化生的高危风险普查工具,从而达到胃癌高危人群筛查及胃癌早期筛查的目的。同样,Boldbaatar等比较了752名正常对照与50名胃癌患者血清PG水平发现,预测高危人群的最佳指标为PGR<3.1(敏感度为67.2%,特异度为61.0%),而PGR进一步下降至<2.2(敏感度为66.0%,特异度为65.1%),PGⅠ<28ng/ml(敏感度为70.0%,特异度为70.0%)为预测胃癌的最佳指标。此外,笔者团队的研究指出,利用血清PG筛查识别胃癌高危人群时可将目标受试者的内镜检查率降低50%。

Yeh等通过美国肠型非贲门胃腺癌(intestinal non-cardia gastric adenocarcinoma,NCGA)微观模拟模型研究了血清PGⅠ、PGⅡ含量变化的胃癌筛查效能,结果提示在小于50岁的人群中,血清PG筛查可以使NCGA风险下降26.4%,而内镜筛查和内镜下黏膜剥离术可使NCGA降低21.2%,H. pylori检查和治疗仅能使风险下降0.2%,因此血清PG筛查胃癌的方法比其他方法更有效。在胃癌高危组中,血清PG筛查也是降低肠上皮化生型NCGA吸烟组死亡率的有效举措。另外,Yoshihara等进行的一次随机对照研究指出,与未曾接受胃癌筛查者相比,确诊胃癌前1年内或2年内接受过1次筛查者,其死亡率的OR值分别为0.238和0.375。所以,胃癌高危人群的筛查最佳策略宜先从血清PG检测开始,然后再进行内镜活检以筛选出阳性患者,这有助于区分胃癌高风险人群和低风险人群,并以此确保患者从后续治疗中更大程度受益。

Oishi等对共2446名志愿者经过14年的随访发现,联合检测血清PGⅠ和PGR水平是预测胃癌的较好指标,血清PG强阳性型(PGⅠ≤70ng/ml并且PGR≤2.0)比血清PG阴性型的胃癌发生率高至少4倍。Cho等根据PGR分为4组:A组(PGR>4)、B组(3<PGR≤4)、C组(2<PGR≤3)、D组(PGR≤2),发现与A组相比,B组胃癌风险增

加了9.9倍，C组增加了20.9倍，D组增加了37.3倍，所以PGR的降低与胃癌风险升高呈强相关性。

Svetlana等研究比较了52例胃癌患者与104例正常对照者之间PG血清的表达水平，提出低PGR是预测胃癌的最可靠指标。Zhang等通过Meta分析对胃癌筛查指标的价值进行评估指出，联合PGⅠ血清水平和PGR两项指标联合筛查胃癌可以达到70%的敏感度和79%的特异度。因此，血清PGⅠ表达水平及PGR对诊断胃癌有较高的敏感性和特异性。

此外，何彩云等研究提出，血清PGⅡ可以鉴别出正常胃与患病胃，并具有70.6%的敏感度和70.8%的特异度。Ren研究指出，血清PGⅡ表达水平可以作为胃癌的独立诊断标志物并具有潜在的临床应用价值，Cao在研究中也发现，在中国人群中，有*H. pylori*感染的胃癌患者血清PGⅡ水平显著上升，提示PGⅡ也可能成为胃癌的诊断标志物而走向临床。

Miki等报道了在日本人群中可以用PGⅠ＜50ng/L和PGR＜3.0的标准来进行胃癌的筛查。另外，鲁伟等对65例胃癌病例和134例非胃癌对照者的血清PG进行了检测，提出可以PGⅡ为9.0和PGR为4.58联合为诊断胃癌及非胃癌的临界值，并具有84.5%的敏感度、72.0%的特异度及83.9%的准确度。

Park等研究指出，血清PGR在胃癌患者中较正常者显著更低，并且对于*H. pylori*阴性者，比值最佳临界值为3.1，阳性者则为4.1，提示应用PGR诊断胃癌时要注意*H. pylori*感染状态的影响。

综上，血清PGⅠ水平联合PGR具有高的胃癌及其高危人群筛查诊断的敏感度和特异度。

（二）血清胃蛋白酶原含量与胃癌进展

胃癌的发生是一个缓慢进展的过程，血清PG水平可以反映每一阶段胃黏膜的状态，检测血清PG含量可提示胃癌的进展情况。Cao等研究比较了450例胃癌患者、961例正常对照者的血清PG表达水平发现，胃癌组比正常对照组血清PGⅡ水平更高（15.9μg/L vs 11.5μg/L），PGR更低（5.4 vs 8.4），并且与Ⅰ期和Ⅱ期相比，Ⅲ期和Ⅳ期胃癌患者血清PG水平显著降低，并均具有统计学意义。他们进一步分析结果提示，低血清PG的PGR是胃癌的独立风险因素。贺亮与黄凌杉的研究发现，中高分化胃癌患者血清PGR明显高于低分化者，TNMⅢ期患者血清PGR显著低于TNMⅠ＋Ⅱ期患者，有淋巴结转移胃癌患者血清PGR低于无转移者。综上，血清PG不仅可能用于胃癌的筛查与诊断，对于已罹患胃癌者检测PG还可提示胃癌的进展程度，为临床诊疗决策提供指导与依据。

（三）血清PG含量与晚期胃癌化疗疗效判定

在晚期胃癌患者的治疗评价中，再次行胃镜检查无疑给患者带来不小的身体负担与精神负担，并且不少患者已经不能耐受胃镜、CT等检查，这种情况下，胃癌化疗患者治疗前后监测PGⅠ表达水平及PGR有助于提示患者病情并指导临床决策。

马颖杰等检测了279例进展期胃癌化疗患者，比较化疗前后血清PGⅠ和PGR表达水平，发现进展期胃癌组化疗后病情得到控制的患者PG水平稳定，而病情出现进展时PG Ⅰ和PGR进一步降低，因此血清PG Ⅰ水平及PGR可以作为评估胃癌病程、化疗疗效、预后的一个指标。张兰随机纳入了90例胃癌化疗患者，所有患者均接受2个疗程的多西他赛/顺铂/5-氟尿嘧啶方案化疗，结果显示化疗疗效客观地评价了有效组化疗后血清PG Ⅰ水平显著高于无效组，且较化疗前明显升高，而无效组血清PG Ⅰ水平较化疗前明显降低。此外，该研究还发现PG Ⅰ以70μg/L为临界值评价胃癌患者化疗疗效具有80.21%的敏感度、83.62%的特异度和82.35%的准确度。郭玉华等对107例进展期老年胃癌患者进行卡培他滨联合奥沙利铂化疗，治疗3个周期后评价临床疗效发现随着化疗周期的延长，患者PG Ⅰ水平、PGR明显上升，PG Ⅱ水平明显下降，差异均有统计学意义。

综上，对胃癌化疗患者进行血清PG检测，这一非侵入性并且简便易行的方法，不仅可及时获得患者治疗疗效情况，从而指导临床治疗，还可获得患者更佳的依从性，有利于治疗情况的监测。

（四）血清PG含量与胃癌生物学行为判定

癌细胞恶性生物学行为的过度激活是胃癌病理进程中的一个关键而重要的环节，因而病灶内多种癌基因、抑癌基因的异常表达可能与胃癌的恶性生物学行为关系密切。

冯国绪等对比了247例浅表性胃炎患者、159例胃溃疡患者及94例胃癌患者标本中增殖、凋亡基因的表达与血清PG表达水平的关系，结果发现，胃癌患者PGR与增殖基因*EIF5A2*、*MACF1*、*PIK3CD*的表达呈负相关，与*SIRT1*表达呈正相关，与凋亡基因Livin表达呈负相关，与*Bad*、*Noxa*基因表达呈正相关。胃癌患者中PGR异常降低，且其降低水平与胃癌增殖、凋亡基因表达直接相关。贺亮等研究发现PGR＜3.8的胃癌患者癌灶内COX-2、HIF-1α、VEGF、c-Met和CNPY2的表达水平明显高于比值＞3.8的胃癌患者。已知*p53*、*TXNIP*基因是目前已知的与胃癌病理进程关系最密切的抑癌基因，主要起到诱导凋亡和抑制增殖的作用，而*bcl-2*、*β-catenin*、*Survivin*则是目前已知的与胃癌病理进程密切相关的原癌基因，主要起到抑制凋亡和促进增殖的作用，这一结果提示，PGR降低则抑癌基因表达缺失，原癌基因表达上调越明显。此外，COX-2、HIF-1α、VEGF、c-Met、CNPY2等促血管生成基因的高表达是介导肿瘤血管新生的重要影响因素，PGR越低则促进血管新生基因表达上调越明显，血管新生能力也越旺盛。

上述研究结果提示，胃癌患者血清PGR的降低与病理进程相关的抑癌基因、癌基因、血管生成基因的改变具有相关性，所以，胃癌患者血清PGR的测定可能会对胃癌的病理进程和恶性生物学行为进行客观评价。

（五）血清PG含量与胃癌预后评估

Kwak等根据ABCD分类，将3297例研究对象分为A组（*H. pylori*抗体阴性、PG水平正常）、B组（*H. pylori*抗体阳性、PG水平正常）、C组（*H. pylori*抗体阳性、低PG Ⅰ及PGR）、D组（*H. pylori*抗体阴性、低PG Ⅰ及PGR），随访发现与A组相比，D组预后较差8.25倍，C组差5.35倍，B组差2.65倍，且均有统计学意义，所以血清PG与

H. pylori 抗体的联合检测可能成为胃癌预后指标。Chiang等研究检测了1682例患者血清PG表达水平，经过16年的随访，发现PG Ⅰ ＜30μg/L或PGR＜3.0与高胃癌死亡率明显相关（HR分别为3.27和3.45）。Maeda等用放射免疫法检测了107例胃癌患者血清PG表达情况，结果发现PG Ⅰ水平和PGR随着胃癌组织分期的加重呈下降趋势，而血清PG Ⅱ表达则呈升高趋势，对于PGR＜2.0的患者而言，预后要明显较PGR≥2.0的患者差。

Ubukata等检测了日本217例胃癌患者血清PG表达水平，并根据PG Ⅰ≤70ng/ml和PGR≤3.0分为阳性组，其他则为阴性组，分析结果显示，PG阳性组5年生存率为80.5%，而PG阴性组5年生存率为60.7%，并且两组生存率之间存在显著差异。Tu等研究显示，相对于PG Ⅰ、PG Ⅱ水平降低≤50%的胃癌前病变患者，PG Ⅰ、PG Ⅱ水平升高≤50%者呈胃癌前病变进展风险增加67%～80%；相较于PGR升高≤50%的患者，PGR降低≤50%者胃癌前病变进展的风险会增加40%，所以我们可以推测，PG Ⅰ、PG Ⅱ及PGR可以作为评估胃癌前病变进展的指标。

（六）血清PG含量与胃癌术后复发预警

影响胃癌根治效果的一个重要因素是术后复发，因此对胃癌术后患者进行定期监测和随访不仅可以早发现肿瘤复发，还可以及时采取有效的治疗措施，从而提高胃癌总体治疗水平。目前用于胃癌复发监测的主要手段有内镜检测、X线钡餐透视及血清学检查等，其中，血清学检测具有方便、无创、廉价、患者依从性高等优点而越来越受到重视。

1989年日本学者Kimura等经研究指出，联合PG Ⅰ和PGR的检查结果虽然会受到年龄的限制，但还是推荐用于胃癌患者根治术后的复发监测。随后越来越多的研究关注于血清PG检测与胃癌复发的相关性。Kodama等研究发现，患者胃癌外科手术后，血清PG Ⅰ水平显著下降或消失，而其中7例死于胃癌复发的患者中，发现有5例存在血清PG Ⅰ含量随着肿瘤的复发而升高的现象，并且复发的时间越长，PG Ⅰ含量越高，而在无复发的胃癌术后患者中，则没有观察到PG Ⅰ水平存在明显改变的现象，这一结果提示对于能够产生PG Ⅰ的胃癌患者而言，PG Ⅰ可能成为全胃切除术后肿瘤复发的早期监测指标。Maeda等用放射免疫法检测了107例胃癌患者血清PG表达情况发现，PGR＜2.0的患者胃癌切除术后表现出更高的复发率，提示血清PG Ⅰ表达水平和PGR与胃癌复发风险相关。Lin等发现，血清PG表达水平与胃癌复发的相关性受手术方式与切除范围影响。胃全切患者血清PG Ⅰ、PG Ⅱ血清含量均低于次全切除和大部分切除组，胃全切除后复发的胃癌患者中血清PG Ⅰ、PG Ⅱ水平显著高于未复发者，结果提示血清PG更适合于监测全胃切除的胃癌复发。肖志坚等研究后得出相类似的结论，并且发现，在以PG Ⅰ＞22μg/L、PG Ⅱ＞9μg/L为临界值的情况下，17例胃癌复发患者中13例结果为阳性，阳性率可达76.5%，所以胃癌患者全胃切除后血清PG Ⅰ、PG Ⅱ含量可以作为随访指标，为胃癌复发提供重要线索。陈磊的研究也得出胃癌根治性手术患者术后血清PG Ⅰ及PG Ⅱ含量明显下降，胃癌复发后PG Ⅰ及PG Ⅱ均明显升高的结果。付丽、雷旦生的研究提出，可能是具有分泌功能的癌细胞转移增殖分泌的结果。另有报道指出，复发患者和PG Ⅰ升高程度与腹腔内微转移及腹腔淋巴结转移范围有一定相关性，对胃癌患者的个体化治疗具有重要的指导价值。

第三节　问题与展望

血清PG含量检测在FD的应用上虽然具有潜力，但是目前结果并不一致，其中FD的发生与社会心理学因素、感染因素、胃酸因素、遗传因素和生活习惯等多种因素有关，所以FD的诊断和鉴别诊断目前还不能单纯依靠血清PG检测实现，未来的研究应当充分考虑FD发生发展的各种因素而分别建立相应的诊断临界值和应用范围，以辅助临床FD诊断。

非萎缩性胃炎患者血清中PGⅠ、PGⅡ含量较正常对照是显著升高的，而PGR是明显下降的，并且这种差异还可以反映炎症的程度和活动性。目前虽然有许多研究给出了鉴别萎缩性胃炎、非萎缩性胃炎与正常胃黏膜的临界值，但是还未有获得广泛认可的临界值。在溃疡患者中，大部分研究提出血清PGⅠ、PGⅡ水平明显高于对照者，但是仍然缺乏普适的参考临界值。此外，目前使用PG检测对非萎缩性胃炎与胃溃疡进行鉴别诊断时，PGR差异也尚未统一，所以仍需要更多的研究来帮助确定PG诊断的参考值，使之能更广泛地服务于临床，血清PG特别是PGⅠ水平和PGR已经被证实为AG的标志物，因此血清PG有可能作为AG和肠上皮化生高危人群的筛选标志物，但是目前对于以血清PG水平判定不同进程的AG还没有足够的研究支持并建立临界值，应用血清PGⅠ、PGⅡ及PGR的测定和比较来诊断AG并且判断AG的病变程度，可能成为早期发现胃癌前病变的一种十分具有潜力的方法。此外，血清PG检测可以反映AG治疗疗效，但在未来需要更多的研究投入，其也可能成为指导AG临床用药的重要指标。

虽然血清学检测可能用于胃癌高危人群筛查时使用，而且该方法可以降低漏诊率，但是排除低危人群依然很困难，因此利用血清PG诊断胃癌的过程中要注意其敏感度与特异度的影响。虽然血清PG检测结果判定为阴性，但是在长期随访过程中仍然有胃癌的风险，所以未来的研究需要对整个目标人群进行长期随访以评估胃癌预测的有效性。目前缺乏有关胃黏膜血清学检测降低胃癌发病率和死亡率的研究，在未来应当开展更丰富的研究以使血清PG检测更好地服务于临床。此外，目前血清学活检更多的是用于胃癌高危人群的筛查，而已有研究证实血清PG检测还可以用于胃癌患者的进展判断、化疗疗效判定与监测、生物学行为的评估及复发预警，未来的研究应该更多地关注这些方面，同时努力建立完善的血清PG检测，用以评估胃癌及癌前病变体系。

（丁涵栖　徐　倩）

参考文献

陈蕾，顾云峰，詹爱霞，等，2018. 血清胃蛋白酶原在胃溃疡高危人群中的筛查价值. 温州医科大学学报，48（7）：524-528.

陈湘林，朱净，2016. 胃蛋白酶原Ⅰ联合胃蛋白酶原Ⅱ检测在胃病中的临床应用价值分析. 医学综述，22（10）：2006-2008.

冯国绪，程佳，幸坤清，等，2017. 胃癌患者血清中胃蛋白酶原Ⅰ/胃蛋白酶原Ⅱ值和胃泌素17含量与癌细胞恶性增殖的相关性. 海南医学院学报，23：3290-3293.

付丽，雷旦生，2011. 血清胃蛋白酶原的检测在胃癌的早期诊断及术后复发监测的应用. 肿瘤防治研究，38（3）：363-364.

宫月华，孙丽萍，袁媛，2006. 血清胃蛋白酶原及骨桥蛋白联合筛查胃癌的应用价值. 中华肿瘤杂志，（9）：691-693.

郭会玲，高广周，张金卓，等，2018. 中老年慢性非萎缩性胃炎患者血清胃蛋白酶原、胃泌素17水平变化. 山东医药，58（18）：50-52.

郭玉华，田声望，石永康，等，2017. XELOX方案治疗进展期老年胃癌患者对血清胃蛋白酶原及GAS-17的影响. 癌症进展，15（11）：1328-1331.

贺亮，黄凌杉，2018. 血清胃蛋白酶原Ⅰ、Ⅱ比值对胃癌病灶内恶性生物学行为的评价价值研究. 海南医学院学报，24（20）：1838-1841.

金旭波，方文杰，2016. 雷贝拉唑对慢性萎缩性胃炎患者血清胃泌素17、胃蛋白酶原及胃动素水平影响. 中国生化药物杂志，36（3）：76-78.

金晔，陈明，苏建荣，2008. 胃良恶性溃疡治疗前后血清胃蛋白酶原含量变化的临床研究. 北京医学，（4）：224-226.

李晓冬，2018. 阿莫西林联合铋剂对慢性萎缩性胃炎患者血清胃泌素17及胃蛋白酶原水平影响研究. 影像研究与医学应用，2（6）：174-175.

李志艳，王驰，冯珍如，等，2017. 胃蛋白酶原在萎缩性胃炎筛查中的临床应用价值评估. 标记免疫分析与临床，24（12）：1331-1335，1350.

马颖杰，曹邦伟，李琴，等，2014. 胃癌患者及其化疗后胃蛋白酶原与胃泌素变化的临床意义. 临床和实验医学杂志，13（3）：186-189.

苏利萍，王永席，2018. 血清胃蛋白酶原测定在早期胃癌筛查中的应用价值. 临床医学研究与实践，3（30）：88-89.

孙克玉，冯莉，解梓琛，等，2017. 血清胃蛋白酶原检测对慢性胃炎筛查的作用研究. 中国卫生检验杂志，27（13）：1879-1881.

肖志坚，蒋孟军，肖华龙，等，2000. 胃癌患者全胃切除后血清PGⅠ、PGⅡ含量变化与胃癌复发的关系. 癌症，19（1）：66-68.

禹梅，刘婕，荆成宝，等，2018. 奥美拉唑联合雷贝拉唑治疗慢性萎缩性胃炎的临床效果. 临床医学研究与实践，3（4）：6-7，10.

张兰，2017. 血清胃蛋白酶原Ⅰ及胃泌素17等指标在胃癌化疗疗效评价中的应用研究. 国际检验医学杂志，38（11）：1482-1484.

张璐，2017. 测定血清胃蛋白酶原诊断胃黏膜疾病的效果评价. 首都食品与医药，24（16）：41.

赵缜，潘惠芬，曹国君，2016. 胃蛋白酶原检测在非萎缩性胃炎和消化性溃疡患者中的应用. 国际检验医学杂志，37（9）：1245-1247.

Basson MD，Modlin IM，1988. Pepsinogen：biological and pathophysiologic significance. J Surg Res，44（1）：82-97.

Black CJ，Houghton LA，Ford AC，2018. Insights into the evaluation and management of dyspepsia：recent developments and new guidelines. Therap Adv Gastroenterol，11：1756284818805597.

Chiang TH，Chiu SY，Chen SL，et al，2018. Serum pepsinogen as a predictor for gastric cancer death：a 16-year community-based cohort study. J Clin Gastroenterol.

Cho JH，Jeon SR，Kim HG，et al，2017. The serum pepsinogen levels for risk assessment of gastric neoplasms：new proposal from a case-control study in Korea. Medicine（Baltimore），96（29）：e7603.

Correa P, 1992. Human gastric carcinogenesis: a multistep and multifactorial process-first American cancer society award lecture on cancer epidemiology and prevention. Cancer Res, 52 (24): 6735-6740.

den Hollander WJ, Holster IL, den Hoed CM, et al, 2018. Surveillance of premalignant gastric lesions: a multicentre prospective cohort study from low incidence regions. Gut.

Fang YJ, Liou JM, Chen CC, et al, 2015. Distinct aetiopathogenesis in subgroups of functional dyspepsia according to the Rome III criteria. Gut, 64 (10): 1517-1528.

Gantuya B, Oyuntsetseg K, Bolor D, et al, 2018. Evaluation of serum markers for gastric cancer and its precursor diseases among high incidence and mortality rate of gastric cancer area. Gastric Cancer.

Gritti I, Banfi G, Roi GS, 2000. Pepsinogens: physiology, pharmacology pathophysiology and exercise. Pharmacol Res, 41 (3): 265-281.

Hamashima C, Sasazuki S, Inoue M, et al, 2017. Receiver operating characteristic analysis of prediction for gastric cancer development using serum pepsinogen and *Helicobacter pylori* antibody tests. BMC Cancer, 17 (1): 183.

Han YM, Chung SJ, Choi JM, et al, 2018. Long-term outcome of group D patients with negative serum anti-*Helicobacter pylori* antibody and positive serum pepsinogen test in healthy Koreans. J Dig Dis, 19 (9): 529-539.

He CY, Sun LP, Gong YH, et al, 2011. Serum pepsinogen II: a neglected but useful biomarker to differentiate between diseased and normal stomachs. J Gastroenterol Hepatol, 26 (6): 1039-1046.

Huang YK, Yu JC, Kang WM, et al, 2015. Significance of serum pepsinogens as a biomarker for gastric cancer and atrophic gastritis screening: a systematic review and meta-analysis. PLoS One, 10 (11): e0142080.

Kurilovich S, Belkovets A, Reshetnikov O, et al, 2016. Stomach-specific biomarkers (gastropanel) can predict the development of gastric cancer in a caucasian population: a longitudinal nested case-control study in Siberia. Anticancer Res, 36 (1): 247-253.

Kwak MS, Chung GE, Chung SJ, et al, 2018. Predicting the development of gastric neoplasms in a healthcare cohort by combining *Helicobacter pylori* antibodies and serum pepsinogen: a 5-year longitudinal study. Gastroenterol Res Pract, 2018: 8796165.

Leung WK, Wu MS, Kakugawa Y, et al, 2008. Screening for gastric cancer in Asia: current evidence and practice. Lancet Oncol, 9 (3): 279-287.

Loong TH, Soon NC, Nik Mahmud NRK, et al, 2017. Serum pepsinogen and gastrin 17 as potential biomarkers for pre-Malignant lesions in the gastric corpus. Biomed Rep, 7 (5): 460-468.

Miki K, 2011. Gastric cancer screening by combined assay for serum anti-*Helicobacter pylori* IgG antibody and serum pepsinogen levels-ABC Method. Proc Jpn Acad Ser B Phys Biol Sci, 87 (7): 405-414.

Miki K, Fujishiro M, Kodashima S, et al, 2009. Long-term results of gastric cancer screening using the serum pepsinogen test method among an asymptomatic middle-aged Japanese population. Dig Endosc, 21 (2): 78-81.

Miki K, Morita M, Sasajima M, et al, 2003. Usefulness of gastric cancer screening using the serum pepsinogen test method. Am J Gastroenterol, 98 (4): 735-739.

Miki K, Sasajima M, 2010. Pepsinogen I and pepsinogen II, PG I /PG II ratio. Nihon Rinsho, 68 Suppl 7: 778-781.

Mishchuk VH, Boichuk VB, 2014. Level of pepsinogen in patients with gastroesophageal reflux disease. Wiad Lek, 67, (2 Pt 2): 356-358.

Nasrollahzadeh D, Aghcheli K, Sotoudeh M, et al, 2011. Accuracy and Cut-Off values of pepsinogens I, II and gastrin 17 for diagnosis of gastric fundic atrophy: influence of gastritis. PLoS One,

6（10）：e26957.

Oishi Y，Kiyohara Y，Kubo M，et al，2006. The serum pepsinogen test as a predictor of gastric cancer: the hisayama study. Am J Epidemiol，163（7）：629-637.

Park CH，Kim EH，Jung DH，et al，2016. The new modified ABCD method for gastric neoplasm screening. Gastric Cancer，19（1）：128-135.

Park SY，Lim SO，Ki HS，et al，2014. Low pepsinogen I level predicts multiple gastric epithelial neoplasias for endoscopic resection. Gut Liver，8（3）：277-281.

Plebani M，1993. Pepsinogens in health and disease. Crit Rev Clin Lab Sci，30（3）：273-328.

Pleyer C，Bittner H，Locke GR，et al，2014. Overdiagnosis of gastro-esophageal reflux disease and underdiagnosis of functional dyspepsia in a USA community. Neurogastroenterol Motil，26（8）：1163-1171.

Rugge M，Meggio A，Pennelli G，et al，2007. Gastritis staging in clinical practice: the OLGA staging system. Gut，56（5）：631-636.

Shen S，Jiang J，Yuan Y，2017. Pepsinogen C expression，regulation and its relationship with cancer. Cancer Cell Int，17：57.

Song HJ，Jang SJ，Yun SC，et al，2010. low levels of pepsinogen I and pepsinogen I/II ratio are valuable serologic markers for predicting extensive gastric corpus atrophy in patients undergoing endoscopic mucosectomy. Gut Liver，4（4）：475-480.

Sun LP，Gong YH，Wang L，et al，2008. Follow-up study on a high risk population of gastric cancer in north china by serum pepsinogen assay. J Dig Dis,9（1）：20-26.

Tahara T，Shibata T，Okubo M，et al，2012. Examination of serum pepsinogen in functional dyspepsia. Hepatogastroenterology，59（120）：2516-2522.

Tanaka Y，Mine K，Nakai Y，et al，1991. Serum pepsinogen I concentrations in peptic ulcer patients in relation to ulcer location and stage. Gut，32（8）：849-852.

Tong Y，Wu Y，Song Z，et al，2017. The potential value of serum pepsinogen for the diagnosis of atrophic gastritis among the health check-up populations in China: a diagnostic clinical research. BMC Gastroenterol，17（1）：88.

Tu H，Sun L，Dong X，et al，2015. Temporal changes in serum biomarkers and risk for progression of gastric precancerous lesions: a longitudinal study. Int J Cancer，136（2）：425-434.

Tu H，Sun L，Dong X，et al，2017. A serological biopsy using five stomach-specific circulating biomarkers for gastric cancer risk assessment: a multi-phase study. Am J Gastroenterol，112（5）：704-715.

Ubukata H，Konishi S，Nakachi T，et al，2010. Characteristics of the serum pepsinogen（PG）test, and the relationship between PG test results and gastric cancer outcomes. Scand J Surg，99（4）：201-207.

Urita Y，Hike K，TorLi N，et al，2004. Serum pepsinogens as a predicator of the topography of intestinal metaplasia in patients with atrophic gastritis. Dig Dis Sci，49（5）：795-801.

Yeh JM，Hur C，Ward Z，et al，2016. Gastric adenocarcinoma screening and prevention in the era of new biomarker and endoscopic technologies: a cost-Effectiveness analysis. Gut，65（4）：563-574.

Yoshihara M，Hiyama T，Yoshida S，et al，2007. Reduction in gastric cancer mortality by screening based on serum pepsinogen concentration: a case-control study. Scand J Gastroenterol，42（6）：760-764.

Yoshikawa I，Murata I，Kume K，et al，2002. Serum pepsinogen can predict response to H_2-receptor antagonist in patients with functional dyspepsia. Aliment Pharmacol Ther，16（10）：1805-1809.

Yuan Y，2013. A survey and evaluation of population-based screening for gastric cancer. Cancer Biol

Med，10（2）：72-80.

Zhang XM，Li JX，Zhang GY，et al，2014. The value of serum pepsinogen levels for the diagnosis of gastric diseases in Chinese han people in midsouth China. BMC Gastroenterol，14：3.

Zoalfaghari A，Aletaha N，Roushan N，et al，2014. Accuracy of pepsinogens for early diagnosis of atrophic gastritis and gastric cancer in Iranian population. Med J Islam Repub Iran，28：150.

第十章

血清胃泌素17含量检测与胃疾病

胃泌素是一种最早为人们所认识的胃肠肽类激素，主要由胃窦部及十二指肠的G细胞合成和分泌。胃泌素释放后经过血液循环作用于胃壁细胞，从而刺激胃酸分泌，在调节消化功能及维持消化系统结构完整性中发挥着重要作用，能够客观地反映胃黏膜的功能状态。外周血中的胃泌素含有多种生物活性成分，其中G-17在人体中含量最多（约占90%），作用也最重要，其血清水平可以反映胃黏膜的功能状态，可用于预测胃黏膜损伤的部位和严重程度。本章主要阐述胃泌素，特别是G-17的国内外研究现状和进展，以及其在多种常见胃部疾病诊治中的应用。

第一节 胃泌素的生理及病理生理机制

胃泌素是一种肽激素，主要作用为促进胃黏膜生长、加强胃蠕动和胃盐酸（HCl）的分泌。它存在于胃窦和十二指肠的G细胞中，主要通过应答胃泌素释放肽和刺激迷走神经两种方式释放入血。胃泌素释放肽的释放一般由肽类与氨基酸摄入、胃扩张和胃pH升高导致。相反，胃泌素的旁分泌过程亦会因生长抑素和胃pH降低而受到抑制。胃泌素分泌入血后将被运载到胃底与贲门并刺激壁细胞分泌HCl。HCl可以将不活跃的胃蛋白酶原（PG）转化为活跃的胃蛋白酶、消化胃中的蛋白质及从唾液的R-蛋白载体释放的钴胺素（维生素B_{12}）。

胃泌素的初级翻译产物可被加工成多种肽，其中只有那些在C端被酰胺化的肽才可成为受体的配体。酰胺化的胃泌素可以通过结合胃泌素受体（cholecystokinin-B receptor，CCK-BR）调节上皮组织不同类型细胞的比例，促进壁细胞的成熟与胃黏膜细胞的生长。胃癌组织中可检测到胃泌素/CCK-BR mRNA和蛋白质水平的表达。Dockray等发现剔除小鼠中编码胃泌素基因或CCK-BR基因后，小鼠壁细胞与肠嗜铬样细胞的数量均减少。酰胺化胃泌素还可通过结合CCK-BR活化丝裂原蛋白激酶，进而促进胃泌素基因的表达。Zhuang等将G-17作用于SGC7901细胞后发现，G-17可与CCK-BR结合加速G_0/G_1期，提高细胞增殖速率，促进细胞周期，增加SGC7901细胞的迁移和侵袭能力。此外，G-17可提高β-catenin/TCF-4的表达，增加基质金属蛋白酶MMP-7、MMP-9和血管内皮生长因子（VEGF）的表达水平。上述研究结果提示胃泌素与胃肿瘤的发生发展密切相关。Goetze等对20例胃腺癌患者体内酰胺化胃泌素与胃泌素受体的表达情况进行研究，发现酰胺化胃泌素的表达率为80%，胃泌素受体表达率为100%。Sun等研究发现，随着胃癌的发生，人体内血清 G-17 浓度会显著升高。Huang 等也发现，随着胃癌的进展，胃泌素及其受体的蛋白表达呈递增趋势。体内实验表明，过量表达胃泌素的转基因小鼠中过量分泌的酰胺化胃泌素可促进胃与结肠上皮增殖，小鼠患胃泌素血症持续近 20 个月后会有发生胃癌的倾向，而幽门螺杆菌感染会加速该倾向，一般在 6～8 个月发生胃癌。体外实验也表明，胃泌素具有促进胃癌细胞（如 AGS-P/AGSE/AGS、SGC7901、MKN45/MKN45G、ST16）增殖、迁移、抗凋亡等多种促瘤作用。Ishizuka 等发现，酰胺化 G-17 可通过结合人胃癌细胞系 AGS-P 上的胃泌素受体增加细胞内钙离子浓度，进而促进细胞增殖。Mishra 等研究发现，酰胺化 G-17 可通过结合 CCK-BR 受体，激活混合谱系激酶 3/c-Jun 蛋白氨基端激酶 1（mixed lineage kinase-3，MLK3）/（c-Jun-NH2-terminal kinase-1，JNK1）通路，发挥促进人胃癌细胞系 AGSE 的迁移作用。Patel 等研究发现，胃泌素原可经 PI3K 依赖途径抵抗人胃癌细胞系 AGS 的凋亡。另有研究报道，酰胺化 G-17 可通过结合 CCK-BR 受体，激活 JAK1/STAT3/PI3K 通路，上调环氧化酶-2（COX-2）的表达，发挥促进胃癌细胞系 SGC7901、MKN45 的增殖作用。贺庆等研究抗胃泌素抗体及其联合化疗药的体外抑瘤作用时采用免疫印迹法检测肿瘤细胞系（SGC7901、SW620）中 GAS、CCK-BR。结果显示，SGC7901 可表达 GAS、CCK-BR，且经 MTT 法证实 G-17 可显著促进 SGC7901 的生长，抗胃泌素抗体可显著抑制其生长。然而，不表达 GAS、CCK-BR 的 SW620，其生长不受 G-17 与抗胃泌素抗体的影响。结果表明，SGC7901 的生长具有胃泌素依赖性，其可通过自分泌胃泌素促进自身生长。Kun 等发现，胃泌素通过诱导 AMP Kalpha 以促进胃癌自噬和增殖，将 G-17 应用于 GC 细胞系 SGC7901 和 GC-803 作为胃泌素组，以未处理的 GC 细胞系 SGC7901 和 GC-803 为空白对照组。结果表明，胃泌素组 SGC7901 和 GC-803 存活率提高。自噬标记蛋白 LC3 II 和 Beclin1 表达明显升高，胃泌素组自噬底物 *p62* 表达较对照组明显降低，且胃泌素组 AMP Kalpha、Ras、Raf、MEK、ERK1/2 的表达升高。此外，降低 AMP Kalpha 的表达对 SGC7901 细胞胃泌素的作用有抑制作用。另一项对大鼠肿瘤生长和生存率的体内研究显示，胃泌素组 AMP Kalpha、Ras、Raf、MEK、ERK 水平显著升高，而注射 AMP Kalpha shRNA 后，AMP Kalpha、Ras、Raf、MEK、ERK 水平则降低。这些结果表明，胃泌素通过促进胃癌自噬发挥致瘤作用，可能为胃癌治疗提供新的治疗靶点。

第二节　血清胃泌素17含量检测在胃疾病诊治中的应用

一、血清胃泌素17含量检测与功能性消化不良

功能性消化不良（FD）是最常见的功能性胃肠疾病之一，根据其病理生理和病因不同可分为：餐后窘迫综合征（PDS）、胃脘痛综合征（EPS）及同时具有 PDS 和 EPS 特征的重叠亚型。功能性消化不良症状可由胃动力紊乱（如胃底调节不足或胃排空延迟）、胃感觉（如胀气相关感觉）或胃和十二指肠炎症引起。而胃泌素通过活化 H^+/K^+ 质子泵而促进胃酸的分泌，并因此改变 CCK 等一系列激素的释放，从而在消化不良的发生发展中起到至关重要的作用。

目前国内研究比较了中国北方人群229例FD患者与104例健康对照者血清中G-17的水平，发现FD患者G-17水平要明显高于对照组。聂锦山等比较了222例老年FD患者与40例健康老年对照者的血清G-17水平，结果显示，FD组G-17血清水平均高于对照组。He等评价了54例FD患者及17例健康对照者的胃分泌情况，发现胃排空延迟的FD患者的餐后血浆胃泌素水平显著高于胃排空正常FD组和健康对照组。近期一项研究显示，FD患者空腹血中G-17浓度高于对照组，在FD的两组亚型EPS和PDS中均有增加，FD症状的严重程度与胃泌素浓度升高的程度无相关性。

胃食管反流病（GERD）和FD一样同属于功能性胃肠病。在临床上FD与GERD症状相似，重叠现象也较常见，容易混淆。正确认识和鉴别两种疾病对于临床规范化治疗至关重要。近年来，G-17与GERD的关联对于GERD的诊断和与FD的鉴别诊断具有一定提示意义。DiMario等检测了104例GERD患者在抑酸治疗过程中血清G-17水平的变化，发现G-17水平的升高在复发患者与非复发患者中具有显著性差异，并可以鉴别出在接受短期PPI治疗后更易复发的GERD患者。

目前，FD治疗方法的选择均为经验性治疗，PPI或组胺H_2受体拮抗剂等经验治疗和抗 H. pylori 治疗是消化不良主要的初始治疗策略。一项研究比较了抑酸剂使用者与未使用者的血清PG及G-17水平，发现PPI使用者血清PG及G-17水平显著高于未使用者，而在组胺H_2受体拮抗剂组间未见PG及G-17水平有显著性差异。现有的研究表明，G-17有可能作为一个独立的预测因子，但仍需要更多的研究来证实。

二、血清G-17含量检测与非萎缩性胃疾病

慢性非萎缩性胃炎（chronic non-atrophic gastritis，CNAG）系指由各种原因造成的慢性胃黏膜变化的一种常见病，约占各型慢性胃炎的59.3%。胃泌素主要通过刺激壁细胞分泌胃酸，并促进正常胃黏膜上皮细胞的生长和分化及加速黏膜组织修复。因此，胃泌素的血清含量变化可以在一定程度上揭示胃黏膜的状态，对非萎缩性胃疾病起到诊断作用。

目前，多项研究报道非萎缩性胃炎患者G-17表达增加。Zhang等在3906份血清样本中，根据性别、年龄、病变部位及不同胃病进行分组并发现，与健康对照组相比，非萎缩性胃炎组G-17水平明显升高。Sun等选取2008～2013年共4064名来自中国北方的受试者，采用ELISA法测定空腹血清G-17水平并通过统计分析发现区分正常人与胃病患者的胃泌素水平为3.0pmol/L（敏感度为37%、特异度为83.7%），而在其他因素（吸烟、饮酒、H. pylori 感染等）的影响下，空腹血清胃泌素水平亦会发生小范围的波动。温怀凯等的研究结果显示，胃癌、胃溃疡、慢性浅表性胃炎组血清G-17含量较健康对照组显著升高，并且胃癌组＞胃溃疡组＞慢性浅表性胃炎组＞健康对照组。肖占森等采用免疫放射分析测定了100例正常人，61例十二指肠球部溃疡患者，46例胃溃疡患者，66例胃癌患者和101例慢性胃炎患者的血清胃蛋白酶原、G-17含量发现，十二指肠溃疡组和胃溃疡组的G-17水平较对照组、慢性胃炎组明显增高，但明显低于胃癌组，遂认为G-17水平增高是溃疡病的高危因素之一，其作为一项血清学指标对溃疡病的诊断与疗效观察有重要的临床意义。

综上所述，血清胃泌素在消化性溃疡的发生和发展过程中发挥一定的作用，当胃黏

膜发生病变时，血清中G-17的含量也随之发生改变，或可成为胃溃疡的预警指标。

三、血清G-17含量检测与萎缩性胃炎

萎缩性胃炎是以胃黏膜上皮和腺体萎缩，数目减少，胃黏膜变薄，黏膜基层增厚或伴幽门腺化生和肠腺化生，或有不典型增生为特征的慢性消化系统疾病。目前主要通过抑酸治疗及抗 *H. pylori* 等方式治疗。G-17是一种由消化道G细胞分泌的胃肠激素，对调节消化道功能和维持其结构完整具有重要作用，当胃窦黏膜发生萎缩性改变时，G细胞数量下降。因此，血清G-17水平能够反映胃窦黏膜的功能状态，其降低可提示胃窦黏膜萎缩。有研究表明，血清G-17水平在胃窦黏膜萎缩和（或）肠化及多病灶萎缩者中明显低于胃体萎缩组。此外，亦有研究发现，血清G-17水平的中位数和平均值均随胃窦和胃体萎缩程度的增加而降低。这也提示了G-17可以作为一种预测萎缩性胃炎并对其进行分期的独立因子的可能性。然而，是否可以通过调控G-17的含量来抑制萎缩性胃炎的发生依旧需要更多的研究来证实。

有研究表明，血清G-17水平在胃窦黏膜萎缩和（或）肠化生及多灶萎缩者中，明显低于胃体萎缩组，其对萎缩性胃炎的最佳诊断值为7.35pg/ml（敏感度为51.2%、特异性度为73.1%）。一项汇总了三所医院285例患者的研究显示，与非萎缩性胃炎组相比，萎缩性胃炎组餐后血清G-17水平明显降低（$P = 0.002$），其诊断临界值为5.93pmol/L时准确率为60.7%。另一项研究也表明，G-17检测萎缩性胃炎的最佳临界值为5.98pmol/L（灵敏度为66.1%，特异度为64.2%）。此外，王雪华等应用ELISA检测44例慢性浅表性胃炎、42例胃癌、47例萎缩性胃炎患者血清PGⅠ、PGⅡ、G-17的水平，绘制各指标筛查胃癌及萎缩性胃炎的ROC曲线，评价各指标对胃癌和萎缩性胃炎的诊断价值。其中，萎缩性胃炎组的G-17水平较浅表性胃炎组水平下降，差异具有统计学意义。筛查萎缩性胃炎的最佳临界值为G-17＜6pmol/L，其灵敏度和特异度分别为65.9%和63.8%，提示胃泌素可作为筛查胃癌及萎缩性胃炎的指标之一。穆亚娟对899名患者检测分析发现，在慢性胃炎发展为胃溃疡、慢性萎缩性胃炎、非典型增生过程中，血清G-17水平经历了升高—降低—再升高的变化。另有文献报道从接受内镜检查的日本患者（非胃癌组）中招募178例非胃癌患者，通过采用ELISA法测定血清胃蛋白酶原和G-17浓度发现，在胃窦和胃体同时发生萎缩时，G-17的含量将会显著降低。Vaananen等研究提示，G-17的血清学检测可用来诊断CAG，其与内镜活检方法得到的结果高度一致。随着萎缩程度逐渐加重，G-17水平明显下降，G-17可客观地反映胃萎缩的部位和萎缩的程度。Leja等认为在蛋白刺激后，血清G-17下降是胃窦黏膜萎缩的表现。他们选取拉脱维亚、立陶宛、中国的55岁及以上消化不良患者241例，在试验获得的餐后血浆样本中发现G-17仅在白种人中具有高度特异性，在亚洲人群中无特异性。但由于其过低的敏感度可能不能单独应用以诊断胃窦萎缩。

有研究表明，轻度萎缩性胃窦胃炎患者G细胞数目轻度减少，但G细胞分泌功能增强，代偿了G细胞数量的不足，此时如合并 *H. pylori* 感染，可促使胃泌素分泌增多，胃酸也分泌增多，而高胃酸又会抑制血清胃泌素的分泌。因此，血清胃泌素含量无明显变化。胃黏膜重度萎缩时，在腺上皮受损的同时，必然会损伤G细胞，从而导致G细胞数目出现明显下降。此时G细胞分泌功能的增强代偿不了其数量的减少，即便 *H. pylori* 感

染阳性率增高也不能刺激G细胞释放胃泌素。胃体萎缩时，因胃酸分泌减少，对G细胞的抑制作用减弱，负反馈调节机制使胃窦G细胞分泌胃泌素增多，从而促进胃酸分泌。当黏膜萎缩累及全胃时（多病灶性CAG或全胃炎），G-17水平略高于胃窦萎缩，但仍低于胃体萎缩。

虽然众多研究均认为G-17在萎缩性胃炎中的表达降低，但就目前研究分析，其是否可以成为萎缩性胃炎独立的检验指标尚未达成共识。血清G-17水平用于萎缩性胃炎诊断的有效性和准确性仍有待大样本前瞻性研究加以证实。

四、血清G-17含量检测及其与其他肿瘤标志物联合检测在胃癌及其高危人群筛查中的应用

近年来，有研究证实G-17参与了胃癌形成和进展的全过程，其与胃黏膜细胞表面受体结合，可以激活一系列细胞信号转导通路，从而诱导胃黏膜上皮细胞的增殖、凋亡抑制及恶性转化。胃癌患者血清G-17表达水平明显升高，其在胃疾病的筛查，尤其是胃癌的初筛中具有重要应用价值。

（一）血清G-17含量检测与胃癌及其高危人群筛查

Sun等在3906例样本中研究发现，伴随着胃癌的发生和发展，肿瘤患者体内的血清G-17浓度会显著升高。另一项研究应用ELISA方法检测1336例到消化内科就诊患者的血清G-17水平，发现从萎缩性胃炎到癌前疾病再到胃癌，血清G-17水平呈逐渐升高的趋势。郭建超等依据病理组织学结果对150例受检者进行分组，包括非萎缩性胃炎组、萎缩性胃炎组、胃息肉组、胃溃疡组和胃癌组各30例，检测G-17含量，结果显示，与非萎缩性胃炎组比较，胃溃疡组、胃息肉组、胃癌组中血清G-17表达水平显著升高；与萎缩性胃炎组比较，胃溃疡组、胃息肉组、胃癌组中血清G-17表达水平也均显著升高。

（二）血清G-17与PG联合检测与胃癌及其高危人群筛查

顾建祥等选取老年胃癌前病变（precancerous lesion of gastric carcinoma，PLGC）患者306例作为观察对象（分为慢性萎缩性胃炎组、浅表性胃炎组和胃溃疡组3组），另选取同期健康体检者100例作为对照组。采用ELISA对比检测两组患者的G-17、血清胃蛋白酶原水平；^{13}C尿素呼气试验定性检测 H. pylori 状况和阳性率；对比两组患者血清G-17、PG及 H. pylori 联合诊断效能。结果发现，胃癌前病变患者血清G-17及PGⅠ、PGⅡ水平均高于对照组；浅表性胃炎组和慢性萎缩性胃炎组血清G-17及PGⅠ、PGⅡ水平比较，差异无统计学意义；而胃溃疡组血清G-17及PGⅠ、PGⅡ水平高于浅表性胃炎组及慢性萎缩性胃炎组。胃癌前病变组患者 H. pylori 阳性率显著高于对照组。3类指标联合诊断效能对比，血清G-17、PG及 H. pylori 联合诊断特异度及灵敏度高于其他各单项指标差异均有统计学意义。

刘应玲等采用ELISA法检测424例胃癌前病变患者和646例非癌前病变患者血清PG和G-17水平，结果发现PGⅡ和G-17在上皮内瘤变组中明显升高，提示PGⅡ和G-17可作为胃癌前病变的观察指标。Kikuchi等选取122例日本早期胃癌患者（114例为中分化癌和8例为低分化癌），并以178例非胃癌患者作为对照组，得出结论为PG与G-17水平

较低的萎缩性胃炎患者患癌风险更高。

（三）血清G-17和其他指标联合检测与胃癌及其高危人群筛查

赵峰等选取112例胃部疾病患者，按照其病变类型纳入胃癌组、胃溃疡组、慢性胃炎组，并选取同期健康体检者纳入健康组。分别采用ELISA方法和化学发光与斑点杂交技术相结合的方法检测受试者血清中G-17及TK1的含量，并进行组间比较。结果发现，胃癌组血清G-17、TK1水平高于健康组、慢性胃炎组和胃溃疡组。与单独检测G-17和TK1比较，联合检测G-17和TK1的敏感性明显升高，特异性无明显变化。因此，其团队认为单项肿瘤标志物检测在胃癌诊断中的应用价值有限，而G-17和TK1联合检测有助于提高胃癌的诊断性能和早期检出率，有助于胃癌和其他胃部疾病的鉴别诊断。贾宾等选择120例胃部疾病患者作为研究对象，发现了与赵峰等相同的结果，此外他们通过Pearson相关系数分析发现，胃癌组患者的血清G-17，TK1与胃癌组患者的血清癌胚抗原（CEA）、糖类抗原19-9（CA19-9）水平呈正相关。G-17、TK1单项检测灵敏度较低，联合检测灵敏度＞78%，差异具有统计学意义，联合检测特异度＞76%较单项检测差异无统计学意义。联合检测AUC显著高于单项检测（$P < 0.05$），95%CI较单项检测更加宽广，胃癌患者G-17、TK1水平显著高于胃溃疡、慢性浅表性胃炎患者和健康受试者。

彭廷勇等选取100例胃癌患者、120例良性胃病患者及120例健康体检者，比较3组受试者血清脂氧素A4（LXA4）、G-17和铁蛋白（SF）三项指标单独及联合检测的诊断学差异。结果显示，胃癌组和良性胃病组患者血清LXA4、G-17、SF水平显著高于对照组；胃癌组患者血清LXA4、G-17、SF水平显著高于良性胃病组。早期胃癌组患者血清LXA4、G-17、SF水平显著低于进展期胃癌组。在单项检测中，SF的灵敏度最高，LXA4的特异性最高。在单项及联合检测中，LXA4＋G17＋SF的灵敏度和特异性最高。因此，其研究组认为血清LXA4、G-17及SF联合检测有利于胃癌的早期检测和病情监测。

陈函清等选择老年早期胃癌患者81例作为实验组，另选老年胃部良性病变患者70例作为对照组，观察G-17、PG、肿瘤标志物和炎症因子的表达情况，结果发现实验组血清肿瘤标志物CEA、CA72-4和CA19-9水平明显高于对照组；血清炎症因子IL-8、IL-17和VEGF水平也明显高于对照组。其认为老年早期胃癌患者血清G-17、PG、肿瘤标志物和炎症因子存在异常，对胃癌和胃癌前病变诊断具有重要参考依据，有利于提高胃癌前病变的检出率。

陆兴热等在发现胃癌患者血清中MIC-1、G-17和PGⅠ蛋白水平高于对照组的同时，亦发现胃癌术后患者血清中MIC-1、G-17和PGⅠ蛋白水平与对照组比较有所升高，胃癌术后感染患者的上述蛋白水平较未感染患者的水平升高更明显，且胃癌术后感染患者血清中白细胞介素蛋白IL-1、IL-2、IL-3、IL-6及IL-10水平与MIC-1、G-17和PGⅠ蛋白的趋势相同，由此推断G-17、PGⅠ及MIC-1在胃癌诊断中具有重要价值。

五、血清G-17含量检测与 *H. pylori* 感染

具体内容详见第十四章"胃功能血清学检测与外源性感染"。

第三节　问题与展望

胃泌素在诸多疾病中均发挥了重要作用，其在胃溃疡患者中的表达水平明显升高，这可能与刺激胃酸分泌有关。萎缩性胃炎患者胃泌素含量降低。但受限于敏感度与特异度，胃泌素能否作为一项独立指标来预测和诊断萎缩性胃炎仍有待商榷。现有研究认为胃癌患者胃泌素表达明显升高，且在体外实验中发现，其可以通过影响多种原癌基因与癌症相关通路而促进胃癌细胞的增殖、迁移等细胞生物学行为，为胃泌素预测与诊断胃癌提供了理论依据，但仍需要大样本临床研究证实。目前，鲜有研究报道胃泌素与功能性消化不良的关系，为数不多的报道认为G-17在功能性消化不良的患者中表达增加，但受限于样本数与相关的基础研究，胃泌素是否可以作为预测和诊断功能性消化不良的临床指标尚不明确。

虽然人们对胃泌素的表达及其调节、作用与促瘤机制等方面的认识正不断得到扩展与加深，特别针对胃泌素与肿瘤关系的研究日益受到重视，利用其特性研发相关靶向药物也日益受到关注，但是尚有一些问题需要解决。例如，胃泌素主要包括酰胺化胃泌素34、甘氨酸延伸型胃泌素34、酰胺化胃泌素17、甘氨酸延伸型胃泌素17、胃泌素原等。虽有大量研究就G-17的功能进行了深入探讨，但对其他组分的功能研究尚显不足。此外，这些组分在促肿瘤作用中涉及的信号通路纷繁复杂，且各条信号通路之间又存在着广泛的交叉与联系，几乎涉及目前认知的绝大部分信号通路，使对信号通路的研究和认识难以系统化，对单个信号通路阻断难以起到很好的疗效。这些成分对肿瘤细胞增殖、迁移、浸润等生理活动均有何影响？哪些潜在受体可与胃泌素分子结合？这些问题仍是未来研究的重点。胃癌分期、分型及病变部位对G-17的表达存在影响，也提示了针对胃癌的分期，分型制定不同的治疗策略的必要性。此外，尽管胃泌素在胃癌的治疗中可能起到至关重要的作用，但遗憾的是极少有文献提到胃泌素是否与不同类型胃癌的预后、复发等相关，未来需要大样本研究加以证明。虽然胃泌素在众多胃部疾病中发挥重要作用，但是在胃癌之外的胃部疾病如功能性消化不良、萎缩性胃炎中，针对胃泌素的治疗措施尚显不足，未来仍需要更多的研究来解释胃泌素对不同胃部疾病的影响，并在此基础上促进临床药物的开发。

年龄、性别及其他遗传背景是否对G-17的表达存在影响，目前研究尚不充分。这些因素对G-17表达的潜在影响直接关系到G-17在不同人群中参考值的划定。充分考虑其他影响因素对血清G-17的影响而细化的不同人群的G-17参考值将对G-17能否应用于临床的诊断、治疗及预后评估意义重大。不同性激素对G-17的分泌与功能的影响是否存在差异与其相关的调控途径仍存在疑问。而随着年龄的增长，是否有某种分子的功能和含量产生了变化，进而影响了G-17的释放仍需要进一步的研究。

此外，现有研究显示，G-17对消化系统之外的疾病也能产生影响。多项研究表明，糖尿病患者血清G-17水平高于正常人，究其原因可能有以下几个方面：①生长抑素对胃泌素有强烈的抑制作用，高血糖时生长抑素分泌减少，其对胃泌素的抑制作用降低，导致血中G-17水平升高；②高血糖可减少胃酸分泌，胃内pH变化可导致胃泌素分泌增加；③糖尿病自主神经病变时，胃酸分泌减少，负反馈引起高胃泌素血症；④糖尿病微血管病变常累及肾脏，使胃泌素的降解和排泄减少，从而导致高胃泌素血症。在多种胃部疾病与糖尿病中，G-17的表达水平均发生改变，但糖尿病患者胃部疾病如功能性消化不良、胃炎、胃癌等的风险与预后是否会发生改变，其机制如何？反之，胃病的发生是否会对糖尿病等疾病产生警示作用？这些均需要更多的研究加以验证。

（郑博文　刘经纬　孙丽萍）

参 考 文 献

顾建祥，朱新华，吴亚夫，等，2018. 老年胃癌前病变患者血清胃泌素17、胃蛋白酶原及幽门螺杆菌联合诊断的价值研究. 国际检验医学杂志，39（17）：2109-2111，2115.

郭会玲，高广周，张金卓，等，2018. 慢性萎缩性胃炎患者血清胃蛋白酶原、胃泌素17水平与年龄的相关性分析. 胃肠病学，（3）.

郭会玲，高广周，张金卓，等，2018. 中老年慢性非萎缩性胃炎患者血清胃蛋白酶原、胃泌素17水平变化. 山东医药，（18）.

郭建超，王颖，苏连明，等，2018. 血清胃泌素17在胃癌及癌前疾病中表达及临床意义研究. 当代医学，（4）：52-55.

郭文涛，李继昌，刘海霞，等，2017. 血清胃蛋白酶原联合胃泌素17检测在不同胃黏膜病变诊断中的临床价值. 临床合理用药杂志，10（33）：133-135.

贺庆，高濛，高华，等，2018. 抗胃泌素抗体及其联合化疗药的体外抑瘤作用研究. 药物分析杂志，（5）.

贺庆，戚胜美，高华，等，2017. 胃泌素及其与肿瘤关系的研究进展. 药物分析杂志，（8）：1347-1356.

贺庆，戚胜美，王军志，2018. 以胃泌素为靶点治疗肿瘤药物的研究进展. 药物分析杂志，（1）：56-66.

刘文佳，毛秋卉，张学俭，等，2015. 血清胃蛋白酶原和胃泌素-17筛选胃癌及癌前病变有效性. 中华实用诊断与治疗杂志，29（9）：885-887.

马燕凌，孙建海，刘莉，等，2017. 血清胃泌素17水平与胃癌及癌前病变的相关性研究. 胃肠病学和肝病学杂志，26（8）：915-917.

穆亚娟，冯义朝，2016. 血清胃泌素17在胃肠疾病诊断中的意义. 世界华人消化杂志，（19）：2996-3001.

彭廷勇，何熙国，周琮凯，2017. 血清LXA4、G17及SF联合检测胃癌的临床诊断价值. 标记免疫分析与临床，24（9）：1007-1010.

赵峰，苗怡然，苗森，等，2016. 联合检测外周血胃泌素17及胸苷激酶1水平对胃癌的临床诊断价值分析. 胃肠病学和肝病学杂志，25（11）：1241-1243.

Agreus L, Kuipers EJ, Kupcinskas L, et al, 2012. Rationale in diagnosis and screening of atrophic gastritis with stomach-specific plasma biomarkers. Scand J Gastroenterol, 47（2）：136-147.

Germana B, Di Mario F, Cavallaro LG, et al, 2005. Clinical usefulness of serum pepsinogens I and II, gastrin-17 and anti-*Helicobacter pylori* antibodies in the management of dyspeptic patients in primary care. Dig Liver Dis, 37（7）：501-508.

Goetze JP, Eiland S, Svendsen LB, et al, 2013. Characterization of gastrins and their receptor in solid human gastric adenocarcinomas. Scand J Gastroenterol, 48（6）：688-695.

Hosseini M, Amoueian S, Attaranzadeh A, et al, 2013. Serum gastrin 17, pepsinogen I and pepsinogen II in atrophic gastritis patients living in North-East of Iran. J Res Med Sci, 18（3）：225-229.

Kun Z，Hanqing G，Hailing T，et al，2017．Gastrin enhances autophagy and promotes gastric carcinoma proliferation via inducing AMPka．Oncol Res，25（8）：1399-1407．

Leja M，Kupcinskas L，Funka K，et al，2011．Value of gastrin 17 in detecting antral atrophy．Adv Med Sci，56（2）：145-150．

Monkemuller K，Neumann H，Nocon M，et al，2008．Serum gastrin and pepsinogens do not correlate with the different grades of severity of gastro-oesophageal reflux disease：a matched case-control study．Aliment Pharmacol Ther，28（4）：491-496．

Nasrollahzadeh D，Aghcheli K，Sotoudeh M，et al，2011．Accuracy and cut-off values of pepsinogens Ⅰ，Ⅱ and gastrin 17 for diagnosis of gastric fundic atrophy：influence of gastritis．PLoS One，6（10）：e26957．

Pradeep A，Sharma C，Sathyanarayana P，et al，2004．Gastrin-mediated activation of cyclin D1 transcription involves beta-catenin and CREB pathways in gastric cancer cells．Oncogene 23（20）：3689-3699．

Shiotani A，Lishi H，Uedo N，et al，2005．Histologic and serum risk markers for noncardia early gastric cancer．Int J Cancer，115（3）：463-469．

Subramaniam D，Ramalingam S，May R，et al，2008．Gastrin-mediated interleukin-8 and cyclooxygenase-2 gene expression：differential transcriptional and posttranscriptional mechanisms．Gastroenterology，134（4）：1070-1082．

Sun L，Tu H，Liu J，et al，2014．A comprehensive evaluation of fasting serum gastrin 17 as a predictor of diseased stomach in Chinese population．Scand J Gastroenterol，49（10）：1164-1172．

Tu H，Sun L，Dong X，et al，2015．Temporal changes in serum biomarkers and risk for progression of gastric precancerous lesions：a longitudinal study．Int J Cancer，136（2）：425-434．

Vaananen H，Vauhkonen M，Helske T，et al，2003．Non-endoscopic diagnosis of atrophic gastritis with a blood test．Correlation between gastric histology and serum levels of gastrin 17 and pepsinogen Ⅰ：a multicentre study．Eur J Gastroenterol Hepatol，15（8）：885-891．

Vestito A，Bazzoli F，Loong TH，et al，2017．Serum pepsinogen and gastrin 17 as potential biomarkers for pre-malignant lesions in the gastric corpus．Aliment Pharmacol Ther，7（5）：460-468．

Zhang Z，Sun Lp，Gong YH，et al，2007．Factors affecting the serum gastrin 17 level：an evidence-based analysis of 3906 serum samples among Chinese．J Dig Dis，8（2）：72-76．

Zhuang K，Yan Y，Zhang X，et al，2016．Gastrin promotes the metastasis of gastric carcinoma through the β-catenin/TCF-4 pathway．Oncol Rep，36（3）：1369-1376．

第十一章

血清幽门螺杆菌抗体滴度检测与胃疾病

幽门螺杆菌（*H. pylori*）感染通常是终身的，并且是持续的。慢性感染最终可导致胃溃疡、萎缩性变化和癌症的发展。血清 *H. pylori* 抗体滴度检测是一种简便易行，费效合理，受检者依从性高，具有较高灵敏度、特异度的方法，已被广泛应用。*H. pylori*-IgG 抗体通常在细菌感染 3～6 个月后产生，可以提示受检者既往感染状况。*H. pylori* 感染宿主后主要引起免疫病理学反应，感染的细菌数量越多，引起的多核、单核/巨噬细胞浸润就越强。当宿主发展为慢性胃炎时，这种特异性的免疫反应就可以检测到，血清 IgG 抗体的出现代表其引发了免疫反应。感染的细菌量越多，免疫反应越强，抗体滴度就越高。本章主要阐述血清 *H. pylori* 抗体滴度检测与胃部疾病研究的现状及进展。

第一节　幽门螺杆菌感染与胃疾病相关的免疫学机制

H. pylori 感染通常与胃黏膜中性粒细胞和嗜酸性粒细胞的局部浸润、固有层淋巴细胞侵入有关，这会导致胃黏膜厚度增加。当 *H. pylori* 感染时，细菌可以定植于胃黏膜并刺激一系列炎症反应。在人和小鼠中，*H. pylori* 感染引发的刺激，在血清和胃黏膜中产生特异性 IgG 和 IgA 抗体。值得注意的是，*H. pylori* 感染诱导的抗体也可以通过激活补体与胃上皮细胞反应导致胃炎，诱导细胞凋亡或引发抗体依赖性细胞毒性反应，导致组织破坏而致细胞溶解。且患有胃炎的患者血清中 *H. pylori* 特异性 IgG 和 IgA 比胃癌患者更多。机体除了能产生针对 *H. pylori* 的抗体外，近年来研究发现，针对特异性毒力因子产生的抗体也可能与胃疾病的发生有关。例如，有研究报道，受感染的患者可以出现细胞毒素相关基因 A（CagA）IgG1 反应，特异性 IgG3 滴度与消化性溃疡、慢性胃窦炎和 *H. pylori* 定植密度呈正相关，提示对 *H. pylori* 感染的毒力因子产生的全身性体液免疫反应也可反映胃十二指肠病变程度。机体免疫后针对 *H. pylori* 抗原的特异性抗体反应也可能出现在血清、唾液、肠道分泌物和乳汁中。免疫反应越强，抗体滴度越高，抗体滴度与 *H. pylori* 定植密度呈正相关之间的关系是明确的。当细菌成功根除或自发消退时，*H. pylori* 抗体滴度显著下降。因此，*H. pylori* 抗体滴度可用于评估 *H. pylori* 定植的密度和 *H. pylori* 感染的状态。有学者报道，*H. pylori* 抗体滴度诊断 *H. pylori* 感染敏感性和特异性可以达到 91.2% 与 97.4%。因此，人血清中的 *H. pylori*-IgG 抗体即是检测 *H. pylori* 的重要方法之一，又与胃疾病的发生发展密切相关，具有重要的临床实践意义和作用。

另有研究报道，*H. pylori* 血清抗体分型可以分为两种类型：*H. pylori* Ⅰ型显示CagA和（或）空泡细胞毒素（Vac）A抗体阳性；*H. pylori* Ⅱ型仅UreA和（或）UreB抗体阳性，CagA和VacA抗体阴性。有研究报道，*H. pylori* Ⅰ型菌株感染率与年龄、性别无明显相关性，为消化性溃疡的独立危险因子。在消化性溃疡的现症患者中，*H. pylori* 抗体以Ⅰ型为主，阳性率为77.85%，显著高于Ⅱ型抗体阳性率，提示CagA和VagA的毒力较其他因子更强。除此以外，*H. pylori* Ⅰ型感染者中检测CagA、VacA 抗体的阳性率以CagA和 VacA抗体为主，阳性率为79.74%；各组中CagA和VacA抗体阳性率较单一的CagA或VacA 抗体阳性率显著增高。研究结果提示，对 *H. pylori* Ⅰ型菌株抗体阳性的患者更应加强临床重视和监测，及时对其进行严格的根除 *H. pylori* 的治疗。

第二节　血清幽门螺杆菌抗体滴度检测在胃疾病 诊治中的应用

一、血清 *H. pylori* 抗体与功能性消化不良

（一）血清 *H. pylori* 抗体检测与功能性消化不良的相关性

功能性消化不良（FD）的发病与多种因素有关，如遗传因素、环境因素、精神因素、心理因素等，*H. pylori* 感染可能是导致FD的原因之一，其在FD发展中的作用及FD患者是否需要接受 *H. pylori* 根除治疗等仍未定论。血清学抗体检测作为一种无创性检测方法，其在FD的诊断、疗效评价等方面具有应用优势，但目前研究有限，有待进一步深入研究。

早期血清学检测发现FD比正常人的 *H. pylori* 感染率高，如Wyatt在献血员中发现多数FD者 *H. pylori* 抗体阳性，Marshall发现FD者 *H. pylori* 抗体阳性率（28%）是其他人（14%）的2倍。Armstrong汇集了1996年以前的18个研究显示FD比对照人群 *H. pylori* 感染率高23%。国内一项纳入1019例调查者的研究发现，有FD症状者 *H. pylori* 抗体阳性率为74%，而无症状者为48%。Holtmann等曾对491名健康受检者与74名诊断为FD且症状至少持续6个月的患者进行了比较分析。通过Logistic回归分析，调整年龄和性别，确定了消化不良的两个重要危险因素，如服用阿司匹林等非甾体抗炎药（NSAID）（OR为2.4，95%CI为1.3～4.5）和高 *H. pylori*-IgG抗体滴度。在抗体滴度方面，与 *H. pylori* 阴性对照组相比，IgG抗体滴度＞50U/ml的OR为4.6（95%CI为2.7～7.8）；与IgG抗体滴度为11～50U/ml相比，IgG抗体滴度为50U/ml的OR为2.9（95%CI为1.5～5.6）。相反，具有11～50U/ml IgG抗体滴度的 *H. pylori* 感染与FD无显著相关性，OR为1.6（95%CI为0.8～2.9）。上述结果表明，高 *H. pylori* 抗体滴度与FD的发生密切相关。

来自不同地区的研究结果有所不同。在荷兰FD组 *H. pylori* 检出率（70%）高于无症状组（20%），但哥伦比亚的FD组（79%）与对照组（87%）*H. pylori* 感染率无差别，德国的对照研究也未见FD检出率和症状严重性与 *H. pylori* 感染有关。另一项McQuaid

等的队列研究表明，FD与无症状人群间 H. pylori 感染率无差别。Verdu等比较来自发展中国家和发达国家人群的FD和 H. pylori 状况，结果显示，虽然 H. pylori 感染率显著不同，但 H. pylori 与功能性消化不良的发生和症状严重性无关。也有报道称 H. pylori 总体感染率似乎不能解释FD，但是毒力因子CagA抗体阳性 H. pylori 菌株的作用值得进一步研究。例如，有研究发现CagA抗体阳性与肠易激综合征相关，并且检测到与FD在统计学上显著相关。Ching等证实与无症状对照组相比，抗CagA（55.6% vs 29%，$P < 0.005$）阳性与非溃疡性消化不良患者有更多相关。同样，Nelson等比较了435名健康献血者和102名普通门诊受检者，结果显示 H. pylori 血清抗体阳性率分别为18%和54%（$P < 0.001$），CagA血清抗体阳性率分别为10%和41%（$P = 0.01$）。通过回归分析得出结论，CagA血清抗体阳性为非溃疡性消化不良相关的独立危险因素。由此可见，CagA血清抗体阳性可以作为FD更有价值的相关指标。

（二）血清 H. pylori 抗体检测与FD的疗效评价

目前，FD治疗方法的选择均为经验性治疗，Maastricht-V共识指出，H. pylori 的"检测-治疗"（test and treat）方案是目前FD主要的初始治疗方法之一，即在年龄45岁以下且无危险症状（如出血、体重下降、贫血和吞咽困难等）的FD者，可用非侵入性方法（血清学检查或呼气试验）确定有无 H. pylori 感染，如有则根除，无效则将患者推荐给胃肠病专家进一步诊治。目前对于有 H. pylori 感染的FD患者，临床上也推荐进行 H. pylori 的根除治疗。根除 H. pylori 可有效预防和治疗 H. pylori 相关消化不良，在较大程度上预防胃癌发生。此外，H. pylori 感染始终具有传染性，根除 H. pylori 可减少传染源。30余年来全球范围内大量患者的根除治疗结果证明，根除 H. pylori 后的负面影响（可能会增加胃食管反流、肥胖、哮喘等疾病发病及造成人体菌群紊乱等，但这些尚有争议）远远低于上述正面作用。为此，H. pylori 感染者应给予根除治疗，除非有抗衡方面考虑。抗衡因素包括患者伴存疾病、社区中高再感染率、卫生资源优先度安排等。

国外多数研究显示，对 H. pylori 抗体阳性的FD患者进行根除 H. pylori 治疗有助于患者症状的改善。H. pylori-IgG抗体检测可用于评估FD患者 H. pylori 感染情况及根除治疗的效果。但也有学者认为，H. pylori-IgG抗体能较好地反映体内 H. pylori 感染情况，且 H. pylori-IgG抗体水平随 H. pylori 的清除而下降（H. pylori 根除后抗体滴度在5～6个月后逐渐降至正常）感染复发时又上升，虽不适用于根治效果的评价，但可用于长期追踪和检测 H. pylori 感染的治疗效果。然而，在中国这样胃癌高发区及高 H. pylori 感染区的国家，是否上述策略可行尚需进一步观察。目前得出的结论也是尚有争议的，曾有随访一年的研究结果表明，在 H. pylori 阳性FD和对照组中，FD的症状改善程度相似。然而，这种症状的改善与治疗后 H. pylori-IgG抗体的变化无关，因此可能并不具备疗效评估的价值。

鉴于 H. pylori 根除率在下降且未根除者仍存在严重疾病发生风险，推荐所有患者均应在根除治疗后进行复查。复查最好采用非侵入方法，包括血清学抗体检测，尿素呼气试验和粪便 H. pylori 抗原试验。H. pylori 根除治疗后复查收集的资料也可用于根除方案疗效评估的参考。

二、血清 *H. pylori* 抗体检测与非萎缩性胃疾病

慢性非萎缩性胃疾病主要包括慢性胃炎、胃溃疡及胃息肉三大类，为全球性、多发性疾病。研究证实这些上消化道疾病与 *H. pylori* 感染密切相关，如超过90%的十二指肠溃疡和80%左右的胃溃疡都是由 *H. pylori* 感染导致的。本部分将重点介绍 *H. pylori* 抗体检测与慢性胃炎及胃溃疡疾病间的联系。

（一）血清 *H. pylori* 抗体检测与慢性胃炎

慢性非萎缩性胃炎即胃黏膜层由淋巴细胞及浆细胞等炎症细胞浸润引起的慢性胃炎。按照病变分布情况，可将其分为胃窦炎和胃体炎、全胃炎等。2017年中国第五次幽门螺杆菌感染诊治共识指出，几乎所有 *H. pylori* 感染者无一例外会引起胃黏膜活动性炎症，幽门螺杆菌的感染与胃炎的发生密切相关，因此对于血清 *H. pylori* 抗体的检测有着重要意义。

本组前期利用7241例大样本人群进行研究发现，从正常胃黏膜（NOR）、浅表性胃炎（GS）、浅表性胃炎伴肠化（superficial gastritis with intestinal metaplasia，GS-IM）、萎缩性胃炎（atrophic gastritis，GA）、糜烂溃疡（GEU）、不典型增生（gastric dysplasia，GD）到胃癌（GC），*H. pylori* 酶联免疫吸附试验（ELISA）抗体滴度中位值依次为14.88EIU、26.4EIU、32.58EIU、35.75EIU、37.93EIU、36.4EIU、21.4EIU。随着胃疾病的进展，抗体滴度逐渐升高后又降低，除正常组外，胃癌组为最低，与其他各组相比，除浅表性胃炎组外，与其余各组间差别有统计学意义。结果表明，*H. pylori*-ELISA抗体滴度可以预测胃疾病的严重程度。有关抗体滴度与胃疾病关系以往也有文献报道，但结论不一。Loffeld 等认为，*H. pylori*-IgG 抗体滴度与胃炎的严重程度有关。Tseng-Shing Chen 等认为，抗体滴度在 *H. pylori* 感染的正常、胃炎、十二指肠溃疡中无差别。Sharma 等认为，抗体滴度在胃、十二指肠溃疡中无差别。产生这种现象的原因，一方面是由于研究病例数的不同，另一方面也与研究对象疾病构成的差别有关。本组研究对象中包含从正常到癌变的各种病变类型，且样本数量大，研究发现由NOR组到GEU组，抗体滴度水平逐渐升高，而后在GD组下降，至GC组降为更低，呈现"两端低中间高"的形态。Fujioka 等认为，高的抗体滴度提示有必要进行 *H. pylori* 根除治疗，而低的抗体滴度有必要进行胃癌筛查随访。我们认为，*H. pylori*-IgG 抗体滴度的动态变化一方面可能提示疾病进展，另一方面也可能提示疾病好转，要密切结合患者的其他临床表现。

除此以外，已知CagA是 *H. pylori* 的重要毒力因子，并且已在胃炎、胃十二指肠溃疡和胃癌患者中观察到针对CagA的抗体。Ji-Hyun 等研究发现，年龄也与 *H. pylori* 感染密切相关。慢性胃炎、活动性胃炎和 *H. pylori* 浸润的程度和阳性试验率随着年龄的增长而显著增加。CagA阳性率随着年龄的增长而增加，但不显著。既往感染、活动性和慢性炎症、萎缩、淋巴滤泡及 *H. pylori* 密度的等级与胃窦黏膜中的IgG抗体水平相关，对 *H. pylori* 的血清抗体反应也取决于 *H. pylori* 相关疾病的严重程度。在目前的研究中，*H. pylori*-IgG 和IgA抗体水平与慢性胃炎和 *H. pylori* 浸润的程度相关，组织病理学能发现的浸润程度及 *H. pylori*-IgG 和IgA抗体滴度也与年龄相关。

（二）血清 *H. pylori* 抗体检测与消化性溃疡

消化性溃疡是指胃、十二指肠等部位引起的慢性溃疡。根据叶朝华等的研究，在100例消化性胃溃疡患者中，各年龄段 *H. pylori* 感染率如下：30岁及以下为80.00%，31～40岁为60.00%，41～50岁为84.36%，51～60岁为69.56%，60岁以上为86.67%。董秋萍等检测了不同胃疾病患者血清 *H. pylori* CagA 和 VacA 抗体水平，结果显示溃疡组 *H. pylori* 检出率最高（96.66%），其次是胃癌组（83.95%），慢性胃炎组 *H. pylori* 的检出率最低（72.98%）。慢性浅表性胃炎组和胃溃疡组 *H. pylori* 检出率差异有统计学意义。Faisal 等在研究中也提到，*H. pylori* 在胃十二指肠溃疡中存在异常升高，在研究纳入的十二指肠溃疡和胃溃疡的67名患者中，*H. pylori* 抗体的血清学检测阳性率为89.6%。上述研究提示胃溃疡与 *H. pylori* 感染具有高度相关性。

（三）血清 *H. pylori* 抗体检测与非萎缩性胃疾病的疗效评估

H. pylori 早已被 WHO 列为第一类致癌因子，因此根除 *H. pylori* 有重要的意义。无症状个体在胃黏膜仍处于非萎缩阶段时根除 *H. pylori* 获益最大，因为此阶段根除治疗可有效预防 *H. pylori* 相关消化不良、消化性溃疡和胃癌的发生，而 *H. pylori* 抗体滴度可用于检测慢性胃炎和胃溃疡治疗中 *H. pylori* 根除的效果及感染状态。根据 Tu 等的研究报道，对于那些 *H. pylori*-IgG 抗体滴度减少50%左右，抗体滴度减少20%～50%，下降范围保持在20%以内，以及抗体滴度增加20%～50%，或增加高于50%的人，分别会有21%、58%、64%、93% 甚至更高发生胃疾病进展的可能性。研究结果证实，以 *H. pylori* 感染根治的方式，在持续治疗4周的前提下，可显著提高溃疡愈合率，且显著好于常规抗酸治疗后愈合效果。其原因在于消化性溃疡具有反复发作的特点，常规抗酸药物的使用虽可加快溃疡愈合，但停药后复发率可达60%以上。而根治 *H. pylori* 可将复发率控制在10%以下，若患者无复发 *H. pylori* 感染，则会在5年甚至更长时间内无任何溃疡复发的征象。根除 *H. pylori* 治疗不仅可使活动性炎症消退，而且还可在一定程度上防止胃黏膜萎缩和肠化的发生与发展。*H. pylori*-IgG 抗体滴度与胃炎、胃分泌功能（PG I、PG II 和 G-17 浓度呈正相关，PG I /PG II 值与剂量-反应关系呈负相关）的严重程度有关。*H. pylori*-IgG 抗体滴度水平可作为映射胃黏膜状态的简单、实用的非侵入性标志物。定量 *H. pylori*-IgG 抗体滴度水平可以帮助医师决定何时开始 *H. pylori* 根除治疗。

鉴于 *H. pylori* 根除率在下降且未根除者仍存在严重疾病发生风险，推荐所有患者均应在根除治疗后进行复查。复查最好采用非侵入方法，*H. pylori* 根除治疗后复查收集的资料也可用于根除方案疗效评估，非侵入方法可选择血清学检测 *H. pylori* 抗体的方法，胃黏膜"血清学活检"在非萎缩性胃疾病的疗效评估上具有重要的意义，血清 *H. pylori* 抗体检测方便、省时，并对进行辅助诊断、制定正确治疗方案有重要临床意义，如系统评估根除 *H. pylori* 可以判断复发及胃疾病的进一步变化情况。综上所述，血清 *H. pylori* 抗体的检测对于非萎缩性胃疾病的诊断及评估可为临床医师提供重要的帮助。

三、血清 *H. pylori* 抗体检测与萎缩性胃炎

（一）*H. pylori* 抗体滴度与萎缩性胃炎的相关性

萎缩性胃炎被认为是胃癌发病机制中的一个重要步骤，Correa 提出肠型胃癌发生的多步骤假说，即从慢性非萎缩性胃炎的发生到萎缩性胃炎，肠化生及异型增生发展为肠型胃癌的病变过程已被广泛接受。这一系列变化被普遍认为是由 *H. pylori* 感染引发的，并且受各种遗传因素和环境因素的协同影响。我国学者研究表明，随着胃黏膜萎缩程度的加重，*H. pylori* 感染率明显上升，且约有80%的中度到重度萎缩性胃炎患者检测到存在 *H. pylori* 的感染，不同民族间萎缩性胃炎患者 *H. pylori* 感染率均高于非萎缩性胃炎患者，差异具有统计学意义。多项长期临床随访结果也表明，在 *H. pylori* 感染相关性胃炎患者中有近1/3患者发展为萎缩性胃炎，是非 *H. pylori* 感染相关胃炎患者的9～10倍。*H. pylori* 感染者在感染后期均可观察到炎细胞浸润和胃黏膜萎缩的现象，引起的胃黏膜炎症又以胃窦部为主。Correa 等在胃癌高发地哥伦比亚进行了一项 *H. pylori* 感染随机对照干预试验，随访6年后发现，与安慰剂组相比，*H. pylori* 根除治疗组胃黏膜萎缩和肠化生的情况较前具有明显好转，差异有统计学意义。上述研究表明，*H. pylori* 感染与肠化型萎缩性胃炎密切相关。

目前研究发现，血清 *H. pylori* 抗体的阳性滴度也可以预测萎缩性胃炎，并且通过抗体滴度可以间接判断该疾病的动态变化。研究共识认为，低 *H. pylori* 抗体滴度和萎缩性胃黏膜组合的受试者比高抗体滴度的受试者具有更高的胃癌发病风险，特别是肠型胃癌。

此外，在 *H. pylori* 阳性患者中，CagA 阳性组比阴性组发生萎缩性胃炎的概率明显升高。长期随访资料显示，*H. pylori* 感染相关的 CagA 血清抗体的存在与萎缩和肠化生的程度呈正相关。另有研究表明，随着萎缩性胃炎的进展，*H. pylori*-IgG 抗体滴度比 CagA-IgG 抗体滴度具有更快降低的倾向，甚至变为假阴性。这种现象可能与胃上皮细胞的萎缩导致 *H. pylori* 抗原负荷的降低有关。然而，Suzuki 等曾报道，在1027例病例和对照组中，在诊断萎缩性胃炎前1～5年和8～15年，PG Ⅰ和PG Ⅱ的水平在两组之间没有差异，然而在血清阳性受试者中，CagA-IgG 抗体滴度低的人群对于预测非贲门胃癌显示出比具有血清 CagA-IgG 阴性或高 CagA-IgG 抗体滴度的人有更高且更显著的风险。由此可推断，*H. pylori*（CagA）抗体滴度降低可预测未来胃癌的风险优于简单的 *H. pylori*-CagA 或 *H. pylori* 血清阳性。此外，CagA 蛋白的转录受胃酸的调控，由于遗传原因或萎缩性胃炎的进展，CagA 的预期表达在胃酸缺乏症患者是低水平的。因此，低 CagA-IgG 抗体滴度可能是胃酸过少的代替性标志物。低 CagA-IgG 抗体滴度可作为进一步了解宿主-病原体相互作用的线索，也可作为判断萎缩性胃炎进展的极有潜力的血清学指标。

总之，血清 *H. pylori* 抗体可作为诊断萎缩性胃炎的有效指标之一，但诊断 *H. pylori* 感染的敏感性会随着萎缩性胃炎的进展而降低。尽早地检测血清 *H. pylori* 抗体对于萎缩性胃炎发生发展的防治具有不可忽视的意义，有助于早期发现胃的不良病变，并尽早对检测指标异常者进行干预及管理，且 *H. pylori* 抗体滴度的动态评估也可为萎缩性胃炎的

发展及疗效评估提供线索，也有待于进一步的研究。

（二）血清*H. pylori*抗体检测对于萎缩性胃炎患者感染情况的判定

目前*H. pylori*感染的诊断方法有多种，常用方法包括组织学方法，^{13}C尿素呼气试验（UBT）及血清学检测。Kokkola等曾分别应用上述三种检测方法在50位男性萎缩性胃炎患者中检测了*H. pylori*感染情况，其中7例为轻度萎缩，27例为中度萎缩，16例为重度萎缩。结果显示，血清抗体诊断阳性患者有41例（82%），而组织学方法仅有14例阳性患者（28%）、^{13}C-UBT呈阳性者也仅有15例（30%），血清学与^{13}C-UBT和组织学之间的差异非常显著（$P < 0.0001$）。研究结论提示，在GA患者中血清学*H. pylori*-IgG抗体检测方法诊断阳性率最高。然而，也有研究表明，在萎缩性胃炎患者中所有用于诊断*H. pylori*感染的侵入性和非侵入性检测的方法都有局限性，因为*H. pylori*的细菌负荷在胃萎缩的进展期间逐渐减少，并且细菌在胃内的分布是不均匀的，在广泛的肠上皮化生的情况下，*H. pylori*可以完全消失。如果*H. pylori*数量较少，基于胃组织活检的侵入性诊断会由于抽样误差的存在而产生不准确的结果。最近，Yoo等证实，侵袭性*H. pylori*检测在黏膜萎缩和肠上皮化生的情况下对*H. pylori*的检出率较低。Kokkola等也证实脲酶试验和组织学检查对萎缩性胃炎患者*H. pylori*检测的敏感性降低。此外，Korstanje等表明，无创性^{13}C-UBT降低了萎缩性胃炎患者*H. pylori*感染诊断的准确性。Hung等也曾报道过定量ELISA血清学检测对伴有萎缩性胃炎患者*H. pylori*检测的特异性降低（对比有和无萎缩性胃炎的患者分别为86.7%和91.9%）。然而，也有人报道*H. pylori*抗体检测对于诊断萎缩性胃炎患者的*H. pylori*感染非常敏感（有无萎缩性胃炎的患者分别为100.0%和96.5%）。

Yamamichi等研究纳入了962名普通健康受试者，对无胃酸抑制剂的使用且没有胃切除术和根除史的患者进行了上消化道钡剂X线摄片（upper gastrointestinal barium X-ray radiography，UGI-XR）及1年内上消化道内镜检查（superior gastrointestinal endoscopy，UGI-ES）的对比。结果表明，基于UGI-ES和UGI-XR诊断的基础上，用*H. pylori*-IgG抗体滴度诊断GA的敏感性和特异性分别为89.4%（227/254）和99.8%（601/602），阳性和阴性预测值分别为99.6%（227/228）和95.9%（602/628）。因此，推断出*H. pylori*-IgG抗体可作为诊断萎缩性胃炎的有效提示指标。

四、血清*H. pylori*抗体检测与胃癌及其高危人群筛查早诊

*H. pylori*感染与胃癌风险密切相关。血清*H. pylori*抗体检测在胃癌及其高危人群筛查早诊中具有重要应用价值。临床医师通常将*H. pylori*血清学的结果视为分类变量（即阳性或阴性），而不考虑实际的*H. pylori*抗体滴度。尽管抗体滴度本身在个体病例中提示的临床有用信息尚未完全被认识，但通过评估由胃黏膜萎缩程度分层的群体中的抗体滴度结果，可以有效地检测出具有高风险胃癌的受试者。许多研究人员使用"ABC方法"，结合*H. pylori*抗体滴度和PG浓度来评估个体萎缩程度和癌症风险。

（一）血清*H. pylori*抗体滴度与胃癌的风险预测

用于诊断*H. pylori*感染的测试包括快速尿素酶测试、使用显微镜的组织学分析和

反映活检部位的 *H. pylori* 感染培养物，以及尿素呼气测试、血清 *H. pylori*-IgG 抗体滴度和粪便抗原测试，这些测试反映整个胃部的 *H. pylori* 感染情况。血清 *H. pylori*-IgG 抗体检测是通过测量抗体作为胃黏膜中对 *H. pylori* 感染的局部免疫反应来诊断 *H. pylori* 感染的间接方法。最近的几项研究报道了血清 *H. pylori*-IgG 抗体滴度与 GC 风险之间的关联。

Tatemichi 等在日本进行了一项前瞻性研究，在血清 *H. pylori*-IgG 抗体滴度接近 10U/ml 的萎缩性胃炎患者中，发生胃癌的风险甚至高于 *H. pylori*-IgG 抗体滴度高的患者。在日本，E-Plate 是最常用的由日本生产的直接酶免疫测定试剂盒，该试剂盒指示的临界值为 10U/ml，该值已广泛应用于分析日本参与者的大型研究中。但是，有越来越多的证据表明，尽管 *H. pylori* 抗体滴度＜10U/ml，但一些患者仍然存在或既往有 *H. pylori* 感染和发生胃癌的风险。最近感染 *H. pylori*、已经接受 *H. pylori* 根除治疗或已经自发清除 *H. pylori* 的患者可能会出现假阴性诊断，由此可能会忽略胃癌的风险。因此，日本 *H. pylori* 研究协会认为，相当数量的血清 *H. pylori*-IgG 抗体滴度低于临界值的患者有现在或既往的 *H. pylori* 感染。提醒不要假设血清 *H. pylori*-IgG 抗体低滴度者没有胃癌风险。此外，近期研究发现，对 *H. pylori*-IgG 抗体滴度 ≥3.0U/ml 的阳性患者进行的内镜检查发现了多个胃癌病例。总共 10 名患者罹患胃癌（10/3321，发生率为 0.30%）。其中，90%（9/10）是早期胃癌，因此能够进行早期治疗。研究中未感染者的 *H. pylori* 抗体滴度均＜6.0U/ml，因此很难得出 10U/ml 的临界值用于准确评估 *H. pylori* 感染状态或胃癌风险的结论。总之，不可否认，在血清 *H. pylori*-IgG 抗体滴度小于 3U/ml 的受试者病例中具有患胃癌的可能性。

（二）血清 *H. pylori* 抗体滴度与胃癌组织学分型

根据 Lauren 组织学分类，胃癌可分为弥漫型胃癌及肠型胃癌两种不同类型。其中肠型胃癌与萎缩性胃炎的发生发展密切相关，西方国家中 20%～30% 的胃癌是从非萎缩性胃炎发展而来的，据报道这些癌症病例的主要组织病理学类型是弥漫型。弥漫型胃癌的最显著特征是比肠型胃癌具有更高的恶性潜能。由 *H. pylori* 感染诱导的胃黏膜炎症直接诱导这种弥漫型癌症，而不通过众所周知的萎缩到化生再到癌症，因此弥漫型癌症通常不显示晚期胃萎缩，这就是为什么 PG 水平（一种可靠的胃萎缩标志物）不能有效地检测这种类型的癌症的原因。因此，在非萎缩性胃炎病例中发生癌症的风险因素包括高 PG II 水平和高 *H. pylori* 抗体滴度，这两者都反映了活跃的胃黏膜炎症。由此我们可推测，使用 *H. pylori*-IgG 抗体滴度的定量方法可用于胃癌患者的进一步组织学分型。

1. 血清 *H. pylori* 低抗体滴度与胃癌风险　*H. pylori*-IgG 抗体滴度与胃炎的严重程度相关，*H. pylori* 诱导的炎症活性与血清 *H. pylori*-IgG 或抗体胃蛋白酶原 II 水平密切相关，关于 *H. pylori*-IgG 抗体滴度和胃癌风险的研究表明，在黏膜萎缩存在时具有低 *H. pylori*-IgG 抗体滴度的受试者具有肠型胃癌的高风险。多项研究报道，与高滴度受试者相比，*H. pylori* 抗体与晚期黏膜萎缩相结合的低滴度血清阳性（通过 PG 水平确定，即 ABC 方法）显示胃癌风险升高。Yanaoka 等首先提到了 "低阳性滴度" 在筛查胃癌中的意义。这些作者报道，低阳性抗体滴度与血清学萎缩的总体癌症发病率的风险比（HR）显著高于高抗体滴度（HR = 11.4 vs HR = 6.7），表明 "低滴度" 患者，特别是具有胃萎缩的受试者风险显著增加。基于病例对照研究，Fujioka等报道，癌症病例的血清 *H. pylori* 抗体滴度中位数低于对照组，因此高阳性滴度患者的胃癌风险降低（OR＝0.39）。然而，需要注意的是，该研究群体不限于具有胃萎缩的受试者。但在一项大型研究中（参与人数超过36 000人），Tatemichi等也清楚地证明了PG阳性受试者中低血清阳性 *H. pylori* 抗体滴度与胃癌发病率之间的关联。据文献报道，在严重胃萎缩的受试者中，低阳性滴度和高阳性滴度受试者的癌症发生率（使用A组作为参考）的OR分别为14.9和8.3，表明低阳性滴度的风险病例几乎是高阳性病例的两倍。该文献还分析了低阳性抗体滴度患者肠型胃癌和弥漫型胃癌的风险，证明了癌症风险与肠型癌症中低阳性抗体滴度之间的显著相关性，而不是弥漫型胃癌。

2.血清 *H. pylori* 高抗体滴度与弥漫型胃癌 在Lee等的研究中，282例早期胃癌患者被纳入临床试验，174例患者（61.7%）诊断出肠型早期胃癌，108例患者（38.3%）诊断为弥漫型早期胃癌。在弥漫型早期胃癌患者中，血清 *H. pylori*-IgG抗体阳性率为90.7%（而在肠型早期胃癌中为75.9%）。血清 *H. pylori*-IgG抗体（≥8.0U/ml）的高阳性滴度见于24.1%的弥漫型早期胃癌患者和8.1%的肠型早期胃癌患者。随着 *H. pylori*-IgG抗体血清滴度的增加，弥漫型早期胃癌的比例显著增加；65.0%具有高阳性 *H. pylori*-IgG抗体滴度的患者被诊断为弥漫型早期胃癌。在没有胃萎缩的情况下，较高的 *H. pylori*-IgG抗体滴度与弥漫型胃癌的发展之间的关联非常显著。还有一些研究者同样也报道了弥漫型胃癌与高阳性滴度 *H. pylori* 抗体之间的关联。Tatemichi等利用胃癌病例和匹配的对照受试者进行病例对照研究，他们证明了高滴度 *H. pylori* 抗体滴度患者发生弥漫性胃癌的风险最高。Watanabe等最近首次阐明了高滴度 *H. pylori* 抗体的PG阴性个体中具有弥漫型胃癌的风险，通过对未表现出慢性萎缩性胃炎的 *H. pylori* 阳性受试者进行年度内镜检查，Watanabe等证明了符合这一假说的胃癌的发病率。*H. pylori* 高滴度组弥漫型胃癌发病率显著高于低滴度组，HR值为6.51。该研究还报道了具有高滴度 *H. pylori* 抗体和高PGⅡ水平（PGⅠ＞50ng/ml和PGⅠ/PGⅡ值≤3）受试者的癌症发病率［1524/10万（人·年）］显著增加。在Lee等的研究中还使用 *H. pylori*-IgG抗体滴度值将血清阳性患者分为亚组。结果显示，患者的中位年龄按阴性、低阳性、中阳性和高阳性 *H. pylori*-IgG抗体滴度组的顺序逐渐降低。此外，女性在弥漫型胃癌中的比例随低到高抗体浓度而增加。即使在70岁的人群中，弥漫型胃癌也常常处于高阳性 *H. pylori*-IgG抗体组，且这种趋势在具有高阳性 *H. pylori*-IgG抗体滴度的女性胃癌患者中更是显著。因此，提示高阳性 *H. pylori*-IgG抗体滴度和弥漫型胃癌之间的关联应与患者的年龄、性别和吸烟状况等一并解释，而不单单是作为独立因素。

鉴于以上一些研究表明 *H. pylori*-IgG抗体滴度与胃癌的组织学类型之间存在着关联，在采用血清学方法检测 *H. pylori* 抗体时，不仅仅要关注抗体的阴阳性，还要考虑抗体的滴度差别，为不同的胃组织学类型筛选提供线索。

（三）血清 *H. pylori* 抗体检测与胃癌预后

尽管 *H. pylori* 感染与胃癌发病率之间的关系已得到很好的证实，但 *H. pylori* 与胃癌生存之间的关系尚不清楚。尽管与胃癌风险相关 *H. pylori* 血液生物标志物已显示出作为胃癌风险的潜在预测因子的前景，但除了临床特征之外，目前尚无已知的与胃癌生存相关的生物标志物。Varga等在2017年通过一项研究试图确定 *H. pylori* 血清抗体阳性是否可以作为胃癌预后的潜在标记。在两个前瞻性队列，即上海男性健康研究和上海女性健康研究中，使用多重分析评估了15种 *H. pylori* 菌株的血清阳性情况。多变量调整的COX比例风险回归用于检查诊断前 *H. pylori* 抗体水平与胃癌之间的关联。结果显示，无论是 *H. pylori* 整体抗体水平还是侧重于CagA *H. pylori* 阳性均与胃癌生存率无关。

（四）血清 *H. pylori* 抗体检测与胃癌复发预警

H. pylori-IgG抗体主要用于胃癌的早期诊断和病情监测，除了生存预后分析外，很少用于胃癌治疗后复发监测。目前，关于 *H. pylori* 感染用于肿瘤复发的报道主要见于胃黏膜相关淋巴瘤治疗后复发的监测。2002年，Ghoshal等发表了1篇个案报道：1例原发性胃淋巴瘤患者，经过外科手术切除肿瘤，并进行根除 *H. pylori* 的治疗，然而在后续的随访中用尿素酶试验发现该患者再次感染 *H. pylori* 后又患上了胃腺癌。2012年，Liu等的研究经过两年的随访发现，血清 *H. pylori* 抗体阳性的胃癌患者，发生肿瘤转移或复发的概率更高。2018年一项来自韩国的研究发现，阳性 *H. pylori* 感染状态与内镜移除后胃增生性息肉复发率显著相关。除此以外，2006年韩国的Hong等通过组织学检测发现 *H. pylori* 的存在是影响MALT淋巴瘤复发的最重要的危险因素。在2007年，Fallahi等通过RUT及组织学检测发现有些疾病如MALT淋巴瘤的治疗需要强调根除 *H. pylori*，许多患者由抗生素耐药等导致 *H. pylori* 根除不彻底而复发。

从上述研究结果看，尚无充分证据证明血清 *H. pylori* 抗体可以用于胃癌术后复发的监测，其应用价值还有待进一步研究证实。

五、*H. pylori* 感染与黏膜相关淋巴组织淋巴瘤

（一）*H. pylori* 感染与黏膜相关淋巴组织淋巴瘤相关性

原发性胃淋巴瘤（primary gastric lymphoma，PGL）是非霍奇金淋巴瘤（non-Hodgkin lymphoma，NHL）最常见的结外部位，占所有结外淋巴瘤的30% ～ 40%。它也代表所有非霍奇金淋巴瘤的4% ～ 20%和约5%的原发性胃肿瘤。PGL的频繁组织学亚型是MALT的边缘区B细胞淋巴瘤和弥漫性大B细胞淋巴瘤（diffuse large B cell lymphoma，DLBCL）。MALT淋巴瘤起源于淋巴滤泡生发中心后边缘带B细胞产生的克隆性B细胞肿瘤。30年前Marshall和Warren从患有活动性慢性胃炎患者的胃黏膜中鉴定出 *H. pylori*。胃 *H. pylori* 感染被认为是慢性活动性胃炎的主要原因，并且是胃MALT淋巴瘤的主要危险因素。自 *H. pylori* 胃炎与胃MALT淋巴瘤相关联以来，世界范围内已进行了广泛的基础研究和临床试验，并建议对 *H. pylori* 相关性胃炎和胃MALT淋巴瘤进行治疗指导。据报道，50% ～ 100%的中国胃MALT淋巴瘤患者存在 *H. pylori* 感染。世界其他地区也报道了类似的观察结果。在欧洲，估计每10万人中淋巴瘤的发病率为0.3 ～ 0.8。根据最近的一项研究，美国胃MALT淋巴瘤的发病率约为每10万人0.38，发病率随年龄的增长而增加。

MALT淋巴瘤是低度恶性病变，发病率以50 ～ 60岁最高，患 *H. pylori* 胃炎的患者有发生胃MALT淋巴瘤的风险，实验研究表明，13种不同的 *H. pylori* 菌株中只有1种

能够刺激B细胞增殖并通过T细胞产生IL-2。还测试了大肠杆菌和空肠弯曲杆菌（与
*H. pylori*具有不同抗原的革兰氏阴性肠道细菌），它们在培养中未能诱导B细胞增殖，因
此*H. pylori*菌株具有特定的作用。研究发现，MALT淋巴瘤表达高水平的增殖诱导配体
（proliferation-inducing ligand，APRIL），这是一种新的细胞因子，对维持B细胞增殖至
关重要，对*H. pylori*和*H. pylori*特异性T细胞也有刺激巨噬细胞产生APRIL的作用。此
外，*H. pylori*可以将CagA蛋白直接转移到B细胞中，导致细胞外信号调节激酶活化和B
淋巴细胞瘤-2表达上调，从而抑制细胞凋亡。感染此类*H. pylori*菌株的患者也是根除治
疗的有效反应者。除CagA外，也有研究报道称，VacA菌株在体内有抗淋巴增殖的特性，
VacA可抑制B淋巴细胞和T淋巴细胞的活化与增殖，因此可能干扰B细胞的抗原呈递，
与胃MALT淋巴瘤的发病机制有一定的相关性。

（二）*H. pylori*感染与黏膜相关淋巴组织淋巴瘤治疗

由于*H. pylori*与胃MALT淋巴瘤密切相关，Wotherspoon等首先使用抗生素治疗胃
MALT淋巴瘤患者，并引起淋巴瘤的急剧消退。自此，无论*H. pylori*在活检组织中的状
态如何，用于*H. pylori*根除的抗生素联合治疗已成为胃MALT淋巴瘤患者的标准疗法。
*H. pylori*在胃MALT淋巴瘤发病机制中的作用表明，其已经从根本上改变了这些患者的
预后，*H. pylori*阳性的胃MALT淋巴瘤患者对抗生素根除治疗有较好的反应，仅通过根
除这种病原体就能够提高其存活率。目前的胃肠病学和肿瘤学国际指南已经确定，早
期的一线治疗是根除*H. pylori*治疗，而在晚期阶段，需要辅助抗肿瘤治疗。因此，胃
MALT淋巴瘤的治疗必须考虑*H. pylori*的根除，而与阶段无关。那些从根除治疗中获益
的患者必须在根除后至少6周进行尿素呼气试验，并在质子泵抑制剂停药后至少2周进
行评估。MALT淋巴瘤的随访包括内镜检查，可在根除治疗完成后3～6个月进行，并
对*H. pylori*进行胃黏膜活检取样。抗生素根除治疗后胃黏膜活检中*H. pylori*的持续存在
通常表明再感染或对抗生素有抗性的细菌种类的发展。

（三）*H. pylori*相关MALT淋巴瘤的诊断

目前，胃MALT淋巴瘤的诊断依赖于临床症状、内镜特征和病理组织学检查，以及
*H. pylori*感染的无创检查，如^{13}C-UBT和单克隆粪便抗原试验及胃活组织检查的常规苏
木精-伊红（HE）染色切片中推荐寻找*H. pylori*，并且应在病理报告中记录*H. pylori*的
状态。组织切片上*H. pylori*的免疫染色似乎是最具特异性和敏感性的。

虽然临床上还未有血清学检测*H. pylori*抗体用于MALT淋巴瘤的明确报道，但是笔
者建议可采用血清学检测的方法明确*H. pylori*感染情况，并可通过未来进一步的大量研
究探讨*H. pylori*抗体滴度与MALT淋巴瘤的诊断、疗效及预后等之间的联系，为MALT
淋巴瘤患者的早期诊断、早期治疗提供积极的帮助。

第三节　问题与展望

目前，^{13}C-UBT为临床上常用的*H. pylori*感染的检测方法，而血清学*H. pylori*抗体

检测方法同样有着不可忽略的优势，且与疾病的诊断等密切相关，可为临床医师提供治疗参考。因此，推荐的抗原、抗体联合检测将会提供更准确的结果，起到疾病预警和动态检测等作用，有着很好的应用前景。然而，已有研究大多数还仅聚焦于血清 *H. pylori* 抗体与胃疾病间的相关性及诊断等，对于抗体滴度变化对疾病疗效、动态检测的价值探索及预后和复发预警的研究仍有限且未有定论，*H. pylori* 抗体检测对于 MALT 淋巴瘤的诊断价值等值得研究者们进一步探索的。除此以外，*H. pylori* 不同的毒力因子的抗体如 CagA-IgG 等，已提示可作为进一步筛选的更准确的指标，但其应用仍然需要更确切的证据支持，很可能会为临床应用提供更有效的帮助。

（楚瑷宁　宫月华）

参 考 文 献

董秋萍，罗兵，郭爱军，等，2012．3种上消化道疾病中幽门螺杆菌感染率的检测及分析．安徽医科大学学报，47（2）：208-210．

李红涛，吴开春，李彩宁，等，2004．血清胃泌素对老年人慢性萎缩性胃炎的诊断．中华老年医学杂志，（4）：21-23．

梁景云，2010．幽门螺杆菌抗体检测的临床意义．中国当代医药，17（25）：83-87．

孙丽萍，宫月华，袁媛，2004．血清胃蛋白酶原含量作为幽门螺杆菌除菌疗效判定指标的研究．世界华人消化杂志，（8）：69-72．

叶朝华，黎卓江，张晓丹，2018．消化性溃疡和慢性非萎缩性胃炎与幽门螺杆菌感染的相关性分析．数理医药学杂志，31（6）：798-800．

Ansari S，Yamaoka Y，2018．Current understanding and management of *Helicobacter pylori* infection：an updated appraisal．F1000Res，7．

Arruda SM，Forones NM，Juca NT，et al，2009．Could gastric histology be a useful marker for making decision on *Helicobacter pylori* eradication therapy in patients with dyspepsia? Arq Gastroenterol，46（3）：209-213．

Bessede E，Staedel C，Acuna Amador LA，et al，2014．*Helicobacter pylori* generates cells with cancer stem cell properties via epithelial-mesenchymal transition-like Changes．Oncogene，33（32）：4123-4131．

Blosse A，Lehours P，Wilson KT，et al，2018．Helicobacter：inflammation，immunology，and vaccines．Helicobacter，23 Suppl 1：e12517．

Chen HN，Wang Z，Li X，et al，2016．*Helicobacter pylori* eradication cannot reduce the risk of gastric cancer in patients with intestinal metaplasia and dysplasia：evidence from a meta-analysis．Gastric Cancer，19（1）：166-175．

Chen XZ，Huang CZ，Hu WX，et al，2018．Gastric cancer screening by combined determination of serum *Helicobacter pylori* antibody and pepsinogen concentrations：ABC method for gastric cancer screening．Chin Med J（Engl），131（10）：1232-1239．

Chiloiro M，Russo F，Riezzo G，et al，2001．Effect of *Helicobacter pylori* infection on gastric emptying and gastrointestinal hormones in dyspeptic and healthy subjects．Dig Dis Sci，46（1）：46-53．

Ching CK，Wong BC，Kwok E，et al，1996．Prevalence of CagA-bearing *Helicobacter pylori* strains detected by the anti-CagA assay in patients with peptic ulcer disease and in controls．Am J Gastroenterol，91（5）：949-953．

Choi YJ，Kim N，Chang H，et al，2015．*Helicobacter pylori*-induced epithelial-mesenchymal transition，a potential role of gastric cancer initiation and an emergence of stem cells．Carcinogenesis，

36（5）：553-563.

Correa P, 1992. Human gastric carcinogenesis: a multistep and multifactorial process—first American cancer society award lecture on cancer epidemiology and prevention. Cancer Res, 52（24）: 6735-6740.

de Vries AC, van Grieken NC, Looman CW, et al, 2008. Gastric cancer risk in patients with premalignant gastric lesions: a nationwide cohort study in the Netherlands. Gastroenterology, 134（4）: 945-952.

Du LJ, Chen BR, Kim JJ, et al, 2016. *Helicobacter pylori* eradication therapy for functional dyspepsia: systematic review and meta-analysis. World J Gastroenterol, 22（12）: 3486-3495.

Fujioka N, Fahey MT, Hamada GS, et al, 2001. Serological immunoglobulin G antibody titers to *Helicobacter pylori* in Japanese Brazilian and Non-Japanese Brazilian gastric cancer patients and controls in Sao Paulo. Jpn J Cancer Res, 92（8）: 829-835.

Gong YH, Sun LP, Jin SG, et al, 2010. Comparative study of serology and histology based detection of *Helicobacter pylori* infections: a large population-based study of 7, 241 subjects from China. Eur J Clin Microbiol Infect Dis, 29（7）: 907-911.

Guo J, Wang B, Fu Z, et al, 2016. Hypoxic microenvironment induces EMT and upgrades stem-like properties of gastric cancer cells. Technol Cancer Res Treat, 15（1）: 60-68.

Hanahan D, Weinberg RA, 2011. Hallmarks of cancer: the next generation. Cell, 144（5）: 646-674.

Hooi JKY, Lai WY, Ng WK, et al, 2017. Global Prevalence of *Helicobacter pylori* infection: systematic review and meta-analysis. Gastroenterology, 153（2）: 420-429.

Horiuchi Y, Fujisaki J, Yamamoto N, et al, 2016. Biological behavior of the intramucosal *Helicobacter Pylori*-negative undifferentiated-type early gastric cancer: comparison with *Helicobacter pylori*-positive early gastric cancer. Gastric Cancer, 19（1）: 160-165.

Hu Q, Zhang Y, Zhang X, et al, 2016. Gastric mucosa-associated lymphoid tissue lymphoma and *Helicobacter pylori* infection: a review of current diagnosis and management. Biomark Res, 4: 15.

Hung HH, Chen TS, Lin HC, 2010. Immunoglobulin G antibody against *Helicobacter pylori* is an accurate test for atrophic gastritis. J Chin Med Assoc, 73（7）: 355-359.

Hwang YJ, Kim N, Lee HS, et al, 2018. Reversibility of atrophic gastritis and intestinal metaplasia after *Helicobacter pylori* eradication-a prospective study for up to 10 years. Aliment Pharmacol Ther, 47（3）: 380-390.

Jin X, Li YM, 2007. Systematic review and meta-analysis from Chinese Literature: the association between *Helicobacter pylori* eradication and improvement of functional dyspepsia. Helicobacter, 12（5）: 541-546.

Kim SE, Park YS, Kim N, et al, 2013. Effect of *Helicobacter pylori* eradication on functional dyspepsia. J Neurogastroenterol Motil, 19（2）: 233-243.

Kim SS, Ruiz VE, Carroll JD, et al, 2011. *Helicobacter pylori* in the pathogenesis of gastric cancer and gastric lymphoma. Cancer Lett, 305（2）: 228-238.

Kim YI, Cho SJ, Lee JY, et al, 2016. Effect of *Helicobacter pylori* eradication on long-term survival after distal gastrectomy for gastric cancer. Cancer Res Treat, 48（3）: 1020-1029.

Kokkola A, Rautelin H, Puolakkainen P, et al, 2000. Diagnosis of *Helicobacter pylori* infection in patients with atrophic gastritis: comparison of histology, 13c-Urea breath test, and serology. Scand J Gastroenterol, 35（2）: 138-141.

Korstanje A, van Eeden S, Offerhaus GJ, et al, 2006. The 13carbon urea breath test for the diagnosis of *Helicobacter pylori* infection in subjects with atrophic gastritis: evaluation in a primary care setting.

Aliment Pharmacol Ther, 24（4）: 643-650.

Lambert AW, Pattabiraman DR, Weinberg RA, 2017. Emerging biological principles of metastasis. Cell, 168（4）: 670-691.

Li Q, Zhu Y, Liu J, et al, 2017. Hpslyd inducing CDX2 and vil1 expression mediated through TCTp protein may contribute to intestinal metaplasia in the stomach. Sci Rep, 7（1）: 2278.

Loffeld RJ, Werdmuller BF, Kusters JG, et al, 2001. Functional dyspepsia is associated with CagA-positive *Helicobacter pylori* strains. Scand J Gastroenterol, 36（4）: 351-355.

Mazzoleni LE, Sander GB, Francesconi CF, et al, 2011. *Helicobacter pylori* eradication in functional dyspepsia: Heroes trial. Arch Intern Med 171（21）: 1929-1936.

Moayyedi P, Soo S, Deeks JJ, et al, 2011. Withdrawn: Eradication of *Helicobacter pylori* for non-ulcer dyspepsia. Cochrane Database Syst Rev, （2）: Cd002096.

Nelson DB, Murdoch M, Sandozi IK, et al, 2000. Dyspepsia is associated with CagA-positive *Helicobacter pylori*. Am J Gastroenterol, 95（12）: 3412-3417.

Ohata H, Kitauchi S, Yoshimura N, et al, 2004. Progression of chronic atrophic gastritis associated with *Helicobacter pylori* infection increases risk of gastric cancer. Int J Cancer, 109（1）: 138-143.

Rokkas T, Pistiolas D, Sechopoulos P, et al, 2007. The long-term impact of *Helicobacter pylori* eradication on gastric histology: a systematic review and meta-analysis. Helicobacter, 12 Suppl 2: 32-38.

Sarikaya M, Filik L, Dogan Z, et al, 2013. Is there any effect of sequential eradication therapy of *Helicobacter pylori* on functional dyspepsia symptom resolution? Acta Gastroenterol Belg, 76（4）: 448-449.

Shin CM, Kim N, Lee HS, et al, 2009. Validation of diagnostic tests for *Helicobacter pylori* with regard to grade of atrophic gastritis and/or intestinal metaplasia. Helicobacter, 14（6）: 512-519.

Shuto M, Fujioka T, Matsunari O, et al, 2017. Association between gastric cancer risk and serum *Helicobacter pylori* antibody titers. Gastroenterol Res Pract, 2017: 1286198.

Sougleri IS, Papadakos KS, Zadik MP, et al, 2016. *Helicobacter pylori* CagA protein induces factors involved in the epithelial to mesenchymal transition（EMT）in Infected gastric epithelial cells in an EPIYA-phosphorylation-dependent manner. Febs j, 283（2）: 206-220.

Sugano, K. 2018. Effect of *Helicobacter pylori* eradication on the incidence of gastric cancer: a systematic review and Meta-analysis. Gastric Cancer 22, no. 3: 435-445.

Treiber G, Schwabe M, Ammon S, et al, 2004. Dyspeptic symptoms associated with *Helicobacter pylori* infection are influenced by strain and host specific factors. Aliment Pharmacol Ther, 19（2）: 219-231.

Tu H, Sun L, Dong X, et al,2014. Serum anti-*Helicobacter pylori* immunoglobulin G titer correlates with grade of histological gastritis, mucosal bacterial density, and levels of serum biomarkers. Scand J Gastroenterol,49（3）: 259-266.

Tu H, Sun L, Dong X, et al, 2015. Temporal changes in serum biomarkers and risk for progression of gastric precancerous lesions: a longitudinal study. Int J Cancer, 136（2）: 425-434.

Valastyan S, Weinberg RA, 2011. Tumor metastasis: molecular insights and evolving paradigms. Cell, 147（2）: 275-292.

van Marrewijk CJ, Mujakovic S, Fransen GA, et al, 2009. Effect and cost-effectiveness of step-up versus step-down treatment with antacids, H_2-receptor antagonists, and proton pump inhibitors in patients with new onset dyspepsia（DIAMOND Study）: a primary-care-based randomised controlled trial. Lancet, 373（9659）: 215-225.

Wang D, Li Q, Gong Y, et al, 2017. The association between vaca or CagA status and eradication outcome of *Helicobacter pylori* infection: a meta-analysis. PLoS One, 12（5）: e0177455.

Wang J, Xu L, Shi R, et al, 2011. Gastric atrophy and intestinal metaplasia before and after *Helicobacter pylori* eradication: a meta-analysis. Digestion, 83（4）: 253-260.

Werdmuller BF, van der Putten AB, Veenendaal RA, et al, 1999. Functional dyspepsia has a good prognosis irrespective of *H. pylori* status. long-term follow-up of symptoms after anti *H. pylori* treatment. Neth J Med, 55（2）: 64-70.

Wu KC, Li HT, Qiao TD, et al, 2004. Diagnosis of atrophic body gastritis in Chinese patients by measuring serum pepsinogen. Chin J Dig Dis, 5（1）: 22-27.

Yong X, Tang B, Xiao Y F, et al, 2016. *Helicobacter pylori* upregulates nanog and Oct4 via wnt/β-catenin signaling pathway to promote cancer stem cell-like properties in human gastric cancer. Cancer Lett, 374（2）: 292-303.

Yoo JY, Kim N, Park YS, et al, 2007. Detection rate of *Helicobacter pylori* against a background of atrophic gastritis and/or intestinal metaplasia. J Clin Gastroenterol, 41（8）: 751-755.

Zullo A, Hassan C, De Francesco V, et al, 2014. *Helicobacter pylori* and functional dyspepsia: an unsolved issue? World J Gastroenterol, 20（27）: 8957-8963.

第十二章

胃功能血清学指标联合检测与胃癌及其高危人群筛查

目前，胃癌筛查相关胃功能血清学检测指标主要包括4项：PGⅠ、PGⅡ、G-17及 *H. pylori*-IgG，其中PGⅠ、PGⅡ和G-17组成可以直接反映胃黏膜不同部位状态的标志群：PGⅠ主要由胃底腺主细胞和黏液颈细胞分泌，可以反映胃底腺区细胞的功能；PGⅡ主要由胃底腺细胞、贲门腺细胞和胃窦幽门腺的黏液颈细胞分泌，可以反映整个胃腺细胞的功能；G-17由胃窦G细胞分泌，主要反映胃窦细胞的功能。而*H. pylori*抗体则是反映胃黏膜是否出现外源性致病菌感染的重要指标。通过对血清胃功能指标联合检测分析，可以很好地把握胃黏膜的功能状态，同时可为胃部疾病的诊断和治疗提供线索，为胃癌的筛查早诊提供有效方法。

第一节 胃功能血清学检测指标之间的关系及其分泌调控

一、血清PGⅠ、PGⅡ及G-17的分泌调控

胃由3个解剖区域（胃底、胃体和胃窦）和2个功能区域（泌酸腺区和幽门腺区）组成。泌酸腺区的标志是壁细胞分泌胃酸和主细胞分泌PG，而幽门腺区的标志是G细胞分泌G-17。血清PGⅠ、PGⅡ、PGⅠ/PGⅡ和G-17水平变化可以反映胃黏膜不同部位细胞的功能状态。当血清PGⅠ水平发生改变时，提示胃底腺区细胞状态发生改变；当血清PGⅡ水平发生改变时，提示全胃细胞状态发生改变；当血清G-17水平发生改变时，提示胃窦区细胞状态发生改变。不同指标各有侧重，彼此之间尚存在复杂的反馈调节关系。另外，神经内分泌细胞占人胃上皮细胞的1%，在调节胃功能方面也起到重要作用，包括：①肠嗜铬细胞（enterochromaffin cell，EC）分泌心房利钠肽（atrial natriuretic peptide，ANP）、血清素和肾上腺髓质素；②肠嗜铬细胞样（ECL）细胞分泌组胺；③D细胞分泌生长抑素（SST）和胰岛淀粉样多肽；④X/A样细胞分泌生长素释放肽和肥胖抑制素，其中ECL细胞构成人神经内分泌细胞群的30%。神经内分泌细胞群受到肠神经系统（enteric nervous system，ENS）的支配。ENS是自主神经系统的第三个分支（另外两个是交感神经

和副交感神经），通常被称为"小脑"，因为它含有与脊髓相当的神经元，并且可以自主运作。应该注意的是，迷走神经含有80%～90%的传入纤维和仅10%～20%的传出纤维。传出纤维是神经节前的，不直接支配壁细胞或神经内分泌细胞，而是与ENS的神经节后神经元汇合。神经节后神经元包含多种神经递质，包括乙酰胆碱（ACh）、胃泌素释放肽（GRP）、血管活性肠肽（VIP）、垂体腺苷酸环化酶激活多肽（PACAP）、一氧化氮（NO）和P物质。这些物质同细胞相互作用形成了胃功能的调控网络，其中，胃泌素是进食过程中胃酸分泌的主要刺激物，在胃窦的G细胞中产生，并且在近端小肠结肠和胰腺中可产生少量。正向调控G细胞分泌胃泌素的途径主要有ENS神经节后神经元分泌ACh、GRP直接调控；负向调控G细胞分泌胃泌素主要通过两种途径，第一种是SST结合G细胞SST2受体抑制胃泌素分泌，第二种是酸性环境通过钙敏感受体（calcium-sensing receptor, CaSR）抑制胃泌素分泌。胃泌素和胆囊收缩素（CCK）具有相同的羧基端序列，都可以同CCK2受体结合，但是由于CCK1受体同胃泌素和CCK亲和力不同，CCK1受体会优先与硫酸化CCK结合。PG Ⅰ和PG Ⅱ主要由胃主细胞分泌，而胃主细胞分泌PG主要的调控方式有神经元刺激分泌和CCK刺激分泌等。迷走神经释放ACh刺激胃主细胞释放PG已经在多个实验中被证实，这也是PG的主要释放途径。ACh通过刺激胃主细胞上的M_1和M_2毒蕈碱受体而活化蛋白激酶C（PKC），从而释放内源钙离子，进而释放PG。CCK则通过胃主细胞上的CCK1受体，释放途径同ACh相似，通过释放内源钙离子而释放PG。另外，在炎症反应中，前列腺素通过激活G蛋白降低环磷酸腺苷（cAMP）的浓度水平，从而抑制PG释放，而在非甾体抗炎药引起的胃损伤中，白三烯通过胃主细胞特殊受体强有力刺激胃主细胞分泌PG（图12-1）。

基础状态下，SST通过对胃窦中G细胞（胃泌素）及胃底/胃体内ECL细胞（组胺）和壁细胞（盐酸）的持续抑制，使酸分泌维持在低水平。当中枢神经刺激通过迷走神经传递到胃壁内胆碱能神经元后，在胃底/胃体中，从胆碱能神经元释放的ACh通过消除SST对壁细胞和ECL细胞的抑制，同时直接刺激壁细胞分泌胃酸、主细胞分泌PG。在胃窦中，胆碱能神经元通过ACh直接刺激胃泌素分泌，通过抑制SST分泌间接刺激胃泌素分泌，肽能神经元通过GRP直接刺激胃泌素分泌。胃泌素可以通过刺激ECL细胞释放组胺，通过刺激壁细胞释放胃酸。组胺可以诱导主细胞分泌PG，但是高水平的组胺可以抑制PG分泌。在这个过程中，PG分泌主要通过胆碱能神经元调控，但同时胃泌素通过刺激ECL细胞释放组胺，间接调控了主细胞分泌PG。另外，当胆碱能神经元活性减弱，VIP神经元被激活，从而刺激SST的分泌。当胃窦和胃底/胃体中细胞暴露于酸性环境中，可以通过CaSR直接抑制胃泌素分泌，同时也可以激活CGRP神经元，刺激SST分泌，进而间接抑制胃泌素分泌。在正常的生理条件下，负向调节PG主要通过神经元减少分泌ACh来完成；而负向调节胃泌素则通过SST结合G细胞表面的SST2受体来完成。所以在胃功能调控网络中，胃泌素可以间接正向调控PG。

二、*H. pylori* 感染与血清PG Ⅰ、PG Ⅱ及G-17水平的关系

H. pylori 抗体检验阳性意味着机体对外源性 *H. pylori* 感染有应答。*H. pylori* 感染最初阶段破坏了胃黏膜上皮细胞的pH屏障，使胃黏膜细胞暴露于酸性环境当中，这会抑制胃泌素的分泌，引起胃酸分泌减少。同时 *H. pylori* 感染可以引起胃黏膜的炎症，而

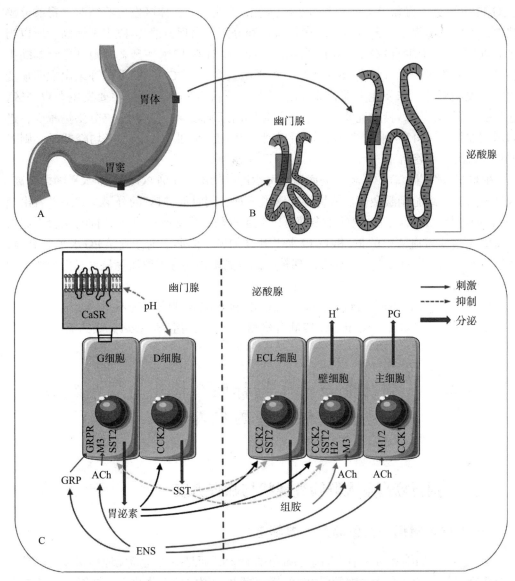

图12-1　胃蛋白酶原和胃泌素的主要调控网络

炎症可引起细胞坏死，坏死的分泌细胞破裂将PGⅠ和PGⅡ释放到血液中，这时引起 *H. pylori* 感染初期的血清PGⅠ、PGⅡ水平升高。随着 *H. pylori* 感染持续存在，胃黏膜细胞被破坏，PG分泌细胞开始减少，胃黏膜开始出现萎缩，这时出现了血清PGⅠ、PGⅡ降低的情况。

　　由于分泌PGⅠ和PGⅡ的细胞在胃中的分布存在差异，血清PGⅠ水平容易受到胃底腺区萎缩的影响，而PGⅡ的分泌细胞包括胃底腺细胞、贲门腺细胞和胃窦幽门腺的黏液颈细胞，而且在十二指肠腺中也有分泌细胞，所以血清PGⅡ水平不易受到胃底腺区萎缩影响。因此，当出现萎缩时，萎缩程度越强，血清PGⅠ水平降低越多，PGⅠ/PGⅡ值也随之下降。另外，G细胞分泌G-17同时受到胃酸、ACh和GRP的调控，当胃黏膜出现萎缩时，可能会打破这种调控机制，造成胃泌素-SST负反馈的紊乱，所以血清 G-17水平也受胃黏膜萎缩和 *H. pylori*感染的影响。当胃体区发生萎缩时，胃酸分泌减少，胃窦G细胞分泌更多的胃泌素刺激胃酸分泌，出现血清 G-17水平增高。所以当血清PGⅠ水平减少且PGⅠ/PGⅡ值降低，同时血清 G-17水平升高时则可推测萎缩主要发生在胃体区。而当血清PGⅠ水平未出现明显变化，PGⅠ/PGⅡ值亦未出现明显变化时则说明胃体区未发生萎缩，而血清 G-17水平降低则推测萎缩主要发生在胃窦区，这是由于胃窦部胃黏膜出现萎缩，胃窦部腺体内细胞减少，使得 G-17分泌量减少，进而影响血清中 G-17水平。当血清PGⅠ水平、PGⅠ/PGⅡ、G-17水平均降低时，则可推测全胃出现了萎缩。

在非萎缩性胃疾病中，随着炎症到溃疡程度的加深，血清PG、G-17水平随之升高。这是因为炎症细胞刺激会使血清胃泌素含量增加，同时促进PG的分泌。如果患者出现 *H. pylori*感染，*H. pylori*分泌的脂多糖可以刺激胃黏膜分泌更多的PG，同时又会引起炎症反应，这使得血清中的PG和G-17水平升高加剧。因此，对于血清PG水平升高时，我们应该首先考虑胃部炎症，如果出现较强的升高则需要考虑胃溃疡与十二指肠溃疡的鉴别诊断。

由于病变部位的不同，PGⅠ、PGⅠ/PGⅡ 和 G-17水平会出现不同的变化。所以根据*H. pylori*抗体与PGⅠ、PGⅡ、G-17联合检测可以有效判定*H. pylori*感染的部位及程度。

第二节　胃功能血清学指标联合检测与胃癌及其高危人群筛查国内外现状

一、中国胃癌高危人群筛查现状与筛查方案

（一）中国胃癌高发区高危人群筛查

在中国，胃癌筛查尚未纳入国家癌症筛查计划，而是在胃癌高发现场实施胃癌高危人群筛查。笔者团队采用"血清学初筛-胃镜精查的胃癌两轮优化筛查方案"在我国东北部胃癌高发区辽宁省庄河市分别于1997～1999年、2002～2004年、2007～2011年进行了3次大规模胃癌高危人群筛查，时间跨度近15年，受试者多达20 000多名。筛查中使用血清PG水平进行第一轮筛查，对PGⅠ/PGⅡ值≤7.0的患者进行胃镜检查。通过筛查发现胃癌108例，早期胃癌超过一半以上，充分展现了血清PG水平作为早期胃癌筛查工具的有效性。在我国华北胃癌高发地区进行的胃癌筛查源自一个中日联合研究项目，在1996年和1997年对河北省赞皇县1501例居民进行胃功能血清学检测，此后进行了长达14年的随访。这项研究使用日本的ABCD分类标准，结果发现A类胃癌发病率为2.2%，B类胃癌发病率为18.4%，C类胃癌发病率为56.0%，而D类胃癌发病率为47.6%。在我国南方地区，郑奎城等对福建省胃癌高发地区和低发地区的胃功能血清学检测指标进行了对比，发现这些地区的PGⅠ、PGⅡ和 G-17水平存在差异。同样为胃癌高发地区，福建省长乐市正常人群血清PGⅠ水平中位值为108.0ng/ml；在河北省赞

皇县正常人群血清PG I 水平中位值为44.7ng/ml；在辽宁省庄河市正常人群血清PG I 水平中位值为79.3ng/ml，存在明显差异。

（二）基于胃功能血清学初筛的胃癌高危人群筛查方案

笔者团队在辽宁省庄河市胃癌高发现场开展了胃功能血清检测指标的横断面分析和随访评价研究，对胃癌及其癌前病变风险进行了评估。基于12 112例胃癌筛查受检者的分析结果发现，血清PG I 、PG II 、PG I /PG II 、G-17及 *H. pylori*-IgG抗体水平均与胃癌发生发展相关，其中以PG II 、PG I /PG II 和 *H. pylori*-IgG更为显著；癌前病变受检者近20年（1997 ～ 2013年）随访结果发现，低PG I （＜70μg/L）和PG I /PG II 值（＜7）与胃癌变风险进展显著呈正相关，而低 G-17 （＜0.5pmol/L）或高 G-17 （＞4.7pmol/L）与胃癌变风险进展呈 J 型相关；进一步经5指标联检组合分析结果提示，胃癌预警价值显著高于传统风险标志组合；基于5种生物标志物的血清学活检评分与随访期间发生GC的风险呈正相关，其中PG I /PG II 值和 G-17 可能比其他指标贡献更多。以此为基础，构建了5项指标联检预测胃癌前病变风险模型，制定了胃癌风险量化分析表（表12-1）：评分≤2为低风险人群，评分≥14则具有较高的胃癌发病风险，综合评分越高胃癌变风险越高。研究提示，胃功能血清检测指标有助于识别胃癌高危个体以进一步行胃镜精查，也可实现胃癌风险分层评估，并有针对性地指导胃癌高危人群靶向筛查和个体化预防。

表12-1　胃癌风险量化分析表

变量名称	分组	分值
PG I （ng/ml）	＞70	0
	30 ～ 70	0
	＜30	1
PG II （ng/ml）	≤6.00	0
	6.01 ～ 9.73	1
	9.74 ～ 16.78	3
	＞16.78	6
PG I /PG II	＞7	0
	3 ～ 7	4
	＜3	4
G-17 （pmol/L）	≤0.50	1
	0.51 ～ 2.00	0
	2.01 ～ 4.80	1
	＞4.80	3
H. pylori-IgG （EIU）	＜34	0
	≥34	7

2014年，中华医学会消化内镜分会联合相关学会发布了《中国早期胃癌筛查及内镜诊治共同意见》（以下简称"意见"），该意见中明确建议使用血清PGⅠ、PGⅡ、PGⅠ/PGⅡ、G-17和 *H. pylori*-IgG 联合检查进行初筛，并根据初筛结果对受试者的胃癌患病风险进行评估。

该意见建议筛查人群标准如下：根据我国国情和胃癌流行病学，符合以下第1条和2～6中任一条者均应列为胃癌高危人群，建议作为筛查对象。①年龄40岁以上，男女不限；②胃癌高发区人群；③ *H. pylori* 感染者；④既往患者有慢性萎缩性胃炎、胃溃疡、胃息肉、手术后残胃、肥厚性胃炎、恶性贫血等胃癌前疾病；⑤胃癌患者一级亲属；⑥存在胃癌其他高危因素（高盐、腌制饮食、吸烟、重度饮酒等）。

建议筛查方法：

1.血清PG检测　PGⅠ浓度和（或）PGⅠ/PGⅡ值下降对于萎缩性胃炎具有提示作用，通常使用PGⅠ≤70μg/L且PGⅠ/PGⅡ值≤3.0作为诊断萎缩性胃炎的临界值，国内高发区胃癌筛查采用 PGⅠ≤70μg/L且PGⅠ/PGⅡ值≤7.0。根据血清PG检测和 *H. pylori*-IgG 检测结果可以有效地对患者的胃癌患病风险进行分层，并决定进一步检查策略。根据胃癌风险分级：A级，PG（－）、*H. pylori*（－）患者可不进行内镜检查；B级，PG（－）、*H. pylori*（＋）患者至少3年行1次内镜检查；C级，PG（＋）、*H. pylori*（＋）患者至少2年行1次内镜检查；D级，PG（＋）、*H. pylori*（－）患者每年行1次内镜检查。但需要注意的是当萎缩仅局限于胃窦时，PGⅠ及PGⅠ/PGⅡ值正常。血清PG水平在短时间内较为稳定，可每5年左右重复进行检查。

2.血清G-17检测　可以反映胃窦部黏膜萎缩情况，其水平决定于胃内酸度及胃窦部G细胞数量，因此，高胃酸及胃窦部萎缩患者的空腹血清G-17浓度较低。与血清PG检测相结合，血清G-17浓度检测可以诊断胃窦（G-17水平降低）或仅局限于胃体（G-17水平升高）的萎缩性胃炎。因此，建议联合检测血清G-17、PGⅠ、PGⅠ/PGⅡ及 *H. pylori*-IgG 以增加评估胃黏膜萎缩范围及程度的准确性。

2017年《中国早期胃癌筛查流程专家共识（草案）（2017年，上海）》发布，国家消化系统疾病临床医学研究中心（上海）开展了一项全国120余家医院参加的大数据、多中心临床研究，对近15 000例的胃癌风险人群进行了血清PG、G-17和 *H. pylori* 抗体的检测，并对所有筛查对象进行了内镜检查。经过统计学分析，得出在胃癌风险人群中，年龄、性别、*H. pylori* 抗体、PG、G-17是与胃癌发生最相关的5个因素的结论。根据这项研究，建立了新的胃癌筛查评分系统（表12-2），该系统包含5个变量，总分为0～23分，根据分值可将胃癌筛查目标人群分为3个等级：胃癌高危人群（17～23分），胃癌发生风险极高，建议每年进行1次胃镜检查；胃癌中危人群（12～16分），有一定胃癌发生风险，建议每2年进行1次胃镜检查；胃癌低危人群（0～11分），胃癌发生风险一般，建议每3年进行1次胃镜检查。上述专家共识进一步对我国早期胃癌筛查流程做出了规范。

2018年12月13日，国家卫生健康委员会颁布了《胃癌诊疗规范（2018年版）》，在其中"内镜筛查方法"部分，明确规定我国胃癌筛查采用PGⅠ≤70μg/L 且 PGⅠ/PGⅡ值≤7.0作为胃癌高危人群标准。根据血清PG、G-17和 *H. pylori* 抗体检测结果对胃癌患病风险进行分层，并决定进一步检查策略（图12-2）。

表 12-2　新型胃癌筛查评分系统

变量名称	分组	分值
年龄（岁）	40～49	0
	50～59	5
	60～69	6
	＞69	10
性别	女性	0
	男性	4
H. pylori 感染	无	0
	有	1
PG Ⅰ /PG Ⅱ	≥3.89	0
	＜3.89	3
G-17（pmol/L）	＜1.50	0
	1.50～5.70	3
	＞5.70	5

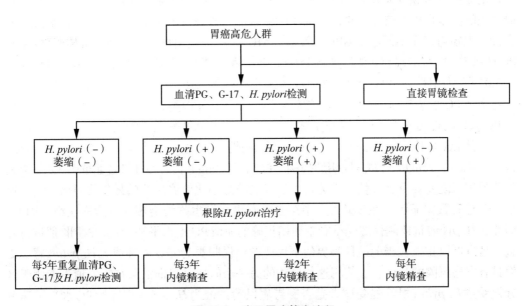

图 12-2　我国胃癌筛查流程

国家卫生健康委员会颁布的《胃癌诊疗规范（2018 年版）》

二、日本与其他地区胃癌高危人群筛查现状与筛查标准

日本是最早开展胃癌全国筛查的亚洲国家，在长达30多年的胃癌筛查工作中积累了

大量的宝贵经验，这些经验对我国胃癌早期诊断、早期治疗具有借鉴意义。

（一）日本胃癌高危人群筛查现状

1983年，日本健康服务法推行对于40岁以上的居民每年进行上消化道钡餐造影这种间接X线检查。间接X线检查很早就被用于胃癌筛查，并作为评估人群筛查结果的金标准，且被证明可以降低胃癌的死亡率，但同时也暴露出许多问题。首先，这些问题包括对于辐射暴露的恐惧、钡餐难以吞咽、检测期间意外跌倒、检查后肠梗阻等。其次，这种检查方法表现似乎较差且效率低下，平均有10%左右的筛查受试者被要求进行确认性胃镜检查，而这其中仅有1.5%左右发现胃癌。内镜筛查使胃癌死亡率降低的证据被认为是不充分的，因此日本第一个胃癌筛查指南并不支持内镜筛查。然而，在2015年发布的修订胃癌筛查指南中，基于有限的降低死亡率的证据，内镜筛查被接受为胃癌筛查的替代方法。因此，内镜筛查将在未来逐步取代传统的放射学筛查。新指南中另一个变化是，考虑到40岁人群的胃癌发病率在过去30年中下降了50%以上，所以将筛查的起始年龄提高到50岁。考虑当前对胃癌筛查成本的批评越来越多，筛选的间隔也延长到2～3年而不是年度筛查。

（二）胃功能血清学检测及胃癌高危人群筛查标准

尽管新指南制定者认为通过血清学方法筛选降低死亡率的证据并不充分，未积极推广血清学筛查方法（即所谓ABC方法），但ABC方法已经在许多健康检查组织和市政府组织的健康检查中被稳步推广。血清学筛查能日益普及的主要原因在于其简单性、安全性（无辐射，无不舒适）和成本效益。ABC方法是使用血清$H. pylori$抗体和PGⅠ和PGⅡ水平的组合对胃癌风险进行分层筛查。将血清PGⅠ≤70ng/ml且PGⅠ/PGⅡ值≤3.0判定为阳性，将血清$H. pylori$抗体水平出现$H. pylori$抗体>10U/ml判定为阳性。并将血清PG水平与血清$H. pylori$抗体水平的组合分为四类，即$H. pylori$抗体阴性且血清PG水平阴性为A类，$H. pylori$抗体阳性而血清PG水平阴性为B类，$H. pylori$抗体阳性且血清PG水平阳性为C类，$H. pylori$抗体阴性而血清PG水平阳性为D类。$H. pylori$抗体检测的加入可以减少假性阴性病例，PGⅠ≤70ng/ml和PGⅠ/PGⅡ值≤3.0作为最佳临界值可能需要重新评估，因为这些值可能与最小化胃癌风险的最佳临界值不同。例如，最近有数据显示，在B类人群中存在具有更高发生弥漫型癌症风险的亚组。因此，需要在$H. pylori$抗体阴性的受试者中使用正确的血清PGⅠ水平和PGⅠ/PGⅡ值进行筛查，这将可以排除在当前最佳临界值下可能被错误归类为非萎缩性或无$H. pylori$感染组但具有胃癌风险的受试者。使用这种方法的另一个问题是目前的最佳临界值不能用于区分接受过$H. pylori$根除的受试者是否有胃癌风险，因为$H. pylori$根除后PG水平迅速变化，80%的血清PG水平阳性患者的血清PG水平显示转为阴性。因此，应建立单独的标准用以区分如晚期萎缩性胃炎患者这样仍有胃癌风险的人群。这种方法仍可用于第一次风险筛查，以识别高风险组，并减少内镜筛查的负担。

（三）韩国胃癌高危人群筛查现状与筛查标准

韩国的胃癌筛查计划始于1999年，并于2002年正式纳入国家癌症筛查项目。与日本不同，筛查受试者可根据自己的喜好选择内镜检查或间接X线检查，筛查间隔设定为2年。筛选时可以选择两种筛选方式，因此可以获得大规模的比较性数据。同日本的情况一样，通过内镜检查发现胃癌的检出率高于间接X线检查。与间接X线检查相比，内镜检查在早期癌症的诊断中也有更好的表现。出乎意料的是，患者对内镜筛查的偏好似乎优于放射学筛查，筛查受试者中选择内镜筛查的人数不断增加。这可能是由于放射性筛查的检出率较差及韩国内镜检查成本低的缘故。重要的是，在韩国胃癌筛查项目越来越受欢迎，最近的普查率超过70%，这与在日本胃癌筛查项目的不良表现形成鲜明对比。尽管尚未报道通过该筛选方案能降低胃癌死亡率，但考虑到高普查率和高内镜筛查率，实现降低胃癌死亡率目标是相当可信的。在韩国，筛选检查必须在指定的诊所进行以确保质量。这些诊所除了日常临床工作量外，还必须处理大量的筛查受试者。在2011年由于超过70%的筛查检查（约430万人）是通过内镜检查完成的，这意味着每个合格的内镜医师需要每年检查1000名患者。同时内镜检查的质量可能需要进一步改善，因为早期胃癌的检出率低于日本数据，并且检出相当数量的筛查期间癌，根据2002～2005年的筛查数据，检测到的癌症和筛查期间癌分别为2415例和1083例。韩国结肠、直肠肿瘤预防和治疗正在增加，所以对结肠镜的检查需求也在不断增加。这需要韩国培养更多的能够进行上下消化道检查的内镜医师，以应对内镜筛查日益增长的需求。尽管在韩国血清学筛查胃癌似乎很有希望，但尚未见到在大规模人群筛查中使用这种方法的报道。

（四）西方国家胃癌高危人群筛查现状

虽然西欧国家和美国是胃癌的低风险地区，但是美国每年仍有超过22 000例胃癌病例发生，但是美国预防服务部门仅建议筛查吸烟者的腹主动脉瘤和肺癌。在西方国家，胃癌往往成为一种"被遗忘的疾病"。许多患者在晚期才被确诊。Yeh等探索了对于美国男性通过血清PG检测一次性筛查胃癌的成本效益，他们使用决策分析建模将这种方法与内镜检查和 *H. pylori* 筛查进行了比较，这个模型表明血清PG测试可以预防1/4的胃癌，这种方法比内镜检查或 *H. pylori* 筛查更有效、更便宜。然而，每个质量调整生命年（quality adjusted life year，QALY）的血清PG筛查成本超过10万美元，因此作为完整人群的战略并不具有成本效益。但另外，Yeh等研究的一个重要优势是考虑针对高危人群进行有针对性的筛查，特别是吸烟者。由于在这些高风险组中筛查的益处更高，QALY的成本降低。因此，血清PG检测具有成本效益，特别是对于目前男性吸烟者的最高风险组。PG筛查结合后续的内镜检查可能在高风险国家（如日本和韩国）中发挥重要作用，如果结合针对男性吸烟者和其他高风险亚群的更有针对性的筛查，在发病风险较低的西方国家人群中也同样可以使胃癌筛查成为可能。胃癌是胃肠道中最常见的癌症，并且全球死亡率接近90%。我们现在有确凿的证据证明这种疾病可以通过早期筛查来预防。*H. pylori* 的检测、血清PG检测、内镜早期病变检测的相关技术也发生了革命性的变化。如果PG检测和其他相关筛查也在西方国家人群中进行，那么将对胃癌的早期诊断起到积极的作用。

第三节 胃功能血清学检测在胃癌筛查与诊治中的
应用展望

一、胃功能血清学检测与胃癌诊治临床应用

（一）胃功能血清学检测与胃癌分型

目前，胃癌的组织学分型有多种分型方法，如Lauren分型将胃癌主要分为弥漫型胃癌和肠型胃癌；Ming分型将胃癌分为膨胀型胃癌和浸润型胃癌；Nakamura将胃癌分为分化型胃癌和未分化型胃癌；WHO将胃癌分成五种类型等。胃癌的病理分型常用的是WHO分型、Lauren分型，大体分型主要使用Borrmann分型。WHO胃癌包括以下常见组织学类型：乳头状腺癌、管状腺癌、黏液腺癌、印戒细胞癌、腺鳞癌、鳞癌、小细胞癌、未分化癌等。此外，胃内还可以发生类癌。少见类型或特殊类型的胃癌有实体型变异、肉瘤样变异等。Lauren分型将胃癌分为肠型胃癌与弥漫型胃癌，当肿瘤内两种类型成分相当时就称为混合型胃癌。癌症基因组图谱（The Cancer Genome Atlas，TCGA）工作组通过研究295例胃癌患者的DNA、RNA及蛋白质，对胃癌进行了分子分型，包括EBV感染型、微卫星不稳定型（MSI）型、基因组稳定型和染色体不稳定型。另外，亚洲癌症研究小组（The Asian Cancer Research Group，ACRG）通过对300例韩国的胃癌病例进行全基因组测序、基因表达和拷贝数分析等综合性分子分析，提出了胃癌分子分型的新观点。对于胃癌，ACRG工作组将其分成四种类型：微卫星稳定且TP53野生型（microsatellite stable and have intact TP53，MSS/TP53＋）、MSI-high型、微卫星稳定且表达上皮-间质转化特征型（microsatellite stable and expressing epithelial-mesenchymal transition signatures，MSS/EMT）和微卫星稳定且TP53突变型（microsatellite stable and have TP53 mutations，MSS/TP53-）。胃功能血清学检测与胃癌分型的研究主要集中在胃功能血清学检测指标与Lauren分型上。Yoshida等对一组4655名男性受试者血清PG和*H. pylori*抗体滴度使用ABC法（具体参阅本章第二节）进行了评估与分组，并进行了长达16年的随访，发现*H. pylori*感染与胃癌的发展密切相关。清楚地证明随着*H. pylori*感染的确诊，与*H. pylori*相关的慢性胃炎进展显著增加，胃癌进展显著增加，不论组织学类型如何，从B组进展为*H. pylori*相关慢性胃炎阶段，通过C组发展为广泛的慢性萎缩性胃炎（CAG），最后为D组伴有肠化生性胃炎。基于血清PG I水平作为黏膜萎缩程度指数，对C组受试者进行进一步分层也揭示了随着CAG程度的加剧，肠型癌症的风险显著升高。目前的结果清楚地表明，胃癌发展由*H. pylori*感染引发并通过驱动慢性非萎缩性胃炎-萎缩性胃炎-肠化生-胃癌的过程后缓慢发生，这是肠型胃癌发展的主要途径。此外，研究发现97.7%的癌症发生于暴露*H. pylori*感染的胃，而只有2.3% *H. pylori*感染的受试者患上了癌症。因此，该结果强烈表明*H. pylori*感染是癌症发展的必要因素，但其本身不足以导致癌症，这表明细菌、宿主的遗传基因和其他环境因素之间存在

复杂的相互作用。

尽管慢性非萎缩性胃炎-萎缩性胃炎-肠化生-胃癌的过程主要导致肠型胃癌，但目前的结果显示，相当一部分（42.5%）患者的胃癌来自 *H. pylori* 感染但没有严重CAG的受试者（B组）。B组弥漫型胃癌发生率（35.1%）明显高于 *H. pylori* 感染且有严重CAG的受试者（C组，26.3%），并占到近弥散型胃癌总数的50%左右（46.4%）。这些结果与以下假设一致：除了诱导慢性非萎缩性胃炎-萎缩性胃炎-肠化生-胃癌的过程外，*H. pylori* 诱导的胃内炎症导致直接诱发胃癌发展，特别是弥漫型胃癌。而这种类型的病变，没有通过萎缩性胃炎和肠上皮化生这两个中间步骤。然而，未经过严重CAG发展就成为癌症的癌前病变或高风险条件的原因还没有明确被阐明。Yoshida等基于之前内镜胃癌筛查人群的长期随访研究发现，在没有严重CAG的受试者中有一个高风险患者亚群体。血清PG和 *H. pylori* 抗体水平确定的B组受试者可被分为三个不同亚组，即Bα组、Bβ组和Bγ组。如低血清PGⅠ/PGⅡ（由于高PGⅡ水平）及高 *H. pylori* 抗体水平所示，Bγ组的特征是高度活跃的胃部炎症。更重要的是，Bγ组显示出弥漫型癌症的高风险。通过随访结果清楚地证明，在B组的三个亚组中Bγ组处于最高的癌症风险，这与 *H. pylori* 感染且有严重CAG的受试者（C组）相当，并且超过一半（54.5%）的Bγ组发展为弥漫型胃癌。以前的研究表明，没有严重CAG受试者的 *H. pylori* 感染导致血清PG水平升高，尤其是PGⅡ，同时伴有 *H. pylori* 抗体水平升高，并且升高的程度与反映黏膜炎症的活动性组织病理学变化呈正相关。这些升高的血清PG水平和 *H. pylori* 抗体水平通过 *H. pylori* 根除治疗而被逆转，因此这些升高的血清指标被认为是由 *H. pylori* 诱导的。在B组受试者的三个亚组中观察到的弥漫型胃癌的发生率和百分比似乎按照血清PGⅡ水平或 *H. pylori* 抗体水平反映出的胃炎活性程度的顺序而增加。这与上述弥漫型胃癌发展的假设一致。沿着这条线索，通过血清PGⅡ水平对B组受试者进行分层也鉴定出一组具有较高癌症风险的受试者，主要反映了弥漫型胃癌的风险。然而，与预期相反，*H. pylori* 抗体水平对B组受试者的分层鉴定为肠型胃癌高风险组。在这两个不同的高危人群之间观察到的癌症组织学类型不同，对此原因尚不清楚。但这两项血清试验似乎反映了 *H. pylori* 感染的两个不同方面。*H. pylori* 抗体水平反映了细菌感染和宿主免疫反应之间复杂的相互作用，而PGⅡ水平反映了局部化到整体的胃黏膜炎症过程。同时，这组数据与先前使用 *H. pylori* 感染的蒙古沙鼠的实验结果一致，这表明显示高血清 *H. pylori* 抗体水平的动物主要发展为肠型胃癌。

（二）胃功能相关指标血清学联合检测与胃癌复发预警

目前对使用血清胃功能指标联合预测胃癌复发鲜有报道。姜相君等对利用血清PG水平对胃癌术后复发早期预测进行了研究。他们收集了行全胃切除术患者58例，胃大部切除术患者22例，术后随访58例，其中全胃切除后复发患者15例，另选取60例健康受试者作为对照组。结果发现行全胃切除术的患者血清PGⅠ、PGⅡ均低于行胃大部切除术的患者，但当复发时，明显高于行胃大部切除术的患者。李劲松等收集了86例接受ESD的患者进行了血清PG水平的检测，结果发现当PGⅠ、PGⅡ或PGⅠ/PGⅡ中有2项以上（包括2项）升高的患者，术后复发率明显升高；同时PGⅠ降低、PGⅡ升高、

PG Ⅰ/PG Ⅱ值降低的患者有较高的风险。陈铁军等对血清PG、G-17和 *H. pylori* 抗体水平与胃癌术后复发的关系做了详细分析，结果发现血清PG水平可以用于胃癌术后复发的早期检测，血清 G-17水平有较大潜力可以用于胃癌术后复发的早期检测，而血清 *H. pylori* 抗体水平和胃癌术后复发的关系尚不明确。对于胃功能血清学检测指标联合检测是否用于胃癌复发预警尚需要更多的研究加以证实。

二、胃功能血清学指标联合检测在胃癌筛查中的应用展望

胃癌在东亚、东欧及中南美洲部分地区的发病率和死亡率最高，而西欧和北美洲的发病率较低。大多数胃癌是肠型腺癌，Correa对此类癌症提出了多阶段进展假说，同时还提出与 *H. pylori* 感染密切相关。*H. pylori* 可以引起慢性胃炎，进而通过萎缩性胃炎、肠上皮化生和异型增生缓慢进展为胃腺癌。这个过程需要数十年的时间，为胃癌的早期发现和预防提供了良好的机会窗口。对于上文中已经提到的几种用于胃癌筛查的策略，包括 *H. pylori* 筛查和治疗，随机或靶向内镜活检，PG、胃泌素和 *H. pylori* 抗体的血清学联合检测及挥发性有机化合物的呼气测试等。其中 *H. pylori* 的检测和治疗方法被认为是亚太地区胃癌高风险人群筛查的首选策略，这种检测和治疗方法得益于非侵入性检测（血清学、呼吸或粪便检测）的可用性，并且单次检测和治疗策略无须进一步监控。这是基于成功根除 *H. pylori* 后的人群复发感染的低风险，以及没有癌前病变的 *H. pylori* 阴性人群患胃癌的低风险这两项研究确立的。但是这种方法也有其自身的缺点，包括社区中抗生素耐药性增加的风险及对于已经发展为更高级的癌前病变的人缺乏有效的预防效果。通过血清PG含量检测筛查是否存在萎缩性胃炎是一种有吸引力的替代方案，可与 *H. pylori* 筛查结合使用，对于具有血清学 *H. pylori* 抗体检测阴性和正常胃肠炎的患者患癌症的风险较低，并且不需要干预或监视；当出现血清学 *H. pylori* 抗体检测阳性，同时血清PG水平检测升高时，表明是活跃的非萎缩性 *H. pylori* 感染，对于这些受试者，*H. pylori* 根除治疗可以治愈胃炎并预防癌症进展；血清 *H. pylori* 抗体检测阳性同时血清PG检测低水平的组合表明 *H. pylori* 导致了萎缩性胃炎，对于这些受试者，*H. pylori* 根除治疗可以减少黏膜炎症，但不能阻止进一步发展为癌症；最后，血清学 *H. pylori* 抗体检测阴性和低水平PG的组合显示终末期胃黏膜萎缩，导致 *H. pylori* 被自发清除，这些受试者患癌症的风险最高，应该通过内镜治疗早期非典型增生并对癌前病变进行监测。

目前，胃功能血清学检测手段比较成熟，有利于大面积推广。但是我们也要认识到这种检测的局限性。胃功能血清学检测指标已经在胃癌筛查中发挥了重要作用，同时也被证明具有高度的敏感性。但是，由于生物标志物本身的原因，作为胃癌诊断指标的特异度相对不够，需要联合更好的肿瘤检测指标以提高特异度。现阶段，在PG或 *H. pylori* 检测之外已经开发了多种新的生物标志物，如血清三叶因子家族（TFF）、单克隆胃癌7抗原（monoclonal gastric cancer 7 antigen，MG-7）和miRNA等，还有一种非侵入性呼气测试分析。然而，所有这些方法仍处于初步的发展阶段，在将它们应用于实际筛选之前需要进一步的数据支持。

如前所述，目前降低胃癌死亡率的方向是一级预防，应在胃黏膜萎缩或肠上皮化生等癌前病变发生之前实施干预措施，对于早期治疗可以获得较高的成本效益。应当根据

国家的实际情况制定符合国情的筛查标准，如在高风险国家实行"筛查治疗"策略，应针对20～40岁年龄组，这样可以获得较好的成本效益，而对于日本已经进行了多年胃癌筛查的国家将起始年龄提高到50岁也是可以理解的。通过PG、胃泌素和 *H. pylori* 检测的组合鉴定出的有发展为胃癌风险的受试者，应建议其进一步接受内镜筛查，同时对于进行了 *H. pylori* 根除治疗的人群也应进行后续监测。

（王　昂　孙丽萍）

参 考 文 献

陈铁军，袁媛，2015. 胃黏膜"血清学活检"与胃癌复发预警. 胃肠病学和肝病学杂志，24（2）：152-155.

兒玉，雅明，竜吾 佐藤，和成 村上，et al，2002. 胃炎•胃潰瘍•胃癌. 日本消化器病學會雜誌＝The Japanese journal of gastro-enterology 99（11）：1303-1311.

芳野，純治，2009. 胃内視鏡検診の展望. 日本消化器内視鏡学会雑誌＝Gastroenterological endoscopy, 51（3）：325-333.

間部，克裕，元嗣 加藤，直哉 坂本，et al，2013. ペプシノゲンと胃がんリスク. 日本消化器病学会雑誌，110（2）：218-224.

姜相君，林惠忠，吕梅，等，2008. 胃蛋白酶原亚群测定对胃癌早期诊断及术后复发早期预测的研究. 中国现代普通外科进展，11（5）：399-401.

李劲松，曾庆贵，钟俊，2017. 血清PG水平监测对早期胃癌ESD治疗后复发的预测价值. 西南国防医药，（12）：1328-1330.

李兆申，王贵齐，张澍田，等，2018. 中国早期胃癌筛查流程专家共识意见（草案）（2017年，上海）. 胃肠病学，（2）：8-14.

廖专，孙涛，吴浩，等，2014. 中国早期胃癌筛查及内镜诊治共识意见（2014年4月•长沙）. 胃肠病学，34（7）：433-448.

孙丽萍，2015. 正确解读胃黏膜"血清学活检"结果. 胃肠病学和肝病学杂志，24（2）：133-135.

袁媛，2012. 1997—2011年辽宁省庄河地区胃癌高危人群筛查效果评估. 中华肿瘤杂志，34（7）：538-542.

袁媛，2015. 胃黏膜"血清学活检"临床应用现状与展望. 胃肠病学和肝病学杂志，24（2）：121-125.

中华人民共和国国家卫生健康委员会，2018. 胃癌诊疗规范（2018年版）.

Bosman FT，Carneiro F，Hruban RH，et al. Who classification of tumours of the digestive system：international agency for research on cancer，2010.

Cancer Genome Atlas，2014. Comprehensive molecular characterization of gastric adenocarcinoma. Nature，513，7517：202-209.

Choi KS，Kwak MS，Lee HY，et al，2009. Screening for gastric cancer in Korea：population-based preferences for endoscopy versus upper gastrointestinal series. Cancer Epidemiology Biomarkers & Prevention，18（5）：1390-1398.

Correa P，1992. Human gastric carcinogenesis：a multistep and multifactorial process-first American cancer society award lecture on cancer epidemiology and prevention. Cancer Research，52（24）：6735-6740.

Cristescu R，Lee J，Nebozhyn M，et al，2015. Molecular analysis of gastric cancer identifies subtypes associated with distinct clinical outcomes. Nature Medicine，21（5）：449-456.

Gritti I，Banfi G，Roi GS，2000. Pepsinogens：physiology，pharmacology pathophysiology and exercise. Pharmacological Research, 41（3）: 265-281.

Hamashima C, 2014. Current issues and future perspectives of gastric cancer screening. World Journal of Gastroenterology, 20（38）: 13767.

Jun Ling Ma, Lian Zhang, Linda M. Brown, et al, 2012. Fifteen-year effects of *Helicobacter pylori*, garlic, and vitamin treatments on gastric cancer incidence and mortality. Journal of the National Cancer Institute, 104（6）: 488-492.

Kazumasa Miki, 2011. Gastric cancer screening by combined assay for serum anti-*Helicobacter pylori* IgG antibody and serum pepsinogen levels-"ABC method". Proceedings of the Japan Academy, 87（7）: 405-414.

Lauren P, 1965. The two histological main types of gastric carcinoma: diffuse and so-called intestinal-type carcinoma: an attempt at a histo-clinical classification. Acta Pathol Microbiol Scand, 64（1）: 31-49.

Lee HY, Park EC, Jun JK, et al, 2010. Comparing upper gastrointestinal X-ray and endoscopy for gastric cancer diagnosis in Korea. World J Gastroenterol, 16（2）: 245-250.

Lee KJ, Inoue M, Otani T, et al, 2010. Gastric cancer screening and subsequent risk of gastric cancer: a large-scale population-based cohort study, with a 13-year follow-up in Japan. International Journal of Cancer, 118（9）: 2315-2321.

Lee S, Jun JK, Suh M, et al, 2015. Gastric cancer screening uptake trends in Korea: results for the national cancer screening program from 2002 to 2011: a prospective cross-sectional study. Medicine, 94（8）: e533.

Menon S, Trudgill N, 2014. How commonly is upper gastrointestinal cancer missed at endoscopy? a meta-analysis. Endoscopy international open, 2（2）: E46-E50.

Miki K, Fuishiro M, Kodashima S, et al, 2010. Long-term results of gastric cancer screening using the serum pepsinogen test method among an asymptomatic middle-aged Japanese population. Digestive Endoscopy, 21（2）: 78-81.

Ming SC, 1977. Gastric carcinoma: a pathobiological classification. Cancer, 39（6）: 2475-2485.

Mizoue T, Yoshimura T, Tokui N, et al, 2003. Prospective study of screening for stomach cancer in Japan. International Journal of Cancer, 106（1）: 103.

Nakamura K, Sugano H, Takagi K, 1968. Carcinoma of the stomach in incipient phase: its histogenesis and histological appearances. Gan, 59（3）: 251-258.

Riskin A, Agostoni C, Shamir R, 2012. Physiology of the gastrointestinal tract, fifth edition. Boston: Academic Press, 115-154.

Samloff IM, Varis K, Ihamaki T, et al, 1982. Relationships among serum pepsinogen Ⅰ, serum pepsinogen Ⅱ, and gastric mucosal histology: a study in relatives of patients with pernicious anemia. Gastroenterology, 83（2）: 204-209.

Schubert ML, Peara DA, 2008. Control of gastric acid secretion in health and disease. Gastroenterology, 134（7）: 1842-1860.

Sun LP, Gong YH, Wang L, et al, 2007. Serum pepsinogen levels and their influencing factors: a population-based study in 6990 Chinese from North China. World J Gastroenterol, 13（48）: 6562-6567.

Tu H, Sun L, Dong X, et al, 2017. A serological biopsy using five stomach-specific circulating biomarkers for gastric cancer risk assessment: a multi-phase study. American Journal of Gastroenterology, 112（5）: 704.

Voige RBWH, 2012. Biochemical pathways: an atlas of biochemistry and molecular biology. second Edition. London: Gerhard Michal.

Watanabe S，1993．A mass-screening program as a cancer control strategy．Asian Med J，36．

Xianghong，Zhang，Liying Xue，Lingxiao Xing，et al，2012．Low serum pepsinogen I and pepsinogen I / II ratio and *Helicobacter pylori* infection are associated with increased risk of gastric cancer：14-year follow up result in a rural Chinese community．International Journal of Cancer，130（7）：1614-1619．

Yeh JM，Hur C，Ward Z，et al，2016．Gastric adenocarcinoma screening and prevention in the era of new biomarker and endoscopic technologies：a cost-effectiveness analysis．Gut,65（4）：563．

Yoshida T，Kato J，Inoue I，et al，2014．Cancer development based on chronic active gastritis and resulting gastric atrophy as assessed by serum levels of pepsinogen and *Helicobacter pylori* antibody titer．International Journal of Cancer，134（6）：1445-1457．

Yoshihara M，Hiyama T，Yoshida S，et al，2007．Reduction in gastric cancer mortality by screening based on serum pepsinogen concentration：a case-control study．Scand J Gastroenterol，42（6）：760．

Yuan，2013．A survey and evaluation of population-based screening for gastric cancer．Cancer Biology & Medicine，10（2）：72-80．

Zhang Z，Sun Lp，Gong YH，et al，2010．Factors affecting the serum gastrin 17 level：an evidence-based analysis of 3906 serum samples among Chinese．Journal of Digestive Diseases，8（2）：72-76．

第十三章

胃癌筛查早诊方法的研究进展

胃癌（GC）仍然是全世界癌症相关死亡的主要原因，特别是在东亚国家，如日本和中国。早期发现、早期诊断、早期治疗是降低胃癌发病率和死亡率的关键。大多数早期胃癌患者（EGC）是无症状的。由于缺乏标准化的筛查系统，即使在临床首次进行内镜检查时，许多患者也已进入胃癌晚期。晚期胃癌（advanced gastric cancer，AGC）术后5年生存率仅为20%～30%，而EGC患者5年生存率为90%。因此，探索并建立有效且更具成本效益的胃癌筛查早诊方法非常重要。近年来，人们对GC的筛查早诊方法进行了大量研究，包括基于形态学的筛查，如传统的内镜检测及胃黏膜活检、新兴的分子影像学检测；基于生物标志物的筛查，如常规肿瘤标志物、循环肿瘤细胞、甲基化标志物、循环无细胞核酸，以及其他基于呼气分析、光谱分析的方法。本章回顾和讨论GC筛查方法的主要研究进展。

第一节 基于形态学的胃癌筛查

一、传统方法

与世界上其他国家相比，日本作为一个高风险的胃癌国家，已经建立了一个相对较好的筛查系统并展示出明显的成效。在日本，一项名为"荧光摄影"（photofluorography）的胃癌筛查计划于1960年启动，它与包括双对比钡餐和内镜检查在内的其他传统筛查方法一起，在全国范围内被广泛采用。然而，这些传统方法还有很多不足之处，它们需要在检测率和经济成本方面进一步去改进。目前，临床胃癌的诊断主要依赖于内镜检查和活检，内镜超声检查和胸腹部CT是目前晚期胃癌分期的主要手段。腹腔镜检查用于排除小体积腹膜转移性疾病。一项Meta分析显示，内镜超声检查的敏感度和特异度可区分T_1～T_2期（早-中期）和T_3～T_4期（晚期）的胃癌，敏感度为0.86（95%CI为0.81～0.90）。诊断浅表肿瘤（T_{1a} vs T_{1b}）和淋巴结状态（阳性vs阴性）的敏感度数值分别为0.87（0.81～0.92）和0.83（0.79～0.87）。内镜检查是临床实践中GC诊断最有效的方法，但其对GC筛查的敏感度仅为69.0%，并且存在一些突出的缺点。例如，一些患者因害怕侵入性而拒绝进行必要的胃镜检查。此外，通过胃镜检查在全国范围内对GC进行筛查将对不发达国家的卫生预算造成沉重负担，并且在低发病区域不适合。另外，由于担心胃癌的发生，一些患者反复接受不必要的胃镜检查。因此，急需替代胃镜检查的方法用于鉴别高风险个体。

二、分子影像

GC筛查方法应当具备的特点为使患者感觉舒适、简单、便宜和可靠。最近，随着分子探针与目标生物靶标结合的显著改进，分子成像技术已经在胃癌筛查中取得了实质性进展。血管生成在肿瘤生长和转移过程中起着关键作用。因此，开发能够靶向肿瘤血管系统的新型荧光探针代表了肿瘤成像的新方向。根据其对脉管系统内皮细胞的特异性作用，噬菌体展示肽CGNSNPKSC（GX1）可以成为代表GC血管生成的标记。使用花青染料结合的GX1可以通过成像系统观察到与正常组织相比肿瘤部位的表达上升。组织蛋白酶B是半胱氨酸蛋白酶家族的成员，主要在溶酶体中表达，其在癌变组织中表达升高。已有研究报道，胃癌组织、血清和尿液中均可检测到组织蛋白酶B的表达增加。在一项研究中，静脉注射组织蛋白酶激活的分子探针可有效地鉴别胃腺癌和增生性病变。

近几十年来，临床医师逐渐接受正电子发射断层扫描结合计算机断层扫描的检测方法（positron emission tomography combined with computed tomography，PET/CT）。它有望比传统成像在显示结构和量化分子过程方面具有更高的灵敏度。然而，^{18}F-氟脱氧葡萄糖（^{18}F-fluorodeoxyglucose，FDG）作为最常用的示踪剂，其在检测原发性肿瘤中的敏感性为21%～100%。尽管越来越多的证据表明PET/CT可以通过增加对淋巴结和转移性疾病的检测来促进分期的判断，但PET/CT并不常用于胃癌的分期，特别是对于黏液性肿瘤患者，这些方法可能会低估这种类型的GC。因此，PET/CT对GC的诊断价值也存在争议，原因包括胃壁不自主运动，以及区分早期GC和Ⅰ区或Ⅱ区淋巴结转移的空间低分辨率。

据报道，众多新兴示踪剂在癌症分子成像方面表现出了巨大的希望。用^{68}Ga标记的胃癌相关抗原（MG7-Ag）的特异性单克隆抗体具有优异的肿瘤摄取特异性和高效肿瘤靶向能力及优化的稳定性，其作为放射性示踪剂用于GC成像具有潜在的作用。另有研究发现，MG7抗原（MG7-Ag）的表达与幽门螺杆菌（H. pylori）具有密切关系，H. pylori阳性浅表性胃炎患者MG7-Ag阳性率显著高于H. pylori阴性胃炎患者，但在萎缩性胃炎、肠上皮化生和不典型增生中未发现差异。随访分析显示，H. pylori根除后MG7表达减少，并且随着新出现的H. pylori感染而增加。类似的，用放射性同位素^{111}In标记的葡萄糖调节蛋白78结合肽（glucose-regulated protein 78 binding peptide，GRP78BP）和用^{64}Cu标记的血管内皮生长因子受体1也在GC探查方面具有潜在应用价值。目前，这些研究仅限于GC异种移植模型，应该通过更加深入的研究来证实这些技术在人体中的可行性。

第二节　基于生物标志物的胃癌筛查

一、肿瘤相关生物标志物

（一）传统的血清肿瘤标志物

目前临床实践中使用的血清肿瘤生物标志物，如癌胚抗原（CEA）、碳水化合物抗原19-9（CA19-9）、碳水化合物抗原72-4（CA72-4），已被广泛用于GC诊断评估，然而它们诊断胃癌的灵敏度不够高。因此，在临床实践中，不建议将血清肿瘤标志物用于GC诊断。一项系统综述研究显示CA72-4、CA19-9和CEA在胃癌中的总体阳性率分别为29.9%（829/2774）、27.0%（1431/5300）和24.0%（1945/8104），在早期GC患者中，这些指标的阳性率均低于20.0%（对于Ⅰ期，CA72-4为12.0%，CA19-9为9.0%，CEA为13.7%；对于Ⅱ期，CA72-4为15.6%，CA19-9为19.9%，CEA为23.0%）。此外，*H. pylori*感染导致这些血清肿瘤标志物水平的升高可能会进一步削弱其对GC的诊断价值。

另外，目前这些血清肿瘤标志物的推荐临界值可能不适合GC诊断。有学者回顾性地评估了血清甲胎蛋白（AFP）、CEA、CA125和CA19-9对GC的诊断效能，根据推荐的临界值发现，它们对GC的诊断不敏感，灵敏度仅为4.7%～20.8%。通过利用受试者工作特征曲线（receiver operating characteristic curve，ROC）获得最佳临界值，CEA、CA125和CA19-9的灵敏度增加（CEA从17.7%增加到58.4%，CA125从14.1%增加到19.5%，CA19-9从20.8%增加到30.2%），其准确度也提高（CEA从67.4%升至73.7%，CA125从64.6%升至66.1%，CA19-9从66.9%升至68.5%）。另外，累积的证据表明，这些常用标志物的组合使用可以提高GC诊断的灵敏度和准确度。Yang等报道，将CEA、CA19-9、CA72-4和CA125一起应用后，早期GC阳性率升高至57.1%，晚期升高至89.4%。此外，通过使用这些标志物的最佳临界值，GC诊断的灵敏度增加至75.5%。另有研究表明，AFP、CEA、CA125和CA19-9联合用于GC诊断的敏感度、特异度和准确度分别为47.7%、91.1%和74.2%。

另有报道，这些肿瘤标志物的组合对于GC复发和转移的诊断更有价值。单个肿瘤标志物对于预测GC复发的最高敏感度为35.2%，但当CA72-4、CEA、CA19-9联合使用时，其升高至66.7%。Lai等报道，通过赖氨酰氧化酶、CEA、CA72-4、CA19-9和CA125的组合，预测淋巴结转移和腹膜转移的敏感度、特异度分别提高至79.4%（最高单一标记达44.1%）和91.3%（最高单一标记达56.5%）。

（二）肿瘤相关自身抗体

在肿瘤发生过程中，细胞蛋白的异常抗原变化可以被免疫系统识别，产生针对这些细胞抗原的自身抗体。已经有学者提出可以利用这些肿瘤相关的自身抗体作为肿瘤标志物，因为它们在血清中具有特异性和固有的稳定性，并且可以在疾病症状发展之前被检测到。一般来说，自身抗体标志物敏感性较低，原因在于癌症的异质性及其缺乏特异的辨别能力。例如，NY-ESO-1抗体在胃癌Ⅰ～Ⅳ期的检测率分别为3.4%、4.4%、25.3%和20.0%。在28.3%（17/60）的GC患者中发现针对78kDa葡萄糖调节蛋白（glucose-regulated protein，GRP78）的自身抗体，并且在26.7%和20.0%的食管癌和结肠癌患者中也能检测出来。

另外，同时检测多种自身抗体可以实现相对高的灵敏度，又不会显著降低特异度。P53、Koc、P62、c-myc、IMP1、Survivin和P16的自身抗体的联合检测对胃贲门腺癌具有64%的敏感度和87%的特异度。自身抗体能够区分GC与健康对照、消化性溃疡和胃炎，ROC曲线下面积分别为0.79、0.76和0.64，并且检测早期GC的灵敏度也相同，与组织学类型、*H. pylori*状态，原发肿瘤的分级、位置和大小无关。

二、基于体液检测的新兴生物标志物

基于体液的生物标志物检测又称为液体活检，是近年来新兴的生物标志物检测方法。与组织活检相比，液体活检具有侵袭性小、安全性好、费用低、采样方便等优点；可以克服肿瘤组织异质性造成的取样偏差，能随着时间的推移进行多次评估。到目前为止，研究者已经在寻找用于GC诊断的新兴液体标志物方面做出了很多努力，并且正在发现一些有希望的标志物。

（一）循环肿瘤细胞

循环肿瘤细胞（circulating tumor cell，CTC）首先在1869年在转移性癌症患者的外周血中被描述。它们源自原发性或转移性实体瘤，并且以极低水平存在于循环中。近几十年来，浓缩和分离技术的发展使得CTC成为研究肿瘤诊断、预后、复发和转移的标志。荟萃分析和系统评价研究显示，CTC检测对GC诊断具有较高特异性，累积特异度为99%，灵敏度相对较低，仅为42%。由于CTC的突出特征是其特异性，这对于GC诊断是有价值的。此外，累积的研究报告表明CTC检测具有预后判定价值。Uenosono等使用Cell Search系统检查了251名GC患者的CTC，证明CTC患者的总生存率显著低于没有CTC的患者。Qiu等发现，有CTC的GC患者复发率高，3年无病生存期短于阴性患者。荟萃分析显示，CTC的发生率在晚期高于早期GC，低分化高于中/高分化GC，淋巴结转移高于没有淋巴结转移，且与无疾病生存和总体生存显著相关。

然而，有效捕获极为罕见的CTC（一个CTC：十亿个血细胞）仍然是实现其临床应用的关键技术挑战。目前基于分子检测的富集平台可能由于缺乏敏感和特异性CTC相关标记而无法识别细胞。因此，需要进一步研究额外的富集技术和更具代表性的CTC表型。

（二）循环无细胞核酸类标志物

1948年，Mandel和Metais首次报道了人类血浆中无细胞核酸的存在，人们对癌症患者血液中的DNA，如异常表达的循环肿瘤DNA（circulating tumor DNA，ctDNA）、线粒体DNA（mitochondrial DNA，mtDNA）、微小RNA（miRNA）、长链非编码RNA（long non-coding RNA，lncRNA）产生了浓厚的兴趣。由于二代测序技术（next-generation sequencing，NGS）的不断发展，成本和处理时间都大大减少，从而增强了组织和循环游离DNA突变分析的临床实施。迄今为止，大量研究都集中在以ctDNA作为生物标志物的临床应用方面。

1.ctDNA　ctDNA携带由凋亡和坏死的肿瘤细胞释放的肿瘤相关的遗传改变。ctDNA的使用可能比放射成像更早且更准确地预测治疗反应和抗性模式。七项研究测试了ctDNA在食管癌（esophagus cancer，EC）和GC中诊断或监测疾病状态的作用。在患有食管癌的8名患者中，对鳞状细胞癌（ESC）进行全外显子组测序以筛选突变。血浆中肿瘤相关突变的数量较低，为5～39，而组织中为29～134。另一个研究小组测试了新的靶序列测序方法的可行性，添加了条形码（NOIR测序）以最大限度地减少测序错误（假阳性），并且能够对一名男性患者的ctDNA中的突变进行绝对定量。结果显示，

TP53等位基因的突变频率（mutation allele frequency，MAF）在诊断时较低，并且在疾病进展期间显示出快速增加。相比之下，循环游离DNA（circulating free DNA，cfDNA）的等位基因频率没有显著变化。在更大的GC患者队列中，通过MassARRAY系统对8个癌症相关基因中的68个热点突变进行测序来分析cfDNA。在94例有组织突变的患者中只有32例（34%）血浆中有相应的突变。最常见的突变基因是TP53、ARID1A和PIK3CA。在163名没有原发组织突变的患者中，有两名患者（1.2%）检测到ctDNA。另一项研究发现，TP53、FAT3、MLL3和AJUBA是13名ESC患者血液中最常见的四种突变基因，报告的灵敏度为78.9%，特异性为100%，诊断准确度为92.3%。Hamawaka等在TP53突变的6名肿瘤患者中发现3名（50%）观察到相应的ctDNA TP53突变。通过平行测序，在cfDNA中也发现了PIK3CA和FBXW7的突变。在突变分析之后，基因扩增表达也证明这些突变可以成为血清学生物标志物。以血浆HER2和MYC扩增比率＞2.0与＞2.725的组合诊断GC时分别具有69%和92%的灵敏度与特异性。

迄今为止，通过检测EC和GC患者血液中的ctDNA，获得的经验非常有限。尽管只研究了少量患者，但某些癌基因的扩增可能在以下几个方面具有相关性：①HER2和MYC基因可用于胃癌的诊断筛查；②HER2和CCND1基因作为治愈性胃切除术后复发的标志物；③基于抗HER2疗法的反应和抗性的敏感标志物。然而，应该注意的是，基因扩增的评估仅适用于EC和GC的亚组患者，因为仅有30%～65%的胃食管癌患者在肿瘤组织中具有HER2或CCND1的扩增。在用多基因NGS组或qPCR评估ctDNA的那些研究中，仅在少数患有胃食管癌的患者中检测到ctDNA。这可能是由于较低的cfDNA浓度，因为大多数患者表现为可切除性的疾病。迄今为止，所有关于GC相关ctDNA的数据都来自亚洲患者群体；对于EC，仅发表了一项针对西方患者群体的研究。已知种族会影响肿瘤的发生和肿瘤的表观遗传，关于不同种族GC相关ctDNA数据需要进一步积累。

2.线粒体DNA　线粒体DNA（mtDNA）是一种大约16 569bp的环状双链DNA分子，其在血液中的变化使其最近成为癌症风险预测的新分子标记。费尔南德斯等发现，GC患者的mtDNA水平显著高于无症状 *H. pylori* 阴性对照组和非萎缩性胃炎患者，特异度为80%，但灵敏度为47%，可区分GC病例与对照组。并且 *H. pylori* 感染的存在对NAG和胃癌患者的mtDNA含量均无影响。一项基于人群的大样本前瞻性队列研究显示，低mtDNA拷贝数和GC的高风险与可能的GC早期指标之间存在关联，因为血液样本是在癌症诊断前2年内收集的。然而，由于报道很少，需要更多的验证研究来评估循环mtDNA对GC的诊断价值。

尽管已有研究进展表明，检测血液或胃液中的cfDNA已成为GC早期诊断和进展跟踪的潜在工具，但仍有许多挑战需要克服。cfDNA的异质起源可能掩盖癌症特异性核苷酸表达，因为它们水平的升高也可以在其他生物学变化中被发现，如创伤、脑卒中、自身免疫和炎症性疾病等。此外，样本采集、保存和操作程序都可能影响无细胞核酸的浓度，这可能是导致结果不一致的主要问题。此外，包括定量实时聚合酶链反应（qPCR），微阵列和大规模一代/NGS在内的三种主要方法在测量遗传改变的能力方面具有固有局限性。例如，微阵列和qPCR难以评估未知序列的浓度及分离密切相关序列的信号，并且NGS受到烦琐的文库制备的阻碍，这些差异均可能导致结果分析的变化。

3.miRNA　过去曾标记为Bjunk RNA的非编码RNA最近引起了很多关注，因为人们正逐渐认识到它们参与了生物过程，包括基因表达和表观遗传过程、细胞分化、增殖、凋亡和器官再生。这些过程的失调是癌症的常见标志。miRNA是在癌症研究中非常重要的一类非编码RNA。

一系列miRNA在GC的发生发展中充当癌基因或抑癌基因的作用。已经鉴定出miRNA-27a在GC中上调，其可以通过下调抑制基因来促进胃癌细胞生长和转移。GC患者血清miRNA-27a的表达水平不仅能够揭示肿瘤进展阶段，还可以预测化疗的敏感性和预后。miRNA-106a在GC组织、血清和胃液中表达水平升高，其通过干扰FAS介导的凋亡途径在胃癌细胞增殖中起关键作用。在体内和体外，let-7a miRNA的低表达显著抑制胃肿瘤细胞的致瘤性。Tsujiura等发现，miRNA-106a/let-7a的比值用于区分GC与健康对照的ROC面积为0.879，灵敏度为85.5%，特异度为80.0%。Li等报道miRNA-223区分GC患者与健康对照，ROC面积为0.9089（95%CI为0.859 8～0.958 0）。另有一些研究强调了miRNA检测在EGC中的诊断价值。Li等证明，与健康个体和胃癌前病变患者相比，EGC患者血浆中miRNA-199a-3p显著升高，诊断EGC的ROC面积为0.818。由5个miRNA的组合（miRNA-16、miRNA-25、miRNA-92a、miRNA-451和miRNA-486-5p）早期鉴别胃非贲门腺癌患者的效果理想，在测试和验证阶段，ROC面积分别为0.989和0.812。

4.lncRNA　长链非编码RNA已被认为与不同癌症类型相关。Zhou等鉴定血浆H19作为GC筛查的潜在标志物，AUROC为0.838（95%CI为0.772～0.903），并证明其可能在胃癌的早期阶段鉴别患者，敏感度为85.5%，特异度为80.1%。由3个lncRNA（CUDR、LSINCT-5和PTENP1）的组合，显示在GC筛查方面的优异能力（训练集，ROC面积为0.920；测试集，ROC面积为0.829），可以很好地区分健康样本及胃消化性溃疡与Ⅰ期和Ⅱ～Ⅳ期GC患者。

lncRNA的诊断价值不仅仅在血液样本中被发现，还在胃液样本中存在价值。Shao等观察到GC患者胃液中AA174084的表达水平显著高于健康志愿者、慢性萎缩性胃炎、胃溃疡患者，ROC面积为0.848（95%CI为0.776～0.921），更为重要的是，与正常个体相比，在EGC患者中也观察到更高的AA174084水平，表明其在早期GC筛查中的潜在价值。

（三）DNA甲基化类标志物

表观遗传变化在所有类型的癌症中是常见的，与肿瘤的发生发展密切相关。"表观遗传学"定义为基因表达的可遗传变化，其不会导致基础DNA序列的永久性改变，包括DNA甲基化、组蛋白修饰和非编码RNA等。最常研究的癌症表观遗传改变是异常的DNA甲基化。DNA甲基化主要在胞嘧啶残基（5mC或5-甲基胞嘧啶）的5′-位置，然后是鸟嘌呤二核苷酸序列（CpG）。基因组中一些区域的特征在于被称为"CpG岛"的位置有特别高的CpG含量，并且存在于约60%的人基因启动子中。通常这些CpG岛在正常细胞中未甲基化，并允许所涉及基因的活跃转录。然而，在癌细胞中，这些CpG岛通常被靶向高甲基化——这种改变导致相关基因的转录被抑制，包括肿瘤抑制因子。通过启动子高甲基化使基因沉默发生在大多数癌症类型中，并且比基因突变发生更加频繁。在各种体液（包括胆汁、粪便和血液）中可以检测到异常启动子DNA甲基化，因此其作为早期检测，预后和疗效判定的潜在非侵入性癌症生物标志物日益受到关注。此外，DNA甲基化是一种高度稳定的标记，可以通过基于PCR的技术轻松检测，使其适合临床使用。

已经在来自胃癌患者的血液样本中鉴定了许多具有早期诊断潜力的高甲基化基因。在2002年的一项研究中，Lee等报道了54例癌症患者血清样品中CDH1（57%）、DAPK（48%）、GSTP1（15%）、CDKN2A（*p15*，56%）和CDKN2A（*p16*，52%）高频甲基化，而30个年龄匹配的非癌症患者血清样本中没有检测到甲基化。另一项研究发现，RNF180在组织样本中灵敏度为76%（150/198），特异度为100%（23/23）。在32个血浆样品中的进一步分析证实了RNF180诊断胃癌具有高灵敏度（56%～63%）和特异度（91%～100%）。Bernal等鉴定了来自43个胃癌患者血浆样品中的RPRM高频启动子甲基化（95%），但在31个对照人群中很少（10%），提示RPRM也是检测早期胃癌的潜在生物标志物。

胃液冲洗液是检测异常DNA甲基化的另一种来源。通过分析来自20名癌症患者和48名对照人群的胃液冲洗液中的6种基因（ADAM23、GDNF、MINT25、MLF1、PRDM5、RORA）的甲基化水平，Watanabe及其同事发现，MINT25、PRDM5和GDNF标记的组合实现了高灵敏度（95%）和特异度（92%）。在个体基因中，MINT25表现出最高的敏感度（90%）和特异度（96%）。最近有研究报道，胃液冲洗液中的BARHL2甲基化最具有诊断胃癌的潜力，在128个分析的癌症样品中具有显著的更高的甲基化频率；在癌症患者中检测到的BARHL2甲基化水平在内镜切除后显著下降，表明BARHL2甲基化也可用于监测肿瘤复发。来自胃液的外泌体DNA中BARHL2的启动子甲基化可以区分癌症和对照，灵敏度和特异度分别为90%和100%。另有报道称，在57%胃癌患者的粪便样品中发现了RASSF2和SFRP2启动子的甲基化，具有89%的特异度。

（四）蛋白类标志物

目前大多数肿瘤标志物是蛋白质。近年来，蛋白质组学在体液肿瘤生物标志物研究中的应用受到越来越多的关注，高分辨率蛋白质组学方法极大地促进了蛋白质/肽生物标志物研究的快速发展。

1.基于胃液检测的生物标志物　胃液是由胃黏膜腺体产生的液体，其分泌受摄取食物的调节。它主要由以下成分组成：①黏液，包含凝胶形成糖蛋白（如黏蛋白）；②消化酶，如胃蛋白酶和含量较少的物质（如脂肪酶、组织蛋白酶、明胶酶）；③浓盐酸；④电解质（如钠、钾、钙、磷酸盐、硫酸盐和碳酸氢盐）。胃液可以溶解食物颗粒，消化蛋白质并保护肠道免受病原体侵蚀和机械损伤。由于盐酸的存在，胃液的pH通常在0.9～1.5。

目前，基于胃液的蛋白质组学研究的数量非常有限。2004年，Li等发现α_1-抗胰蛋白酶在63%的胃癌中高表达。几年后，Hsuet等也提出了α_1-抗胰蛋白酶可能成为有价值生物标志物。在另一项研究中，研究者使用2-DE方法证明α_1-抗胰蛋白酶用于鉴定胃癌的ROC面积为0.96，在截断值为717μg/dl时具有96%的灵敏度和92%的特异度。Chang等前期发现，GC患者胃液样本中α_1-抗胰蛋白酶出现的频率高于健康对照组。总体而言，这些结果证明α₁-抗胰蛋白酶在肿瘤中高度过表达，并且其参与癌细胞迁移和侵袭。Chang等通过比较200多名患者的胃液谱，确定了5种差异肽，这5种生物标志物显示出良好的诊断准确性，ROC面积为0.87，并且通过组合其中三种来实现最佳组合，诊断胃癌的总体敏感度和特异度分别为79%和92%。Deng等发现GC患者胃液中酪氨酸、苯丙氨酸和色氨酸水平升高，其中苯丙氨酸对胃恶性肿瘤的诊断价值最高，ROC面积最大（0.856），敏感度、特异度分别为88.2%，72.4%。Kon等同样对来自胃癌和良性胃炎的胃液进行了蛋白质组学分析，获得了106种差异蛋白质组学特征的列表。这样一个盲法选定样本的验证显示出88%的灵敏度和93%的特异度。Wu等通过比较不同时期胃炎和胃癌的2-DE模式，强调了蛋白S100-A9、胃内因子（GIF）和α₁-抗胰蛋白酶的表达变化。随后的免疫印迹验证显示，由S100-A9/α₁-抗胰蛋白酶和S100-A9/GIF组成的两个组分别能够区分早期癌症和胃炎（ROC面积为0.81）并监测胃癌预后（ROC面积为0.92）。

通过采集胃液进行标志物分析可能具有更多优点，因为它是来自胃黏膜的最近端的液体，包含具有较低稀释比率的、较丰富的、有意义的生物标志物，并且与血液相比较少受到丰富的正常蛋白质的影响。然而，通过内镜检查或插入鼻胃管收获胃液的过程是侵入性的。因此，人们努力开发用于胃液收集的非侵入性方法。Hsu等使用"string test"收集胃液。他们的结果显示，在接受内镜检查的93名消化不良症状患者中，GC患者胃液中α₁-抗胰蛋白酶的浓度显著高于胃溃疡或十二指肠溃疡患者和健康受试者（1560 vs 562，90μg/dl和36μg/dl），筛选GC的ROC面积为0.84（95%CI为0.72～0.95），敏感度为74%，特异度为88%。通过对胃液蛋白质组的比较分析可以为GC筛查提供具有潜在意义的生物标志物，但是大多数胃病患者会有胃出血或反流，导致胃液总是与血液、肠液或胆汁混合，这使得分析过程变得复杂化。此外，胃酸的极端酸度已经深深促进胃蛋白酶活性，这将导致蛋白质降解。在这种情况下，需要对该方法的可靠性进行大规模的进一步验证。

尽管过去几年已经对胃液的蛋白质组学分析进行了广泛研究，并且已经报道了一些与GC相关的潜在蛋白质生物标志物，但这些分子很少在临床研究中进行验证，因此我们不知道它们在实际临床环境中是如何表现的，也不知道其表达相关的影响因素有哪些。到目前为止，GC诊断仍然没有明确有价值的新蛋白质生物标志物。

2.基于血液检测的生物标志物

（1）肿瘤相关生物标志物检测：详见本节"一、肿瘤相关生物标志物"。

（2）胃功能相关指标检测：详见第八章至第十二章。

（3）胃病相关外源性感染因子检测：详见第三章、第七章、第十四章。

（4）其他血清标志物：表面增强激光解吸/电离飞行时间质谱（surface-enhanced laser desorption/ intonation-time of flight-mass spectra，SELDI-TOF-MS）是一种创新的蛋白质组学技术，使用特定的探针表面或阵列来增强表面亲和捕获能力，并可以快速识别疾病相关蛋白质，具有较高的敏感性和特异性。Lu等使用SELDI蛋白芯片研究了64个血清样本，包括34个GC患者和30个健康受试者，在2046m/z、3179m/z、1817m/z、1725m/z和1929m/z处鉴定了5个候选蛋白质峰，并构建了区分健康对照和GC的分类树，灵敏度为90.3%，特异度为80%。此外，4665m/z的单个蛋白质峰能够区分Ⅰ/Ⅱ期和Ⅲ/Ⅳ期GC患者，特异度为91.7%（11/12），敏感度为86.4%（19/22），表明该峰可能是早期GC的生物标志物。

与基于芯片的SELDI-MS方法相比，基于磁珠的MALDI-TOF-MS由于基子与珠子有更高吸附能力而使之更加灵敏，但是它需要额外的洗脱和样品沉积。使用这种技术，Umemura等鉴定并验证了2209Da肽作为GC相关血清生物标志物，其ROC曲线下的面积大于CEA和CA19-9（0.715对0.593和0.527），用于检测Ⅰ期GC患者。此外，定量蛋白质组学分析已广泛应用于临床蛋白质组学研究，并且通常使用无标记和基于标记的方法进行。利用同位素标记相对和绝对定量（iTRAQ），Subbannayya等在胃腺癌患者血清中发现48种蛋白质含量较高，11种蛋白质含量较低，α-trypsin抑制剂重链H4（inter-alpha-trypsin inhibitor heavy chain H4，ITIH4）和淀粉样蛋白A（amyloid A protein，SAA1）含量增加，并利用液相色谱-多反应监测（liquid chromatography-multiple reaction monitoring，LC-MRM）进行了验证。

基于质谱（mass spectrometry，MS）分析技术的持续创新推动了对蛋白质组学认识的日益增长。尽管如此，目前基于MS的技术还不成熟，无法获得全面的蛋白质谱。此外，基于蛋白质生物标志物的表征也因许多翻译后修饰（posttranslational modifications，PTM）而变得复杂。糖基化是蛋白质的常见翻译后修饰，对所有生理系统都是必不可少的。表征糖蛋白的改变还可以提供各种癌症类型的预测信号。几种糖蛋白已被确定为GC的诊断标志物，如黏蛋白-1（mucin-1，MUC1）、黏蛋白5AC（mucin-5AC，MUC5AC）和α₁-酸糖蛋白。血管黏附蛋白-1（Vascular adhesion protein-1，VAP-1）是一种糖蛋白，其介导在炎性内皮中淋巴细胞的黏附。低血清VAP-1与胃癌预后较差有关。VAP-1水平降低的患者的中位总生存期显著短于血清VAP-1水平升高的患者（8.2个月 vs 23.5个月）。与蛋白质组学相比，由于存在多个糖基化位点，聚糖组成和分支，糖蛋白的功能多样性和结构复杂性产生独特的生物分析挑战。此外，碎片数据集无法更全面地识别所有糖型，并且碎片模式的解释仍然依赖于已有数据库的匹配。

越来越多的证据表明血清细胞因子和补体蛋白对癌症相关炎症网络的重要影响，它们具有作为GC生物标志物的潜力。Lim等报道，晚期GC组血清胸腺活化调节趋化因子（thymus and activation-regulated chemokine，TARC）显著高于早期GC、癌前病变和正常对照组，且与肿瘤大小和TNM分期密切相关。血清TARC的诊断潜能明显高于CEA（ROC面积为0.83 vs 0.59），敏感度、特异度分别为72.0%、71.1%。化疗敏感患者血清中转化生长因子-β1（TGF-β1）水平升高，TGF-β1水平较高的患者总生存率优于低水平患者（中位数71.1周 vs 39.9周）。Liu等发现GC血清中低表达的蛋白质补体因子I（complement factor I，CFI）前体可能是肿瘤进展的可预测标志物，因为其表达从pTNM Ⅰ～Ⅳ期呈下降趋势，并具有中等的GC诊断价值（ROC面积为0.78）。对总共180份血浆样本进行的盲测研究表明，C9对GC诊断的特异度为85%，灵敏度为73%，其表达水平不受 H. pylori 感染和胃炎状态的影响。然而，细胞因子和补体蛋白的水平不仅在GC中存在差异，而且在其他类型的癌症和疾病状况中也存在差异，因此，它们的特异性可能是用于GC诊断时需要解决的一个问题。

第三节　其他无创性胃癌筛查方法

一、呼气分析

一种新兴的非侵入性方法，依靠呼出气体中挥发性有机化合物（volatile organic compounds，VOC）的变化来检测疾病，在癌症诊断方面起到了巨大推动作用，如在肺癌、乳腺癌和结直肠癌中的诊断作用。Haick及其同事开发了一种纳米级的方法用于分析呼出气体的VOC，可以区分癌症患者和健康受试者，并对不同类型的癌症（原发性肺癌、结肠癌、乳腺癌、前列腺癌）进行分类，而不考虑性别、年龄、生活方式、种族和其他混杂因素。

Haick团队还探索了基于纳米材料的呼气测试在胃病患者中鉴别GC患者的可行性。他们通过使用判别因子分析（discriminant factor analysis，DFA）建立了基于VOC数据的预测模型，该分析显示了出色的诊断性能。鉴别GC与良性胃病的敏感度、特异度和准确度分别为89%、90%和90%，鉴别早期GC（Ⅰ期和Ⅱ期）与晚期GC（Ⅲ期和Ⅳ期）的敏感度、特异度和准确度分别为89%、94%和91%，这些模型对乙醇/烟草消费和 *H. pylori* 等混杂因素不敏感。最近，他们报道了基于纳米材料的呼气试验可以区分胃癌和胃肠化生（OLGIM 0-Ⅳ），灵敏度为73%，特异度为98%，准确度为92%。

上面报道的呼出气体VOC分析有望用于早期GC筛查，然而VOC的组成可能受到地理、环境和生活方式的影响，因此需要进行更多的验证研究。此外，应该更努力来解决可重复性差、没有呼气分析的标准化及对呼出的正常指纹了解不足的问题。

二、光谱分析

基于血液的光谱分析作为无标记、非侵袭性和非破坏性的癌症检测技术引起了人们许多的关注，其可以揭示癌症早期血液成分的微妙变化。表面增强拉曼散射（surface-enhanced Raman scattering，SERS）因高信号增强因子而成为一种有前途的光谱技术。Chen团队通过膜电泳从GC和健康志愿者血浆样品中纯化总蛋白，并基于SERS分析纯化蛋白的光谱变化和银纳米颗粒，实现了100%的诊断灵敏度和特异度。他们还通过血清RNA SERS获得了区分正常和胃癌样本100%的敏感度与94.1%的特异度。最近，Ito等报道，来自GC患者的样本中SERS峰值高度显著高于良性疾病患者的样本，并且在进展性胃癌中高于早期GC。这些研究中光谱强度的巨大差异表明血液光谱分析对GC诊断的潜在价值。但是，仍有一些障碍需要解决。SERS的表面增强现象主要取决于根据不同合成方法制备的基板材料，因此，对于相同样品测量的增强因子（enhancement factor，EF）可能是不可重复且不一致的。此外，对于样品预处理和实验参数选择的标准化仍然未达成共识。

胃液成分的改变也可以反映代谢物的变化并产生异常的荧光光谱。Zhou等发现，288nm胃液荧光光谱中固有荧光强度的第一个峰（peak of intrinsic fluorescence intensity，PLFI）在癌症患者中明显高于良性病变，并且在1506例患者中得到验证，包括132例

GC和1374例良性病变，GC诊断的灵敏度为83.2%，特异度为80.7%，准确度为82.0%。他们还比较了正常或慢性非萎缩性胃炎组（NM-CNAG），早期（EGC）和晚期胃癌组（AGC）的胃液第一峰值荧光强度，并显示了GC和NM-CNAG之间的显著差异，用于检测EGC的敏感度为69.7%，特异度为57.1%，准确度为63.2%。胃液的固有荧光光谱似乎对GC检测有价值，但需要进一步验证。

三、展望

尽管最佳临界值和常规血清肿瘤标志物的联合应用可以提高GC的诊断效能，但其灵敏度和特异度尚不足以用于临床。通过高通量测序技术已发现越来越多的蛋白质和循环无细胞核酸在GC检测中具有潜在价值，但截至目前，它们都没有获得FDA的批准。在将这些标志物成功转化为临床实践之前，许多挑战需要克服。种族、性别、年龄、饮食因素、环境因素和一般物理条件等因素混杂是不可避免的问题，这可能会妨碍结果的可重复性。分析前的变异，即样本采集和处理的标准化仍然是临床研究的关键因素。此外，在一些新发现的生物标志物中，*H. pylori*感染这一最重要的混杂因素是否影响标志物水平尚不确定。CTC在确认GC的高特异性方面展示出良好的前景，但由于循环水平极低，在分离和表征方面的适用性有限，其富集过程的成本和复杂性仍然很高。呼气试验、血液和胃液光谱分析均显示出好的结果。但是，需要更多的证据来确定它们的最终结果。新型分子成像技术可以在视觉上诊断体内GC，但目前仅限于动物。尽管仍然存在很多难以克服的挑战，但无创性GC筛查早诊研究方法的进展极大地扩大了实验室研究转化为临床的可能性。目前，胃功能血清学检测手段比较成熟，已在我国推广应用，在胃癌筛查中发挥了极大的作用。但是，我们也要认识到这种检测的局限性。生物标志物由于本身的原因，作为胃癌诊断指标时特异度相对不够，需要联合更好的肿瘤检测指标，这样可能会获得更好的胃癌筛查敏感度与特异度。

（宫月华）

参 考 文 献

Alix-Panabieres C, Pantel K, 2013. Circulating tumor cells: liquid biopsy of cancer. Clin Chem, 59 (1): 110-118.

Amal H, Leja M, Broze YY, et al, 2013. Geographical variation in the exhaled volatile organic compounds. J Breath Res, 7 (4): 047102.

Amal H, Leja M, Funka K, et al, 2016. Detection of precancerous gastric lesions and gastric cancer through exhaled breath. Gut, 65 (3): 400-407.

Barash O, Zhang W, Halpern JM, et al, 2015. Differentiation between genetic mutations of breast cancer by breath volatolomics. Oncotarget, 6 (42): 44864-44876.

Bonifacio A, Dalla Marta S, Spizzo R, et al, 2014. Surface-enhanced Raman spectroscopy of blood plasma and serum using Ag and Au nanoparticles: a systematic study. Anal Bioanal Chem, 406 (9-10): 2355-2365.

Chang WC, Hsu PI, Chen YY, et al, 2008. Observation of peptide differences between cancer and control in gastric juice. Proteomics Clin Appl, 2 (1): 55-62.

Cheng CC, Huang CF, Ho AS, et al, 2013. Novel targeted nuclear imaging agent for gastric cancer diagnosis：glucose-regulated protein 78 binding peptide-Guided 111in-labeled polymeric micelles．Int J Nanomedicine，8：1385-1391.

Corradi M，Poli D，Banda I，et al，2015．Exhaled breath analysis in suspected cases of non-small-cell lung cancer：a cross-sectional study．J Breath Res，9（2）：027101.

Cui L，Zhang X，Ye G，et al，2013．Gastric juice micrornas as potential biomarkers for the screening of gastric cancer．Cancer，119（9）：1618-1626.

Damas J，Samuels DC，Carneiro J，et al，2014．Mitochondrial DNA rearrangements in health and disease--a comprehensive study．Hum Mutat，35（1）：1-14.

Deng K，Lin S，Zhou L，et al，2011．Three aromatic amino acids in gastric juice as potential biomarkers for gastric malignancies．Anal Chim Acta，694（1-2）：100-107.

Deng K，Zhou LY，Lin SR，et al，2013．A novel approach for the detection of early gastric cancer：fluorescence spectroscopy of gastric Juice．J Dig Dis，14（6）：299-304.

Ferlay J，Soerjomataram I，Dikshit R，et al，2015．Cancer incidence and mortality worldwide：sources，methods and major patterns in GLOBOCAN 2012．Int J Cancer，136(5)：E359-E386.

Fujiwara S，Wada H，Kawada J，et al，2013．Ny-Eso-1 antibody as a novel tumour marker of gastric cancer．Br J Cancer，108（5）：1119-1125.

Gold B，Cankovic M，Furtado LV，et al，2015．Do circulating tumor cells，exosomes，and circulating tumor nucleic acids have clinical utility? a report of the association for molecular pathology．J Mol Diagn，17（3）：209-224.

He CZ，Zhang KH，Li Q，et al，2013．Combined use of AFP，CEA，CA125 and CAl9-9 improves the sensitivity for the diagnosis of gastric cancer．BMC Gastroenterol，13：87.

He Y，Lin J，Kong D，et al，2015．Current state of circulating microRNAs as cancer biomarkers．Clin Chem，61（9）：1138-1155.

Huang D，Wang H，Liu R，et al，2014．MiRNA27a is a biomarker for predicting chemosensitivity and prognosis in metastatic or recurrent gastric cancer．J Cell Biochem，115（3）：549-556.

Huang JL，Zheng L，Yu YW，et al，2014．Characteristics of long non-coding RNA and its relation to hepatocellular carcinoma．Carcinogenesis，35（3）：507-514.

Huarte M，2015．The emerging role of lncRNAs in Cancer．Nat Med，21（11）：1253-1261.

Jiang M，Gu G，Ni B，et al，2014．Detection of serum protein biomarkers by surface enhanced laser desorption/ionization in patients with adenocarcinoma of the lung．Asia Pac J Clin Oncol，10（2）：e7-e12.

Katoh S，Goi T，Naruse T，et al，2015．Cancer stem cell marker in circulating tumor cells：expression of CD44 variant exon 9 is strongly correlated to treatment refractoriness，recurrence and prognosis of human colorectal cancer．Anticancer Res，35（1）：239-244.

Kim K，Shin DG，Park MK，et al，2014．Circulating cell-free DNA as a promising biomarker in patients with gastric cancer：diagnostic validity and significant reduction of CfDNA after surgical resection．Ann Surg Treat Res，86（3）：136-142.

Kolli V，Schumacher KN，Dodds ED，2015．Engaging challenges in glycoproteomics：recent advances in Ms-based glycopeptide analysis．Bioanalysis，7（1）：113-131.

Lai H，Jin Q，Lin Y，et al，2014．Combined use of lysyl oxidase，carcino-embryonic antigen，and carbohydrate antigens improves the sensitivity of biomarkers in predicting lymph node metastasis and peritoneal metastasis in gastric cancer．Tumour Biol，35（10）：10547-10554.

Law KP，Han TL，Tong C，et al，2015．Mass spectrometry-based proteomics for pre-eclampsia and preterm Birth．Int J Mol Sci，16（5）：10952-10985.

Li C，Li JF，Cai Q，et al，2013．MiRNA-199a-3p：a potential circulating diagnostic biomarker for early gastric cancer．J Surg Oncol，108（2）：89-92.

Li J, Peng Y, Duan Y, 2013. Diagnosis of breast cancer based on breath analysis: an emerging method. Crit Rev Oncol Hematol, 87 (1): 28-40.

Li M, Belmonte Izpisua JC, 2015. Roles for noncoding RNAs in cell-fate determination and regeneration. Nat Struct Mol Biol, 22 (1): 2-4.

Liu T, Tang H, Lang Y, et al, 2009. MicroRNA-27a functions as an oncogene in gastric adenocarcinoma by targeting prohibitin. Cancer Lett, 273 (2): 233-242.

Liu W, Peng B, Lu Y, et al, 2011. Autoantibodies to tumor-associated antigens as biomarkers in cancer immunodiagnosis. Autoimmun Rev, 10 (6): 331-335.

Lu J, Huang CM, Zheng CH, et al, 2013. Consideration of tumor size improves the accuracy of TNM predictions in patients with gastric cancer after curative gastrectomy. Surg Oncol, 22 (3): 167-171.

Mateo J, Gerlinger M, Rodrigues DN, et al, 2014. The promise of circulating tumor cell analysis in cancer management. Genome Biol, 15 (8): 448.

Ng EW, Wong MY, Poon TC, 2014. Advances in MALDI mass spectrometry in clinical diagnostic applications. Top Curr Chem, 336: 139-175.

Petersen H, Holdgaard PC, Madsen PH, et al, 2016. FDG PET/CT in cancer: comparison of actual use with literature-based recommendations. Eur J Nucl Med Mol Imaging, 43 (4): 695-706.

Schmidt K, Podmore I, 2015. Current challenges in volatile organic compounds analysis as potential biomarkers of cancer. J Biomark, 2015: 981458.

Schwarzenbach H, Nishida N, Calin GA, et al, 2014. Clinical relevance of circulating cell-free microRNAs in cancer. Nat Rev Clin Oncol, 11 (3): 145-156.

Shao Y, Ye M, Jiang X, et al, 2014. Gastric juice long noncoding RNA used as a tumor marker for screening gastric cancer. Cancer, 120 (21): 3320-3328.

Shimada H, Noie T, Ohashi M, et al, 2014. Clinical significance of serum tumor markers for gastric cancer: a systematic review of literature by the task force of the Japanese gastric cancer association. Gastric Cancer, 17 (1): 26-33.

Subbannayya Y, Mir SA, Renuse S, et al, 2015. Identification of differentially expressed serum proteins in gastric adenocarcinoma. J Proteomics, 127 (PtA): 80-88.

Tang L, Zhao S, Liu W, et al, 2013. Diagnostic accuracy of circulating tumor cells detection in gastric cancer: systematic review and meta-analysis. BMC Cancer, 13: 314.

Thaysen-Andersen M, Packer NH, 2014. Advances in Lc-Ms/Ms-based glycoproteomics: getting closer to system-wide site-specific mapping of the N-and O-glycoproteome. Biochim Biophys Acta, 1844 (9): 1437-1452.

Tsujiura M, Ichikawa D, Komatsu S, et al, 2010. Circulating microRNAs in plasma of patients with gastric cancers. Br J Cancer, 102 (7): 1174-1179.

Uenosono Y, Arigami T, Kozono T, et al, 2013. Clinical significance of circulating tumor cells in peripheral blood from patients with gastric cancer. Cancer, 119 (22): 3984-3991.

Vo-Dinh T, Liu Y, Fales AM, et al, 2015. SERS nanosensors and nanoreporters: golden opportunities in biomedical applications. Wiley Interdiscip Rev Nanomed Nanobiotechnol, 7 (1): 17-33.

Wang C, Ke C, Wang X, et al, 2014. Noninvasive detection of colorectal cancer by analysis of exhaled Breath. Anal Bioanal Chem, 406 (19): 4757-4763.

Wang C, Yu C, 2015. Analytical characterization using Surface-Enhanced Raman Scattering (SERS) and microfluidic sampling. Nanotechnology, 26 (9): 092001.

Wang J, Song YX, Ma B, et al, 2015. Regulatory roles of non-coding RNAs in colorectal cancer. Int J Mol Sci, 16 (8): 19886-19919.

Wang S, Zheng G, Cheng B, et al, 2014. Circulating tumor cells (CTCs) detected by RT-PCR and its prognostic role in gastric cancer: a meta-analysis of published literature. PLoS One, 9(6): e99259.

Wang Z, Liu M, Zhu H, et al, 2013. MiR-106a is frequently upregulated in gastric cancer and inhibits the extrinsic apoptotic pathway by targeting FAS. Mol Carcinog, 52（8）: 634-646.

Wu CX. , Zhu ZH, 2014. Diagnosis and evaluation of gastric cancer by positron emission tomography. World J Gastroenterol, 20（16）: 4574-4585.

Xin J, Zhang X, Liang J, et al, 2013. In vivo gastric cancer targeting and imaging using novel symmetric cyanine dye-conjugated Gx1 peptide probes. Bioconjug Chem, 24（7）: 1134-1143.

Xu B, Li X, Yin J, et al, 2015. Evaluation of 68Ga-labeled MG7 antibody: a targeted probe for PET/CT imaging of gastric cancer. Sci Rep, 5: 8626.

Yang AP, Liu J, Lei HY, et al, 2014. CA72-4 combined with CEA, CA125 and CA19-9 improves the sensitivity for the early diagnosis of gastric cancer. Clin Chim Acta, 437: 183-186.

Yoo MW, Park J, Han HS, et al, 2017. Discovery of gastric cancer specific biomarkers by the application of serum proteomics. Proteomics, 17（6）.

Yun M, 2014. Imaging of gastric cancer metabolism using 18 F-FDG PET/CT. J Gastric Cancer, 14（1）: 1-6.

Zhang Z, Ramnath N , Nagrath S, 2015. Current status of ctcs as liquid biopsy in lung cancer and future directions. Front Oncol, 5: 209.

Zhang ZY, Ge HY, 2013. Micrometastasis in gastric cancer. Cancer Lett, 336（1）: 34-45.

Zhou LY, Lin SR, Li Y, et al, 2011. The intrinsic fluorescence spectrum of dilute gastric juice as a novel diagnostic tool for gastric cancer. J Dig Dis, 12（4）: 279-285.

Zhou X, Yin C, Dang Y, et al, 2015. Identification of the long non-coding RNA H19 in plasma as a novel biomarker for diagnosis of gastric cancer. Sci Rep, 5: 11516.

Zhu C, Ren C, Han J, et al, 2014. A five-microRNA panel in plasma was identified as potential biomarker for early detection of gastric cancer. Br J Cancer, 110（9）: 2291-2299.

Zhu H, Zhao C, Liu F, et al, 2015. Radiolabeling and evaluation of（64）Cu-Dota-F56 peptide targeting vascular endothelial growth factor receptor 1 in the molecular imaging of gastric cancer. Am J Cancer Res, 5（11）: 3301-3310.

第十四章

胃功能血清学检测与外源性感染

感染是指寄生生物附着于其他生物的身体或身体内部，造成宿主生物的污染和疾病的状态。感染可分为内源性感染和外源性感染两类：内源性感染指引起感染的病原体来源于自身的体表或体内的正常菌群，多为条件致病菌或多种原因引起的菌群失调症等；外源性感染是指由来自宿主体外的病原菌所引起的感染，是主要的致病性感染。

胃部外源性感染包括各种可以引起胃部炎症的细菌、病毒、真菌或寄生虫等感染。*H. pylori* 是最常见的引起胃黏膜感染的细菌，该菌感染是导致胃炎和消化性溃疡发生的主要病因，其也可导致胃癌的发生。作为一种方便快速的非侵入性检测方法，胃功能血清学检测四项指标（PGⅠ、PGⅡ、G-17及 *H. pylori*-IgG 抗体）的动态变化与不同部位胃黏膜的分泌状态、功能变化及感染情况均密切相关，也可同时反映外源性感染因子及其机体应答状态。因此，越来越多的研究开始关注其与胃部外源性感染（尤其是 *H. pylori* 感染）的关系。本章主要介绍胃功能血清学检测在胃部常见外源性感染 *H. pylori*、EBV 及胃外的外源性感染如人类免疫缺陷病毒（HIV）、肝炎病毒等感染状态评价中的研究现状。

第一节　胃功能血清学检测与幽门螺杆菌感染

H. pylori 感染是慢性胃炎的重要致病原因，*H. pylori* 相关的慢性胃炎能引起机体对 *H. pylori* 的局部和全身性免疫反应，*H. pylori* 感染后通过体液免疫而产生 *H. pylori* 抗体，这一反应构成了特异性鉴定血清中 *H. pylori* 抗体的基础，可通过血清学方法诊断和评价疗效。此外，*H. pylori* 可以在胃黏膜中定植，导致胃黏膜形态和功能的改变。通常可以通过胃黏膜分泌的酶和激素（如PGⅠ、PGⅡ、G-17等）来判断 *H. pylori* 感染后引起的胃黏膜功能变化。

一、血清 *H. pylori*-IgG 检测与 *H. pylori* 感染

H. pylori 感染可以引起机体一系列细胞免疫和体液免疫反应，在急性感染早期引起IgM水平的特异性升高，而在慢性持续感染阶段可以引起IgA和IgG水平升高。在全血、血清、尿液、唾液中可以检测到 *H. pylori* 抗体水平的变化。作为一种方便快速的非侵入性检测方法，胃功能血清 *H. pylori*-IgG 检测已经广泛应用于 *H. pylori* 感染状态的判定中。

（一）血清 *H. pylori* 抗体检测应用于 *H. pylori* 感染判定的理论基础

1. *H. pylori* 感染诱导宿主免疫应答　*H. pylori* 感染可使宿主产生强烈的先天性和获得性免疫应答，其中胃上皮细胞是免疫过程的核心参与者，*H. pylori* 与宿主上皮细胞的相互作用会导致一系列趋化因子和细胞因子的释放。*H. pylori* 感染可同时诱导细胞免疫和体液免疫应答。已感染的胃黏膜被中性粒细胞、单核细胞及获得性反应的成分如淋巴细胞浸润。在感染期间也会触发特异性体液反应，以及倾向于 Th1 细胞反应的 T 细胞反应。Graham 等研究了 20 名感染 *H. pylori* 的成年志愿者对 *H. pylori* 感染的免疫应答，发现感染后 2 周胃黏膜活检显示有淋巴细胞和单核细胞浸润，同时胃窦部 IL-1、IL-8 和 IL-6 的表达显著增加，并在感染者血清中检测到抗 *H. pylori* IgM 和 IgG 反应。此外，有研究者发现感染 *H. pylori* 后 4 周，胃黏膜 CD4[+] 和 CD8[+] T 细胞数量较感染前明显增加。这些数据提供了在 *H. pylori* 感染后短时间内胃和全身免疫应答发展的证据。

对 *H. pylori* 感染患者血清的免疫印迹分析表明，存在多种能够诱导免疫应答的抗原。一些突出的抗原包括表面抗原和分泌抗原，如脂多糖（LPS）、细胞毒素相关基因 A（cytotoxin associated gene A，CagA）、不同的脲酶组分、热休克蛋白（heat shock protein，HSR）、过氧化氢酶等。目前，在感染 *H. pylori* 的患者中已被报道有膜蛋白、鞭毛蛋白、脲酶、LPS 和 *H. pylori* 黏附素 A 的 IgG 与 IgA 抗体滴度升高。最近的一项免疫蛋白组学研究比较了来自患有胃腺癌或十二指肠溃疡的 *H. pylori* 阳性患者的血清与来自 *H. pylori* 阴性患者的血清，以检测来自三个独立的 *H. pylori* 菌株的抗原蛋白。该研究确认了 *H. pylori* 阳性血清检测到的 30 种抗原，其中 9 种是新发现的。

几乎所有感染 *H. pylori* 的人都会产生特异性抗体，这些抗体存在于血清、胃吸出物或胃部提取物中。目前已证实局部性抗体应答和系统性抗体应答均包括 IgA、IgM 与 IgG 三型。IgM 抗体主要反映急性感染和可能的黏膜侵袭。而当疾病主要表现为慢性感染时，循环抗体则主要是 IgG，只有很少的 IgM。*H. pylori* 感染是一种慢性疾病，IgG 应答占主导地位。急性 *H. pylori* 感染较难鉴别，因此 IgM 反应相关报道很少。有研究发现，来自 *H. pylori* 感染患者胃窦区域的活检组织中产生 IgG 和 IgA 细胞的百分比比未感染的受试者高 40~50 倍。该结果表明，*H. pylori* 感染可诱导产生大量免疫细胞，特别是将产生 IgG 和 IgA 的细胞募集到胃黏膜。总之，针对 *H. pylori* 的系统免疫应答的典型表现是特异性 IgM 抗体短暂升高，接着在感染期间呈现持续存在的 IgG 和 IgA 抗体升高。此外，由于 *H. pylori* 基因组的可塑性和细菌在其 LPS 中存在的位相改变，20%~30% 感染 *H. pylori* 的人会产生自身抗体，其中大部分特异的位于胃质子泵壁细胞内。这些抗体可能阻断泵功能，导致与感染相关的胃酸缺乏，有助于在感染期间监测胃黏膜的损伤情况。

2. *H. pylori* 抗体滴度与 *H. pylori* 定植密度的关系　近年来，*H. pylori* 抗体滴度与 *H. pylori* 定植密度之间的关系引发了越来越多研究的关注。研究者们推测 *H. pylori* 感染诱导的免疫病理学反应呈剂量依赖性，较高的细菌计数可能诱导更强烈的免疫应答，并引起后续抗体滴度的升高。然而，每个人类宿主的遗传差异可能会影响针对病原体的抗体水平。此外，晚期癌症的免疫抑制也被认为是影响 *H. pylori* 抗体滴度的另一个可能的因素，尽管尚未发现与胃癌进展相关的免疫抑制的直接证据。目前，通过流行病学调查，一些研究者已经发现，*H. pylori*抗体滴度和*H. pylori*定植密度之间存在显著的关联。还有研究发现，针对*H. pylori*-IgG的血清学吸光度指数与胃窦*H. pylori*定植和多形核细胞浸润的密度有关。另一项研究的结果显示，无论宿主自身的抗体产生能力如何，血清*H. pylori*-IgG效价与胃的*H. pylori*细菌负荷之间都存在显著联系。血清*H. pylori*-IgG滴度与活检标本上*H. pylori*的浸润程度呈正相关，与胃的活检部位无关。这一发现与先前的研究结果一致，证实了血清*H. pylori*-IgG滴度的重要性，并且间接提示了组织学改变的严重程度与黏膜细菌密度之间的关系。

笔者所在团队前期对*H. pylori*-IgG抗体滴度与*H. pylori*-IgG感染程度二者间的定量关系进行了研究。Gong等采用回顾性方法对1997～2002年在辽宁省庄河市接受胃癌筛查的患者进行了研究，对7241例大样本人群同步检测血清*H. pylori*-IgG抗体滴度和胃黏膜组织*H. pylori*定植密度。研究发现，随*H. pylori* HE染色评分从0分到3分升高，抗体滴度值也呈逐渐升高趋势。此外，基于逾万例的大样本人群筛查，Tu等还发现*H. pylori*-IgG抗体滴度与胃黏膜炎症程度和*H. pylori*定植密度呈正相关。随着*H. pylori*密度评分的增加，血清*H. pylori*-IgG滴度增加。*H. pylori*密度评分＞2的患者的血清*H. pylori*-IgG抗体滴度几乎是*H. pylori*密度评分为0患者的两倍（44.8EIU vs 24.7EIU）。上述研究结果提示*H. pylori*抗体滴度可用于估计胃黏膜中*H. pylori*的定植密度。

（二）血清*H. pylori*抗体检测在*H. pylori*感染状态评价中的应用

1.基于血清*H. pylori*抗体检测的常用方法　目前，一些侵入性诊断试验和非侵入性诊断试验可用于检测*H. pylori*感染。血清*H. pylori*抗体检测是*H. pylori*感染筛查的常用方法，属于非侵入性的检测方法。在过去的几十年中，制备*H. pylori*抗体的方法不断改良，在许多特征方面有所不同，包括抗原组成（如不同的*H. pylori*菌株），抗原来源（如天然或重组），抗原纯化方案，检测的免疫球蛋白类别（如IgG、IgA、IgM），样本来源（如血清、唾液、尿液）和试剂盒来源（如商品化和室内试验）。基于抗体检测的常见方法包括ELISA法、免疫印迹法和免疫酶染色法（详见第七章）。ELISA法可以允许多种血清样品并行测试，整个过程可以完全自动化。对于发展中国家实验室资源有限的情况，该检测是首选方法。大量研究表明，ELISA法比细菌凝集反应或补体结合反应检测*H. pylori*抗体更敏感。IgG和IgA的ELISA检测是目前通常采用的方法，并且同时测定两种免疫球蛋白能提高这一方法的敏感性。基于整菌混合抗原的ELISA检测会与含有空肠弯曲菌的抗原有交叉反应，因此，许多学者都在积极努力用各种方法提取*H. pylori*的高特异性的抗原。例如，有报道认为，用*H. pylori*的尿素酶作抗原可使ELISA的敏感度和特异度分别达到98.7%和100%。Pronovost等用*H. pylori*外膜蛋白提取了特异性抗原，并设计了一种快速的渗滤膜酶免疫试验取代传统的ELISA，据报道其敏感度为94%，特异度＞99%。

目前，已经开发了用于检测血清、唾液和尿液中*H. pylori*特异性IgG、IgA、IgM抗体的诊断性商品化试剂盒。常用的*H. pylori*抗体诊断试剂盒大多数是基于血清的。抗*H. pylori*的IgM只能在短时间内检测到，因此它们对于*H. pylori*感染的血清学诊断价值相对而言较为局限。研究发现，同时测定IgA、IgG和IgM的血清学试剂盒或单独测定血清中*H. pylori* IgA、IgM抗体的血清学试剂盒，其效果不及仅测定IgG抗体的血清学试

剂盒。相较于IgA和IgM抗体检测，IgG抗体检测更为可靠。目前认为，血清学是诊断
H. pylori 感染的准确手段，其具有较高的阴性预测值，对于排除 *H. pylori* 未感染的人群
具有较好效果。

　　2.血清 *H. pylori* 抗体检测的临界值、敏感度及特异度　一些研究已经评价了商品化
ELISA试剂盒检测IgG对 *H. pylori* 感染的诊断价值。一项荟萃分析（21项研究）对商品
化ELISA试剂盒进行了评估，结果发现纳入的21项研究具有不同的质量，不同的商业
试剂盒，因此没有显著不同的准确性。总的来说，敏感度为85%，特异度为79%。在感
染患者比例较少的研究中，测试准确度更高。另一项荟萃分析（36项研究）评估了不
同的商品化试剂盒检测 *H. pylori* IgA、IgG和IgM抗体的性能，得到了92%的敏感度和
83%的特异度的统计结果。Burucoa等研究了29种不同血清学检测的准确性，其中17项
基于ELISA检测试剂盒的中位准确率为73.9% ～ 97.8%，灵敏度为57.8% ～ 100%，特
异度为57.4% ～ 97.9%。这些荟萃分析中报告的敏感性和特异性值反映了大多数成年人
的反应值。

　　尽管ELISA试剂盒制造商推荐了 *H. pylori*-IgG抗体检测的临界值，但IgG水平的
最佳临界值与抗体血清学检测试剂盒制造商确定的临界值可能存在差异。ELISA检测
H. pylori 感染的能力取决于患者的年龄、感染等临床条件，试剂盒中用于抗体制备的抗
原选择及感染的流行情况等。尽管 *H. pylori*-IgG阳性结果诊断 *H. pylori* 感染已被报道具
有较高的灵敏度和特异度，但各个国家，特别是发达国家和发展中国家的结果存在着
较大的差异。比如，利用相同的试剂盒，以15.2IU/ml为临界值，Arinton等报道了很高
的敏感度和特异度，分别为94.1%和97.9%。而McNicholl等以63EIU为临界值得出的
灵敏度、特异度分别为76% 和 71%。这些结果说明ELISA方法应根据地区特点适当调
整。此外，利用相同的临界值，Marchildon等在美国检测 *H. pylori* 感染的灵敏度、特异
度分别为98.4%和96.4%；而Leung 等在中国人群中报道该试剂盒的灵敏度、特异度分
别为72.7%和68.4%。产生这种差异的原因可能为 *H. pylori* 菌株的异质性和不同地区菌
株抗原的变异性。印度学者Mohammadi等利用本国菌株和外国菌株包被的ELISA板进
行 *H. pylori*-IgG抗体滴度检测，结果发现，本国菌株检测的准确度、灵敏度、特异度分
别为94.2%、93.4%、100%，外国菌株分别为72.4%、41.6%、94.1%。研究已经证实，
H. pylori 是一种泛生细菌，抗原可变菌株在不同地理区域定植于人体。为了支持这一说
法，已经有研究报道了通过免疫印迹获得的多种抗体谱。因此，一些研究者建议使用本
地菌株来制备检测 *H. pylori* 特异性抗体的试剂盒，而不宜采用外国菌株。另一个建议是
找出一些全球共有的共同抗原或从不同区域汇集菌株以制备诊断抗原。此外，由于细菌
主要位于黏膜表面，免疫应答反应可能不能达到预期的程度，因而需要高质量的抗原，
并根据地区和人群确定适合的临界值，而不是直接使用其他地区制造商推荐的临界值。
有研究通过调整当地患者的新临界值，发现能够改进 *H. pylori* 检测试剂盒的诊断效能，
这项研究说明了在应用血清 *H. pylori* 抗体试剂盒评价 *H. pylori* 感染状态时进行校正的重
要性，也说明该试剂盒判定感染的准确性需要在不同人群中被验证。

（三）血清 *H. pylori* 抗体检测的优势和局限

　　自1983年Marshall和Warren发现 *H. pylori* 以来，已经开发了几种基于其形态学（组

织学、培养），免疫学（血清学、粪便抗原检测、免疫组织化学），遗传学（聚合酶链反应）或酶法（^{13}C 尿素呼气试验、快速尿素酶试验）的诊断试验。通常，这些方法可以分为非侵入性测试（血清学、^{13}C 尿素呼气试验、粪便抗原检测）和需要胃肠道内镜检查与胃活组织检查的侵入性测试（组织学、尿素酶测试、培养）。根据临床问题和实际需求的不同，每个测试都有其优点、缺点和局限性。

1. 血清 *H. pylori* 抗体检测的比较优势　血清 *H. pylori*-IgG 抗体是诊断 *H. pylori* 感染的非侵入性方法之一，具有廉价、方便快速、易于操作等优点，如果阴性可以排除 *H. pylori* 感染，但不能反映 *H. pylori* 实时感染状态，*H. pylori* 根治后血清抗体需 6 个月降低至消失；如检测结果阳性，可以进一步做尿素呼气试验或胃镜检查来确诊。

组织学、培养、聚合酶链反应和快速尿素酶试验都需要通过内镜检查进行活组织检查和（或）标本采集，这是一种不适合大规模筛查的侵入性技术。尿素呼气试验和粪便抗原试验被认为是非侵入性试验，但这两种方法的结果都受到质子泵抑制剂治疗的显著影响。Maastricht-V 共识指出，血清学检查是唯一不受胃内局部变化影响的方法。因为 *H. pylori* 抗体，特别是针对特异性细胞毒素相关基因 CagA 抗原的抗体，不会由于细菌数量的减少或 *H. pylori* 在胃内消失时间的长短，如数月甚至数年而消失。因此，在用胶体铋剂、抗生素和质子泵抑制剂治疗的患者中，如果不能中断上述药物治疗，那么 IgG 血清学检测是有益的，因为血清学方法的结果不因为这些治疗抑制 *H. pylori* 而产生混淆。因此，特别是在胃肠道出血、胃癌、黏膜相关淋巴组织（MALT）淋巴瘤和萎缩性胃炎的临床治疗中，血清学检查不会产生假阴性结果，是有效的诊断方法。血清学方法的其他优点还包括使用特异性抗体血清学可以鉴定 *H. pylori* 菌株如 CagA 和 VacA 中的某些毒力因子。此外，研究还发现对于儿童 *H. pylori* 感染评估的血清学检测非常有帮助，因为儿童对于侵入性检测的耐受性较差，而血清学检测在儿童的 *H. pylori* 感染评估中同样具有很高的敏感度和特异度。

H. pylori 感染引起机体针对外周血和胃黏膜中细菌的特异性 IgG 抗体产生应答，产生的抗体数量与感染个体的胃炎程度成正比。尿素呼气试验是基于细菌成分本身的检测，不能确定体内是否有抗感染反应。随着非萎缩性胃炎的发生、黏膜萎缩和肠化生的发展，胃功能异常程度将逐渐显现。胃功能的恶化将使胃内条件不适合 *H. pylori* 的生长，这可能导致尿素呼气试验和检测细菌或细菌产品的其他测试的假阴性结果。然而，胃黏膜中 *H. pylori* 数量的减少对血清学检测的诊断准确性没有影响。笔者所在团队前期研究发现，血清 *H. pylori*-IgG 抗体与胃功能的变化明显相关。因此，推荐使用血清学试验来评估细菌密度低患者的 *H. pylori* 感染情况。仅通过尿素呼气试验测量 *H. pylori* 感染可能严重低估 *H. pylori* 感染对机体的影响。

2. 血清 *H. pylori* 抗体检测的局限性　由于抗体在成功根除后也能持续存在，血清学无法区分急性感染和既往感染。即使在 *H. pylori* 清除后或在治疗后的数月内也可以发现 *H. pylori*-IgG 抗体，因此出现假阳性结果。此外，在早期感染期间也可能导致假阴性，因为在早期感染期间抗体水平没有充分升高。由于 *H. pylori* 菌株在世界范围内不同，血清学试剂盒的表现在不同地理区域的群体中也存在明显变异。经过东方人群评估测试的抗体可能不适合西方感染人群的临床诊断。一般而言，血清学筛查的表现取决于使用适当的抗原和调整临界值。在不同地区使用同一厂家生产的检测试剂盒时，有必要重新利用ROC曲线计算临界值。Maastricht-V共识指出，由于不同试剂产品在检测准确性方面存在差异，并非所有血清学检测结果均为一致的，只有经过验证的血清IgG抗体检测产品才能在临床中推荐使用。

二、血清PG及G-17检测与*H. pylori*感染

（一）血清PG及G-17检测应用于*H. pylori*感染判定的理论基础

1.*H. pylori*定植胃黏膜影响胃黏膜分泌功能　*H. pylori*感染定植胃黏膜后可刺激主细胞，通过增加主细胞内钙离子流、环磷酸腺苷（cAMP）和磷酸肌醇浓度而刺激PG的合成与分泌。通常约1%的PG Ⅱ以稳定的形式通过胃黏膜毛细血管进入血液循环。一旦*H. pylori*感染或损伤黏膜，血清PG，尤其是PG Ⅱ浓度就会发生变化，这反映了*H. pylori*感染和黏膜炎症的状态。胃泌素由胃窦部的G 细胞所分泌，其主要生理作用为促进胃酸分泌，并与组胺和乙酰胆碱有协同作用。*H. pylori*能产生大量尿素酶，并水解胃内尿素产生氨，可使胃窦表面的pH升高，从而阻碍了胃酸对胃泌素分泌的生理抑制作用。另外，胃内的氨大部分以带电荷的、非脂溶性离子状态存在于胃腔内形成胺，而大量研究表明，胺和氨均能在体内和体外刺激G细胞分泌胃泌素。对*H. pylori*感染者的胃窦黏膜进行研究发现，该部位生长抑素浓度下降，分泌生长抑素的D细胞数也有下降。根除*H. pylori*后，患者胃窦部D细胞密度和生长抑素的信使核糖核酸含量明显升高。而生长抑素可抑制胃窦黏膜释放胃泌素。因此，*H. pylori*所致生长抑素的缺乏在高胃泌素血症的发生中可能起重要作用。其他基于细胞系的研究也表明，*H. pylori*的一些成分特别是LPS，以剂量反应的方式刺激胃黏膜PG和胃泌素的分泌。此外，*H. pylori*刺激胃窦中的G细胞，从而增加胃泌素水平，其直接刺激PG，尤其是PG Ⅱ的合成和分泌。

2.血清PG及G-17水平反映*H. pylori*感染后胃黏膜的功能和形态　血清PG和G-17水平可以反映不同部位胃黏膜的形态和功能状态的动态变化，并与*H. pylori*感染状态有关。*H. pylori*感染人体后会引起机体的一系列免疫应答，甚至引起包括胃溃疡、萎缩性胃炎及胃癌在内的多种胃疾病。而血清PG和G-17水平的动态变化在很多研究中都证实与胃疾病的进展相关。因此，通过检测反映胃功能状态、胃黏膜形态变化及疾病进展的胃功能血清学指标，可以评价*H. pylori*感染所引起的机体应答及疾病状态，为指导临床诊断提供证据。

（二）血清PG含量检测在*H. pylori*感染判定中的应用

蒋卫民等检测了64例慢性胃疾病患者血清PG含量，发现慢性胃炎组、胃溃疡组和胃癌组中*H. pylori*阳性率均显著高于健康对照组，分别为60.87%、63.64%和78.95%；并且各分组中*H. pylori*阳性者血清PG Ⅰ表达水平和PG Ⅰ/PG Ⅱ值均明显低于*H. pylori*阴性者，但PG Ⅱ表达水平没有显著差异。李艳华等研究发现，胃癌组*H. pylori*阳性患者血清PG Ⅰ和PG Ⅰ/PG Ⅱ值较*H. pylori*阴性胃癌患者低，而血清PG Ⅱ在两组之间无统计学差异。高川等研究探讨了慢性胃疾病患者PG水平与*H. pylori*感染的相关性，发现浅表性胃炎、糜烂性胃炎、胃溃疡、萎缩性胃炎及胃癌者*H. pylori*阳性率分别为

46.8%、60.0%、68.0%、54.5%和50.0%，其中糜烂性胃炎和胃溃疡组 *H. pylori* 感染阳性患者血清PGⅠ、PGⅡ表达水平显著高于 *H. pylori* 感染阴性患者，萎缩性胃炎和胃癌组 *H. pylori* 感染阳性患者PGⅠ明显低于 *H. pylori* 感染阴性患者，萎缩性胃炎 *H. pylori* 感染阳性患者PGⅠ/PGⅡ值明显低于 *H. pylori* 感染阴性患者。而李晓琴等比较了261例患者（56例非萎缩性胃炎、171例萎缩性胃炎、34例胃癌）血清PG指标的变化及与 *H. pylori* 的相关性，发现 *H. pylori* 感染阳性患者血清PGⅠ、PGⅡ水平高于 *H. pylori* 阴性患者，而PGⅠ/PGⅡ值则低于 *H. pylori* 阴性患者。因此，*H. pylori* 感染与血清PG含量密切相关，*H. pylori* 感染可能导致胃黏膜萎缩甚至发生癌变，其血清PG表达水平将发生相应改变，检测血清PG含量变化可为研究胃癌发病风险因素提供依据。曾燕通过对526例胃相关疾病患者和176例健康对照者的血清PG进行检测后分析发现，526例患者血清中 *H. pylori* 阳性率为64.64%，显著高于对照组32.95%，其中慢性胃病组、癌前病变组及胃癌组 *H. pylori* 感染阳性率分别为71.7%、63.5%和56.7%。健康对照组中 *H. pylori* 阳性者与阴性者之间血清PG水平没有明显差异，慢性胃疾病患者组 *H. pylori* 阳性者PGⅠ、PGⅡ血清水平显著高于阴性者，而在胃癌前病变组和胃癌组中，*H. pylori* 阳性者PGⅠ、PGⅡ血清水平明显低于阴性者，提示在胃相关疾病中，血清PG含量与 *H. pylori* 感染存在相关性，通过检测血清PG水平不仅可以反映胃黏膜功能状态，还可以提示 *H. pylori* 感染。刘燕等研究发现，*H. pylori* 阳性组与阴性对照组相比，PGⅠ及PGⅠ/PGⅡ值明显下降；*H. pylori* 弱阳性组与阴性对照组相比，治疗转阴组与阴性对照组相比，血清PG没有统计学差异；*H. pylori* 弱阳性组与阳性组相比，血清PGⅠ及PGⅠ/PGⅡ值明显更高。逄焕宁研究发现，*H. pylori* 感染阳性的胃溃疡患者血清PG水平显著升高，其中合并PGⅠ型 *H. pylori* 感染者PG水平升高更为明显，提示 *H. pylori* 感染诱发的胃黏膜损伤可能伴有PG的分泌异常。由此可见，*H. pylori* 感染会影响血清PGⅠ表达含量及PGⅠ/PGⅡ值（PGR），*H. pylori* 感染与血清PG水平之间存在显著相关性，血清PGⅠ和PGR可能作为 *H. pylori* 感染的评价指标。

庄健海、陈玉萍研究检测了146例健康体检人群血清样本，结果提示 *H. pylori* 阳性组与 *H. pylori* 阴性组相比，PGⅡ表达水平显著升高，PGR明显下降，PGⅠ水平没有统计学差异，提示可以通过血清PGⅡ的检测来协助 *H. pylori* 的感染诊断。刘言厚等研究提示，在胃癌组、胃溃疡组及萎缩性胃炎组中，与 *H. pylori* 阴性者相比，*H. pylori* 阳性者血清PGⅡ表达水平明显升高，高水平的PGⅡ表达可反映活动性、进行性的 *H. pylori* 感染。有研究表明，胃蛋白酶原Ⅰ（PGⅠ）比胃蛋白酶原Ⅱ（PGⅡ）固菌作用相对更弱，这些研究结果都提示了血清高PGⅡ水平与 *H. pylori* 感染相关，并且可以作为 *H. pylori* 感染相关疾病的辅助诊断手段指导患者临床治疗。Lee在研究中指出，一般情况下未受感染的胃黏膜细胞的分泌功能是完好的，而当胃内发生炎症时则呈现高胃酸状态，血清PGⅡ含量升高与活动性 *H. pylori* 感染密切相关，提示了弥漫性胃癌风险的升高。Huang等通过对6596例健康人群的血清学检测结果分析发现，*H. pylori* 阳性组血清PGⅠ、PGⅡ和PGR（$x\pm s$）分别为（187.05±73.50）g/L、（18.09±8.68）g/L和11.67±5.44，*H. pylori* 阴性组分别为（150.39±67.04）g/L、（11.50±7.45）g/L和15.67±8.19。随着 *H. pylori* 感染的加重，血清PGⅠ，PGⅡ水平显著升高，PGR显著降低。

　　不断有研究证明血清PG表达水平在判定*H. pylori*感染状态中的作用，有越来越多的研究旨在建立真实可靠的临界值以助于临床应用。邵春燕在一项研究中发现，血清PG阳性（PGⅠ含量＜70ng/ml且PGR＜3.0）的胃癌患者*H. pylori*感染率显著高于血清PG阴性的胃癌患者。刘思宇等纳入了1147名体检者血清进行检测，结果显示体检者中*H. pylori*感染阳性率为30.34%，并且*H. pylori*感染阳性组与阴性组之间血清PGⅡ表达水平与PGR具有显著差异，他们还提出，血清PGⅡ＞27μg/L且PGR＜3是*H. pylori*感染的危险因素，*H. pylori*感染者可表现为血清PGⅡ升高、PGR降低。Kikuchi等比较了349名*H. pylori*未感染者、748名*H. pylori*感染者血清PG含量，提出联合PGⅡ血清表达水平与PGR可以判定*H. pylori*感染，如果以PGⅡ水平＞10ng/ml、PGR≤5.0为临界值检出*H. pylori*感染者，可获得96.3%的敏感度和82.8%的特异度；如果以PGⅡ水平＞12ng/ml、PGR≤4.0为临界值检出*H. pylori*感染者，可获得95.1%的敏感度和72.8%的特异度。Kitamura等比较了*H. pylori*阳性胃炎患者和323例*H. pylori*阴性胃炎患者血清PG含量，结果发现*H. pylori*阳性胃炎患者中血清PGⅡ水平显著升高，PGR明显降低，如果以PGⅡ≥10ng/ml、PGR≤5或PGⅡ≥12ng/ml、PGR≤4.5以诊断*H. pylori*阳性胃炎均可获得大于90%的敏感度和特异度。Kiyohira等认为血清PGⅡ≥12ng/ml或PGR≤4.0可作为诊断*H. pylori*感染的临界值，敏感度为90.0%，特异度为93.5%。血清PGⅠ≥85ng/ml或血清PGⅡ≥15ng/ml的患者为*H. pylori*阳性；PGR＞6.5的患者为*H. pylori*阴性。笔者所在团队前期研究基于2022例中国北方人群，对不同胃疾病亚组不同*H. pylori*-IgG状态（阳性与阴性）的血清PGⅡ进行分析。在浅表性胃炎患者中，血清学*H. pylori*阳性患者的血清PGⅡ水平高于*H. pylori*阴性患者。*H. pylori*血清学阳性者PGⅡ的平均值高于*H. pylori*阴性的非萎缩性胃炎患者，在癌前病变患者和胃癌患者中也观察到类似的结果。预测*H. pylori*感染的最佳血清PGⅡ临界值为10.25μg/L，男、女血清PGⅡ截断值分别为10.75μg/L和9.75μg/L。一项对意大利消化不良症状患者的研究也表明，预测*H. pylori*感染的最佳血清PGⅡ临界值为9.93μg/L（敏感度为83%，特异度为73%）。支持血清PGⅡ在诊断活动性胃炎中的作用。另一项针对儿童的研究也证实了血清PGⅡ在诊断*H. pylori*感染的作用。总之，血清PGⅡ高水平可作为*H. pylori*感染及相关胃病危险患者的良好生物标志物。血清PGⅠ、PGⅡ表达水平及PGR在诊断胃相关疾病患者中*H. pylori*感染状态及区分体检人群是否感染*H. pylori*等方面具有相对一致的临界值，并且有良好的敏感性和特异性，这些指标具有*H. pylori*感染判别的潜力。

　　综上，在不同的胃疾病中，血清PG的表达水平和PGR高低在*H. pylori*阳性组与阴性组之间存在差异，在分析PG含量与*H. pylori*关系及考虑应用PG含量来诊断*H. pylori*感染状态时，要充分注意患者所患疾病情况。在未来应该开展大样本、多中心的研究来确定血清PG含量与不同胃相关疾病中*H. pylori*感染状态的关系，并确立*H. pylori*感染判定的临界值，以便充分利用这些指标指导临床实践。

（三）血清G-17及其与PG联合检测在*H. pylori*感染判定中的应用

　　关于胃泌素与*H. pylori*感染的关系，韩峭立等收集慢性浅表性胃炎患者46例并发现浅表性胃炎*H. pylori*阳性者，其血清胃泌素浓度均高于*H. pylori*阴性者，并且认为

其原因为 *H. pylori* 感染可引起细胞因子释放，导致胃黏膜炎症，在体外能刺激胃窦部细胞释放胃泌素，且 TNF-α 亦被发现可促使胃窦黏膜分泌胃泌素。聂晓瑞等通过对山东省临朐县胃癌高发现场的 242 名村民检测 *H. pylori* 感染情况与血清 G-17 的关系时发现，*H. pylori* 阴性者的 G-17 分泌水平要低于 *H. pylori* 感染者。许多研究评价了血清 PG 及 G-17 联合检测在 *H. pylori* 感染状态评价中的应用价值，结果表明，*H. pylori* 血清阳性患者血清 PG Ⅰ、PG Ⅱ 和 G-17 浓度较高，而 PGR 低于 *H. pylori* 血清阴性患者。Gong 等研究发现，PG Ⅰ、PG Ⅱ 和 G-17 的血清水平及 PGR 随 *H. pylori* 感染状态的变化而发生动态变化，这些指标的水平随感染状态改变逐渐下降。慢性长期感染、既往感染、急性长期感染和未感染组：血清 PG Ⅰ（114.15ng/ml、105ng/ml、97.35ng/ml 和 84.1ng/ml），PG Ⅱ（13.1ng/ml、11.9ng/ml、8.5ng/ml 和 6.0ng/ml）和 G-17 水平（5.65pmol/L、4.0pmol/L、3.5pmol/L 和 1.1pmol/L），PGR（8.65、8.56、11.2、4.3）逐渐增加。血清 PG Ⅰ，PG Ⅱ、G-17 水平及 PGR 在慢性长期感染、既往感染和急性长期组与未感染组相比有显著差异。一项来自大样本人群的研究结果显示，血清 *H. pylori*-IgG 抗体滴度与血清 PG Ⅰ、PG Ⅱ 和 G-17 的浓度呈正相关，与 PGR 呈负相关，且 PG Ⅱ 的相关性最强。在 *H. pylori* 诱导的慢性胃炎进程中，PG Ⅰ 和 PG Ⅱ 的血清水平均增加，但 PG Ⅱ 增加更为显著，导致 PGR 降低。Alezzy 等研究探讨了 Cag A$^+$ *H. pylori* 特异性 IgG、PG Ⅰ 和 PG Ⅱ、G-17、胃十二指肠黏膜状态与胃十二指肠疾病炎症活动的关系。结果发现，血清 G-17 水平与 Cag A 基因表达呈负相关。*H. pylori*-IgG 抗体与 PG Ⅰ、PG Ⅱ、G-17 呈显著正相关，并且 *H. pylori* 感染者血清 PG Ⅰ、PG Ⅱ、PGR、G-17 与胃十二指肠黏膜免疫病理状态呈正相关。

三、胃功能血清学检测在 *H. pylori* 感染状态判定中的应用价值及展望

随着 2014 年"*H. pylori* 胃炎京都全球共识"的制定，有学者推荐，除非有限制因素，应对所有 *H. pylori* 感染者进行根除治疗。然而，目前对 *H. pylori* 感染者的管理，基本上集中于如何更有效地根除，很少涉及根除适应证的选择。我国是 *H. pylori* 高感染区，面对庞大的 *H. pylori* 感染群体，根除治疗的成本和效果都要面临严峻问题。此外，*H. pylori* 作为胃内微生态的组成部分，盲目根除其感染是否会引起胃内生物群的失衡，从而导致其他未知的疾病尚不明确。因此，是否所有的 *H. pylori* 感染阳性者都要给予治疗，究竟应该如何界定 *H. pylori* 感染状态和 *H. pylori* 根除治疗的适应证仍然是一个需要研究的话题。

笔者认为，目前在临床实践中对 *H. pylori* 感染状态的评价过多强调了"感染"而忽略了"状态"。人体感染 *H. pylori* 后，是成为单纯携带者，还是导致机体功能变化，其临床结局可能是截然不同的。如果对不同类型感染者都做相同的临床处理，无疑对患者的身心和经济都会带来巨大的负担。我们建议在判定 *H. pylori* 感染状态时，除了评价有无 *H. pylori* 感染外，还应结合胃功能血清学检测评价 *H. pylori* 感染后对机体造成的影响。

如本章前文所述，关于胃功能血清学检测在 *H. pylori* 感染状态评价中的应用，包括本研究团队在内的许多学者都开展了广泛的研究并观察到了一些结果。利用胃功能血清

学检测结果评价 H. pylori 感染状态至少包括四种不同的情况：H. pylori-IgG 抗体正常和 PG ＋ G-17 正常；H. pylori-IgG 抗体正常和 PG ＋ G-17 异常；H. pylori-IgG 抗体异常和 PG ＋ G-17 正常；H. pylori-IgG 抗体异常和 PG ＋ G-17 异常。对于单纯 H. pylori-IgG 异常而不伴有胃功能改变的患者，在进行根除治疗时应特别谨慎，而对于二者均异常的患者，应作为临床处理的重点。此外，需要特别注意，同样胃功能异常的患者，其指标的不同改变也可能提示不同的胃疾病风险，这在本书前面的章节有详细的描述。例如，提示有胃黏膜萎缩风险的患者应谨慎使用抑酸剂。

尽管目前认为尿素呼气试验法判定 H. pylori 感染的准确性相对较高，但其与胃功能异常相关性较小，不可避免地导致某些胃病患者被忽视。尽管大量的研究已经证实了胃功能血清学检测在 H. pylori 感染状态评价中的价值，但是目前尚缺乏在大样本人群中的量化评估及随访验证，如何把胃功能血清学检测动态变化的结果转化为可解读的量化指标以指导临床，将是今后本研究方向的重点。

第二节　胃功能血清学检测与幽门螺杆菌根除疗效的判定

H. pylori 复发是评估治疗长期效果的关键指标。目前公认 H. pylori 复发包括再燃和再感染。再燃是指根除治疗后 H. pylori 受抑制导致检测阴性，在某一条件下 H. pylori 再克隆并可检测。再感染是指原有 H. pylori 菌株彻底根除，感染了新的 H. pylori 菌株或与原来 H. pylori 相同的菌株。1 年内复发多是再燃，大多数复发在根除治疗 1 年内，1 年后复发显著减少，且与 H. pylori 自然感染率相当。目前多认为根除 H. pylori 后随访 1 年，^{13}C 尿素呼气试验、组织学、快速尿素酶试验等持续阴性，之后出现阳性为 H. pylori 再感染。已有研究证实，H. pylori 根除后复发与消化性溃疡复发、胃黏膜相关组织淋巴瘤复发相关。H. pylori 年复发率在不同国家差异很大，发展中国家相对比发达国家复发率更高。因此，选择合适的手段判断 H. pylori 复发愈发重要。H. pylori 治疗需要相关监测来评估根除和复发的生物有效性，特别是在基于社区的大型胃癌干预中更有必要。

^{13}C 尿素呼气试验是目前鉴定 H. pylori 感染的金标准，但它需要特定的设备，成本相对较高。在大规模人群监测中，血清 H. pylori 抗体检测更可行，其实用性较强且具有成本效益。因此，血清学指标对 H. pylori 治疗监测的价值也很有意义。

一、血清 H. pylori 抗体检测与 H. pylori 根除疗效的判定

（一）血清 H. pylori 抗体检测应用于 H. pylori 根除疗效判定的理论基础

评估血清 H. pylori-IgG 抗体滴度可以评估患者有无 H. pylori 感染，可在一定程度上作为根除 H. pylori 疗效的指标。Lee 等研究发现 H. pylori-IgG 抗体滴度在复发或再感染时再次升高，与侵袭性试验结果一致。这一结果提示，H. pylori-IgG 抗体滴度在确诊

下降后的变化可以用作根除 *H. pylori* 后复发或再感染的检测。无论宿主的抗体产生能力如何，血清 *H. pylori*-IgG 抗体效价与胃的细菌负荷之间都存在显著的联系。成功根除 *H. pylori* 感染者的 *H. pylori* 浸润程度、血清抗 *H. pylori*-IgG 滴度显著降低。同时，在持续 *H. pylori* 感染的受试者中未观察到这种变化。Chung 研究发现血清 *H. pylori*-IgG 抗体滴度与 *H. pylori* 抗原的负担有关，因为淋巴细胞对 *H. pylori* 抗原敏感，而 B 细胞对 *H. pylori* 表面（鞭毛）蛋白和细菌毒素产生 IgG 应答。该研究结果提示，血清 *H. pylori*-IgG 抗体滴度与活检标本上 *H. pylori* 的浸润程度呈正相关，与胃的活检部位无关。这一发现进一步证实了检测血清 *H. pylori*-IgG 抗体滴度的重要性。*H. pylori* 血清学在一定程度上可替代尿素呼气试验，因为尿素呼气试验费用昂贵，并且需要特定的设备，难以在初级保健诊所中使用。根据这些结果，血清 *H. pylori*-IgG 抗体滴度可作为感染者细菌负担的指标。监测治疗后血清 *H. pylori*-IgG 抗体水平可作为根除 *H. pylori* 感染治疗的早期指标。

（二）血清 *H. pylori* 抗体检测在 *H. pylori* 根除疗效评价中的应用

在一项以人群为基础的研究中，研究者利用在随访期间不同时间点采集的血清样本进行干预试验，评价 *H. pylori*-IgG 和 10 种特异性抗体水平与 *H. pylori* 治疗反应和结局的关系。该研究发现在根除组的 7.3 年随访期间，*H. pylori*-IgG 滴度的中位数始终低于临界值 1.0，而治疗后 1 年 *H. pylori*-IgG 水平相对升高提示复发风险增加。与安慰剂和根除失败组中持续高水平的血清 IgG 相比，复发和可持续根除组在根除后 1 年发现 *H. pylori*-IgG 抗体水平显著下降。虽然以前的研究已经表明血清 *H. pylori*-IgG 水平可以作为复发监测指标，但该研究为长期随访提供了新的证据，因为它在基于人群的预防中具有预测意义。Koizumi 等使用四种市售的 ELISA 试剂盒测定治疗后的 *H. pylori* 感染者的 IgG 水平。在没有根除 *H. pylori* 感染的患者中，整个测试期间 IgG 滴度保持不变，所有试剂盒显示成功治疗的患者，其 IgG 水平显著降低（3 个月时约 50%）。Marchildon 等评估了 IgG 抗体滴度监测 *H. pylori* 感染治疗的准确性，并比较并联和串联测定的相对准确性，结果发现以 6 个月时下降幅度 ≥ 25% 作为根除 *H. pylori* 的临界值，串联和并联测定的平均灵敏度分别为 87.5% 和 86.8%，二者的平均特异度均为 100%。在 75 例根除 *H. pylori* 的患者中，68 例在 6 个月时 IgG 抗体滴度平均下降 41.1%，而并联测定为 41.5%。

然而，由于 *H. pylori*-IgG 抗体效价在根治成功后仍能维持很长时间，故目前指南不推荐血清 *H. pylori*-IgG 抗体检测单独用于 *H. pylori* 根除疗效的临床评价。

二、血清 PG 及 G-17 检测与 *H. pylori* 根除疗效的判定

（一）血清 PG 及 G-17 检测应用于 *H. pylori* 根除疗效判定的理论基础

成功根除 *H. pylori* 可以改善炎细胞浸润，使胃黏膜的慢性炎症得到明显改善，恢复胃分泌功能，进而影响血清 PG 及 G-17 的水平。以前，人们认为 PG I 水平高是由于其合成和释放到循环中的速率高，而 PG I 水平低是由于胃底腺的显著减少。然而，最近的研究发现浅表性胃炎与 PG I 水平升高有着因果关系，根除 *H. pylori* 使 PG I 水平急剧下降，并且与炎症和中性粒细胞活性相关。与 PG I 相似，根除后血清 PG II 水平下降，

且与炎症细胞和中性粒细胞活性呈正相关。胃窦 *H. pylori* 感染上调血清胃泌素水平。*H. pylori* 胃炎时释放的某些细胞因子如TNF-α和 *H. pylori* 复制的特异性产物如氨，可诱导G细胞分泌胃泌素。此外，D细胞释放生长抑素的减少或缺乏均可导致 *H. pylori* 感染时胃泌素释放增加。因此，根除治疗后，血清胃泌素水平会因 *H. pylori* 的刺激减弱而发生相应的改变。

（二）血清胃PG及G-17检测在 *H. pylori* 根除疗效评价中的应用

1. 血清PG含量检测在 *H. pylori* 根除疗效评价中的应用　对于 *H. pylori* 根除后血清PG含量的变化，一些研究进行了长期的随访。研究者们普遍发现，在成功根除 *H. pylori* 后，血清PG水平将降低并保持较低水平。然而，如果治疗不成功，PG保持稳定或在初始下降后回到基线。Chen等通过为期1年的随访研究发现，根除 *H. pylori* 的43例患者中，治疗前基础PGⅠ平均为108ng/ml，治疗后1.5个月、3个月、6个月和12个月分别显著降至85ng/ml、77ng/ml、80ng/ml和75ng/ml。在没有根除 *H. pylori* 的4名患者中，基础PGⅠ中位值没有显著变化。在随访1年内再次检测到 *H. pylori* 的6例患者中，降低的血清PGⅠ浓度恢复到治疗前水平。Kokkola等报道22例中度至重度萎缩性胃炎患者根除前PGⅠ的平均水平为16.3ng/ml，根除后增至25.7ng/ml。Gisbert等对156例根除 *H. pylori* 的患者进行随访发现，根除 *H. pylori* 后1个月PGⅡ显著降低，6个月后PGⅠ显著降低，两者水平在随访1年后保持不变。Massarrat等比较了989名受检者根除 *H. pylori* 之前和之后2.5年的血清PGⅠ和PGⅡ水平，结果发现成功根除 *H. pylori* 的患者血清PGⅠ降至治疗前70%，PGⅡ降至根除前45%；他们还提出在 *H. pylori* 根除前，血清PGⅡ及PGR很大程度上受到胃窦、胃体部炎性细胞浸润程度的影响。Ohkusa等通过长期随访发现，*H. pylori* 阳性组在根除后1个月PGⅠ和PGⅡ水平高于阴性组，在2个月之后PGⅠ和PGⅡ水平与阴性组类似。在根除后1～3个月，PG水平的下降与体内中性粒细胞活性的升高高度相关。Sjomina等研究发现 *H. pylori* 感染阳性而未根除者血清PGR较正常对照者明显降低，而 *H. pylori* 感染阳性后行 *H. pylori* 根治治疗者该比值较未根治者显著升高。另外，成功根除 *H. pylori* 可以使溃疡患者血清中PGⅠ、PGⅡ水平明显下降，PGR明显升高，还可以使萎缩性胃炎患者血清PGⅡ水平明显降低，所以PGR明显上升可以提示血清PG表达情况，并可以作为 *H. pylori* 除菌疗效的评价指标。Nam等检测了773例胃癌患者血清PG含量与 *H. pylori* 感染状态，结果发现根除 *H. pylori* 一年和两年后，PGR分别升至5.81和5.63，并且在根除治疗三年和五年后，PGR与 *H. pylori* 感染阴性患者接近；而未根除治疗组一年和两年后，PGR分别降至3.94和2.75。

此外，PGⅡ可能比PGⅠ更适合作为监测根除 *H. pylori* 前后差异的标志物。He等研究发现，血清PGⅡ可作为监测根除 *H. pylori* 前后胃形态变化的有效生物标志物。Kawai团队研究显示，根除后2个月的PGR水平与治疗后12个月和24个月的水平相当。在随访试验中，PGR呈上升趋势。成功地去除 *H. pylori* 导致血清PGⅠ和PGⅡ降低，而PGR由于PGⅡ降低大于PGⅠ而升高。Ohkusa等也发现，*H. pylori* 根除后1个月PGⅡ比PGⅠ下降更快。使用ELISA法，Sun等观察到 *H. pylori* 相关疾病患者在细菌根除治疗后血清PGⅠ和PGⅡ水平显著降低，其中PGⅡ水平的降低更为明显，因而PGR明显升高。除菌治疗后早期（1.5个月）除菌组血清PG水平与治疗前相比即显出明显差异，尤其是PGR显著升高；而晚期（18个月）PGR与治疗前相比已无明显差异。由此提示，血清PGR可作为早期除菌疗效的判定指标。治疗后不同时间PGR变化率的ROC曲线显示，治疗后1个月变化率等于130%时，检测灵敏度（66.7%）、特异度（73.3%）较好；而治疗后5个月变化率等于130%或160%时，虽然特异度达80.0%以上，但灵敏度较低。因此，血清PG检测适用于确定 *H. pylori* 的根除效果，PGR可作为感染早期根除疗效的评估标准。PGR不仅是广泛接受的萎缩标志物，而且PGR的升高被认为是 *H. pylori* 根除成功的指标。

一些研究通过检测PG水平来评估 *H. pylori* 感染患者的治疗效果，结果显示，PG Ⅱ下降超过10%、15%、25%和30%，或PGR增加超过25%、30%和68%可作为单一临界值。而PG Ⅱ下降超过40%，PGR增加超过140%被报告为多重临界值。过去的研究认为多重临界值与单一临界值相比具有更高的敏感性和特异性（单一临界值：灵敏度为61.9～95.7%，特异度为61%～97.2%，准确度为61%～95.4%；多重临界值：灵敏度为97.1%～100%，特异度为89.8%～97.9%，准确度为90.3%～96.2%）。Osumi等对650名接受根除治疗的患者评估了治疗前和3个月后根除 *H. pylori* 与血清PGR百分比变化的关系，治疗后血清PGR与治疗前相比升高的百分比可以用于区分根除成功与失败（108.2±57.2 vs 6.8±30.7，$P < 0.05$）。用上述临界值测定 *H. pylori* 治疗效果的敏感度、特异度和有效性分别为93.1%、93.8%和93.2%。当通过基于血清PG值评估 *H. pylori* 根除效果时，有必要在治疗前根据PGR调整临界值。Furuta等研究发现，在 *H. pylori* 根除成功的292例患者中，PGR低于3.0、高于3.0但低于5.0和高于5.0的患者，其治疗前后的平均变化率分别为120.7%、75.0%和37.5%。因此，血清PGR的变化取决于治疗前的血清PGR的基础水平，尤其是当治疗前血清PGR较低时，其差异更为显著。这是因为治疗前血清PGR低的亚组胃炎活动评分高。胃炎越重，根除 *H. pylori* 前后血清PGR变化越大。因此，在根据血清PGR的变化率来评价根除 *H. pylori* 的效果时，治疗前血清PGR越低，则应设定越高的临界值。另外，当治疗前PGR较高时，应设定较低的截止值，这些对于提高精确度可能是有必要的。

2.胃泌素检测在 *H. pylori* 根除疗效评价中的应用　有研究者发现，在根除治疗后12～15个月，*H. pylori* 阳性患者血清空腹胃泌素水平也降至与 *H. pylori* 阴性患者相似的水平。因此，治疗 *H. pylori* 相关胃炎可以帮助维持胃泌素分泌系统的正常水平。许多研究结果显示，在根除 *H. pylori* 治疗后空腹胃泌素水平降低到基线水平。Chen等的研究比较了 *H. pylori* 根除前后胃泌素水平的变化，基础胃泌素水平在治疗前为100pg/ml，治疗后1.5个月、3个月、6个月和12个月显著降至72pg/ml、64pg/ml、65pg/ml和59pg/ml。Gisbert等也研究发现，在根除 *H. pylori* 治疗后立即（1个月）检测到基础和受刺激的胃泌素水平显著降低，并在1年内保持不变。Daugule等通过对110例 *H. pylori* 阳性患者根除后的血清胃功能指标水平进行36个月的随访，发现空腹G-17与刺激后的G-17水平均显著下降。徐小琴等选取消化性溃疡患者96例行 *H. pylori* 根除治疗等相关治疗，并于治疗前和治疗结束后1个月分别应用放射免疫法测定所有患者的血清胃泌素水平和胃泌素基因的表达情况，发现患者在 *H. pylori* 根除治疗前的胃泌素表达水平与治疗后相比明显降低，但是在胃溃疡患者中，*H. pylori* 根除治疗前后其胃泌素水平并无明显变化。朱承栋等也发现了相似的结果。覃柳等对42例胃溃疡患者进行空腹胃泌素测定后发现

H. pylori 阳性胃溃疡患者基础血清胃泌素水平显著高于 *H. pylori* 阴性者，提示 *H. pylori* 感染可致胃泌素水平升高。*H. pylori* 根除后胃溃疡患者基础血清胃泌素较治疗前显著降低，提示根除 *H. pylori* 可消除胃溃疡患者的高胃泌素血症。海花等也在81例消化性溃疡患者中发现了与覃柳等相同的结果。因此，监测血清 G-17 的动态变化对于评估 *H. pylori* 治疗效果具有一定的应用价值。

三、胃功能血清学检测在 *H. pylori* 感染根除疗效评价中的应用价值及展望

精确的检查方法是评价 *H. pylori* 根除治疗效果的关键，常用的 *H. pylori* 检查方法在用于未治疗人群时其敏感性和特异性都非常高，但用于已经进行抗菌药物治疗的患者时，由于细菌数目急剧减少，其敏感性会相应下降导致假阴性。血清学检测时由于 *H. pylori*-IgG 效价不受抑酸剂等 *H. pylori* 根除药物的影响，其在根治成功后仍能维持很长时间，因此目前指南不推荐血清 *H. pylori*-IgG 抗体检测单独用于 *H. pylori* 根除疗效的临床评价。作为反映胃黏膜功能状态的指标，PG 和 G-17 联合 *H. pylori*-IgG 抗体可能提高评价的敏感度和特异度。同时，这些指标可以反映胃黏膜的形态变化和疾病转归，可作为提示 *H. pylori* 感染根除疗效的可靠指标。然而，尽管大量结果均提示胃功能血清学检测在 *H. pylori* 感染根除疗效评价中的价值，但目前的研究多是基于小样本或回顾性的结果。未来仍需要在大规模的人群队列中验证胃功能血清学指标的疗效评估价值，并确定高灵敏度和特异度的临界值，为指导临床提供更为可靠的证据。

第三节　胃功能血清学检测与其他外源性感染

胃功能血清学变化一方面可以反映外源性感染因子对机体，特别是胃部的侵袭情况，同时也可反映机体对外部感染的应答状态。除了 *H. pylori* 感染，近年来，胃功能血清学检测与其他胃内或胃外感染状态的关系也引起了越来越多研究者的关注。

一、胃功能血清学检测与 EB 病毒感染的判定

胃癌的病因可归因于遗传、物理、化学和感染因素。在感染因素方面，*H. pylori* 和 EBV 已被公认为 I 类致癌物。EBV 属于 γ 疱疹病毒家族，又称为疱疹病毒4型，是一种人类淋巴细胞病毒。EBV 感染与人类各种恶性肿瘤密切相关，如伯基特淋巴瘤、鼻咽癌、霍奇金淋巴瘤和非霍奇金淋巴瘤。EBV 与胃癌的发生有关，因为约9%的胃癌含有单克隆病毒表体。EBV 在肿瘤中的存在可以通过 EBV 编码 RNA 的原位杂交方法检测。EBV 阳性的胃癌与 EBV 阴性的胃癌在人口学和临床病理特征上有差异。胃癌 EBV 阳性率随着性别（男性）、吸烟、非胃窦部癌和胃切除术后而增加。此外，与 EBV 阴性胃癌相比，EBV 阳性胃癌患者的总体生存期更长。2014年，癌症基因组图谱（TCGA）研究小组对295例原发性胃肿瘤进行综合评价，确定 EBV 阳性胃癌为四个分子亚型之一。EBV 阳性胃癌的分子特征是反复 PIK3CA 突变、几乎完全没有 TP53 突变、JAK2 扩增和极端的 DNA 甲基化。上述发现表明 EBV 阳性胃癌是一个独特的疾病实体。血清胃功能指标

如PGⅠ、PGⅡ、PGR、G-17和*H. pylori*-IgG可以反映胃黏膜感染情况和分泌功能状态，这些指标与EBV感染状态的联系是一个有意义的研究话题。

（一）血清*H. pylori*抗体检测与EB病毒感染的相关性

1.*H. pylori*和EBV感染的相关性 近年来*H. pylori*和EBV在胃癌发生中可能的相互作用引起了学者们的关注。关于EBV和*H. pylori*在胃黏膜中共感染的情况，目前尚无一致的结论。Shukla SK团队报道转化生长因子（TGF）-β₁是一种多功能细胞因子，在缺乏*H. pylori*的情况下可作为EBV活化的关键因子。shukla SK团队进一步提出，*H. pylori*感染可能通过减弱TGF-β₁的表达来抑制EBV的活化，从而降低EBV诱发胃癌的可能性。Su等采用原位杂交技术检测胃癌组织中EBV感染情况，以此作为确定EBV感染的金标准。在正常组织-浅表性胃炎-萎缩性胃炎-癌组织中可检测到*H. pylori*。相比之下，EBER原位杂交检测出的EBV感染仅见于肿瘤细胞，而非癌组织或淋巴细胞。且EBV能以潜伏的方式感染细胞。EBV潜伏期仅表达少量病毒基因。因此，EBV与胃良性疾病或癌前病变的联系很难明确，特别是在组织水平上。EBV阳性胃癌患者的*H. pylori*感染率显著降低。这一发现提示EBV感染与*H. pylori*在胃癌病变中拮抗的可能性。

2.*H. pylori*与EB病毒共感染对宿主的影响 EBV和*H. pylori*在宿主胃黏膜中的相互作用可能在胃癌的发生发展中起一定的协同作用。在EBV和*H. pylori*共感染的胃腺癌中发现了许多高甲基化基因。最常见的高甲基化基因包括*COX2*、*DAPK*、*CDH1*、*CDKN2A*和*hMLH1*。这些基因普遍见于包括胃癌在内的各种癌症类型中。此外，*H. pylori*阳性个体EBV DNA载量显著升高，表明*H. pylori*在EBV的裂解相转化中起作用。另外，*H. pylori*阳性患者的EBV DNA载量高于未经感染的胃癌患者。另一项关于共感染的研究表明，EBV与*H. pylori*在感染个体中可以诱发严重的炎症反应，从而增加发展为肠型胃癌的风险。

EBV和*H. pylori*如何在组织或细胞水平上相互作用尚不清楚。可以设想两种可能的机制：第一个机制是简单地通过增加炎症反应导致组织损伤增加。在这种情况下，IL-1β、TNF-α和IL-8显著升高，并与胃癌中免疫细胞浸润增加有关。在体外研究中，Minoura-Etoh等发现*H. pylori*感染的反应性产物（如一氯胺）在潜伏感染的胃上皮细胞中触发EBV的活化。第二个机制是EBV和*H. pylori*基因之间更密切的基因产物相互作用。例如，感染B细胞体外的病毒再激活是通过激活PLCγ信号通路而诱导的，而CagA是PLCγ的强激活剂。最近的研究表明，宿主蛋白受体酪氨酸磷脂酶（receptor tyrosine phosphatases，SHP）1与*H. pylori* CagA蛋白相互作用，使CagA脱磷酸，从而抑制CagA的致癌活性。然而，EBV共感染引起宿主SHP1的甲基化，阻止其CagA的去磷酸化活性，从而可能增加CagA的致癌潜能。此外，一项研究显示，EBV和*H. pylori*双重感染在肠溃疡患者中比在胃食管反流病和消化不良患者中更为显著。*H. pylori*阳性患者EBV IgG滴度增加，提示*H. pylori*在增加EBV DNA负载和更高的免疫应答方面起作用。然而，也有一些研究表明*H. pylori*能减弱TGF-β的表达，使其重新激活EBV的裂解期，并可能使其在防止EBV的裂解再激活和阻止胃癌中发挥作用。因此，研究*H. pylori*和EBV共存的机制有助于明确两种病原体可能的交互作用和潜在的对感染宿主的致病作用。

3.血清 *H. pylori* 抗体检测与 EBV 感染状态的判定　一些研究在血清学水平上评估 EBV 和 *H. pylori* 的关联。Cardenas-Mondragon 等研究发现 EBV 和 *H. pylori* 的共同阳性与癌前病变和肠型胃癌之间存在显著的关联，EBV 和 *H. pylori* 共感染也与免疫细胞浸润增加显著相关。在巢式病例对照研究中，Levine 等发现与对照组相比，后来发展为 EBV 阴性胃癌的患者其 *H. pylori*-IgG 抗体水平显著升高，但发展为 EBV 阳性胃癌的参与者中无明显升高。然而，一些研究也报道了不一致的结果，如 Wu 等在发现 EBV 阳性和 EBV 阴性胃癌患者中 *H. pylori* 血清阳性率相似。*H. pylori* 主要存在于胃黏膜，EBV 主要存在于 B 细胞，但不存在于胃黏膜。虽然在血清学水平测量 EBV 时，无症状的成年人群中总的阳性率约为 90%，但在组织中发现 EBV 阳性的胃癌病例不到 10%。因此，根据血清学研究可能更容易地发现 EBV 和 *H. pylori* 感染在胃疾病中的相关性。

Buzas 等将 104 例门诊患者纳入前瞻性内镜-血清学研究。用 ELISA 法检测 EBV-IgG、M 抗原和病毒衣壳抗原（viral capsid antigen，VCA）滴度。用改良的吉姆萨染色法和 IgG 化学发光法测定 *H. pylori*-IgG 抗体，研究表明，*H. pylori* 阳性者 EBV-IgG 抗体截断水平显著高于阴性者（$P = 0.008\,5$），而 *H. pylori* 阳性者 EBV-VCA 滴度略有升高。为探讨胃癌相关感染因素之间的相互作用，笔者所在研究团队分析了血清 EBV-VCA-IgG 与 *H. pylori*-IgG 的关系，以及血清 EBV-VCA-IgG 在 *H. pylori*-IgG 阳性和 *H. pylori*-IgG 阴性组之间的分布。结果显示，各组间血清 EBV-VCA-IgG 无明显差异（$P = 0.259$）。无论是在总体人群还是亚组，相关分析均未显示出统计学上的显著性（$P > 0.05$）。

（二）血清 PG 及 G-17 检测与 EBV 感染的判定

Su 等研究综合评价了 EBV 感染对胃癌患者 PG Ⅰ、PG Ⅱ 等生物标志物的影响及其与 *H. pylori* 的关系，研究发现与 123 例 EBV 阴性胃癌患者相比，66 例 EBV 阳性胃癌患者 PG Ⅰ 和 PGR 显著升高，同时 *H. pylori*-IgG 抗体水平显著降低。EBV 阳性患者 *H. pylori* 感染率为 13.6%，EBV 阴性患者 *H. pylori* 感染率为 52.8%。在随后的 EB 病毒 DNA 载量分析中，将患者按 1000copy/ml 的临界值分成两组，EB 病毒 DNA 载量与 PG Ⅰ、PGR 和 *H. pylori* 高度一致。笔者所在研究团队对中国北方地区人群进行了流行病学调查和病例对照研究，探讨了 EBV 感染的重要成分 EBV-VCA-IgG 与胃癌预后及血清胃功能指标的关系。首先探讨 EBV 感染是否会导致胃功能状态的改变，用 ELISA 法检测血清 PG Ⅰ、PG Ⅱ、PGR 和 G-17，所有受试者均分为 EBV-VCA-IgG 阳性和 EBV-VCA-IgG 阴性。结果发现，EBV-VCA-IgG 阳性者血清 PGR 降低，而其他指标无显著性差异。根据疾病分类分层分析进一步提示，在胃癌亚组中，EBV-VCA-IgG 阳性组血清 PGR 低于 EBV-VCA-IgG 阴性组。

二、胃功能血清学检测与其他病毒感染的判定

（一）胃功能血清 *H. pylori* 抗体检测与其他病毒感染的判定

1.人类免疫缺陷病毒　HIV 感染与不同的胃肠道机会性感染有关，包括巨细胞病毒、隐孢子虫、小孢子虫和真菌性食管炎。虽然一些研究表明 *H. pylori* 感染在具有胃肠道症状的 HIV 阳性个体中并不常见，但是另一些调查表明，由于免疫抑制，HIV 阳性患者的

H. pylori 感染率较高。因此，*H. pylori* 感染与 HIV 之间的关系仍然存在争议。

关于 *H. pylori* 血清学检测与 HIV 感染的关系，目前研究得出的结论不尽相同，多数学者认为艾滋病患者 *H. pylori* 抗体血清阳性率更低。Edwards 等通过回顾性研究测定了在 201 例艾滋病患者中 *H. pylori* 相关组织性胃炎（基于胃组织病理学）的患病率。这些数据与健康 HIV 阴性、年龄匹配的对照（$n=785$）和在社区内镜中心接受全内镜和胃窦活检的 HIV 阴性、消化不良患者的队列（$n=137$）的 *H. pylori* 血清学感染率进行比较。艾滋病患者 *H. pylori* 感染率为 3%（6/201）显著低于年龄匹配的 HIV 阴性对照（22%）及内镜中心对照（59%）。Moges 等纳入埃塞俄比亚消化不良患者 215 例。女性 116 例（54%），男性 99 例（46%），使用商业试剂盒测定血清 *H. pylori*-IgG 抗体，用 ELISA 法检测 HIV 血清状态。发现在 HIV 阳性人群中 *H. pylori* 感染的患病率（19.6%）低于 HIV 阴性消化不良患者（80.4%）。Panos 团队在一家希腊医院进行了病例对照研究，以评估 HIV 感染者中 *H. pylori* 感染的患病率和发病率。HIV 血清学阳性患者感染 *H. pylori* 的频率低于 HIV 血清学阴性对照组［12/58（20.7%），38/58（65.5%）］。*H. pylori* 阴性组 CD4$^+$ 细胞平均数低于 *H. pylori* 阳性组。一项综述纳入了 44 篇文献，排除了病例报告、评论等文章和重复的报告之后，最终分析了 29 篇文章，其中 28 项研究都报道了在 HIV 阴性受试者中 *H. pylori* 的感染率较高。这些结果可能是由于消化不良的症状在 HIV 阳性人群中更为常见，因此，服用质子泵抑制剂等药物及医师试图根除 *H. pylori* 感染可能导致这类患者 *H. pylori* 的感染率降低。另一种解释是，由于酸分泌减少，其他机会性感染如巨细胞病毒可能出现与 *H. pylori* 竞争，导致不适当的 *H. pylori* 定居环境。

然而，Nielsen 等回顾性地研究了 102 例 HIV 感染患者在感染早期及在大多数情况下无症状患者，用 ELISA 法检测血清 IgG 抗体对 *H. pylori* 的应答，与年龄匹配的对照组相比，*H. pylori* 阳性的血清患病率没有显著差异（19% 与 25%）。在 83 名最初血清阴性的患者中，54 名患者在平均 24 个月（3～60 个月）后进行了第二次检查，其中 2 名患者 *H. pylori* 血清阳性，表明新感染的发生率为 2%。与对照组相比，HIV 患者血清中 *H. pylori*-IgG 抗体的阳性率更高。Abdollahi 等研究招募了 114 名 HIV 感染者和 114 名年龄与性别匹配的对照，所有受试者均获得血样。用 ELISA 法测定血清 *H. pylori*-IgG 和 IgA。结果显示 HIV 感染者 *H. pylori*-IgG 抗体阳性率为 57.9%，对照组为 28.95%，HIV 感染者 IgA 阳性率为 2.64%，对照组为 31.57%。该研究还发现，HIV 阳性患者和 HIV 阴性患者的不同亚类 Ig 的血清阳性率有显著差异。与对照组相比，HIV 阳性患者的 *H. pylori*-IgG 抗体阳性率更高，IgA 阳性率更低。HIV 感染使 IgG 滴度升高，而 IgA 滴度降低。*H. pylori* 的胃定植减少可能是其原因，HIV 阳性患者体液免疫和细胞免疫失调也可能是这种模式的一种解释。虽然体液反应活性的改变可能导致抗 *H. pylori* 抗体如 IgA 的分泌减少，但非特异性多克隆抗体的异常产生可以解释抗 *H. pylori*-IgG 抗体水平的增加。

2. 肝炎病毒　许多流行病学研究表明粪 - 口传播是 *H. pylori* 的主要传播途径之一。由于甲型肝炎病毒（hepatitis A virus，HAV）主要通过粪 - 口途径获得，很多研究基于血清学抗体检测探讨了 *H. pylori* 和 HAV 之间可能存在的联系。Rudi 等对一家护理医院的工作人员进行了血清 *H. pylori*-IgG（$n=457$）和 HAV（$n=434$）抗体的检测。分析结果表明，67 例（15.4%）患者的 *H. pylori* 和 HAV 均呈阳性，245 例（56.5%）均为阴性。其中 77 例（17.7%）和 45 例（10.4%）仅对 *H. pylori* 或 HAV 呈阳性反应。Stroffolini 等为了研究健康青年男性中 *H. pylori* 感染的区域流行情况和危险因素，从意大利卡斯尔塔的空军学校募集1659名男性（平均年龄为20.7岁）受试者并且收集血清。采用ELISA法检测 *H. pylori*-IgG抗体，结果显示 *H. pylori* 阳性者对HAV感染抗体的阳性率高于阴性者（35.4% vs 24.9%；OR＝1.7，95%CI为1.3 ～ 2.2）。Sathar等对南非夸祖鲁-纳塔尔省681名新生至13岁黑种人儿童（男性333名，平均年龄8.05岁，女性348名，平均年龄7.76岁）进行了 *H. pylori* 和HAV感染的血清流行病学研究。血清学分析结果显示，*H. pylori* 与HAV感染之间有显著相关性，提示二者具有相似的传播方式。Hazell团队利用1501名受试者的血清流行病学数据来检验 *H. pylori* 可能通过粪-口途径传播的假设。用HAV抗体作为粪-口暴露的标志物。在1501名受试者中，35.5%的 *H. pylori* 和HAV血清学阳性，19.1%的 *H. pylori* 和HAV血清学阴性，36.5%的HAV血清学阳性，8.8%的 *H. pylori* 血清学阳性。这些研究结果均提示，*H. pylori* 和HAV有相似的传播途径，并且二者的血清学存在一定的关联。尽管目前的研究提示 *H. pylori* 和HAV感染之前存在关联，但是血清 *H. pylori* 抗体检测对判定HAV状态的价值还有待于进一步的研究。

Fan等对96例住院的慢性乙型肝炎患者和104例社会经济地位相近、无乙型肝炎病毒感染或肝病证据的健康人进行研究，用ELISA法检测两组血清中 *H. pylori*-IgG抗体。在96例乙型肝炎病毒（hepatitis B virus，HBV）感染患者中，血清 *H. pylori*-IgG阳性55例（57.3%），明显高于对照组104例，其中44例（42.3%）阳性。此外，在45例HBV包膜抗原和（或）HBV-DNA阳性的患者中，*H. pylori* 的检出率为75.6%（34例），而51例阴性患者中 *H. pylori* 的检出率为41.2%（21例）。慢性乙型肝炎患者中 *H. pylori* 的患病率增加。Xu等采用斑点免疫金渗滤法检测101例肝硬化和42例肝硬化肝癌患者的血清 *H. pylori*-IgG抗体，发现肝硬化患者血清 *H. pylori*-IgG抗体阳性率为42.57%（43/101），肝硬化合并肝癌患者血清 *H. pylori*-IgG抗体阳性率为69.05%（29/42）。肝硬化合并肝癌患者血清 *H. pylori*-IgG抗体阳性率明显高于非肝癌组。HBV阳性组 *H. pylori*-IgG抗体阳性率高于HBV阴性组。然而，一项纳入了111例受试者，并进行了胃功能和HBV抗体的血清学检测的韩国研究发现，有74例（66.7%）HBV受试者表面抗原阳性，血清 *H. pylori*-IgG抗体滴度与血清HBV表面抗原滴度无相关性，但与胃活检中 *H. pylori* 浸润程度和血清PG II浓度有关。对于丙型肝炎病毒（hepatitis C virus，HCV），一些研究指出，血清 *H. pylori* 抗体与HCV相关的肝硬化和肝癌存在关联。目前尚无血清 *H. pylori* 抗体在HCV感染状态评价中作用的证据，有待于进一步深入研究。

（二）胃功能血清学指标联合检测与其他病毒感染状态的判定

目前，关于其他胃功能血清学指标，如PG、G-17与HIV及肝炎病毒等感染因子的相关性的报道较少，其关系尚不明确。仅有的研究显示，在艾滋病患者中，空腹胃pH显著升高，最大胃酸分泌减少，空腹血清胃泌素水平升高，但导致这些改变的机制尚不清楚。因此，在HIV阳性患者中，胃功能的改变特别重要。事实上，胃功能异常可导致酸溶性药物在上消化道的吸收减少和潜在病原体的生长。基于这些数据，Fabris等对59例连续接受上腔镜检查和胃窦活检的HIV阳性患者进行了研究，并使用PG作为胃功能的指标。研究显示，没有艾滋病和（或）CD4$^+$计数高于100×10^{6}个/L的患者血清胃泌素和PG II水平高于显性艾滋病患者和（或）CD4$^+$计数低于100×10^{6}个/L的患者。确定CD4$^+$计数为高胃泌素血症和高PGⅡ血清水平的最佳预测因子。此外，血清胃泌素或PGⅡ水平升高与 *H. pylori* 的关联仅在无明显艾滋病患者中发现。*H. pylori* 的慢性感染通过炎性中断产酸而导致次氯酸血症。HIV感染可能引起低氯血症和血清胃泌素浓度升高，但研究结果不一致，导致这些影响的机制尚不清楚。Geraghty等研究发现，在排除了接受抗逆转录病毒治疗的HIV感染者（9/104）后，发现17/95的未经治疗的患者（17.9%）HIV呈血清学阳性，68/95（71.6%）的患者组织学检查为 *H. pylori* 阳性。*H. pylori* 和HIV共同感染与次氯酸相关性更强，提示共同感染的协同作用。单独 *H. pylori* 感染更有可能导致胃窦炎（这可能不会导致血清胃泌素浓度显著增加），而全胃炎（更有可能导致血清胃泌素浓度增加）与HIV共同感染有关。HIV本身与pH或次氯酸均无统计学上的显著独立关联，但在HIV和 *H. pylori* 同时感染的患者中，它们具有协同作用，导致HIV阳性患者低氯血症概率增加，空腹血清胃泌素浓度显著增加。

三、胃功能血清学检测在其他外源性感染判定中的应用价值及展望

一般疾病的表型特征包括生物体中可观察到的形态变化和功能变化。在临床实践中，血清参数水平已成为疾病功能诊断的一个有价值的指标。机体对外源性感染的免疫应答可体现为血清学指标的改变。胃功能血清学检测指标如 *H. pylori*-IgG、PGⅠ、PGⅡ、PGR、G-17既可以反映外源性感染情况，也可以反映机体对感染的应答和损伤情况。目前的研究结果已经提示胃功能指标与其他胃内及胃外感染的相关性，这些指标的动态变化可以提示外源性感染对胃黏膜的影响，反映胃黏膜的形态变化、免疫应答及功能损伤。然而，目前的研究尚停留在相关性层面，今后有必要进一步深入研究胃功能血清学检测在其他感染因子感染状态判定中的应用价值。

（景晶晶）

参 考 文 献

高川，马敏俊，何志刚，等，2017. 慢性胃病患者胃蛋白酶原水平与幽门螺旋杆菌感染的相关性分析. 现代实用医学，29（6）：755-757.

海花，陈金金，2016. 根除幽门螺杆菌对消化性溃疡患者胃泌素表达水平的影响. 航空航天医学杂志，27（7）：831-833.

韩峭立，孟宁宁，2001. 幽门螺杆菌感染对血清胃泌素含量的影响. 海军医学杂志，（2）：132-133.

蒋卫民，何向阳，张莹，等，2018. 慢性胃病患者胃蛋白酶原Ⅰ、Ⅱ水平与幽门螺旋杆菌感染的关系研究. 现代生物医学进展，18（14）：2722-2725＋2737.

李晓琴，单文杰，董文福，等，2017. 胃蛋白酶原和胃泌素对萎缩性胃炎、胃癌的筛查价值及与幽门螺旋杆菌感染的关系. 宁夏医科大学学报，39（9）：1062-1065.

李艳华，2010. 蒙古族、汉族胃癌患者血清胃蛋白酶水平及与幽门螺旋杆菌关系的研究. 大连医科大学.

刘思宇，胡晓蕾，郑建方，等，2016. 血清胃蛋白酶原水平与幽门螺旋杆菌感染的相关性研究. 预防医学，28（10）：1039-1040＋1043.

刘燕，厉永强，2010. 幽门螺旋杆菌感染者血清胃蛋白酶原的表达. 河南大学学报（医学版），29（4）：281-282.

刘言厚，吕芳，杨树林，等，2015. 血清PGⅡ水平与胃疾病及幽门螺杆菌感染关系研究. 胃肠病学

和肝病学杂志，24（2）：166-169.

聂晓瑞，周彤，潘凯枫，等，2007. 血清胃泌素水平与幽门螺杆菌的关系. 全国肿瘤流行病学和肿瘤病因学学术会议.

逄焕宁，2007. 慢性胃病患者血清胃蛋白酶原水平及其与幽门螺杆菌感染关系的临床研究. 吉林大学.

覃柳，张法灿，梁列新，等，2002. 幽门螺杆菌感染及其根治对胃溃疡血清胃泌素的影响. 广西医学，（1）：10-11.

邵春燕，2017. 血清胃蛋白酶原联合胃镜检查在高危Hp相关性胃癌中的诊断分析. 中国医药科学，7（7）：251-253.

徐小琴，2013. 根除幽门螺杆菌治疗对消化性溃疡患者血清胃泌素及胃泌素基因表达水平的影响研究. 河北医学，19（3）：339-341.

张国安，刘小朋，张信，等，2000. 肿瘤坏死因子对幽门螺杆菌感染者胃泌素产生的影响. 中国人兽共患病杂志，（1）：68-69.

朱承栋，陈朝霞，2014. 根除幽门螺杆菌治疗对消化性溃疡患者血清胃泌素及胃泌素基因表达的影响分析. 中国医学前沿杂志（电子版），6（5）：103-105.

庄健海，陈玉萍，2013. 幽门螺旋杆菌感染与胃蛋白酶原浓度变化的相关性探讨. 现代预防医学，40（21）：4040-4042.

曾燕，2018. 慢性胃病和胃癌患者中幽门螺旋杆菌与血清PG亚群水平的相关性. 中国卫生工程学，17（3）：440-441.

Abdollahi A，Shoar S，Jafari S，et al，2014. Seroprevalence of *Helicobacter pylori* in human immunodeficiency virus-positive patients and it's correlation with CD4（＋）lymphocyte count. Niger Med J，55（1）：67-72.

Al-Ezzy AIA，2018. Immunopathological and modulatory effects of CagA（＋）genotype on gastric mucosa，inflammatory response，pepsinogens，and gastrin 17 secretion in Iraqi patients infected with *H. pylori*. Open Access Maced J Med Sci，6（5）：794-802.

Atkinson NS，B. Braden，2016. *Helicobacter pylori* Infection：diagnostic strategies in primary diagnosis and after therapy. DigDisSci，61（1）：19-24.

Burucoa C，Delchier JC，Courillon-Mallet A，et al，2013. Comparative evaluation of 29 commercial *Helicobacter pylori* serological kits. Helicobacter，18（3）：169-179.

Buzas GM，Konderak J，2016. Co-infection with *Helicobacter pylori* and Epstein-Barr Virus in benign upper digestive diseases：an endoscopic and serologic pilot study. United European Gastroenterol J，4（3）：388-394.

Camargo MC，Kim WH，Chiaravalli AM，et al，2014. Improved survival of gastric cancer with tumour Epstein-Barr Virus positivity：an international pooled analysis. Gut，63（2）：236-243.

Camargo MC，Koriyama C，Matsuo K，et al，2014. Case-case comparison of smoking and alcohol risk associations with Epstein-Barr Virus-positive gastric cancer. Int J Cancer，134（4）：948-953.

Cancer Genome Atlas Research Network，2014. Comprehensive molecular characterization of gastric adenocarcinoma. Nature，513（7517）：202-209.

Cardenas-Mondragon MG，Torres J，Flores-Luna L，et al，2015. Case-control study of Epstein-Barr Virus and *Helicobacter pylori* serology in Latin American patients with gastric disease. Br J Cancer，112(12)：1866-1873.

Chung HA，Lee SY，Moon HW，et al，2016. Does the antibody production ability affect the serum anti-*Helicobacter pylori* IgG titer? World J Gastrointest Pathophysiol，7(3)：288-295.

Daugule I，Ruskule A，Moisejevs G，et al，2015. Long-term dynamics of gastric biomarkers after eradication of *Helicobacter pylori* infection. Eur J Gastroenterol Hepatol，27(5)：501-505.

Geraghty J, Thumbs A, Kankwatira A, et al, 2015. *Helicobacter pylori*, HIV and gastric hypochlorhydria in the malawian population. PLoS One, 10(8): e0132043.

Gong Y, Wei W, Jingwei L, et al, 2015. *Helicobacter pylori* infection status correlates with serum parameter levels responding to multi-organ functions. Dig Dis Sci, 60(6): 1748-1754.

Gong Y, Wei W, Yuan Y, 2014. Association between abnormal gastric function risk and *Helicobacter pylori* infection assessed by ElISA and 14C-urea breath test. Diagn Microbiol Infect Dis, 80(4): 316-320.

Gutwerk A, Wex T, Stein K, et al, 2018. *Helicobacter pylori* serology in relation to hepatitis C virus infection and IL28B single nucleotide polymorphism. JclinMed 7（3）.

He CY, Sun LP, Gong YH, et al, 2011. Serum pepsinogen Ⅱ: a neglected but useful biomarker to differentiate between diseased and normal stomachs. J Gastroenterol Hepatol, 26（6）: 1039-1046.

Huang RG, Xiao HL, Zhou B, et al, 2016. Serum pepsinogen levels are correlated with age, sex and the level of *Helicobacter pylori* infection in healthy individuals. Am J Med Sci, 352（5）: 481-486.

Kikuchi S, Kato M, Mabe K, et al, 2019. Optimal criteria and diagnostic ability of serum pepsinogen values for *Helicobacter pylori* infection. Journal of epidemiology, 29（4）: 147-154.

Kitamura Y, Yoshihara M, Ito M, et al, 2015. Diagnosis of *Helicobacter pylori*-induced gastritis by serum pepsinogen levels. J Gastroenterol Hepatol, 30（10）: 1473-1477.

Lee SY, 2016. Endoscopic gastritis, serum pepsinogen assay, and *Helicobacter pylori* infection. Korean J Intern Med, 31（5）: 835-844.

Leja M, Lapina S, Polaka I, et al, 2014. Pepsinogen testing for evaluation of the success of *Helicobacter pylori* eradication at 4 weeks after completion of therapy. Medicina（Kaunas）, 50（1）: 8-13.

Lopes AI, Vale FF, Oleastro M, 2014. *Helicobacter pylori* infection-recent developments in diagnosis. World J Gastroenterol, 20（28）: 9299-9313.

Malfertheiner P, Megraud F, O'Morain CA, et al, 2017. Management of *Helicobacter pylori* infection-the maastricht V/florence consensus report. aut66（1）: 6-30.

Massarrat S, Haj-Sheykholeslami A, Mohamadkhani A, et al, 2014. Pepsinogen Ⅱ can be a potential surrogate marker of morphological changes in corpus before and after *H. pylori* eradication. Biomed Res Int, 2014: 481607.

McNicholl AG, Forne M, Barrio J, et al, 2014. Accuracy of gastropanel for the diagnosis of atrophic gastritis. Eur J Gastroenterol Hepatol, 26（9）: 941-948.

Nam SY, Jeon SW, Lee HS, et al, 2017. Long-term follow-up of pepsinogen Ⅰ/Ⅱ ratio after eradication of *Helicobacter pylori* in patients who underwent endoscopic mucosal resection for gastric cancer. Dig Liver Dis, 49（5）: 500-506.

Nevin DT, Morgan CJ, Graham DY, et al, 2014. *Helicobacter pylori* gastritis in hiv-infected patients: a review. Helicobacter, 19（5）: 323-329.

Saju P, Murata-Kamiya N, Hayashi T, et al, 2016. Host SHP1 phosphatase antagonizes *Helicobacter pylori* CagA and can be downregulated by Epstein-Barr Virus. Nat Microbiol, 1: 16026.

Shukla SK, Khatoon J, Prasad KN, et al, 2016. Transforming growth factor beta 1（TGF-β1）modulates Epstein-Barr virus reactivation in absence of *Helicobacter pylori* infection in patients with gastric cancer. Cytokine, 77: 176-179.

Singh S, Jha HC, 2017. Status of Epstein-Barr Virus coinfection with *Helicobacter pylori* in gastric cancer. Joncol, 2017: 3456264.

Sjomina O, Pavlova J, Daugule I, et al, 2018. Pepsinogen test for the evaluation of precancerous changes in gastric mucosa: a population-based study. J Gastrointestin Liver Dis, 27（1）: 11-17.

Tu H, Sun L, Dong X, et al, 2014. Serum anti-*Helicobacter pylori* immunoglobulin G titer correlates with grade of histological gastritis, mucosal bacterial density, and levels of serum biomarkers. Scand J Gastroenterol, 49（3）: 259-266.

Ueda J, Okuda M, Nishiyama T, et al, 2014. Diagnostic accuracy of the E-plate serum antibody test kit in detecting *Helicobacter pylori* infection among Japanese children. J Epidemiol, 24（1）: 47-51.

Wang L, Chang EW, Wong SC, et al, 2013. Increased myeloid-derived suppressor cells in gastric cancer correlate with cancer stage and plasma S100A8/A9 proinflammatory proteins. J Immunol, 190（2）: 794-804.

Wang T, Zhang Y, Su H, et al, 2017. *Helicobacter pylori* antibody responses in association with eradication outcome and recurrence: a population-based intervention trial with 7.3-year follow-up in China. Chin J Cancer Res, 29（2）: 127-136.

Wang Z, Lv Z, Ding H, et al, 2018. Role of serum EBV-VCA igg detection in assessing gastric cancer risk and prognosis in northern Chinese population. 7（1）: 5760-5774.

Xuan S, Zulu Y, Zeyang W, et al, 2018. Epstein-Barr Virus infection associated with pepsinogens and *Helicobacter pylori* infection in patients with gastric cancer. Virus Res, 256: 1-5.

第十五章

胃功能血清学检测与中医辨证论治

辨证论治是中医认识疾病和治疗疾病的基本原则。辨证是认识证候的过程。证候是对机体在疾病发展过程中某一阶段病理变化的概括，包括病变的部位、原因、性质及邪正关系等。论治是根据辨证的结果，确定相应的治疗方法。传统上，中医辨证论治主要通过四诊（望诊、闻诊、问诊、切诊）实现。随着社会的进步和医学的发展，以科学技术为依托的客观评估手段被更多地应用于中医诊疗体系。

胃病是许多与胃相关疾病的统称，包括良性疾病（炎症、溃疡等）、交界性疾病（癌前状态）及恶性疾病（胃癌、恶性淋巴瘤）等。胃癌是我国高发肿瘤，严重威胁着人们的生命健康。胃癌前状态包括胃癌前疾病和胃癌前病变（PLGC），前者主要包括慢性萎缩性胃炎（CAG）、经久不愈的胃溃疡等，后者主要指上皮内瘤变（intraepithelial neoplasia，IN）。如何有效阻止甚至逆转癌前状态已成为胃癌防治工作的重点与难点。在此方面，西医强调"早期发现、早期诊断、早期治疗"，力图开发更敏感特异的"简、便、廉"筛查方法。中医则擅长对癌前疾病施以中药干预，使胃癌的中医药预防成为可能。近年来，胃功能血清学检测在胃病诊治及胃癌筛查早诊中发挥了重要作用。本章集中阐述胃功能血清学检测与中医辨证论治。

第一节　胃功能血清学检测与中医证候

中医证候的形成有其内在的生物学物质基础，机体不同的病理变化导致不同的证候表现，不同的证候人群的血清学指标也各不相同。然而，由于证候的多维性、复杂性等特点，现阶段仍未阐明证候形成的机制和内在基础。基于病证结合理论，联合证候判定和指标表达水平，通过区分其差异，可以有效提高中医临床证候诊断的准确性。目前，已有许多临床及基础研究揭示了不同证候的胃病胃功能血清学检测结果的差异性，证实了中医证候与胃功能血清学指标之间的相关性。

一、胃功能血清学检测指标与慢性胃炎的中医证候

（一）胃功能血清学检测与非萎缩性胃炎的中医证候

根据慢性胃炎新悉尼系统和《中国慢性胃炎共识意见（2012年，上海）》中的分类方法，内镜下将慢性胃炎分为慢性非萎缩性胃炎（chronic non-atrophic gastritis，CNAG，

即旧称的慢性浅表性胃炎）及CAG两大基本类型。CNAG内镜下可见黏膜红斑，黏膜出血点或斑块，黏膜粗糙伴或不伴水肿，以及充血渗出等基本表现。尽管CNAG的病变相对表浅，其也有胃黏膜腺体的病理变化，因此也会影响胃功能血清学检测指标，包括血清PG I，PG II，PG I / II值（PGR）及G-17等。临床上CNAG发病率高于CAG，就诊于中医科的慢性胃炎患者以CNAG为主。根据本病患者上腹痛、腹胀、食欲缺乏等常见的临床表现，中医多以"胃痛""痞满"等病进行辨证论治。有报道研究血清胃泌素（gastrin，GAS）、胃动素（motilin，MTL）及PG I、PG II与CNAG中医不同证候的相关性，采用放射免疫法检测93例CNAG患者（肝胃不和证60例、脾胃湿热证7例、肝郁脾虚证6例、脾胃虚弱证7例、胃阴不足证13例）血清GAS、MTL及PG I、PG II水平，结果发现CNAG的GAS、MTL及PG I、PG II水平与伴有出血、糜烂、反流的CNAG无显著性差异；不同证候患者的GAS、MTL含量具有显著性差异，其中脾胃虚弱证、肝郁脾虚证和胃阴不足证患者GAS、MTL含量较低，表明虚证和虚实夹杂证的胃黏膜分泌功能较弱。另一研究探讨胃功能血清学检测与慢性胃炎中医证候之间的相关性，CAG组与CNAG组在肝胃不和证、肝胃郁热证、肝郁脾虚证、脾胃虚寒证4个证候的PG和PGR比较中都具有统计学差异，但在G-17比较中，肝胃不和证和肝胃郁热证有差异，而肝郁脾虚证与脾胃虚寒证无统计学差异；在表达趋势上，脾胃虚寒证的G-17表达水平与CAG整体表达水平呈现相反的趋势，且脾胃虚寒证比肝胃不和证和肝胃郁热证的数据离散型更大，说明相较于虚寒性证候而言，实热性证候在血清PG和G-17应用中对胃癌有更好的提示作用。研究慢性胃炎血清GAS水平、胃镜检查与中医辨证分型、舌象关系的报道中，将80例已确诊为慢性胃炎的患者分为肝胃不和组、脾胃湿热组、胃阴不足组、脾胃虚弱组，另设一个健康对照组20例，研究发现CNAG患者多见于肝胃不和证和脾胃虚弱证，CNAG伴糜烂以脾胃湿热证多见，CAG以胃阴不足证多见，其中肝胃不和证、脾胃湿热证及胃阴不足证血清GAS水平升高，而脾胃虚弱证GAS水平降低。综上所述，CNAG的中医辨证分型与胃功能血清学指标间具有相关性，其中以脾胃虚弱证GAS降低为其共同结论。

　　之所以将CNAG、CAG中医证候与胃功能血清学检测分别阐述，是因为二者虽然中医辨证时证候分类标准基本相同，但证候分布特征和胃功能血清学检测指标的表现特点都具有差异性。2018年一项纳入216例慢性胃炎患者（CNAG组114例，CAG组102例）的研究显示，所有患者最终辨证为8种证候类型，CNAG的证候类型有肝郁脾虚（23例）、肝胃不和（21例）、脾虚湿困（19例）、肝胃郁热（17例）、脾胃湿热（19例）、脾胃虚寒（15例），以实证、虚实夹杂的证候类型分布；CAG的证候类型有脾虚湿困（14例）、脾胃虚寒（14例）、胃络瘀阻（14例）、肝郁脾虚（13例）、肝胃郁热（13例）、肝胃不和（12例）、脾胃湿热（11例）、胃阴不足（11例），以虚证、虚实夹杂证为主；CAG组较CNAG组PG I、PGR水平呈显著降低趋势，而G-17呈增高趋势，符合胃癌早癌筛查指标表达水平的变化趋势；慢性胃炎患者不同证候类型间血清PG、PGR、GAS表达水平存在明显的差异性，CAG组较CNAG组在肝胃不和证、肝胃郁热证、脾胃湿热证3个实热证候类型的血清PG I明显下降，差异具有统计学意义；CAG组较CNAG组G-17水平在脾胃湿热证、肝胃郁热证、肝郁脾虚证、脾胃虚寒证4个证候类型中明显上升，差异具有统计学意义，在表达趋势上，肝胃不和证的G-17与PGR表达水平与CAG整体表达水平呈相反趋势。综上所述，慢性胃炎由CNAG到CAG随疾病进展呈现"虚实夹杂、由实至虚"的病机变化过程，因此在疾病不同阶段的证候分布存在差异，血清PG、G-17与CNAG、CAG的证候相关性不尽相同，这与血清PG、G-17反应不同程度胃黏膜损伤的诊断意义相一致。

（二）胃功能血清学检测与慢性萎缩性胃炎的中医证候

慢性萎缩性胃炎是一种以胃黏膜固有腺体数量减少或消失为病理特点的消化系统常见疾病，被认为是肠型胃癌的癌前病变。以胃窦为主的CAG患者罹患胃癌的危险性较正常人高18倍，若胃窦和胃体均存在黏膜萎缩，则其危险性高于正常人的90倍。目前，关于胃功能血清学检测与慢性胃炎证候相关性研究多集中于CAG，这是因为胃腺体萎缩或伴有肠化、胃窦腺向胃体延伸、胃体腺假幽门腺化生时，PG有一定的变化规律，因此胃黏膜不同部位的病变和严重程度可由PGⅠ和PGⅡ的变化反映出来，检测血清中PG的含量及PGR的变化对胃部疾病，尤其是CAG和癌前病变诊断具有重要意义。目前，许多临床及基础研究揭示了不同中医证候的CAG在胃功能血清学检测方面的差异性，证实了CAG中医证候与胃功能血清学检测各个指标间的相关性。

不同证候的CAG不但中医症状和体征不同，其胃镜下表现和胃黏膜病变的轻重程度也各有不同。中华中医药学会脾胃病分会《慢性胃炎中医诊疗专家共识意见（2017）》结合已有共识和标准，采用定量的文献统计方法对临床常用的相对单一证候进行统计，确定常见证候为肝胃不和证（包括肝胃气滞证和肝胃郁热证）、脾胃湿热证、脾胃虚弱证（包括脾胃气虚证和脾胃虚寒证）、胃阴不足证及胃络瘀阻证。在此共识意见中拟定了微观分型的参考标准：①肝胃不和证，胃黏膜急性活动性炎性反应或伴胆汁反流，胃蠕动较快。②脾胃湿热证，胃黏膜充血水肿，糜烂明显，黏液黏稠混浊。③脾胃虚弱证，胃黏膜苍白或灰白，黏膜变薄，黏液稀薄而多，或有黏膜水肿，黏膜下血管清晰可见，胃蠕动减弱。④胃阴不足证，黏膜表面粗糙不平，变薄变脆，分泌物少。皱襞变细或消失，呈龟裂样改变，或可透见黏膜下小血管网。⑤胃络瘀阻证，胃黏膜呈颗粒或结节状，伴黏膜内出血点，黏液灰白或褐色，血管网清晰可见，血管纹暗红。按照上述内镜下表现的描述，参考《中国慢性胃炎共识意见（2017年，上海）》中的内镜诊断标准：CNAG内镜下可见黏膜红斑、黏膜出血点或斑块、黏膜粗糙伴或不伴水肿、充血渗出等基本表现；CAG内镜下可见黏膜红白相间，以白相为主，皱襞变平甚至消失，部分黏膜血管显露；可伴有黏膜颗粒或结节状等表现。对比两个共识中关于内镜下表现的描述，不难看出以"黏膜红白相间，以白相为主，皱襞变平甚至消失，部分黏膜血管显露，伴有黏膜颗粒或结节状等"为特征表现的CAG多为胃阴不足证和胃络瘀阻证。换言之，胃阴不足证和胃络瘀阻证的CAG胃黏膜病变程度较其他中医证候更严重。北京中医药大学的研究者通过检索中国期刊全文数据库（CNKI）、重庆维普（VIP）及万方数据库自建库至2013年12月31日关于CAG证候分布规律相关研究文献，对31篇相关文献进行分析后得出结论，胃阴不足证病理诊断显示萎缩程度最重，胃阴不足证、胃络瘀血证与肠上皮化生及异型增生关系最为密切。来自南京中医药大学的另一项研究认为中医辨证是四诊合参得出的结论，患者的年龄、性别、饮食习惯等可能都会对辨证产生影响，研究者通过对患者性别、年龄、病程、情志不畅、饮酒、高盐、糜烂、胆汁反流、

H. pylori 感染、萎缩程度、肠化程度、异型增生等 12 种因素进行了多因素逐步 Logistic 回归分析，结果显示，肝胃气滞证的相关因素有年龄、情志不畅、胆汁反流；肝胃郁热证的相关因素为年龄；脾胃虚弱证无明显相关因素；脾胃湿热证的相关因素有饮酒、*H. pylori* 感染；胃阴不足证的相关因素有年龄、萎缩程度；胃络瘀血证的相关因素有异型增生程度。综上所述，CAG 的黏膜萎缩程度、异型增生情况等均与中医证候有相关性且结论相似，即胃阴不足证和胃络瘀血证是所有证候中与重度黏膜萎缩、异型增生和肠上皮化生关系最为密切的证候类型。同样，这也从微观角度诠释了中医证候背后的生物学基础，正因为证候与胃功能血清学指标均与黏膜萎缩、异型增生等存在相关性，CAG 胃功能血清学指标与其中医证候之间的相关性才具有科学合理的机制解释，并被很多研究报道所证实。

1. 胃蛋白酶原与慢性萎缩性胃炎的中医证候

（1）胃蛋白酶原与慢性萎缩性胃炎的诊断及病变程度：在胃黏膜无病变的情况下，血清 PG 浓度正常，当发生 CAG 时，血清 PG Ⅰ 浓度下降，是因为 CAG 发生时腺体和主细胞的数量减少，被幽门腺或肠上皮化生代替，而 PG Ⅱ 水平保持稳定或轻度升高，因此血清 PGR 水平随之下降。CAG 的 PG Ⅰ、PGR 水平与胃黏膜萎缩程度显著相关，并随胃黏膜萎缩程度的加重而进行性下降。因此，血清 PG 水平能够反映胃黏膜的形态学改变和功能状态，是诊断 CAG 和评估 CAG 病变程度的血清学标志物。

（2）胃蛋白酶原与慢性萎缩性胃炎的中医证候：CAG 不同中医证候 PG 水平的差异早在 20 世纪 90 年代就被关注并研究。1990 年最早关于 CAG 证候与 PG 的报道中测定的是尿液 PG，而非血清 PG。研究者通过观察 103 例 CAG 患者的 4 种中医证型与尿 PG 的关系后提出，脾胃虚寒证、气滞实热证、瘀血内阻证患者的尿 PG 水平与正常对照组差异显著，脾胃虚寒证显著高于胃阴亏虚证，中医辨证分型由轻到重，其尿 PG 或增加或减少。由于 PG 只有一部分进入血液而由尿排出，且结果还受肾脏因素的影响，因此将尿 PG 作为胃分泌活动的指标是不可靠的，之后的研究者逐渐以血清 PG 测定代替了尿 PG 测定。例如，马伟明等对 90 例 CAG 患者 4 种中医证型与血清 PG Ⅰ、PG Ⅱ 含量及 PGR 研究的结果表明，脾胃虚弱证、胃络瘀血证患者 PG Ⅰ、PG Ⅱ 含量明显低于肝胃不和、脾胃湿热型患者，且胃黏膜萎缩程度以脾胃虚弱证和胃络瘀血证最重，认为可能与其 *H. pylori* 感染引起的高 PG 血症有关。张凤强等对 61 例 CAG 患者中医证型与 PG 相关性研究显示，CAG 患者脾胃虚弱证、胃阴不足证、胃络瘀阻证 PG Ⅰ 水平下降程度较大，明显低于肝胃不和证、浊毒内蕴证、湿热中阻证；PG Ⅱ 总体上变化不大，浊毒内蕴证 PG Ⅱ 水平上升较其他证候明显，考虑可能与肠上皮化生、假幽门腺化生、异型增生有关。苏泽琦等发现 83 例 CAG 患者中肝胃不和证、肝胃郁热证相较于脾胃虚寒证、肝郁脾虚证 PG Ⅰ、PGR 变化水平更明显，认为在实热性证候中，血清学 PG 检测可能具有更好的筛查作用。宗湘裕等将胃镜及病理诊断为 CAG 的 112 例患者中医辨证为脾胃虚弱证、脾胃湿热证、肝胃不和证、胃阴不足证、胃络瘀血证，其中脾胃虚弱证、肝胃不和证、胃阴不足证、胃络瘀血证 PG Ⅰ 水平降低，胃络瘀血证最低；脾胃湿热证、脾胃虚弱证 PG Ⅱ 水平较肝胃不和证、胃阴不足证、胃络瘀血证显著升高。曾越春等对 90 例 CAG 患者进行中医辨证分型，分析各证型间血清 PG 水平与中医证型的关系，PG Ⅰ 水平排序：脾胃湿热组＞肝胃不和组＞胃络瘀血组＞脾胃虚弱组＞胃阴不足组；PG Ⅱ 水平排序：脾胃湿热组＞肝胃不和组＞胃络瘀血组＞胃阴不足组＞脾胃虚弱组；PGR 水平排序：脾胃湿热组＞肝胃不和组＞胃络瘀血组＞脾胃虚弱组＞胃阴不足组，各组间差异均显著。综上所述，血清 PG Ⅰ、PG Ⅱ 及 PGR 水平与 CAG 证候间存在相关性，上述检测指标可作为中医临床辨证论治时证候分型的参考指标，协助指导临床诊疗。

2.G-17 与慢性萎缩性胃炎的中医证候

（1）G-17 与慢性萎缩性胃炎的病变程度及部位：胃泌素是一种多肽类激素，1905 年被英国学者 Edkins JS 首次发现并命名，GAS 由胃窦 G 细胞合成及分泌，被释放后主要通过血液循环作用于胃壁细胞，刺激盐酸的分泌，在调节消化道功能和维持消化道结构完整性中发挥着重要作用。GAS 包括 G-34、G-17、G-52 等多种亚型，其中 G-17 在人体中含量最多，作用最为重要。当胃窦黏膜发生萎缩性时，G 细胞数量下降，血清 G-17 水平降低。因此，血清 G-17 水平可作为胃窦部 CAG 的血清标志物，随着萎缩程度逐渐加重，G-17 水平明显下降。此外，G-17 还可提示萎缩部位：①轻度萎缩性胃窦胃炎患者 G 细胞数目轻度减少，但 G 细胞分泌功能增强，代偿了 G 细胞数量的不足，此时如合并 *H. pylori* 感染，可促使 GAS 分泌增多，胃酸也分泌增多，而高胃酸又会抑制血清 GAS 的分泌，因此血清 GAS 含量无明显变化；②胃黏膜中-重度萎缩时，在腺上皮受损的同时必然会损伤 G 细胞，从而导致 G 细胞数目出现明显下降，此时 G 细胞分泌功能的增强代偿不了其数量的减少，即便 *H. pylori* 感染阳性率增高也不能刺激 G 细胞释放 GAS；③胃体萎缩时，胃酸分泌减少，对 G 细胞的抑制作用减弱，负反馈调节机制使胃窦 G 细胞分泌 GAS 增多，从而使其促进胃酸分泌；④当黏膜萎缩累及全胃时（多灶性 CAG 或全胃炎），G-17 水平略高于胃窦萎缩，但仍低于胃体萎缩。

（2）胃泌素与慢性萎缩性胃炎中医证候：由于脾虚证是中医脾胃病中最常见的证候类型，关于胃肠激素与中医证候的研究大多集中于脾虚证。自从 1982 年金敬善等首先报道了血清 GAS 水平与脾虚证的关系，血清 GAS 一直被用于脾虚证的研究和 CAG 证候的研究。1983 年熊洪翔等将 42 例 CAG 患者分为气滞湿阻证、气滞热郁证、血瘀湿阻证、血瘀热郁证、脾虚证、脾肾两虚证，测定空腹血清 GAS，发现各证候 CAG 患者的 GAS 水平均高于正常对照组。1990 年涂福音等研究了 103 例 CAG 患者的中医证型，认为气滞型、湿热型多见于 CAG 的初期，脾胃虚寒型和胃阴亏虚型多见于 CAG 的中期，瘀血内阻型多见于 CAG 的严重阶段，患者 GAS 水平随证候加重呈递增现象，瘀血内阻证患者的 GAS 水平显著高于其他证候类型。1993 年张万岱等用放射免疫法对 20 名正常人和 109 例脾虚证患者的血浆、胃液、胃窦和十二指肠黏膜组织的 GAS 含量进行了同步测定，并观察了试餐对血浆 GAS 的影响，结果发现脾虚证各亚组患者胃黏膜 GAS 含量均低于对照组。2006 年丁源等研究 CAG 脾胃虚弱证与胃肠激素的相互关系，发现胃肠激素表皮生长因子（EGF）、GAS、MTL、生长抑素（somatostatin，SS）与 CAG 中医证型之间存在着相关性，脾胃湿热证血清 GAS 水平显著高表达，研究认为在脾胃虚弱证和脾胃湿热证中血清 GAS、EGF 及血浆 MTL、SS 水平的异常表达及其相互调节关系可能是 CAG 发生发展的内在因素。2008 年张怀宝选取 3 种证型的 CAG 患者共 90 例测定胃黏膜组织和血清中 GAS 含量，结果显示脾胃虚弱证患者胃黏膜和血中 GAS 水平均低于脾胃实热证和胃络瘀血证。2018 年宗湘裕等观察 112 例 CAG 患者血清 G-17 水平，其中脾胃湿热证、肝胃不和证的 G-17 水平较高，脾胃虚弱证、胃阴不足证、胃络瘀血证 G-17

水平较低，认为脾胃虚弱证、胃阴不足证、胃络瘀血证胃黏膜分泌功能较弱，易发生胃窦萎缩。上述临床研究虽然研究结论不尽相同，但可以看出GAS水平确实与中医证候存在相关性，且与脾虚证的关系最为密切，关于脾虚证与GAS相关性的动物实验研究也有大量报道。中国中医研究院陈小野等对脾虚证结合动物模型的评价，包括CAG脾虚大鼠动物模型评价，常采用GAS降低作为模型成功的评价指标之一。张万岱等发现脾虚证大鼠体液中GAS含量低下，生长抑素（SS）含量增高，经四君子汤预防和治疗的脾虚大鼠，GAS、SS水平得到明显的改善，明显优于脾虚自然恢复大鼠。徐珊等采用放射免疫法观察不同证型CAG模型鼠血清GAS水平，发现脾虚CAG鼠血清GAS水平最低，中药干预后，脾虚、肝郁和湿热证CAG组鼠血清GAS都有所改善。虽然不论临床研究还是动物实验均提示脾虚证与GAS存在密切关系，但是除脾虚证外，研究也发现GAS与CAG其他证候的相关性，如2015年张昆鹏等发现肝胃气滞证和胃阴不足证CAG患者血清GAS、MTL较正常组高，SS水平较正常组低，胃阴不足证GAS及SS水平低于肝胃气滞证，认为血清GAS、SS、MTL水平的变化与CAG肝胃气滞证和胃阴不足证有相关性。2016年杨国红等研究 *H. pylori* 感染的CAG患者肝胃气滞证、胃阴不足证胃黏膜组织GAS、MTL、SS水平变化，发现混杂了 *H. pylori* 感染因素后，*H. pylori* 感染能影响GAS在CAG胃黏膜组织中的表达，肝胃气滞证组GAS水平表达高于胃阴不足证组，肝胃气滞证组SS水平表达低于胃阴不足证组。综上所述，CAG中医证候与血清GAS水平存在相关性，但各证候的GAS变化趋势研究结论不一致，且目前多数研究中仍采用检测血清GAS作为证候相关性指标，关于血清G-17与CAG相关性的报道较少。

3.幽门螺杆菌抗体检测与CAG中医证候　中医认为 *H. pylori* 感染属"外邪"范畴，湿热的内环境对其繁殖和生长有利，*H. pylori* 感染的患者临床表现多呈湿化、热化的特点，表现为胃脘痞胀、灼热感、口苦口黏、口腔异味等症状。脾胃湿热与 *H. pylori* 感染的相互作用可能与感染高毒菌株、菌群微生态失衡、炎症因子高分泌、炎症通路激活等机制有关。关于 *H. pylori* 感染CAG患者的证候研究多数提示 *H. pylori* 相关性慢性胃炎证候类型以肝胃不和与脾胃湿热为主，主要病位在胃、肝、脾，病性以实证为主。然而，临床检测患者感染 *H. pylori* 的方法多采用 ^{13}C 尿素呼气试验和快速尿素酶法，以血清 *H. pylori*-IgG抗体作为CAG中医证候评价指标的文献很少。可能由于儿童使用上述检测方法的限制性，在儿童患者中使用血清 *H. pylori*-IgG抗体检测 *H. pylori* 感染的文献相对较多，但毕竟儿童罹患CAG的概率极小，因此，血清 *H. pylori*-IgG抗体与CAG中医证候的研究几乎空白。

二、胃功能血清学检测指标与消化性溃疡的中医证候

消化性溃疡（peptic ulcer，PU）主要包括胃溃疡（GU）及十二指肠溃疡（DU），关于其中医证候的临床和基础研究众多，其中不乏以胃功能血清学检测指标作为疗效判定指标的文献，但将其作为证候分类依据指标的报道很少，其中尚未发现有关PU患者中医证候与G-17、血清 *H. pylori*-IgG相关性的研究报道，已有的报道仅局限于个别研究者关于PG Ⅰ、PG Ⅱ与PU中医证候相关性的研究。例如，毛卫玲等观察94例PU活动期患者中医证型与血清PG Ⅰ、PG Ⅱ的相关性，采用胶乳增强免疫比浊法检测（脾胃虚寒

证组61例，肝胃不和证组17例，脾胃湿热证组16例）血清PGⅠ、PGⅡ水平及采用¹³C尿素呼气试验检测受试者的*H. pylori*水平并分析比较其相关性，结果提示，PU活动期（A期）患者主要分布为脾胃虚寒证（64.89%）、肝胃不和证（18.09%）和脾胃湿热证（17.02%）；不同证型的PGⅠ含量比较：肝胃不和证＞脾胃虚寒证＞脾胃湿热证；不同证型的PGⅡ含量比较：脾胃虚寒证＞脾胃湿热证＞肝胃不和证，研究结论为PU不同证型间血清PGⅠ、PGⅡ水平具有显著性差异，这可能与PU不同证型的胃黏膜形态与功能状态相关，进行血清PG检测对诊断PU疾病及PU患者中医辨证分型具有重要的临床参考价值。此研究者还通过研究139例DU活动期（A期）患者中医证型与血清PG水平的相关性，发现本病的中医证候主要集中在脾胃虚寒证、肝胃不和证和脾胃湿热证；DU患者中医证型与血清PGⅠ水平密切相关，与血清PGⅡ无明显相关性；血清PGⅠ含量偏高，提示患者为脾胃虚寒证、肝胃不和证和脾胃湿热证多见；血清PGⅠ含量偏低，提示患者为胃阴不足证和胃络瘀阻证多见；肝胃不和证、脾胃湿热证与血清PGⅠ含量具有一定的相关性。综上所述，PGⅠ、PGⅡ等胃功能血清学指标与PU中医证候间存在相关性，上述指标可为我们在临床中对PU患者进行中医辨证分型提供一定的客观指标参考。

三、胃功能血清学检测指标与胃癌前病变的中医证候

胃癌前病变（PLGC）主要是指上皮内瘤变（IN）的组织病理学改变。《中国慢性胃炎共识意见（2012年，上海）》中将原先一直应用"异型增生"（dysplasia）表示CAG胃癌前病变的概念，改为"上皮内瘤变"。上皮内瘤变指细胞形态和组织结构与其发源的正常组织存在不同程度的差异，分为低级别和高级别上皮内瘤变，前者相当于轻度和中度异型增生，后者相当于重度异型增生和原位癌。血清PGⅠ和PGⅡ水平的变化可以反映不同部位胃黏膜的分泌功能。当胃黏膜病变发展至CAG阶段，主细胞数量减少，血清PGⅠ含量降低；在CAG胃炎基础上伴有肠化生和（或）胃窦腺假幽门腺化生，血清PGⅡ含量增高；当在CAG基础上伴有肠上皮化生和（或）不典型增生甚至胃癌发生时，血清PGⅠ分泌减少，PGⅠ含量和PGR持续性降低，因此PG宜作为PLGC的监测和疗效评价指标。PLGC的患者多数胃病病程较长，病机主要是以脾胃气阴两虚为本，兼有气滞、血瘀和热毒为患的本虚标实之证。因患者常有腹部或胃脘部痞满、胀闷不适，或伴有泛酸、胃灼热、胃痛、呃逆、食欲缺乏等症状，因此属于中医学"痞满""胃痛""嘈杂"等范畴。目前，发表了多项关于胃功能血清学检测指标与PLGC的中医证候的相关性研究。2015年宋健等通过收集133例CAG癌前病变患者四诊资料，利用《慢性萎缩性胃炎癌前病变虚实关联证辨治系统》辨证得出中医证候类型，同步检测血清PG水平，根据血清PGⅠ、PGⅡ及PGR将血清检测结果分为阴性、轻度阳性、中度阳性、强阳性4个等级，从单证候和虚实关联证候两大类进行分析，研究本病不同的证候类别与血清PG检测阳性结果之间的相关性，结果证实，阴性患者常见于胃阴不足证、肝胃气滞证或气阴两虚证、湿热蕴胃证或胃阴不足证，轻度阳性患者常见于脾胃虚寒证、湿热蕴胃证、肝胃气滞证，中度阳性和强阳性患者常见于瘀阻胃络证或气阴两虚证、湿热蕴胃证或脾胃虚寒证；瘀阻胃络证或气阴两虚证、湿热蕴胃证或脾胃虚寒证血清PGⅠ水平、PGR下降显著，最终得出以下结论，PLGC中医证候类型以虚实关联证

居多，血清PG中度阳性和强阳性常见于瘀阻胃络证或气阴两虚证、湿热蕴胃证或脾胃虚寒证；PLGC具有癌变高危风险的证候类型可能为湿热蕴胃证或脾胃虚寒证、胃络瘀阻证或气阴两虚证。类似的研究2016年也有报道，刘华一等对65例PLGC患者进行病史采集工作，包括流行病学资料、胃镜表现、病理分级、中医四诊资料及血清PG检测结果等，然后运用统计学方法分析PLGC患者不同证候血清PG的分布规律，其研究结果显示PLGC胃络瘀阻证、胃阴不足证、脾胃虚寒证患者PGⅠ降低，脾胃虚寒证患者PGⅡ相对降低。上述两项研究结论在PG与证候关系方面有一定程度的趋同性，两项研究中PGⅠ均降低的证候是胃络瘀阻、脾胃虚寒证，这与前文CAG血清PG水平与证候相关性的文献研究结果基本一致。

四、胃功能血清学检测指标与胃癌的中医证候

元代朱震亨在《丹溪心法》中记载"翻胃大约有四，血虚、气虚、有热、有痰兼病。"其中"翻胃"系指胃癌，这句话阐述了胃癌常见的病因病机，即胃癌患者绝大多数正气虚弱，有不同程度血虚、气虚，由于局部肿瘤浸润、充血、水肿、出血而表现为"热"，癌肿组织增生、坏死、脱落、分泌物等表现为"痰浊"。明清以后，多数医家认为脏腑功能失调，阴阳不和、气血亏虚是肿瘤的病机关键。中医治疗的精髓在于辨证论治，但传统的辨证论治过程往往带有主观性的因素，各级别诊断标准没有统一规范化，因而造成了临床辨证的不一致性。因此，有研究者经文献分析总结，胃癌临床主要中医证型包括7种，分别为脾胃虚寒证、气血两亏证、气滞血瘀证、肝胃不和证、胃热伤阴证、湿热蕴脾证、痰凝气滞证，继而通过设计符合中医理论的量表，根据经典测量理论及结构方程模型，确定各证型的最终症状，并据此负荷大小确定各证型中症状的主次关系，在临床中有助于指导医师进行胃癌的辨证，结果显示结构方程模型提示脾胃虚寒证与其他7个证型之间均有相关性，认为脾胃虚寒为本病最基本的病理机制，其他大多数证型之间也有不同程度的相关性。因此，在进行临床辨证时，医师应依据患者的整体情况和主要症状判断其核心证候，把握其核心病机，同时在治疗时应该始终兼顾脾胃虚弱的因素，采用攻补兼施的治疗方针。现有研究中关于胃癌中医证候诊断的相关血清标志物较少，已有文献多是探讨糖蛋白抗原类血清肿瘤标志物与胃癌证候的相关性，偶有报道将胃功能血清学检测指标PGⅠ、PGⅡ等作为中西药联合治疗胃癌的疗效指标。胃功能血清学检测指标PGⅠ、PGⅡ、G-17、血清 *H. pylori*-IgG抗体主要用于胃功能失常的检测、*H. pylori* 感染的诊断、胃疾病发病风险的评估，尤其是对胃的癌前疾病CAG筛查的相关报道较多，然而有关血清PGⅠ、PGⅡ、G-17及 *H. pylori*-IgG抗体与胃癌术后复发相关的研究也已有报道，用放射免疫法检测胃癌患者血清或尿中PGⅠ水平在胃全切手术前后的变化，结果发现9例胃癌患者经过外科手术1周后，PGⅠ水平显著下降或消失，其中有7例死于胃癌复发，复发者中有5例的血清PGⅠ含量随着肿瘤的复发而升高，复发的时间越长，PGⅠ含量越高；在无复发的胃癌患者中，则未见到PGⅠ水平有明显的改变。这一结果提示我们对于能够产生PGⅠ的胃癌患者而言，血清PGⅠ可能成为全胃切除术后肿瘤复发的早期监测指标。2011年，Tieppo等探讨了采用G-17抗体疫苗治疗Ⅰ型胃类癌的可行性，他们通过检测血清G-17、PG、嗜铬粒蛋白A等随时间变化的趋势来监测胃类癌的生长或复发，并且认为G-17抗体疫苗能够诱导Ⅰ型胃类癌的

缩小，当不适于用内镜下切除的手段来治疗时，可以选择用G-17抗体疫苗来治疗，说明G-17对于胃类癌治疗后的复发监测可能具有一定的提示作用。尽管胃功能血清学检测用于监测胃癌复发的价值尚不明确，但目前已经报道的有望用于监测胃癌复发的血清学检测指标还有很多，这些指标也可能成为胃功能血清学检测的补充项目用于胃癌复发监测。因此，关于胃癌中医证候与胃功能血清学检测指标的相关性有必要进行进一步研究。

第二节　胃功能血清学检测与中医辨证论治

辨证论治是中医学的基本特点之一，辨证的目的是施治。胃功能血清学检测指标与中医证候相关性为胃病的中医辨证提供了客观化依据，也为这些疾病采用中药、针灸等治疗方法后的疗效评价提供了评价指标，为中医药疗法减轻胃黏膜炎症、促进溃疡愈合、逆转胃黏膜萎缩和癌前病变、根除 H. pylori 等作用的机制研究提供了观测指标和理论依据。目前，医师辨证时采用的中医证候诊断国家标准是《中医临床诊疗术语—证候部分》，行业标准是《中医内科病证诊断疗效标准》。临床上慢性胃炎、消化性溃疡的中医辨证论治除参考上述国家标准及行业标准外，主要依据的团体标准来自中国中西医结合学会消化系统疾病专业委员会和中华中医药学会脾胃病分会等学术团体制定的诊疗指南与专家共识意见。胃癌辨证论治的中医（中西医结合）专家共识意见尚未发表。

不论采用上述哪个级别的证候诊断标准，以辨证论治为基础的中医药疗效评价时中医证候都应作为疗效观测指标，此时中医证候诊断标准和中医证候评价标准都建议采用量表法，即根据某一中医证候相关的症状体征轻重及对中医证候属性确定的贡献度进行赋分。并且，证候诊断用量表和证候评价用量表应该分别制定，评价中医证候变化的中医证候评价用量表应该是以能够反映证候动态变化性特征的指标为主构成，不能用中医证候诊断用量表或简单的诊断标准直接作为证候评价用量表。目前搜索到的中医药治疗慢性胃病的相关文献在证候诊断和证候评价方面尚未按上述标准达到统一。由于证候命名、证候诊断标准及评价标准不统一，临床治疗方案的选择如经典方剂加减、自拟方剂、中成药及针灸、穴位贴敷外治法等多种多样，相关研究报道中选取的疗效观测指标也不尽相同，有的采用临床症状和（或）体征等内容相关量表、胃镜及组织病理学等半定量或定性指标，有的采用血液检验等通过仪器设备测量手段获得的检查结果和数据作为定量指标，有的采取定性与定量指标相结合的方式进行疗效评价。以胃癌临床终点（如死亡等）及影响慢性胃炎、PU进程的重要临床事件（如癌变等）等作为临床结局指标的中医药文献极少。在众多疗效评价指标中，胃功能血清学检测属于定量指标，由于血清PGⅠ、PGⅡ、PGⅠ/PGⅡ、G-17、H. pylori-IgG与慢性胃病中医证候的相关性提示其也可作为证候类药物治疗后的疗效观测和评价指标，以血清学定量指标判定中医药辨证论治的疗效弥补了中医证候评价量表法客观性不足的缺陷，已被很多临床研究所采用。本节主要介绍胃功能血清检测与慢性胃炎、消化性溃疡及胃癌等证候的中医药疗效评价。

一、胃功能血清学检测与治疗慢性胃炎的证候类中医药疗效评价

慢性胃炎中医病名诊断以症状诊断为主，如以胃痛为主症者诊断为"胃脘痛"；以胃脘部胀满为主症者，诊断为"痞满"；若胃痛或胃脘部胀满症状不明显者，可根据其他主要症状诊断为"反酸""嘈杂"等病。中医药在治疗萎缩性胃炎和包括上皮内瘤变在内的胃癌前病变方面具有优势，临床实践证实中医药可以控制、截断萎缩性胃炎进展，甚至可以逆转萎缩，关于其治疗作用的机制研究也越来越多、越来越深入。自1989年我国慢性胃炎中医诊治的第一个团体标准《慢性胃炎中西医结合诊断、辨证和疗效标准（试行方案）》发表至今，20余年间已有10余个慢性胃炎中医（中西医结合）诊疗专家共识意见和2个诊疗指南相继发表。同一疾病在不同年代的专家共识意见中虽然证候命名相同，但是其诊断标准也有差异。除此之外，临床医师还参考《证候类中药新药临床研究技术指导原则》《中医诊断学》《中医内科学》等进行中医证候诊断。中医证候诊断的国家标准《中医临床诊疗术语—证候部分》中脾系证候多达81个。行业标准《中医内科病证诊断疗效标准》中与慢性胃炎有关的诊断主要是"胃脘痛"，包含肝胃气滞、寒邪犯胃、胃热炽盛、食滞胃肠、瘀阻胃络、胃阴亏虚和脾胃虚寒7个证候。《慢性胃炎中医诊疗专家共识意见（2017）》中包括5个单一证候：肝胃不和证、脾胃湿热证、脾胃虚弱证、胃阴不足证、胃络瘀阻证，除此之外还有很多复合证候。下文提纲中的证候划分是在参考国家及行业标准的基础上，以中华中医药学会脾胃病分会制定《慢性胃炎中医诊疗专家共识意见（2017）》为主要依据，但因所引文献年代不同，其证候判定的参考标准和命名均略有差异，因此按其与2017年共识意见中相近的证候进行归类介绍。

目前对于中医药治疗慢性胃炎的疗效评价，主要包含症状评价、内镜评价、病理组织学评价、胃功能血清学评价及生存质量评价等。症状评价主要以《中药新药临床研究指导原则》和《中医内科病证诊断疗效标准》为参考标准，由于在证候分型方面缺乏统一的标准，所以难以解释其结果的科学性。证候疗效评价常用以症状，部分结合舌苔、脉象为基础的尼莫地平法，计算方法：疗效指数（%）＝（治疗前积分－治疗后积分）/治疗前积分×100%。①临床痊愈：主要症状、体征消失或基本消失，疗效指数≥95%。②显效：主要症状、体征明显改善；70%≤疗效指数＜95%。③有效：主要症状、体征明显好转，30%≤疗效指数＜70%。④无效：主要症状，体征无明显改善，甚或加重，疗效指数＜30%。内镜评价是临床医师对慢性胃炎的直观评价，但医师参考的团体标准不尽相同，内镜医师水平和内镜性能本身是影响疗效评价的主要因素。病理组织学评价标准常采用我国胃炎共识意见制定的标准与新悉尼系统的直观模拟评分法并用，此评价标准受内镜医师水平、活检部位、活检标本数目等因素影响，治疗前后病理学评分往往差异较大。胃功能血清学评价包括PG、G-17、*H. pylori*-IgG，其不仅与胃黏膜萎缩、肠化生、上皮内瘤变的严重程度有关，还与病变累及的部位有关，而且反映了OLGA分期和OLGIM分期的严重程度。其不仅可以评价药物疗效，同时还具备对病变部位和程度的诊断意义及对疾病预后的指导意义。也有研究者选用一氧化氮（NO）、C反应蛋白（CRP）、肠三叶因子（TFF3）、内皮素1（ET-1）等作为慢性胃炎疗效相关的血清学评价指标，然而NO、CRP、ET-1等对胃黏膜病变的评价缺乏特异性，其结果或许可以提

示炎症的程度，但对于黏膜萎缩、肠化生等并无确切诊断意义。生存质量评价（quality of life，QOL）在药物的评价方面具有较大的优势，在临床治疗期间，不同的患者对相同药物的生理和心理的反应不尽相同，其中细微的差异难以用药物结构和作用机制加以解释，却可以从心理和社会因素中得以说明。胃肠道本身就是情绪化器官，因此QOL也客观而真实地反映药物治疗慢性胃炎的疗效，但国内外对此的研究并不多。复合评价，即将几个相关指标按照一定的关系，重新组合成新的指标体系，如将临床症状、内镜表现及病理组织学改变三者组合，综合制定治愈、显效、有效及无效的标准。《慢性胃炎中医诊疗专家共识意见（2017）》指出，这种组合看似精确，但数据无法回溯，实际执行时容易忽略细节，临床疗效评价中，推荐对各个临床疗效评价指标进行单独评价和解释，不推荐使用复合指标。

关于慢性胃炎证候类药物的报道，对照组药物的选择既有选西药的，也有选择中药的。选择西药以质子泵抑制剂（如奥美拉唑和雷贝拉唑等）、胃动力药（多潘立酮）或根除 H. pylori 的三联疗法用药等为主。中药根据证候的不同多选用胃复春（中成药，用于治疗胃癌前病变及胃癌手术后的辅助治疗）、养胃舒（中成药，具有扶正固本、滋阴养胃、调理中焦、行气消导的功效，主治口干、口苦、食欲缺乏、消瘦等症，并且具有抑菌、消炎、镇痛、促进胃酸分泌的功能）、气滞胃痛颗粒（中成药，具有疏肝理气、和胃止痛功效，主治肝郁气滞、胸痞胀满、胃脘疼痛）等。

（一）脾胃虚弱证

虽然慢性胃炎中医证候诊断标准尚未达到统一，但是脾胃虚弱证是慢性胃炎所有级别的中医证候诊断标准中必不可少的证候，如《中医临床诊疗术语—证候部分》中脾胃虚弱证包含脾气（亏）虚证、脾阳（亏）虚证、脾阴（亏）虚证、脾气不固证等；《中医内科病证诊断疗效标准》中"胃脘痛"包含脾胃虚寒证；《慢性胃炎中医诊疗专家共识意见（2017）》中脾胃虚弱证包括脾胃气虚证和脾胃虚寒证。脾胃虚弱证之所以出现在所有级别的证候诊断标准中，原因就是脾虚是慢性胃炎最重要的病理因素之一，也是贯穿慢性胃炎病程始终的关键病机，正如第一节提到的，与血清PG、GAS水平降低关系最紧密的证候类型是脾虚证，大量的临床研究和动物实验也证实了这一结论。因此，将血清PGⅠ、PGⅡ、PGR、G-17、H. pylori-IgG作为中医药治疗慢性胃炎脾胃虚弱证的疗效判定指标具有很好的敏感性和特异性。宋代《太平惠民和剂局方》中的四君子汤是治疗脾胃虚弱证的代表性方剂，由人参、白术、茯苓、甘草组成，有益气健脾的功效，主治脾胃气虚证之面色萎白，食少便溏，气短乏力，舌淡苔白，脉虚弱等。六君子汤、香砂六君子汤、保元汤等均为四君子汤基础上化裁而成。临床上治疗慢性胃炎的很多自拟方剂也是在四君子汤基础上加减化裁而成。除中药方剂外，慢性胃炎脾胃虚弱证也常采用针灸等中医外治法治疗。

1.脾胃气虚证　主症：胃脘胀满或胃痛隐隐，餐后加重，疲倦乏力；次症：纳呆，四肢不温，大便溏薄；舌脉：舌淡或有齿印，苔薄白；脉虚弱。治疗宜选用香砂六君子汤等益气健脾类方药。有报道以血清PGⅠ、PGⅡ、PGR评价脾胃培源方的疗效：脾胃培源方是治疗脾胃虚弱型CAG的自拟方，研究者为观察此方的临床疗效，将60例脾胃虚弱型CAG患者随机分为治疗组和对照组各30例，治疗组给予中药脾胃培源方（药物组成：炙黄芪15g，党参10g，桂枝6g，白芍15g，白术10g，刘寄奴6g，山药15g，青陈皮各10g，当归10g，香附10g，莪术8g，炙甘草6g）内服，对照组给予中成药胃复春口服，两组治疗时间均为3个月，以中医证候积分、病理积分及血清PG检测结果作为疗效观测指标，以《中药新药临床研究指导原则》中医证候评价标准作为临床疗效评价标准，结果显示，治疗组临床疗效优于对照组，差异有统计学意义；两组治疗后病理积分均下降，组间比较无差异；两组治疗后血清PGⅠ、PGⅡ、PGR均比治疗前改善；治疗后，治疗组PGⅠ、PGⅡ、PGR较对照组显著改善。上述观测指标中，中医症状积分是以胃脘胀满、胃痛、大便稀溏、乏力、饮食减少、气短懒言、呕吐清水、口淡的轻重程度赋分；病理积分主要是根据腺体萎缩、肠化生、异型增生的病变轻重程度进行赋分；血清PGⅠ、PGⅡ是血液检测的数值定量指标，其变化趋势与中医症状积分和证候疗效结果一致，说明血清PG可以作为反映脾虚证好转的评价指标。

2.脾胃虚寒证　主症：胃痛隐隐，绵绵不休；喜温喜按；次症：劳累或受凉后发作或加重，泛吐清水，精神疲倦，四肢倦怠，腹泻或伴不消化食物；舌脉：舌淡胖，边有齿痕，苔白滑，脉沉弱。

（1）以血清PGⅠ、PGⅡ、PGR评价四君子汤加减方的疗效：为观察四君子汤加减治疗脾胃虚寒证CAG的疗效，研究者每3个月检测一次血清PGⅠ、PGⅡ，并结合胃镜和病理检查进行疗效评价，疗程为12个月，疗效观测指标包括血清PGⅠ、PGⅡ、PGR；中医症状缓解情况；胃镜和病理积分等。结果显示，治疗前，患者血清都呈现PGⅠ低水平和PGⅡ高水平，四君子汤加减治疗3个月后，治疗组PGⅠ水平明显上升，PGⅡ水平明显下降，PGR值升高；治疗6个月后PGⅠ水平明显升高和PGⅡ水平明显降低，胃镜和病理结果也显示胃萎缩现象有缓解趋势；9个月后实验组血清PGⅠ水平和PGR值持续升高，PGⅡ水平持续下降；治疗12个月后胃镜和病理检查结果显示胃萎缩现象基本消失，腺体泌酸功能也明显恢复，PGⅠ水平和PGR比值上升，PGⅡ水平下降；随治疗疗程的增加，患者病理积分逐渐下降，差异明显。

（2）以血清GAS、PGⅠ、PGⅡ、PGR评价香砂六君汤、补中益气汤联合艾箱灸的疗效：香砂六君汤是四君子汤加味而成，有益气健脾、调中和胃之功效，用于脾虚气滞、消化不良、嗳气食少、脘腹胀满、大便溏泄等。补中益气汤具有补中益气、升阳举陷之功效，是治疗脾虚气陷证的代表方剂。艾箱灸是将艾绒做成艾条，放于灸箱中，放置于穴位上进行艾灸的灸法，具有热力温和、艾灸面积大、不易烫伤等优势。中药汤剂（香砂六君汤、补中益气汤）配合艾灸箱治疗脾虚证CAG患者的报道中选取了证候积分及血清GAS、PG作为疗效评价指标，研究者给予28例CAG脾虚证患者艾箱灸治疗配合香砂六君汤和补中益气汤合方加减用药90d，记录每10d患者症状积分，并检测治疗前后患者血清GAS、PG水平。结果显示，治疗后各时间点证候积分与前一观察时间点证候积分差异均有显著性差异；治疗后血清GAS较治疗前升高；治疗前后PGⅠ、PGⅡ、PGR变化不大。

（3）以血清PGⅠ、PGⅡ、GAS评价黄芪建中汤联合中药穴位贴敷的疗效：黄芪建中汤是《金匮要略》中治疗中焦虚寒的代表方剂，以黄芪、大枣、甘草补脾益气，桂枝、生姜温阳散寒，白芍缓急止痛，饴糖补脾缓急。中药穴位贴敷疗法，是以中医经络学说为理论依据，把中药研成细末，用水、醋、酒、蜂蜜、姜汁等调成糊状或膏状，涂抹在胶布上后贴敷于穴位上来治疗疾病的一种外治法。这种疗法最早记录于《五十二病方》，其作用机制可能与药物局部刺激、穴位刺激和经络传导、药物透皮吸收等有关。有报道研究黄芪建中汤内服联合中药穴位贴敷疗法治疗脾胃虚寒型CNAG，将130例脾胃虚寒型CNAG患者随机分为对照组和观察组各65例，对照组仅给予黄芪建中汤治疗，观察组在黄芪建中汤基础上给予中药穴位贴敷（贴敷中药组成：五味子30g，桂枝30g，补骨脂30g，制附子10g，吴茱萸10g，丁香30g，肉豆蔻30g，花椒30g，肉桂30g，诸药混合制成粉剂，用少许姜汁调成糊剂，均分为60份，每天1份用胶布固定贴敷于双侧胃俞穴、双侧脾俞穴、双侧足三里穴、中脘穴、神阙穴，每次约3h），14d为1个疗程，两组均治疗3个疗程，以血清PGⅠ、PGⅡ、GAS及中医证候评分、证候疗效、胃镜疗效作为疗效观测指标；结果显示，治疗前，2组中医证候评分无显著差异；治疗后，2组评分均显著降低，且观察组评分显著低于对照组；中医证候疗效对比，对照组总有效率优于观察组；2组胃镜总有效率无显著差异；观察组PGⅠ、GAS均显著升高，显著高于对照组，治疗前后2组PGⅡ水平均无显著变化。本研究采用了血清PGⅠ、PGⅡ、GAS作为客观量化的疗效评价指标，随着患者脾胃虚寒证候的好转，两组血清PGⅠ、GAS均显著升高，组间对比差异显著与证候积分的组间对比结果相一致，说明PGⅠ、GAS评价脾胃虚寒治疗效果时不仅能反映证候是否有改善，还可以真实反映证候的改善程度，指标敏感性较高。

（4）以血清PGⅠ、PGR评价胃舒散的疗效：有研究者观察胃舒散对CAG患者的疗效，将100例CAG患者随机分为治疗组和对照组各50例，对照组给予西医常规疗法治疗，治疗组在对照组治疗基础上给予胃舒散治疗，连续治疗4周，以血清PGⅠ、PGⅡ、PGR及中医症状积分、生存质量问卷、*H. pylori*根除情况作为疗效观测指标；结果显示，治疗组患者治疗后PGⅠ、PGR升高，PGⅡ降低且PGⅠ、PGR显著高于对照组，PGⅡ显著低于对照组。本研究中症状积分项目未明确指出，但证候疗效即临床疗效显示治疗组有效率和PG变化情况一致，提示PGⅠ、PGR可作为胃舒散治疗脾胃虚寒型CAG的疗效评价指标。

（5）以血清PGⅠ、PGⅡ、PGR、G-17评价合募配穴艾灸法的疗效：研究纳入63例脾胃虚寒型CAG患者，随机分为对照组（31例）和治疗组（32例），对照组给予胃复春片治疗，治疗组给予合募配穴艾灸法治疗，两组疗程均为12周，之后随访8周，以中医症状积分及血清PGⅠ、PGⅡ、PGR、G-17作为疗效观测指标。结果显示，治疗组总有效率明显优于对照组；两组治疗后及随访时中医症状积分显著降低，且治疗组明显优于对照组；治疗后，治疗组PGⅠ、PGR及G-17水平显著增高，PGⅡ较治疗前降低，对照组PGⅠ、PGR及G-17水平明显增高，两组间比较，治疗组明显优于对照组；治疗组随访*H. pylori*阳性率明显低于对照组。根据症状积分改善情况判定的临床疗效结果与PGⅠ、PGR、G-17的变化情况结果一致，提示PGⅠ、PGR、G-17是评价合募配穴艾灸法治疗CAG疗效的适宜指标。

（二）肝胃不和证

肝胃不和证包括肝胃气滞证和肝胃郁热证，其中，肝胃气滞证的主症是胃脘胀满或胀痛；胁肋部胀满不适或疼痛。次症：症状因情绪因素诱发或加重；嗳气频作；舌脉：

舌淡红，苔薄白，脉弦。治疗宜柴胡疏肝散等疏肝理气和胃。

1.以血清G-17评价参枳消萎汤的疗效 参枳消萎汤是治疗肝胃气滞证CAG伴PLGC的自拟方剂，研究者给予对照组44例口服胃苏颗粒，观察组45例采用参枳消萎汤（人参10g，枳实15g，当归10g，陈皮10g，木香10g，柴胡10g，草豆蔻10g，炙甘草6g，法半夏10g，丹参10g，白术15g，白芍10g，八月札15g，黄连 3g，白花蛇舌草20g，茯苓15g）内服，两组疗程均为16周，疗效观察指标选取胃黏膜组织病理学、症状积分、血清TFF3及G-17，证候评价标准参照《中药新药临床研究指导原则》，胃镜及胃黏膜病理疗效判定基于胃黏膜组织病理学，结果显示，观察组治疗后胃镜、胃黏膜临床病理疗效总有效率和胃黏膜萎缩程度、肠上皮化生和异型增生病理评分均优于对照组；观察组胃脘疼痛、饱胀、痞闷、嗳气、食欲缺乏等主要症状评分均低于对照组；治疗后两组血清TFF3水平均显著下降，观察组下降更为明显；两组血清G-17水平明显升高，观察组升高更为显著。患者服用参枳消萎汤后G-17水平明显升高，并高于服用胃复春的对照组，说明G-17变化趋势与胃脘疼痛、饱胀、痞闷、嗳气、食欲缺乏等肝胃气滞证候改善趋势同步，也说明症状好转的生物学基础是胃黏膜分泌功能的好转，是胃黏膜萎缩程度的减轻，而胃镜病理组织学检查也证实了其黏膜萎缩情况的好转。

2.以血清PGⅠ、PGⅡ及PGR评价胃痛一号方的疗效 胃痛一号方是治疗CNAG肝胃不和证的自拟方剂，研究选取肝胃不和证CNAG患者80例，随机分为治疗组和对照组各40例，对照组给予雷贝拉唑钠肠溶胶囊口服，治疗组给予口服胃痛一号方（药物组成：柴胡、黄芩各9g，郁金、厚朴、路路通各15g，海螵蛸30g，延胡索18g），两组均治疗8周后观察中医症状积分、胃镜及组织病理学、H. pylori检测及血清PGⅠ、PGⅡ、PGR、CRP，结果显示，治疗组中医症状积分及中医证候疗效、胃镜及组织学总有效率均显著优于对照组；两组血清PGR较治疗前都有明显升高，CRP都明显降低，治疗组作用优于对照组；两组胃黏膜H. pylori感染及血清PGⅠ、PGⅡ值无明显统计学差异。该研究提示PGR变化趋势与肝胃不和证症状改变趋势一致，即PGR可以作为肝胃不和证的证候疗效评价指标。

（三）脾胃湿热证

本证候的主症是脘腹痞满或疼痛，身体困重，大便黏滞或溏滞；次症：食少纳呆，口苦，口臭，精神困倦；舌脉：舌质红，苔黄腻，脉滑或数。专家共识意见中均推荐以黄连温胆汤治疗。已有报道以血清PGⅠ、G-17评价黄连温胆汤加减方的疗效，研究纳入CAG脾胃湿热证患者共70例，随机分为两组各35例，对照组给予口服多潘立酮片、兰索拉唑片（H. pylori阳性的患者采用标准四联根除方案治疗），治疗组在对照组基础上给予黄连温胆汤（药物组成：黄连、枳实各15g，法半夏、陈皮、茯苓、佩兰、黄芩各12g，苍术、厚朴、滑石各10g）加减治疗，两组均治疗3个月后进行证候疗效评价和血清PGⅠ、G-17检测，结果显示，两组血清G-17和PGⅠ水平治疗后较治疗前明显升高；治疗后，治疗组临床疗效及血清G-17、PGⅠ水平明显高于对照组。临床疗效提示脾胃湿热证症状的改善与血清G-17和PGⅠ的变化趋势结果一致，说明血清G-17和PGⅠ可以作为CAG脾胃湿热证的证候评价指标。

（四）胃阴不足证

本证候的主症是胃脘灼热疼痛，胃中嘈杂；次症：似饥而不欲食，口干舌燥，大便干结；舌脉：舌红少津或有裂纹，苔少或无，脉细或数。治疗宜采用一贯煎以养阴益胃。已有报道以PGⅠ、GAS评价慢萎散的疗效：慢萎散是治疗胃阴不足证CAG的自拟方剂，研究者选择符合条件的病例110例，随机分为观察组和对照组各55例，对照组给予口服维酶素片，观察组在对照组治疗的基础上给予慢萎散（药物组成：黄芪、党参、太子参、山药、蒲公英、焦白术各30g，乌梅、鸡内金、炒山楂各20g，黄连8g，甘草10g，白芍9g，神曲10g，香橼15g，莪术10g），所有患者均连续治疗3个月，比较两组治疗前后中医症状积分、胃黏膜组织病理评分、血清PGⅠ和GS水平等；结果显示，观察组治疗后各中医症状评分均明显低于对照组；观察组总有效率优于对照组；观察组治疗后黏膜炎症、炎症活动度、腺体减少和肠上皮化生评分均明显低于对照组；治疗后观察组PGⅠ和GS水平均明显高于对照组。血清PGⅠ伴随患者证候的好转而升高，说明了PGⅠ对胃阴不足证候的评价作用。

（五）胃络瘀阻证

本证候的主症有胃脘痞满或痛有定处；次症：胃痛日久不愈，痛如针刺。舌脉：舌质暗红或有瘀点、瘀斑，脉弦涩。治疗宜选用失笑散合丹参饮以活血化瘀。失笑散由五灵脂、蒲黄组成，为理血剂，具有活血祛瘀、散结止痛之功效，主治瘀血停滞证。逍遥散由柴胡、当归、茯苓、白芍、白术、甘草组成，具有调和肝脾、疏肝解郁、养血健脾之功效，主治肝郁血虚脾弱证，临床常用于治疗胃及十二指肠溃疡、慢性胃炎、乳腺增生等。已有报道以血清PGⅠ、PGⅡ及PGR评价失笑散合逍遥散的疗效：研究者以失笑散合逍遥散治疗胃络瘀阻证CAG，将80例患者随机分为2组，治疗组40例给予失笑散合逍遥散治疗，对照组40例给予气滞胃痛颗粒治疗，两组疗程均4周，以中医症状积分及血清PGⅠ、PGⅡ及PGR作为疗效观测指标，结果提示，治疗组中医证候疗效优于对照组；治疗后，治疗组PGⅠ、PGⅡ及PGR均较治疗前降低，治疗组PGⅠ、PGⅡ及PGR均低于对照组。本研究结果提示以症状积分评价时，失笑散合逍遥散改善胃络瘀阻型CAG的症状方面疗效优于气滞胃痛颗粒，以血清PG作为评价指标时，气滞胃痛颗粒的疗效优于失笑散合逍遥散，且失笑散合逍遥散治疗后反而降低了PGⅠ、PGⅡ及PGR水平。理论上，CAG的PGⅠ、PGR水平与胃黏膜萎缩程度显著相关，并随胃黏膜萎缩程度的加重而进行性下降，正因如此，血清PG水平能够反映胃黏膜的形态学改变和功能状态，是诊断和评估CAG病变程度的血清学标志物。

（六）复合证候

1.肝郁脾虚证　根据五行生克关系，肝属木，脾属土，肝木克脾土，因情志不遂，郁怒伤肝，肝失调达，横克脾土，脾失健运而出现肝郁脾虚之证，临床表现为胸胁胀痛、情志抑郁、腹胀、便溏、泄泻等。在四君子汤基础上化裁而成的香砂六君子汤，主治脾胃气虚证。柴芍六君汤是在香砂六君子汤基础上加疏肝柔肝之柴胡、白芍而成，有研究以GAS评价柴芍六君汤加味治疗脾虚肝郁型CNAG的临床疗效，将120例脾虚肝郁型CNAG患者随机分为中药观察组60例与西药对照组60例，中药观察组应用柴芍六君汤加味进行治疗，对照组用奥美拉唑肠溶胶囊治疗，用药4周后对比治疗前后两组症状改善情况、黏膜病理变化及血清GAS、NO水平等。结果显示，两组治疗前后症状、内镜与病理表现及血清GAS、NO水平都有明显改善，中药观察组在改善临床症状方面优于西药对照组；在黏膜修复、血清GAS、NO水平方面，中医观察组也优于西药对照组。从研究结果可以看出，虽然中药组与西药组在血清GAS方面无差异，但血清GAS与证候改善情况结果一致，说明GAS可以反映肝郁脾虚证从主症到次症的改善情况，可作为评价肝郁脾虚证治疗后证候变化的血清学指标。

2.脾虚气滞证　本证候脾虚为本为先，气滞为标为后，由虚致实的证候，临床表现为脾虚证之纳呆、便溏、乏力等叠加气滞证之胃脘痛、胀满不适等，与肝郁脾虚证有相似也有不同，应当注意鉴别。有报道以GAS、PGⅠ、PGR评价枳术荣胃颗粒是治疗脾虚气滞证CAG的疗效，枳术荣胃颗粒是治疗脾虚气滞证CAG的自拟方剂，研究者选取症状体征、胃镜的萎缩程度、病理的萎缩和肠化程度、H. pylori清除率、MTL、GAS、PGⅠ、PGR等作为疗效观测指标，将66例CAG患者随机分为治疗组和对照组各33例，对照组给予胃复春片，治疗组给予枳术荣胃颗粒（药物组成：枳实、炒白术、陈皮、姜半夏、木香、八月札、莪术、茯苓、大腹皮、炙甘草），两组治疗均12周，服药前及疗程结束后各测定上述指标，结果显示综合疗效、内镜疗效、病理疗效、H. pylori清除率的比较，治疗组均显著优于对照组；血清MTL、GAS、PGⅠ、PGR比较，治疗后两组MTL、GAS、PGⅠ、PGR都显著增加；在改善患者GAS方面，治疗组和对照组无显著差异；在改善患者的MTL、PGⅠ、PGR方面治疗组疗效优于对照组。此外，本研究中提到疗程结束后12周随访症状是否复发，结果治疗组有1例患者出现胃脘部不适，对照组有6例患者出现胃脘部不适。GAS在治疗后组间无差异，PGⅠ、PGR的变化趋势与证候疗效结果一致，提示PGⅠ、PGR可作为脾虚气滞证药物疗效评价指标。

3.血瘀证相关的复合证候　慢性胃炎的病机可分为本虚和标实2个方面，本虚主要表现为脾气（阳）虚和胃阴虚，标实主要表现为气滞、湿热和血瘀。脾虚、气滞是疾病的基本病机，血瘀是久病的重要病机，在胃黏膜萎缩发生发展乃至恶变的过程中起着重要作用，正所谓"初病在气，久病入血"。故临床上多采用益气健脾、活血化瘀的方法论治久病的慢性胃炎气虚血瘀证、脾虚络阻证、脾虚血瘀证等。有研究者针对CAG益气活血类治疗方法的临床研究进行了Meta分析，结果表明益气活血法治疗CAG与对照组比较能更好地改善患者临床症状、胃镜情况、胃黏膜病理情况及H. pylori转阴率等。此外，2016年一项纳入120例CAG患者的中医证候因素分析显示，CAG的核心发病机制是气虚、气滞、血瘀、痰浊、热证和阳虚相结合。因此，CAG常常表现复合证候而非单一证候，该报道还指出中药处方的治疗策略应包括理气活血、化痰、清热解毒和温阳治疗。

（1）以血清PGⅠ、PGⅡ、PGR评价益气活血方治疗气虚血瘀证CAG的疗效：由于气虚血瘀证是CAG常见的证候类型，故以"益气活血"作为治法和自拟方命名的文献非常多。本报道中的益气活血方组成是黄芪20g、党参10g、炒白术10g、陈皮12g、炙甘草6g、焦三仙各10g、当归10g、丹参20g、延胡索10g、三七粉3g，研究此自拟方剂联合四联疗法治疗脾胃气虚血瘀型H. pylori阳性胃体为主型CAG的疗效，将87例

CAG患者随机分为观察组45例和对照组42例，两组第1～10d均给予四联疗法，第11～40d，对照组给予柠檬酸铋钾口服，观察组采用益气活血方中药口服，两组分别于治疗前及治疗后以血清PGⅠ、PGⅡ及IL-6、TNF-α、CRP作为疗效评价指标，参照《慢性胃炎中西医结合诊疗共识意见（2011年，天津）》中医证候疗效判定标准评价患者的临床疗效，结果显示观察组治疗有效率显著高于对照组；治疗后两组PGⅠ含量和PGR均显著高于治疗前，且观察组显著高于对照组；治疗后两组PGⅡ含量均较治疗前无明显变化；治疗后两组IL-6、TNF-α、CRP均显著低于治疗前，且观察组低于对照组。该研究未具体交代中医症状评分情况，但通过证候评价标准计算的临床疗效评价可以反映患者症状好转情况，益气活血方治疗后PGⅠ和PGR较治疗前及较对照组治疗后均明显升高，这与证候评价结果一致，说明PGⅠ和PGR可作为脾胃气虚血瘀型证候的疗效评价指标。此外，该报道在纳入标准中明确指出近1个月内未接受糖皮质激素、质子泵抑制剂及抗菌药物治疗者，且治疗期间禁止饮酒、禁止口服其他抗生素、其他胃药及影响实验结果的药物，说明研究者考虑到并排除了影响血清PG检测结果的药物干扰因素。

（2）以血清PGⅠ、PGR、G-17评价健脾活血方治疗脾虚络阻型CAG的疗效：为观察健脾活血方治疗脾虚络阻型CAG患者的临床疗效，研究者将72例脾虚络阻型CAG患者随机分为治疗组和对照组，每组36例，治疗组给予中药汤剂健脾活血方（炒党参10g，炙黄芪10g，炒白术10g，茯苓15g，炒山药15g，木香5g，炙甘草3g，炒当归10g，川芎10g，桃仁10g，红花5g，制香附10g，炒枳壳10g，白花蛇舌草15g，丹参10g，九香虫6g），对照组给予胃复春片口服，两组疗程均为12周，观察并比较两组患者临床疗效及治疗前后胃镜和病理积分比较发现，中医症状积分与血清PG、G-17的变化情况，结果显示，临床总有效率组间无差异；治疗后两组患者胃脘胀满、疼痛等中医证候积分均明显低于治疗前，其中治疗组胃脘胀满、疼痛、食欲缺乏和症状总积分明显低于对照组；治疗后两组患者PGⅠ、PGR、G-17含量均较治疗前明显升高，且治疗组明显高于对照组。从研究结果看，健脾活血方对于改善脾虚络阻证CAG患者胃脘胀满、疼痛、食欲缺乏和症状总积分方面优于胃复春，PGⅠ、PGR、G-17可作为脾虚络阻证上述症状改善的评价指标进行疗效判定。

（3）以血清PGⅠ、PGⅡ及PGR评价梅卿汤治疗气虚血瘀型CAG的疗效：梅卿汤是治疗气虚血瘀型CAG的自拟方剂，研究者将100例气虚血瘀型CAG患者随机分为治疗组和对照组各50例，治疗组以梅卿汤（乌梅15g，徐长卿15g，太子参10g，片姜黄10g，佛手10g，莪术10g，白花蛇舌草10g）加减治疗，对照组服用胃复春片，治疗1年后比较两组治疗前后的症状体征、镜下黏膜改善情况及血清PG等，结果显示治疗组症状改善、镜下疗效、逆转腺体萎缩及肠上皮化生方面均优于对照组；两组血清PGⅠ、PGR均较治疗前升高，治疗组升高幅度大于对照组。PGⅠ、PGR明显升高与证候好转趋势一致，因此可以作为CAG气虚血瘀证疗效评价指标。

（4）以PGⅠ、PGR评价益气养阴通络方治疗气阴两虚兼血瘀型CAG的疗效：益气养阴通络方是治疗气阴两虚兼血瘀型CAG的自拟方剂，研究者将110例研究对象随机分为两组，各55例，对照组给予常规西医治疗（H. pylori清除、促胃动力药等），观察组在对照组基础上加服益气养阴通络方（黄芪20g，白术15g，砂仁15g，枳壳15g，香附10g，柴胡15g，白芍20g，北沙参15g，石斛15g，黄精10g，丹参15g，三七10g，甘草

10g）随证加减，治疗前及连续用药3个月后观察两组患者证候疗效、胃镜疗效、血清PG Ⅰ、PGR、TFF1及SF-36量表等。结果显示，治疗组证候疗效及胃镜疗效均优于对照组；治疗后两组患者血清PG Ⅰ、PGR及胃黏膜TFF1表达均明显升高，观察组效果优于对照组；证候评价结果显示治疗组优于对照组，说明益气养阴通络方在改善气阴两虚兼血瘀型CAG的症状方面优于单纯应用西药治疗，这与血清PG Ⅰ、PGR表达趋势一致，因此PG Ⅰ、PGR可以评价气阴两虚兼血瘀型证候药物的疗效观测指标。

二、胃功能血清学检测与治疗消化性溃疡的证候类中医药疗效评价

根据消化性溃疡具有周期性、节律性上腹部疼痛及反酸、嗳气的临床表现特点，中医病名为"胃痛""嘈杂"等。《消化性溃疡中医诊疗专家共识意见（2017）》根据多数专家意见在延续采用上述命名基础上增加了"胃疡"病名，因本病病理性质主要为黏膜损害形成溃疡，故"胃疡"更能准确描述本病特点。自2009年第一个消化性溃疡的中医诊疗共识发表至今，近10年来已经有来自中华中医药学会脾胃病分会和中国中西医结合学会消化系统疾病专业委员会的4个专家共识意见发表。下文提纲中的证候划分是在参考中医证候诊断国家标准《中医临床诊疗术语—证候部分》及行业标准《中医内科病证诊断疗效标准》的基础上，以中华中医药学会脾胃病分会制定《消化性溃疡中医诊疗专家共识意见（2017）》为主要依据，但因所引文献年代不同，其证候判定的参考标准及命名均略有差异，按其与2017年专家共识意见中相近的证候进行归类介绍。

本病的病因有起居不适，外邪犯胃；饮食不节，食滞伤胃；情志内伤，肝气犯胃；素体脾虚，后天失养等。长期的饮食不节或精神刺激，情志不畅，伤及于肝，肝气郁滞，横逆犯胃，胃失和降；肝气乘脾，脾失运化，湿浊内生或湿浊化热，湿热上泛，胃气上逆，并可进一步气郁化火而伤阴，气滞寒凝而伤阳，或由气滞血脉瘀阻而形成血瘀疼痛。本病病位在胃，但与肝、脾关系密切。病理因素包括虚实两方面，属实的病理因素主要有气滞、寒凝、食积、湿热、血瘀。属虚的病理因素主要有气虚、阳虚、阴虚。其基本病机为胃之气机阻滞或脉络失养，致胃失和，不通则痛或失荣亦痛。其辨证分型可分为虚证和实证，虚证包括脾胃虚寒、胃阴不足；实证主要包括肝胃不和、肝胃郁热、胃络瘀血。截至目前，PU的证候命名、证候诊断标准及评价标准在上述4个专家共识意见中尚未统一，临床医师辨证时还参考《中药新药临床研究指导原则》《中医诊断学》《中医内科学》等进行中医证候诊断。证候中药包括经典方剂、自拟方剂、中成药等，各个研究报道中选取的疗效观测指标也不尽相同，有的采用证候积分法、胃镜及组织病理学积分，有的采用血液检验等定量指标进行疗效评价。以影响PU进程的重要临床事件（如癌变等）作为临床结局指标的中医药文献极少。在上述疗效评价指标中，胃功能血清学检测属于定量指标，由于血清PG Ⅰ、PG Ⅱ、G-17、$H.\ pylori$-IgG与PU中医证候的相关性提示其也可作为证候类药物治疗后的疗效观测和评价指标，以血清学定量指标判定中医药辨证施治的疗效弥补了中医证候评价积分法客观性不足的缺陷。$H.\ pylori$感染与PU的密切关系已达成共识，根除$H.\ pylori$治疗显著提高了PU的治愈率，因此目前单纯采用中药辨证论治PU的研究相对较少，多数研究以中药联合西药进行治疗。现将胃功能血清检测指标作为PU证候类中药疗效评价指标的相关研究介绍如下。

（一）脾胃虚弱证

本证候的主症是胃脘隐痛，喜温喜按，得食痛减；次症：四肢倦怠，畏寒肢冷，口淡流涎，便溏，纳少；舌脉：舌淡或舌边齿痕，舌苔薄白，脉虚弱或迟缓。治疗宜选用黄芪建中汤以温中健脾、和胃止痛。

1.以GAS评价黄芪建中汤加味的疗效　研究者将194例脾胃虚寒型PU随机分为中药组和西药组各97例，西药组以铋剂四联疗法治疗，中药组给予黄芪建中汤加味辨证治疗，两组均以2周为1个疗程，观察两组治疗前后证候积分、血清转化生长因子-β（TGF-β）、GAS、EGF水平、NO和IL-17水平，统计两组临床疗效和 H. pylori 根除率。结果显示，两组临床有效率和 H. pylori 根除率比较无差异；治疗后，两组主证、次证、证候总分与治疗前相比较均明显降低，且中药组较西药组降低明显；两组TGF-β、EGF水平与治疗前比较明显升高，GAS、NO、IL-17水平与治疗前比较均明显降低，两组治疗后TGF-β、GAS、EGF、NO、IL-17比较无差异。此研究中选取GAS、NO等血清学指标作为疗效评价指标，虽然治疗后TGF-β、GAS、EGF、NO、IL-17两组间比较无差异，但中药组在主证、次证、证候总分方面明显优于西药组，说明黄芪建中汤在改善中医证候方面的疗效优于西药组，GAS在治疗后明显降低，其变化趋势与证候变化趋势一致，可作为脾胃虚寒证的疗效评价指标。

2.以GAS评价黄芪建中汤联合西药的疗效　研究者将83例患者脾胃虚寒证PU患者随机分为2组，对照组42例采用克拉霉素分散片、阿莫西林分散片、奥美拉唑肠溶胶囊联合治疗，观察组41例则在对照组基础上联合黄芪建中汤加减，均治疗4周，比较两组治疗前后胃肠激素SS、GAS水平改善情况。结果显示，血清SS水平升高，GAS降低，差异显著；与对照组比较，治疗后观察组SS水平更高，GAS更低；患者症状积分均降低，但观察组水平更低；观察组总有效率优于对照组。此研究选取血清GAS、SS及中医症状积分作为疗效观测指标，血清GAS与中医症状积分治疗后均显著降低，二者变化趋势一致，说明血清GAS是可以评价脾胃虚寒证候变化的指标。

3.以血清GAS评价健中愈疡片的疗效　研究者将脾气虚证GU患者36例，随机分为在老挝万象收集的健中愈疡片1组12例，在中国广州收集的健中愈疡片2组12例和法莫替丁胶囊组12例；健中愈疡片1组和2组均同样给予口服健中愈疡片治疗，法莫替丁胶囊组给予口服法莫替丁胶囊治疗，三组患者均治疗30d后对比治疗前后中医临床症状、血清GAS、体表胃电图检查等。结果显示，健中愈疡片两组均能够显著改善胃脘疼痛、嗳气泛酸、腹胀痞满、纳呆食少、大便稀溏、体倦乏力等症状对恶心、呕吐及舌脉象等也都有一定的改善作用，两组治疗后对于中医临床症状的改善作用无显著性差异，在改善胃脘疼痛、嗳气泛酸、腹胀痞满等症状上两组均明显优于法莫替丁胶囊组；三组患者治疗前GAS水平比较无显著性差异，健中愈疡片两组治疗后GAS水平明显升高，与治疗前比较均具有显著性差异；法莫替丁胶囊组治疗后GAS水平也有所升高，但与治疗前比较无显著性差异，健中愈疡片两组升高GAS作用显著高于法莫替丁胶囊组。

（二）肝胃不和证

本证候的主症是胃脘胀满或疼痛，两胁胀满；次症：每因情志不畅而发作或加重，心烦，嗳气频作，善叹息；舌脉：舌淡红，苔薄白，脉弦。治疗宜选用柴胡疏肝散以疏肝理气，和胃止痛。已有报道中以血清 PGⅠ 评价自拟方联合西药的疗效：研究者将138例肝胃不和证 GU 患者随机分为对照组和观察组各69例，对照组给予三联疗法治疗，观察组在对照组治疗基础上给予自拟和胃消疡汤（药物组成：柴胡 12g、枳壳 15g、延胡索 12g、郁金 15g、合欢皮 12g、苏梗 10g、炒党参 15g、炒白术 10g、白茯苓 30g、甘松 8g、煅瓦楞 30g、厚朴 15g、姜半夏 8g、淡竹茹 15g、陈皮 8g、白芍 30g、白芨 10g、甘草 6g）加减，2组均连续治疗4周，观察2组治疗前后中医证候积分及血清 PGⅠ、IL-2、IL-17、EGF、TGF-α 水平和 GU 直径的变化情况，并随访1年统计复发率。结果显示，观察组总有效率、H. pylori 转阴率均显著高于对照组；两组治疗后中医症状积分和血清 PGⅠ、IL-17 水平均明显降低，GU 直径均显著缩小，血清 IL-2、EGF、TGF-α 水平均明显升高，观察组上述各指标改善情况均明显优于对照组。随访1年后，观察组复发率明显低于对照组。研究结果显示中医证候改善情况与血清 PGⅠ 变化情况结果一致，即伴随着血清 PGⅠ 的降低，患者肝胃不和症状好转。因此，血清 PGⅠ 作为血清学指标之一可反映肝胃不和证候用药后的疗效。

三、胃功能血清学检测与治疗胃癌的证候类中药的疗效评价

中医古籍中关于胃癌的论述散见于"胃反""噎膈""胃脘痛""积聚"等病证中，并无"胃癌"这一病名。由于胃癌早期症状不明显，多数患者就诊时已错过了手术治疗的最佳时机。单纯的手术治疗后患者生存率低，同步放疗、化疗虽然可以提高患者生存率，但毒副反应严重影响患者生活质量。中医辨证论治胃癌的优势在于能够缓解患者症状，抑制肿瘤生长，减轻放、化疗反应，增强人体免疫力，提高生存质量。然而，目前全国并无胃癌辨证论治的专家共识意见可参考，临床医师辨证时参考的标准各不相同，辨证结果的差异造成治疗方药也各种各样。有研究对近30年中医治疗胃癌的文献进行分析，共纳入文献103篇，结果显示所有文献涉及中医证型26个，方剂189首，中药221味。在上述众多胃癌证候类用药疗效的相关报道中，选取血清胃功能指标作为疗效评价指标的文献很少，而且这些报道中均未按中医证候进行分型治疗，也不是单纯应用中药治疗，分析其原因：一是血清 PG 在 CAG 基础上伴有肠上皮化生和（或）不典型增生，甚至胃癌发生时，血清 PGⅠ 分泌减少，PGⅠ 含量和 PGR 持续性降低甚至不表达；二是联合西药的治疗多不以辨证论治为主，而是更多考虑患者的疾病分期、病理分型等；三是单纯应用中药辨证论治胃癌的研究是否符合医学伦理学要求尚存争议。目前，有关血清 PGⅠ、PGⅡ、G-17 及 H. pylori-IgG 抗体与胃癌术后复发相关的研究已有报道，当归补血汤、参芪扶正注射液等中药联合西药改善胃癌患者血清 G-17 水平的报道也已发表。研究者将仅接受常规化疗治疗者作为对照组，化疗联合当归补血汤与参芪扶正注射液辅助治疗者作为研究组，结果显示6个疗程化疗结束后，研究组治疗总控制率显著高于对照组，而血清 G-17 水平显著低于对照组。因此，在开展中西药联合用药治疗胃癌的临床研究时，选择胃功能血清学指标进行胃癌复发的监测和评估值得深入研究。

第三节　胃功能血清学检测中医临床应用展望

作为一种初筛手段和胃癌风险分层方法，血清 PG I、PG II 及胃泌素 17 的检测可能有助于判断有无胃黏膜萎缩及其程度。血清 PG I、PG II、PGR 联合抗 *H. pylori* 抗体检测有助于风险分层管理被写进《中国慢性胃炎共识意见（2017 年，上海）》中"慢性胃炎的转归和胃癌预防"。同年，血清 PG I、PG II 及 G-17 的检测有助于判断有无胃黏膜萎缩及萎缩部位也被写进《慢性萎缩性胃炎中西医结合诊疗共识意见（2017 年）》的"西医诊断"部分。对于胃功能血清学检测在中医临床应用范围的合理定位及检测结果的正确解读对中医临床实践中推广应用至关重要。首先，在临床应用范围方面，将其定位为"辨证"过程中辅助辨证的客观化指标和"施治"过程中的疗效评价指标。本章第一节阐述了胃功能血清学检测与慢性胃病中医证候的相关性，从文献发表年限及发文量来看，胃功能血清学检测越来越受到中医界研究者的认可，由 20 余年前的尿 PG 与 CAG 中医证候相关性、GAS 与脾虚证相关性等研究开始，逐渐发展到更多慢性胃疾病、更多中医证候类型与胃功能血清学检测更多指标之间的相关性研究。并且，多数研究结果证实了胃功能血清学检测各指标在同一疾病的不同证候间存在差异，这为中医证候客观化研究过程提供了有力的血清学客观指标证据支持。第二节阐述了胃功能血清学检测在慢性胃病证候类治疗药物疗效评价中的应用，多数临床研究结果也证实了胃功能血清学检测指标的变化趋势，并可以反映疾病证候的变化趋势，二者之间的协同一致性成为越来越多中医研究者在观察中药治疗胃病临床疗效时的观测评价指标。其次，在胃功能血清学检测结果的正确解读方面，PG I、PG II、PGR、G-17 和 *H. pylori*-IgG 单项或多项组合对胃泌酸情况、黏膜病变部位及程度、胃癌风险的判断，性别、年龄、药物及胃外因素对检测结果的影响，同一疾病同种证候时 *H. pylori* 感染的影响，以及中医证候疗效评价的客观性等，都是影响胃功能血清学检测结果正确解读的因素。目前，存在的问题主要有不同研究者对同种疾病同一证候类型检验结果不一致，或经中医药治疗后某些指标变化趋势与疾病变化趋势不一致，究其原因有以下三点：第一，不同研究者之间的辨证误差，即证候诊断标准不统一。前文已述，中医证候诊断标准有国家标准、行业标准和团体标准三个层次，前两者虽然层次高，但由于国家标准证型分类繁杂，行业标准又存在"疾病"涵盖不全面等问题，致使目前多数临床研究均参考中华中医药学会等团体标准的专家共识意见及《中医新药临床研究指导原则》，但团体标准在近 20 年也不断推陈出新，在证候命名、主症次症划分、诊断标准等方面也不尽相同，这就造成本就以主观症状为诊断依据的辨证过程更加有失准确性和客观性，难以做横向对比、深入的文献研究及证候本质研究。第二，中医证候疗效评价标准不统一。中医药治疗胃病的疗效评价主要包含症状评价、内镜评价、病理组织学评价、胃功能血清学评价及生存质量评价等。症状评价是证候评价的基础，基于症状积分法的证候疗效评价需合理划分其主症、次症及赋分权重，即根据所研究的证候相关的症状、体征轻重及对中医证候属性确定的贡献度进行赋分，按赋分结果计算中医疗效。目前每个证候对赋分症状的选择、症状轻重分级标准的制定、权重的赋值均存在较大的主观性，其信度、效度及反应度均得不到验证。第三，现有证候的评分及疗效评价标准不统一，《中医新药临床研究指导原则》和《中医内科病证诊断疗效标准》是主要标准，由于证候诊断和分型缺乏统一的标准，所以难以解释其结果的科学性。针对上述问题，关于辨证误差的解决方案，一方面期待着高级别的、更适用于临床的证候诊断标准能广泛应用于临床医师的辨证过程中，取代层出不穷、标准不一的各个团体标准；另一方面，证候诊断构成要素可采用定性或半定量方式，制定具有中医特色的证候诊断量表，并可根据具体研究内容辅以客观诊断指标，如将胃功能血清学检测作为中医证候诊断的客观诊断指标；此外，中医体质是中医证候的土壤，疾病的中医证候常因患者体质不同而发生从化，中医体质分类标准较统一，辨证论治与辨体质论治相结合也是对辨证精确性的一种弥补方式。针对证候疗效评价方面，2018年11月国家市场监督管理总局组织发布了《证候类中药新药临床研究技术指导原则》，该指导原则中关于证候类药物有效性评价方面明确指出，证候类中药新药应采用科学公认的中医证候疗效评价标准，根据研究目的确定好主要疗效指标和次要疗效指标，应重视证候疗效的临床价值评估。疗效指标选择如下：①以改善目标症状或体征为目的者，应以目标症状或体征消失率/复常率，或临床控制率为疗效评价指标，但同时应注意观察目标症状或体征痊愈时间和（或）起效时间的评价。②建议引入患者报告结局指标，将患者"自评"与医师"他评"相结合。③鼓励采用能够反映证候疗效的客观应答指标进行评价。证候疗效的客观指标包括现代医学中的理化指标、生物标志物等。临床试验期间需观察评估中医证候疗效的起效时间、缓解时间或消失时间。④基于生存质量或生活能力、适应能力改善等方面的考虑，推荐采用公认具有普适性或特异性的生存质量或生活能力、适应能力等量表进行疗效评价。也可采用基于科学原则所开发的中医证候疗效评价工具进行疗效评价。⑤鼓励采用反映疾病的结局指标或替代指标进行疗效评价。其中的"证候疗效的客观指标包括现代医学中的理化指标、生物标志物等"正是鼓励胃功能血清学检测作为证候类药物有效性客观应答指标的纲领性指南。目前关于中医药治疗慢性胃病的报道，采用的疗效指标多数仍是症状积分、胃镜及病理检查评价等，以胃功能血清学四项PGⅠ、PGⅡ、G-17及 *H. pylori*-IgG 联合检测作为客观化疗效评价指标的文献并不多。越来越多的实验研究专注于利用现代实验技术开发更多中医证候相关生物学标志物作为客观化指标，如证候诊断中必不可少的舌诊。日本学者利用胃功能血清学检测研究舌头颜色与胃食管疾病的关系，发现舌体中部的颜色反映胃黏膜的急性变化，如糜烂性胃炎等；我国学者研究舌苔微生物作为胃炎及胃癌前病变的生物学标志物，发现胃炎患者体内微生物代谢、抗生素生物合成和细菌趋化作用等途径均上调，弯曲菌的数量丰富与胃癌前病变级联反应有关等。我们期待不久的将来，胃功能血清学检测能够成为中医临床普遍应用的证候诊断指标和疗效评价指标，也期待胃功能血清学检测与其他更加特异的指标或不同分泌机制的标志物联合检测，助力于中医证候诊断的客观化和中医药的精准性治疗，让中医药有更多强有力的科学证据而被世界接受，让中国的传统医药走向世界、造福人类。

（赵盛云　袁　媛）

参 考 文 献

陈铁军, 袁媛, 2015. 胃黏膜"血清学活检"与胃癌复发预警. 胃肠病学和肝病学杂志, 24 (2): 152-155.

陈小野, 邹世洁, 张智, 等, 1995. 大鼠长期脾虚造模的实验研究. 中国中医基础医学杂志, 1 (1): 37-41.

戴彦成, 张亚利, 唐志鹏, 2014. 中医药治疗慢性萎缩性胃炎疗效评价的研究进展. 中国中西医结合消化杂志, 22 (2): 107-109.

邓娜, 宫月华, 2015. 胃黏膜"血清学活检"与萎缩性胃炎. 胃肠病学和肝病学杂志, 24 (2): 136-139.

邓永珊, 2016. 梅卿汤治疗气虚血瘀型慢性萎缩性胃炎的疗效观察. 南京中医药大学.

丁源, 2006. 萎缩性胃炎脾胃虚弱证与血清表皮生长因子、胃泌素及血浆胃动素、生长抑素关系的研究. 河南中医药大学.

樊高薇, 2015. 枳术荣胃颗粒对慢性萎缩性胃炎血浆胃动素、促胃液素、胃蛋白酶原的影响及临床疗效研究. 河南中医学院.

房静远, 杜奕奇, 刘文忠, 等, 2017. 中国慢性胃炎共识意见 (2017年, 上海). 胃肠病学, 22 (11): 670-687.

房静远, 刘文忠, 李兆申, 等, 2013. 中国慢性胃炎共识意见 (2012年, 上海). 中国医学前沿杂志 (电子版), 5 (7): 44-55.

洪婷, 黄青, 彭胜男, 等, 2014. 加味柴芍六君汤治疗慢性非萎缩性胃炎 (脾虚肝郁型) 60例. 江西中医药, 45 (6): 24-26.

姜宁, 黄宣, 范一宏, 等, 2015. 中西医结合治疗胃癌前病变疗效的系统评价. 中华中医药学刊, 33 (1): 149-154.

金敬善, 王丽华, 陈桂君, 等, 1984. 老年人和脾虚患者消化系统功能的观察. 中国中西医结合杂志 (3): 164-165.

李军祥, 陈誩, 吕宾, 等, 2018. 慢性萎缩性胃炎中西医结合诊疗共识意见 (2017年). 中国中西医结合消化杂志, 26 (2): 121-131.

李丽萍, 张晖敏, 2016. 逍遥散合失笑散治疗慢性萎缩性胃炎胃络瘀阻证临床观察. 河北中医, 38 (10): 1524-1527.

李星, 樊巧玲, 2017. 胃癌中医辨证与方药应用的文献研究. 中医杂志, 58 (8): 693-696.

李学军, 吴婧, 陈亮亮, 等, 2016. 脾胃培源方对脾胃虚弱型慢性萎缩性胃炎的临床疗效及理化指标的影响. 中国中西医结合消化杂志, 24 (7): 541-544.

刘成全, 邓青, 谭志超, 等, 2017. 功能性消化不良脾虚证大鼠模型的建立及评价. 中国实验动物学报, 25 (3): 311-315.

刘华一, 张莎, 杨阔, 等, 2016. 胃癌前病变中医证候分型与胃蛋白酶原的相关性研究. 中国中西医结合消化杂志, 24 (6): 449-454.

刘淑玮, 程胜平, 2015. 胃舒散对慢性萎缩性胃炎患者血清胃蛋白酶原、生存质量及疗效的影响. 中医药导报, 21 (22): 58-60.

刘卫红, 李萍, 张蕾, 等, 2006. 慢性浅表性胃炎中医证型与胃黏膜分泌功能的相关性分析. 北京中医药, 25 (12): 709-711.

马伟明, 陈笑腾, 康年松, 等, 2012. 慢性萎缩性胃炎中医辨证分型与血清胃癌相关抗原MG7、胃蛋白酶原的相关性研究. 中国中医药科技, 19 (4): 293-294.

毛卫玲, 2017. 十二指肠溃疡中医证型与HP、血清胃蛋白酶原的相关性研究. 广州中医药大学.

毛卫玲, 姚民武, 2017. 消化性溃疡中医证型与血清胃蛋白酶原的相关性研究. 中国中医急症, 26

（11）：2043-2046.

孟凡冰，王芳，2016. 和胃消疡汤经验方联合三联疗法辨治肝胃不和型胃溃疡的研究. 现代中西医结合杂志，25（26）：2879-2881.

孟祥梅，2018. 慢性胃炎证候分布与血清胃蛋白酶原、胃泌素相关性研究. 北京中医药大学.

宁玉凤，杨翠兰，李福善，2016. 慢萎散治疗胃阴不足证慢性萎缩性胃炎的临床分析. 中国实验方剂学杂志，22（13）：173-176.

宋健，2015. 基于血清胃蛋白酶原水平胃癌前病变不同证候类型的癌变风险研究. 广州中医药大学.

苏泽琦，陈润花，李培彩，等. 2015. 慢性萎缩性胃炎证候分布规律研究现状与思考. 北京中医药大学学报，38（1）：42-45.

苏泽琦，孟祥梅，于春月，等，2017. 慢性胃炎患者血清胃蛋白酶原、胃泌素表达水平与证候分布的相关性研究. 世界中西医结合杂志，12（9）：1303-1306.

孙心，2015. 慢性萎缩性胃炎证候分布规律及相关因素研究. 南京中医药大学.

通沙万，2007. 健中愈疡片治疗胃溃疡临床疗效观察及其对胃粘膜修复作用机理探讨. 广州中医药大学.

涂福音，曾志德，吴耀南，等，1990. 慢性萎缩性胃炎103例中医证型与血清胃泌素、尿胃蛋白酶关系探讨. 福建中医药，21（2）：11-12.

王满，田萍，张赵洁，等，2018. 黄芪建中汤加味与西药治疗脾胃虚寒型消化性溃疡的对比研究. 云南中医学院学报，41（2）：34-37.

王美林，李丹琪，2017. 黄芪建中汤加减治疗脾胃虚寒型胃溃疡的疗效及血清胃泌素、生长抑素水平的影响. 白求恩医学杂志，15（6）：798-799.

王名南，谢新坤，许俏娴，等，2018. 血清胃蛋白酶原在中医药治疗慢性萎缩性胃炎疗效量化评估的应用价值与可行性分析. 中国中西医结合消化杂志，26（7）：605-608.

王一，2014. 基于量表的胃癌证候构成规律研究. 广州中医药大学.

王永增，马艳荣，刘玉生，等，2018. 益气活血方联合四联疗法治疗幽门螺杆菌阳性的慢性萎缩性胃炎的疗效及对胃蛋白酶原的影响. 世界中医药，13（2）：325-328.

魏晓广，2018. 黄芪建中汤联合中药穴位贴敷疗法治疗脾胃虚寒型慢性胃炎的疗效观察. 实用临床医药杂志，22（9）：68-71.

吴庆和，罗仕娟，2014. 艾箱灸配合内服中药治疗脾虚型慢性萎缩性胃炎临床研究. 新中医，46（5）：193-195.

熊洪翔，许传芳，1983. 中医辨证分型对慢性萎缩性胃炎患者空腹血清胃泌素变化的观察. 福建中医药，（2）：50-52.

徐倩菲，陆喜荣，戴彦苗，等，2017. "健脾活血方"治疗脾虚络阻型慢性萎缩性胃炎36例临床研究. 江苏中医药，49（10）：35-37.

徐珊，王常松，周嘉鹤，等，2007. 慢性萎缩性胃炎不同证型与胃肠激素关系的实验研究. 中华中医药杂志，22（7）：448-450.

薛宁，季晓霞，2017. 胃痛一号方治疗肝胃不和型慢性浅表性胃炎40例临床观察. 浙江中医杂志，52（10）：716-718.

杨国红，杨倩，曾震军，等，2016. 萎缩性胃炎Hp感染肝胃气滞、胃阴不足证胃黏膜组织GAS、MTL、SS水平的研究. 中医临床研究，8（16）：12-14.

杨国红，张怀宝，李素娟，等，2010. 萎缩性胃炎中医证候与胃肠激素相关性研究. 辽宁中医杂志，（3）：385-387.

姚永莉，宋于刚，张万岱，2000. 脾虚证与体液胃泌素及生长抑素关系的实验研究. 中国中西医结合脾胃杂志，8（6）：333-335.

张迪，袁星星，王炳予，等，2017. 合募配穴灸法治疗慢性萎缩性胃炎临床观察. 上海针灸杂志，36（12）：1401-1405.

张凤强，2013. 慢性萎缩性胃炎中医证型与胃蛋白酶原Ⅰ、Ⅱ的相关性研究. 河北医科大学.

张昆鹏，2015．萎缩性胃炎肝胃气滞证、胃阴不足证血GAS、MTL、SS水平变化研究．河南中医学院．

张明华，2017．益气养阴通络方治疗慢性萎缩性胃炎的疗效观察及其对胃黏膜TFF1表达的影响．中
国中医药科技，24（6）：684-687.

张莎，2015．胃蛋白酶原（PG）与胃癌单克隆抗体（MG7-Ag）联合检测在胃癌前病变诊断中的应用
及与中医证型相关性的临床研究．天津中医药大学．

张声生，唐旭东，黄穗平，等，2017．慢性胃炎中医诊疗专家共识意见（2017）．中华中医药杂志，
32（7）：3060-3064.

张声生，王垂杰，李玉锋，等，2017．消化性溃疡中医诊疗专家共识意见（2017）．中华中医药杂
志，32（9）：4089-4093.

张万岱，姚永莉，宋于刚，1998．脾虚证大鼠组织中胃泌素及生长抑素含量的变化及意义．中国中西
医结合消化杂志，6（4）：223-225.

张万岱，智发朝，宋于刚，1993．脾虚证患者血浆、胃液及胃窦十二指肠黏膜胃泌素含量的研究．新
消化病学杂志，（特1）：14-16.

张玉峰，刘新爱，叶坤英，等，2016．参枳消萎汤对慢性萎缩性胃炎癌前病（肝胃气滞证）变转归的
影响．中国实验方剂学杂志，22（4）：174-177.

章莹，2008．慢性胃炎辨证分型和舌象与胃镜像血清胃泌素水平的相关性研究．广西中医药大学．

周建中，陈泽民，危北海，1990．慢性胃炎中西医结合诊断、辨证和疗效标准（试行方案）．中国中
西医结合杂志，10（5）：318-319.

宗湘裕，杨天翼，葛秉宜，等，2018．慢性萎缩性胃炎中医证型与血清胃泌素-17、胃蛋白酶原的相
关性研究．内蒙古中医药，37（3）：114-119.

曾越春，张海鸥，2015．慢性萎缩性胃炎中医证型与胃镜病理及胃蛋白酶原的相关性研究．全国中西
医结合消化系统疾病学术会议．

Cui JX, Cui HF, Yang MR. et al, 2018. Tongue coating microbiome as a potential biomarker for
gastritis including precancerous Cascade. Protein cell（in print）.

Dai YK, Zhang YZ, Li DY, et al, 2017. The efficacy of Jianpi Yiqi therapy for chronic atrophic
gastritis：A systematic review and meta-analysis. Plos One, 12（7）：e0181906.

Dixon MF, Genta RM, Yardley JH, et al, 1996. Classification and grading of gastritis：the updated
sydney system. Am J Surg Pathol, 20（10）：1161-1181.

Kainuma M, Furusyo N, Urita Y, et al, 2015. The association between objective tongue color and
endoscopic findings：results from the Kyushu and Okinawa population study（KOPS）. BMC
Complementary & Alternative Medicine, 15（1）：372.

Li S, Liu S, Liu Z, et al, 2018. A target-group-change strategy based on the UPLC-Q-TOF-MSE method
for the metabolites identification of Fufang-Xialian-Capsule in rat's plasma. Journal of Chromatography
B, 1085：42-53.

Liu CC, Chen JL, Chang XR, et al, 2017. Comparative metabolomics study on therapeutic mechanism
of electro-acupuncture and moxibustion on rats with chronic atrophic gastritis（CAG）. Scientific
Reports, 7（1）：14362.

Liu YT, Xu Wq, Wang GH, et al, 2018. Material basis research for Huangqi Jianzhong Tang against
chronic atrophic gastritis rats through integration of urinary metabonomics and SystemsDock. Journal of
Ethnopharmacology, 223：1-9.

Sipponen P, Price AB, 2011. The sydney system for classification of gastritis 20 years ago. Journal of
Gastroenterology and Hepatology, 26 Suppl1：31-34.

Yue W, Li-Xin M, Sheng-Jun Y, et al, 2015. Huangqi jianzhong tang for treatment of chronic
gastritis：a systematic review of randomized clinical trials. Evidence-Based Complementary and
Alternative Medicine, 2015, 1-11.

第十六章

胃功能血清学检测与胃外疾病

机体的正常运行离不开各个器官之间的相互作用，每个器官的功能需要根据机体的整体需要而调整。因此，反映特定器官功能的血清学指标可能对其他器官的功能状态亦具有提示作用。一些器官特异性传统指标在异位组织的表达研究，有助于全方位了解它们与不同部位疾病的相关性。胃作为人体最大的消化器官之一，其功能学的改变和异常可能影响营养吸收，导致营养不良和免疫功能下降，从而影响人体对其他疾病的易感性。目前，多种胃分泌功能指标，如PGⅠ、PGⅡ、G-17等已被发现在许多其他器官中存在异位表达，这种异位表达可能与某些疾病甚至肿瘤的发生发展存在关联。*H. pylori*作为一种重要的外源性感染因子，亦已被发现与很多胃外疾病存在病因学关联。分析胃功能相关指标如PGⅠ、PGⅡ、PGⅠ/PGⅡ值（PGR）、G-17、*H. pylori*抗体与胃外疾病之间的关系，有助于我们进一步了解胃功能指标变化对胃外疾病的影响。本章主要介绍胃功能血清学检测指标与一些常见胃外疾病，如肺部疾病、乳腺疾病、前列腺疾病及结直肠疾病等的相关性及研究现状。

第一节　胃功能血清学检测指标与肺疾病

肺癌是世界范围内最常见的致死性肿瘤之一。虽然吸烟和环境污染是肺癌最重要的危险因素，但也应考虑内分泌和传染性因素在肺癌发生发展中的作用。目前在肺部相关疾病中已有胃功能血清学检测指标胃蛋白酶原C（pepsinogen C，PGC/PGⅡ）的相关报道。许多研究还发现了胃泌素相关神经内分泌前体异常表达与肺疾病的相关性。*H. pylori*是慢性胃炎和消化性溃疡疾病的病原体，也是功能性消化不良、消化性溃疡、胃腺癌和黏膜相关淋巴组织淋巴瘤的重要危险因素。近来越来越多的证据支持*H. pylori*感染与肺癌之间存在关系。因此，了解胃功能血清学检测指标与肺疾病的相关性有助于更好的挖掘这些指标的应用价值，并有助于明确肺疾病的病因及发病机制。

一、胃蛋白酶原与肺疾病

（一）胃蛋白酶原在肺内的分泌与分布

目前关于PG在肺内表达的研究集中于PGC，而胃蛋白酶原A（pepsinogen A，PGA/PGⅠ）在肺内的表达情况尚未见相关报道。PGC是一种主要在胃主细胞中表达的天冬氨酸蛋白酶。对Ⅱ型肺泡细胞分化体外模型的微阵列研究表明，PGC的RNA具有高度诱导作用，与表面活性剂蛋白的RNA诱导作用相似。有研究称采用人妊娠中期胎儿肺、妊娠晚期胎儿肺、产后肺和成人肺，以及Ⅱ型肺泡细胞分化模型检测PGC在肺中的表达特异性。结果表明，PGC的RNA和蛋白仅在新生儿肺组织或成人肺组织中被检测到。进一步通过免疫组织化学染色和原位杂交方法验证，发现PGC的表达仅限于Ⅱ型肺泡细胞。PGC在Ⅱ型肺泡细胞分化过程中短期表达，激素退出后在Ⅱ型肺泡细胞中迅速猝灭。在所有样品中，PGC的表达都是在表面活性剂蛋白（SP）-B形成成熟的8kDa时发生的。这些结果提示，PGC是一种Ⅱ型肺泡细胞特异性标志物，在人肺发育过程中，以及在Ⅱ型肺泡细胞的体外分化和去分化过程中，都表现出发育调控的作用。

（二）胃蛋白酶原在肺内表达的机制与影响因素

研究者通过体外模型发现PGC是肺中Ⅱ型肺泡细胞的特异性产物。在人体的发育过程中，Ⅱ型肺泡细胞无论是在体内还是体外细胞系培养中均受到了严格调控，在体外Ⅱ型肺泡细胞向表达Ⅰ型肺泡细胞标志物纤溶酶原激活物抑制因子1（PAI1）的细胞分化过程中，PGC的mRNA和蛋白表达迅速下调。目前，SP-B和SP-C常用于成熟肺Ⅱ型肺泡细胞的鉴定。人胎儿肺中SP-B和SP-C mRNA的表达早在妊娠12～14周时就开始，随着妊娠期增加，但是在妊娠24周后成熟SP-B才被检测到。在观察激素诱导Ⅱ型肺泡细胞在体外分化表型时，研究者发现与SP-B和SP-C相比，PGC的表达受到更严格的调控。在Ⅱ型肺泡细胞体外分化过程中观察到的PGC快速、稳健表达，随后成熟的SP-B逐渐积累，这提示PGC在SP-B加工中发挥着重要作用。过去的研究发现组织蛋白酶D样天冬氨酸蛋白酶与Ⅱ型肺泡细胞中SP-B的加工有关，因此作为一种天冬氨酸蛋白酶，PGC是Ⅱ型肺泡细胞SP-B加工中值得注意的候选蛋白酶。

（三）胃蛋白酶原与肺疾病的相关性

目前在对特发性肺纤维化（idiopathic pulmonary fibrosis，IPF）患者的研究中发现，支气管肺泡灌洗（bronchoalveolar lavage，BAL）过程中出现的胃蛋白酶与肺移植、儿童、患有哮喘和使用机械通气的患者中存在胃内容物吸入相关，胃蛋白酶可作为一种有意义的生物标志物。在儿童中，支气管肺泡灌洗液（bronchoalveolar lavage fluid，BALF）的胃蛋白酶水平对诊断儿童胃食管反流相关吸入性疾病具有高度特异性（100%）和敏感性（80%）。相比之下，正常人的BALF中只有很少量的胃蛋白酶存在。Ward等研究已经证实，若在肺移植患者的BALF中存在胃蛋白酶，发生急性排斥反应的概率会显著增高并会加快闭塞性支气管炎综合征（bronchiolitis obliterans syndrome，BOS）的发展。Davis等研究发现，虽然IPF患者的胃蛋白酶浓度和急性排斥反应率最高，但与其他肺移植适应证患者相比，他们的BOS发生率并没有明显增加。这可能提示胃蛋白酶更多的是作为胃内容物吸入的敏感标记，而不是造成肺损伤的因素。Lee JS等研究发现，BALF中胃蛋白酶升高是IPF患者急性加重状态的预测因素，他们推测其驱动因素由胃蛋白酶水平升高所致（在33%的病例中升高）。此外，Merino等用免疫组织化学方法研究了不同组织来源的人类癌症产生PGC的能力，结果发现肺癌组织中未检测到PGC的免疫组织化学染色。因此，PG在不同肺疾病组织中的差异表达可能提示其与某类肺疾病的相关性。

二、胃泌素17与肺疾病

胃泌素本身鲜有关于肺部疾病的报道，但在胃部，来自神经纤维的胃泌素释放肽（GRP）或乙酰胆碱（ACh）或表皮生长因子（EGF）等体液因子对G细胞的基底外侧刺激也会引起胃泌素的表达和分泌。GRP与胃泌素释放肽受体（gastrin-releasing peptide receptor，GRPR）在肺疾病中的研究比较广泛，这里简要介绍一下GRP和GRPR。

GRP是一种进化过程中相对保守的神经肽，最初被认为能够介导胃酸在肠道的分泌。然而，近年来GRP被发现与肺部炎症疾病有关，包括支气管肺发育不良、慢性阻塞性肺疾病、肺气肿等。拮抗GRP或其受体GRPR可降低流感模型小鼠病毒性肺炎发作时的致死率。在使用小分子GRP抑制剂NSC77427治疗小鼠时发现，随着生存期的增加，GRP的肺神经内分泌细胞数量减少，改善了肺组织病理学变化，抑制了细胞因子基因的表达。此外，体外巨噬细胞研究表明，GRP与TLR4激动剂原型脂多糖协同诱导细胞因子表达。因此，这些发现表明GRP是一种以前未被识别的流感诱导的炎症性疾病的中介，可能成为潜在的新的治疗干预靶点。

三、*H. pylori* 与肺疾病

最近的一些研究发现，*H. pylori* 与很多胃肠道外疾病存在相关性，包括心血管疾病、血液病、眼部疾病、皮肤疾病、肝胆疾病、糖尿病和神经系统疾病，提示 *H. pylori* 感染可能引起系统性疾病。许多研究已经证实了上呼吸道黏膜存在 *H. pylori*，以及 *H. pylori* 在引起鼻窦炎、扁桃体肥大、咽炎和喉炎等疾病中的潜在作用。已有研究报道 *H. pylori* 与许多呼吸道疾病有关，包括支气管扩张、哮喘、慢性支气管炎、肺结核和慢性阻塞性肺疾病（chronic obstructive pulmonary disease，COPD）。

研究表明，消化性溃疡患者中COPD和结核病的发病率高于一般人群，这些结果提示 *H. pylori* 与肺部疾病之间存在潜在的联系。由于 *H. pylori* 是一种革兰氏阴性菌，脂多糖是其细胞壁的主要成分之一，它能刺激产生促炎细胞因子，如干扰素、IL-1、IL-2和IL-8，导致慢性炎症、免疫系统刺激和癌症。Samareh-Fekri等研究发现，10%COPD患者的BALF经实时PCR检测存在 *H. pylori* 阳性，88.3%的患者经血清学检测为阳性，尿素酶试验结果均为阴性。COPD患者中 *H. pylori*-IgG和 *H. pylori* 毒力因子CagA蛋白阳性率明显高于对照组；然而，*H. pylori* 与COPD的严重程度和预后没有显著关系，且阳性率与肺功能检查无显著相关性。在肺结核的相关研究中，Perry S在一项对低剂量结核分枝杆菌感染猴子的回顾性队列研究中观察到，感染 *H. pylori* 的猴子比未感染的猴子更不容易患活动性肺结核。

在伊朗进行的一项研究表明，根据BALF的PCR检测结果，11.5%的肺癌患者为 *H. pylori* 阳性，血清学检测示92.3%为阳性，尿素酶检测示3.8%为阳性。伊朗的另一项研究使用ELISA法检测肺癌患者的 *H. pylori* 患病率为73%。早期在波兰关于 *H. pylori* 流行病学研究中，根据血清学检测，90%肺癌病例为 *H. pylori* 阳性。在美国的一项针对肺腺癌和鳞状细胞癌患者的研究中，*H. pylori* 的血清学检出率为79.7%。在德黑兰医科大学进行的一项研究中，根据血清学测试报告，肺癌患者的 *H. pylori* 检出率为52.2%。在希

腊的研究也得到了类似的结果，肺癌患者中 *H. pylori* 的检出率为61.1%。

年龄、性别、社会经济地位等因素也会影响 *H. pylori* 的感染。此外，吸烟是一个混淆因素。一项研究通过肺癌患者的 *H. pylori* 血清学检测，经过5年的随访，吸烟与 *H. pylori* 感染之间没有发现明显联系。在另一项研究中，72.7%的对照组受试者是吸烟者（每天吸烟超过4支），但对照组的 *H. pylori* 血清阳性率明显低于病例组。

最近的一些研究揭示了 *H. pylori* 感染与肺疾病关联的致病机制。在肺癌BALF和肺活检标本中通过real-time PCR检测到了 *H. pylori* 的DNA，甚至也发现了一些 *H. pylori* 致病蛋白，如VacA。VacA可以诱导A549肺癌细胞株中IL-6和IL-8的产生，也可以诱导人支气管上皮细胞中IL-8的产生，支持了肺上皮对 *H. pylori* 致病因子反应的观点。此外，口腔被认为是 *H. pylori* 的胃外库，因此，这种病原体可以从胃或口腔到达肺部。如果 *H. pylori* 或其某些成分进入肺上皮，毫无疑问会引发炎症反应。这些临床和实验证据指出了 *H. pylori* 感染与呼吸道疾病发展之间的关系。

四、胃功能血清学检测在肺疾病诊治应用中的展望

PGC与个体发育的研究表明，PGC表达是Ⅱ型肺泡细胞分化过程中的早期事件，其具体机制是未来研究的重要方向。类比目前已在其他异位表达部位的功能及相关性研究结果，PGC或可作为参与肺部疾病临床早期诊断、治疗的有价值的参考指标。

此外，胃食管反流和隐匿性吸入在IPF患者中越来越受到关注。胃蛋白酶作为胃蛋白酶原的激活产物，在IPF与胃功能联合分析中具有桥梁作用，有助于更全面地研究胃食管反流性疾病所带来的肺部影响。但由于罹患终末肺疾病并接受了肺移植的患者病例数量有限，限制了研究者对于其具体机制的充分研究，胃食管反流与隐匿性吸入中胃蛋白酶与IPF的具体机制尚有待发掘。

目前在许多呼吸道疾病的患者中发现了 *H. pylori* 感染，但是现有的研究多为单一器官（呼吸系统）、小样本量的研究，尚未就 *H. pylori* 与肺部疾病的具体机制展开深入挖掘。因此，应该开展更为系统全面的研究，以求深入探寻二者之间的关联与作用机制。

（卢晓冬　景晶晶）

第二节　胃功能血清学检测指标与乳腺癌

近年来，乳腺癌的发病率在世界范围内呈上升趋势。乳腺癌患者的生存期和病理分期密切相关，病理分期越早治愈率越高，因此，在目前对乳腺癌的一级预防尚无良策的情况下，早期诊断尤为重要，可有效降低乳腺癌的死亡率。一些胃功能血清学指标近年来被发现在乳腺癌中存在异位表达，这些指标的异常表达可能在乳腺癌的发生发展中发挥作用。本节主要介绍胃功能血清学检测指标与乳腺癌的相关性。

一、胃蛋白酶原与乳腺癌的相关性

（一）胃蛋白酶原在乳腺癌患者化疗后消化道功能评价中的应用

为预防乳腺癌术后复发或术前准备，通常给予辅助化疗，目前多采用5-氟尿嘧啶（5-fluorouracil，5-FU）、环磷酰胺（cyclophosphamide，CTX）和表柔比星（epirubicin，EPI）的FEC方案。在化疗同时虽然预防性的使用了抗呕剂，但仍有许多患者会出现不同程度的胃肠道症状，如早期饱腹感、厌食症、恶心呕吐。所有这些症状被统称为癌症化疗相关消化不良综合征（cancer-associated dyspepsia syndrome，CADS）。

Riezzo G等以术后接受辅助化疗FEC方案的患者为研究对象，以探讨PGC、PGA与CADS的关系。结果表明，术后化疗存在CADS组和无CADS组的PG表达平行升高，但是它们胃饥饿素的曲线下面积（area under curve，AUC）在CADS患者中均低于无CADS患者。PGA与PGC的AUC与胃肠道症状得分中的消化不良综合征呈负相关。这与非溃疡性消化不良患者的PGA水平低于健康对照组的结果一致。另外，Tahara等最近的一项研究结果发现PGA水平越高，消化不良症状的发生率越高，至少在 *H. pylori* 阳性的患者中是如此。结果提示，血清PG检测在癌症化疗相关消化不良综合征中可以有效监控胃功能改变。

（二）胃蛋白酶原组织表达与乳腺癌预后的相关性

1993年，Diez-Itza等进一步就PGC与乳腺癌的相关性展开了研究。免疫组织化学检测结果表明40%以上的肿瘤表达PGC。此外，不同肿瘤细胞在PGC的表达比例和染色强度上都有相当大的差异。这种广泛的差异可能反映了不同乳腺癌病理分型存在的不同临床行为，提示了PGC作为乳腺癌新的预后标志物的可能性。为了验证这个推测，研究者进一步对已测得肿瘤PGC表达的患者进行了短期随访，以找到PGC与乳腺癌预后的相关性。分析结果表明PGC的表达与腋窝淋巴结状态、绝经期状态、肿瘤大小等临床病理参数之间没有显著关联。但其表达水平与肿瘤的组织学分级和雌激素受体状态显著相关。因此，与分化较差的肿瘤相比，分化较好的肿瘤中PGC水平较高。同样，雌激素受体阳性肿瘤中PGC表达升高。考虑到这两种情况都对乳腺癌患者预后具有优势，研究者推测PGC的表达可能是乳腺癌预后良好的标志之一。

蛋白酶提示疾病的良性演变作用在过去的研究中亦有报道，如组织型纤溶酶原激活剂（tissue-type plasminogenactivator，t-PA）与乳腺癌相关并提示有良好预后。此外，虽然大多数研究者认为组织蛋白酶D是乳腺癌预后不良的标志，但Henry等认为这种雌激素诱导的蛋白酶是乳腺癌预后良好的标志。PGC不是由静止（非分泌期）的乳腺组织表达的，且其表达又在人类组织中高度受限，因此其作为乳腺癌肿瘤标志物的价值可能优于其他生化标志物。

Serra等对男性乳腺肿瘤的PGC免疫组织化学染色结果进行量化，以免疫组织化学评分（HSCORE）系统进行评估，同时考虑不同浓度下的细胞染色强度和百分比。结合预后信息发现，PGC阳性的肿瘤患者比阴性肿瘤患者的无复发和总生存期更长，但两组患者的生存曲线尚未发现统计学差异。进一步通过免疫组化方法比较雄激素控制下的PGC表达情况，68例男性乳腺癌患者中52例表达PGC，68例女性乳腺癌患者中34例呈阳性染色，乳腺癌患者PGC表达水平高于非乳腺癌患者。PGC是乳腺癌细胞中少数雄激素诱导的蛋白之一，PGC作为天冬氨酸蛋白酶可能参与浸润性乳腺癌病变的分解。Balbin等也报道PGC在乳腺癌中的表达与激素水平的相关性。这些观察到的结果提示，PGC的胃外表达可能是该基因对激素刺激做出的反应，包括雄激素、糖皮质激素和孕酮等相关性激素，PGC的表达受到了激素受体途径的调节。PGC在乳腺癌细胞中的表达可能代表了更佳的预后。

（三）胃蛋白酶原血清学检测与乳腺癌风险及生物学行为的相关性

在1992年，Sánchez等发现了一些乳腺肿瘤组织（乳腺癌和乳腺囊肿周围的乳腺上皮细胞）产生与胃PGC密切相关的天冬氨酸蛋白酶。这种由病理乳腺组织产生新型蛋白酶的发现提示了PGC作为肿瘤标志物的潜在价值。

以往有研究报道PGC异位组织表达与乳腺癌生物学行为及预后密切相关。然而，PGC血清学表达是否与乳腺癌发病风险相关及其与乳腺癌病理生物学行为之间的关系尚无相关报道。笔者所在研究团队首次探讨了PGC血清表达与乳腺癌及乳腺良性疾病之间的关系，同时结合研究对象的流行病学调查信息和临床病理参数进行了全面分析。研究结果表明，乳腺疾病总体人群血清PGC中位值为7.35μg/L，这与之前报道的胃疾病总体人群血清PGC表达水平（中位值为7.4μg/L）一致。由于本实验所选取的研究对象均为女性，可以排除性别因素所造成的代谢水平差异。当以50岁为年龄分界值时，小于50岁者血清PGC中位值为6.30μg/L，大于50岁者血清PGC中位值为10.00μg/L，高龄人群（50岁以上）PGC表达水平明显高于年轻人群（$P < 0.002$）这一群体特征提示，在分析血清PGC水平与乳腺疾病关系时要依据不同年龄段分组。我们进一步分析比较了病例组和对照组之间PGC表达水平是否存在差异，结果发现二者血清PGC表达水平具有明显差异，乳腺癌患者组血清PGC水平（中位值为8.8μg/L）明显高于乳腺良性疾病对照组（中位值为6.40μg/L）（$P < 0.001$），而乳腺异型增生病变组血清PGC水平介于二者之间（中位值为7.10μg/L）（$P < 0.009$）。结果提示，血清PGC表达水平升高，乳腺癌发病风险增大。另外，还发现绝经前乳腺癌患者血清PGC中位值为7.70μg/L，绝经后乳腺癌患者中位值为9.85μg/L，已绝经妇女PGC血清水平高于未绝经者（$P < 0.001$）。一个可能的解释是绝经后的老年女性雌激素水平下降，而雄激素水平升高，这使得雄激素对PGC表达促进作用加强，从而使血清中检测到的PGC水平明显升高。此前有报道证实，在多种乳腺癌细胞系中受雄激素诱导的PGC表达上调，其与雄激素受体状态之间存在明显的相关性，并且在乳腺癌细胞中糖皮质激素和黄体酮诱导PGC表达研究中也得到了类似的结果。

在前期研究中，本组还分析了血清PGC表达与乳腺癌生物学特征的关系，包括组织学分级、分子分型、TNM分期，肿瘤大小、淋巴结转移、ER，PR，HER2、Ki-67表达情况等。组织学分级比较发现，组织学分级为Ⅰ级和Ⅱ级的乳腺癌患者血清PGC中位值为9.00μg/L，组织学分级为Ⅲ级以上的乳腺癌患者血清PGC中位值为7.70μg/L，高分化乳腺癌患者血清PGC表达水平高于低分化乳腺癌患者（$P = 0.047$）。结果提示，血清PGC表达水平可以间接反映乳腺癌的分化程度，这与以往免疫组织化学原位检测结果一致。由此导致了PGC高表达的患者相比PGC低表达的患者预后较好。因此，可以将血清PGC表达作为乳腺癌辅助监测指标，结合乳腺癌分子分型进行个体化治疗和预后评价。以Ki-67临界值为14%进行相关分析，血清PGC表达水平与Ki-67表达明显呈负相关（$P = 0.003$），提示高表达PGC的乳腺癌患者增殖能力较低，这或许能够部分解释高表达PGC的乳腺癌患者预后较好的原因。

二、胃泌素17与乳腺癌的相关性

目前鲜有G-17与乳腺癌相关性的报道。最近一份来自上海交通大学的报道称，胃泌素可以上调胆囊收缩素B受体（CCK-BR）、p-ERK和p-P65的表达。CCK-BR在几乎所有癌症中都有表达，但没有一个癌症样本的CCK-BR表达水平高于配对的非癌症样本。在ER阳性的乳腺癌中CCK-BR表达降低，在ER阴性的乳腺癌中缺乏表达，但二者表达差异无统计学意义。该研究结果提示胃泌素/CCK-BR/ERK/P65通路与ER阳性乳腺癌亚型之间存在联系。胃泌素可以通过CCK-BR介导的ERK/P65信号通路的激活来保护乳腺，抑制乳腺癌的生长。关于胃泌素对ER阳性乳腺癌的抑制作用，研究还测定了胃泌素与他莫昔芬对ER阳性乳腺癌的联合作用。报道认为，在ER阳性乳腺癌细胞系中，胃泌素刺激可激活P65磷酸化，他莫昔芬和胃泌素通过上调CCK-BR和p-ERK/p-P65抑制ER阳性的乳腺癌生长。由此可见，低水平胃泌素是乳腺癌发生的危险因素，尤其是ER阳性的乳腺癌，胃泌素可能在ER阳性乳腺癌治疗中发挥重要作用。

三、幽门螺杆菌与乳腺癌的相关性

目前对于 *H. pylori* 与乳腺疾病的相关报道较少，但是其相关蛋白产物与乳腺癌的关系已经在一些研究中得到了证实。Soleimani N等将 *H. pylori HopH* 基因克隆到Pet28a载体上，通过异丙基硫代半乳糖苷（isopropyl-beta-D-thiogalactopyranoside，IPTG）诱导表达，Ni-NTA亲和层析纯化，十二烷基硫酸钠聚丙烯酰胺凝胶电泳（sodium dodecyl sulfate polyacrylamide gel electrophoresis，SDS-PAGE）检测、分析蛋白表达，分别用重组HopH和赫赛汀处理小鼠，观察对肿瘤大小的影响，采用实时PCR技术评价血管内皮生长因子的表达水平。研究结果表明，与对照组和赫赛汀组相比，HopH处理小鼠的血管内皮生长因子（VEGF）表达水平明显降低。重组的HopH蛋白可以有效降低乳腺癌肿瘤中VEGF的表达。研究提示，*H. pylori* HopH蛋白可作为未来癌症治疗研究的潜在抗癌药物。

四、胃功能血清学检测在乳腺癌诊治应用中的展望

尽管目前血清学PGC检测尚不能完全满足作为乳腺癌筛查指标的要求，但是采用简单、低成本的血清学检测方法，首先区分健康人群和乳腺疾病患病人群，是一项十分有意义的事情。目前，常用的乳腺癌筛查主要依靠影像学检测，此方法对提高乳腺癌检出率具有重要作用。但是对于一些高密度（致密型）乳腺癌或较早期小病灶乳腺癌的诊断灵敏度依然不令人满意。血清PGC表达作为一项辅助性预测乳腺疾病的早期生物标志物，可以为临床医师提供更多的相关信息，从而选择更佳的治疗方案。相比较于免疫组织化学检测，无创性血清学检测对于手术治疗前患者的辅助诊断意义更为突出。另外，

要在后续研究中深入探索血清PGC表达在乳腺癌发生发展中的作用机制。对于胃泌素来说，研究发现了胃泌素对ER阳性乳腺癌的抑制作用，且胃泌素参与了一些化疗相关通路，这值得去深入挖掘，并找寻潜在的更为关键的机制通路，或可为乳腺癌的治疗拓展更加丰富的手段。目前关于 *H. pylori* 相关蛋白产物用于乳腺癌治疗的研究已经见诸报道，某些 *H. pylori* 毒力蛋白可作为未来癌症治疗研究的潜在抗癌药物进行系统研发。

另外，CADS的判定指标也需要深入研究。PGⅠ、PGⅡ、G-17可以很好地反映患者的胃功能变化。调节胃运动和改变饮食行为的激素可能被用于开发减轻消化不良症状的药物。因此，内脏-大脑轴可能提供一系列治疗机会，使上消化道疾病得到更全面的治疗。"在胃肠道形成一个完整的内脏-脑能量轴心，调节食欲、代谢和消化"这一概念为癌症患者胃肠道疾病的治疗开辟了新的思路。在其他肿瘤的治疗中，也可以尝试依靠胃功能检测的相关指标来监控并预防化疗消化不良综合征，更为全面地对患者进行治疗。

（卢晓冬　景晶晶）

第三节　胃功能血清学检测指标与前列腺疾病

目前的研究提示，胃功能血清学检测指标与前列腺疾病相关。例如，前列腺活检组织标本中发现了PGC的阳性表达，以及在前列腺组织中鉴定出 *H. pylori* 的DNA。这些传统的胃功能检测指标既出现于此，必有其存在的功能与作用。虽然目前对它们的研究尚不充分，但随着研究的深入，它们可能成为对前列腺疾病有诊断价值的潜在指标。

一、胃蛋白酶原与前列腺疾病的相关性

（一）胃蛋白酶原在前列腺内的分布

1986年，由Reese等经免疫组织化学染色，首次证实了PGⅡ存在于前列腺分泌物中，但并未确定PGⅡ在前列腺内的具体定位和分布。在此之前，Reid等使用PGⅡ的抗体成功识别到存在于前列腺中的PGⅡ。遗憾的是当时并没有发现其前体PGⅡ，他们没有区分PGⅡ是否会表达在细胞增生的结节本身或周围的腺体组织中。在后续的研究中，有学者在一些良性前列腺增生及一些前列腺癌的患者中检测到PGⅡ，同时发现PGⅡ在前列腺内的不同功能区域中的表达水平不尽相同，含有PGⅡ的细胞在中心区比外周区更加常见。在良性前列腺增生组织中PGⅡ的含量明显大于正常前列腺组织，该现象在中心区更为多见，染色的频率和强度变化也很大，这可能是年龄、激素的影响或技术造成的人为影响。但是在当时并没有确凿的理论依据可以解释这一染色变化的原因。相对应的，出现在外周区的PGⅡ功能及其意义并未得到充分研究。不过，依据于现代胚胎学理论，对不同组织进行溯源，结合其他部位的已知出现PGⅡ表达的组织（精囊中也存在PGⅡ的表达），基于他们相似的组织学和解剖学结构，有理由相信是同一胚胎起源造成了相似的结果（人类前列腺中心区和精囊的生化比较，结果相似性很高）。

（二）胃蛋白酶原在前列腺组织的表达调控

Kohout等在1989年发表的一项研究中证实了PGC在正常前列腺组织、良性前列腺增生组织和前列腺癌组织中的蛋白水解活性。蛋白水解酶被认为参与了肿瘤的侵袭和转移过程。因此，考虑到其他蛋白酶如基质金属蛋白酶和纤溶酶原激活剂在癌细胞中发挥作用，PGC的蛋白水解活性可能提示其在癌细胞中的潜在功能。癌组织的PGC活性与正常前列腺的PGC活性无显著差异。此外，由于未知的原因，PGC的表达似乎与前列腺癌患者前列腺组织标本中雄激素受体的表达密切相关，这与PG Ⅱ在乳腺癌中的表达调控模式异常相似。在此之后的1999年，Konishi等在一项研究中对实施了前列腺根治性手术的患者进行的免疫组化分析显示，87%的PG Ⅱ阳性标本中成功检测到了雄激素受体，而PG Ⅱ阴性肿瘤中只有53%表达雄激素受体。PG Ⅱ阴性肿瘤患者的疾病特异性生存率为50%，产生该蛋白的肿瘤患者的疾病特异性生存率为91%。由此可见，PG Ⅱ和性相关激素之间的关系很可能是引起其发生异位表达的一个关键性因素。

（三）胃蛋白酶原检测与前列腺疾病的关系

在最近的一项研究中，Antunes AA等通过前列腺组织活检样本的定量分析，采用qRT-PCR技术检测PGC和PSMA基因的表达，比较前列腺癌患者与非癌患者的表达差异。结果表明，在72.7%的前列腺癌患者中PGC过表达，并且表达水平中位值几乎是正常前列腺活检患者的3倍。这种表达模式在低危和高危疾病患者中同样存在。定量分析表明，PGC基因表达随前列腺癌临床参数恶化而增加，低危和高危患者前列腺组织中PGC基因表达中位值分别为正常前列腺组织的1.6倍和3.4倍。相比之下，PSMA仅在43.4%的患者中过表达，中位表达仅为正常前列腺组织的0.6倍。这些结果提示，前列腺癌患者前列腺组织中PGC基因表达显著高于正常前列腺组织，PGC组织表达可作为前列腺癌活检诊断的有力辅助手段。

二、胃泌素17与前列腺疾病的关系

在前列腺疾病中，胃泌素17尚未见相关研究报道，目前已有研究主要围绕GRP和GRPR展开。例如，在前列腺癌细胞中，GRPR经常用于通过靶向蛋白样多肽表面胶束上的GRP触发受体内化和纳米颗粒直接传递到核内体间隔。近年来，基于弹性多肽(ELP)的自组装微粒与表面的GRP被认为是前列腺癌细胞的活性靶点。水溶性较差的化疗药物，如多西紫杉醇(DTX)，可以装入ELP微粒的疏水核心，但仅在药物存留时间上取得了进展。通过流式细胞技术的观察，杂合的ELP与脂质体纳米粒子能响应温度变化从而进行快速自我组装，在高浓度下内部的DTX缓慢释放，表面显出GRP配体，与PC-3细胞的GRP受体特异性结合。该方法成功地降低了前列腺癌细胞的体外生存能力。

三、幽门螺杆菌与前列腺疾病的关系

（一）幽门螺杆菌与前列腺疾病的相关性

有越来越多的证据表明 *H. pylori* 感染与泌尿系统疾病有关。Pastuszka A等研究发现，*H. pylori* 可以诱导慢性膀胱炎从而导致膀胱淋巴瘤。此外，一些流行病学研究表明感染性慢性前列腺炎与前列腺癌之间存在显著的相关性。Al-Marhoon 等提出了一个关于 *H. pylori* 感染与前列腺和膀胱疾病的假设模型（由 *H. pylori* 感染造成的慢性前列腺炎和膀胱炎，其中慢性前列腺炎发展为增生性炎症、萎缩直至前列腺癌，而膀胱炎则直接发展为膀胱癌）。Karatas 等研究探讨了 *H. pylori* 感染与慢性前列腺炎或慢性骨盆疼痛综合征和抗体的血清阳性之间的关系，发现 *H. pylori* 抗体滴度在慢性前列腺炎或慢性骨盆疼痛综合征组高于对照组。

（二）幽门螺杆菌相关前列腺疾病的致病机制

有证据表明，某些感染性因子会通过系统性后遗症影响身体的特定部位。在大肠杆菌诱导的慢性细菌性前列腺炎小鼠模型中，慢性炎症导致前列腺严重发育不良和不典型增生。流行病学研究表明感染与前列腺癌之间存在显著的相关性。此外，在78%的前列腺切除术（患有前列腺癌或良性前列腺增生的男性）标本中检测到 *H. pylori* 的 DNA 为阳性。经根除 *H. pylori* 治疗后，膀胱黏膜相关淋巴组织（MALT）淋巴瘤变小或消失。在小鼠尿道经尿道接种 *H. pylori* 后引起膀胱和骨盆感染与炎症。这些结果成为前列腺增生和前列腺癌中都存在 *H. pylori* 的证据。

此后 Mohammed S 等的研究首次证实前列腺增生和前列腺癌患者的前列腺组织中存在 *H. pylori* 的 DNA。通过分子层面研究证明了良性前列腺增生和前列腺炎患者及1例前列腺癌患者体内存在 *H. pylori* 的 DNA。虽然免疫组织化学结果为阴性，但是 PCR 仍然可以检测到在前列腺增生和前列腺癌患者前列腺组织中存在 *H. pylori* 感染。PCR 与免疫组织化学结果不一致可能是石蜡包埋过程中的处理因素存在问题。慢性炎症和癌症之间的联系在多年前已被证实。然而，炎症细胞和复杂多样的因子与肿瘤细胞的相互作用机制研究尚处于起步阶段。起初，炎症被认为主要是一种有益的宿主反应，提示了机体对入侵肿瘤细胞的抵抗。然而，与此相反的是最近的一些研究数据表明，炎症是某些癌症发病的原因之一，也是引起肿瘤生长和侵袭的主要因素。

多项研究都强调了感染作为癌症病因的作用。主要感染因子通过以下机制表明炎症是可归因于感染在肿瘤发生的一个关键方面：感染如 EB 病毒导致伯基特淋巴瘤，炎症如丙型肝炎病毒导致肝细胞癌，慢性刺激的淋巴细胞病原体抗原和（或）自身抗原如 *H. pylori* 导致胃淋巴瘤等。如上所述，感染性病原体往往通过全身性后遗症来影响身体的特定部位并引起相关疾病。

四、胃功能血清学检测在前列腺疾病应用中的展望

相较前列腺特异性膜抗原的临床应用，对于 PGC 的未明机制若在将来有所突破，对于前列腺疾病的诊断与治疗或可起到异曲同工之效。胃癌患者胃内 *H. pylori* 的检测及 *H. pylori* 与胃炎症、胃萎缩的关系，有助于证明 *H. pylori* 在胃癌发生过程中作为病因的作用。正如 Barykova 等正在开展的一项研究，确定可能的与慢性炎症有关的潜在感染因子，制作或建立一个可能的包含相关微生物的前列腺癌组织模型，来确定微生物的存在与组织病理学特性包括炎症或前列腺病变（萎缩、前列腺上皮内瘤变、癌变）的关系。以此为基础，类比验证，辅以一定样本数量的长期研究，对于前列腺相关疾病与

H. pylori 感染的相关性证据将更为坚实。加以转化利用或可对临床工作中的诊断与治疗提供宝贵的参考借鉴。

（卢晓冬　景晶晶）

第四节　胃功能血清学检测指标与结直肠疾病

　　胃和结直肠有着相似的组织学发生与解剖结构。首先，在胚胎发育第3周，内胚层形成原始消化管，分别发育为前肠、中肠和后肠，胃由前肠发育而来，结直肠由中肠和后肠发育而来。其次，从解剖结构来看，消化道管壁同分四层：黏膜层、黏膜下层、肌层及浆膜层。而在组织层面二者又有所区别，胃黏膜层被覆单层柱状上皮，固有层主细胞分泌胃蛋白酶原，壁细胞分泌胃酸。结直肠黏膜上皮被覆吸收细胞和大量杯状细胞，固有层分布大肠腺，主要功能是分泌黏液。

　　早期流行病学研究表明，西方人群中胃肠道（胃、结肠和直肠）器官的癌症发病率高度相关。前期有报道称，在胃的肠上皮化生和结肠直肠腺瘤性息肉黏膜表面发现类似的未分化增殖柱状细胞簇，表明肠型胃癌与结直肠癌之间存在类似的组织学发生。同时，在临床应用中，胃肠道恶性疾病的筛查常应用相同的肿瘤标志物，如CEA、CA199、CDX2等，因此我们也有理由相信，反映胃功能的血清学标志物在一定程度上可以作为有参考价值的标志物，对结直肠疾病的诊断和治疗起到一定的提示作用。

　　结直肠癌是我国常见的恶性肿瘤，随着我国居民生活水平的提高，饮食的日益细化及高脂、高盐等不良生活习惯的增加，结直肠癌的发病率已跃居第3位。腺瘤性息肉是结直肠癌最重要的癌前病变，对其早期发现并及时切除可明显降低结直肠癌的发生风险。因此，若能将血清学胃功能指标应用于筛查结直肠良、恶性疾病可更好地预防结直肠恶性疾病的发生发展。本节主要介绍胃功能血清学指标与结直肠疾病的相关研究进展。

一、胃蛋白酶原与结直肠良、恶性疾病的相关性及研究现状

（一）胃蛋白酶原表达与结直肠良、恶性疾病的相关性

　　目前的研究尚未见到PG在结直肠黏膜表达情况的相关报道。早期有用免疫组织化学方法研究不同来源的人类癌症组织产生PGC的能力，结果表明，在结直肠癌组织中未检测到PGⅡ的免疫组织化学染色。但该研究共纳入恶性肿瘤病例268例，其中纳入诊断为结直肠癌病例只有20例，所纳入病例数较少，也可能导致此研究的阴性结论。Sushil Kumar等研究认为，肠上皮化生患者的PGⅡ表达水平高于无肠上皮化生患者。肠上皮化生可能引起胃酸过多，阻碍蛋白质同化，增加一些代谢产物和无法吸收的营养物质，导致细菌过度生长和结肠内环境紊乱，从而影响肠道内部的环境和功能，进而与肠道肿瘤的发生相关联。基于这些研究结果，可以推测PGⅡ可能促进肠上皮化生，并通过类似的机制影响肠黏膜，从而导致结直肠癌的发生。

（二）血清胃蛋白酶原检测在结直肠良、恶性疾病中的研究现状

血清PG含量对各种胃十二指肠疾病具有诊断价值，特别是对于消化性溃疡、萎缩性胃炎和胃癌，除了与胃疾病相关外，也有报道称血清PG对结直肠癌具有预测作用。早在1995年，有研究报道称早期结直肠癌可以通过血清PG检测被筛查诊断出来。然而，另有较长期的随访研究认为，血清中PGⅠ的水平降低可以作为诊断萎缩性胃炎的辅助检查，但是并不会增加结直肠癌的风险。笔者所在团队研究发现，血清PGⅠ水平升高与结直肠癌风险无明显相关性，这与其他文献报道的结果相似。

笔者所在团队在前期研究中，通过结直肠癌患者与体检人群的病例对照研究发现，在风险分析方面，血清PGⅡ升高与结直肠癌患病风险增加相关，根据研究中的不同年龄和性别进行了亚组分析，发现该风险的增加在男性人群中相关性更为显著。男性受试者的血清PGⅡ水平高于女性受试者，这与早期的一些研究一致。结合其他流行病学调查，男性癌症的患病率和死亡率高于女性。这种差异可归因于性别特定的生活方式和行为特征，这些特征可影响男性暴露于致病危险因素的可能性。另外，在血清PG与结直肠癌病理生物学行为相关性分析发现，血清PGⅠ水平与结直肠癌浸润性生长方式相关，PGⅠ/PGⅡ值与结直肠癌浸润深度相关。

二、胃泌素与结直肠良、恶性疾病的相关性及研究现状

（一）胃泌素与结直肠良、恶性疾病的相关性

G-17作为一种肽类激素和营养因子，除了调节胃酸分泌外，还可能起到刺激胃肠道恶性肿瘤生长的作用，有人提出，胃泌素升高可以导致肠道微生物群的改变，引起肠道慢性炎症。慢性炎症通过免疫细胞产生细胞因子、趋化因子、生长因子、活性氧和氮中间体而发挥致瘤作用。这些可导致恶性细胞的过度增殖和对抗凋亡，影响上皮通透性，引起表观遗传改变和DNA修复机制的失活，并影响抗肿瘤免疫应答。此外，结直肠癌细胞也可能异常产生胃泌素。因此，胃泌素可能在结直肠癌的发生和发展中起自分泌/旁分泌或内分泌因子的作用。并且有大量证据表明，胃泌素可以在体内和体外刺激结直肠癌细胞的生长和增殖。β-catenin/Tcf-4信号通路在胃肠道恶性肿瘤中起关键作用。Cao等通过细胞实验研究证实，G-17可激活Colo320WT细胞中β-catenin/Tcf-4信号通路，从而导致c-myc和cyclin D1的过度表达，诱导肿瘤细胞侵袭和转移。

结直肠腺瘤的发生发展与基因、细胞因子和蛋白质表达有关。正常情况下GRP、GRPR在胃肠道、胃窦G细胞中均有表达。研究显示，GRP在人类肿瘤细胞中呈明显异常表达，在胃癌、结肠癌、直肠癌、前列腺癌等癌组织中均有表达。因此，有学者认为GRP及其受体（GRPR）可能对肿瘤的发生、发展有特殊作用，GRP与其受体GRPR结合后通过广谱生理和病理学效应调节肿瘤的进展、细胞增殖、血管形成及侵袭等过程。

GRP对GRPR具有较高的亲和力，结直肠腺瘤可分泌GRP，通过自分泌、旁分泌作用于GRPR。近年来，以GRP/GRPR为靶点的拮抗剂可提高化疗药物的有效性，减少化疗毒副作用，如GRPR拮抗剂可减少神经生长因子分泌，抑制肿瘤细胞增生。张顽军研究结果显示，结直肠腺瘤患者GRP阳性率、GRPR阳性率高于健康体检人员，且不同性

别、不同病理分型患者GRP阳性表达率间有差异。结直肠腺瘤患者5年内结直肠癌发生率高于健康体检人群。

（二）血清胃泌素检测在结直肠良、恶性疾病中的研究现状

早在1997年，张国全等研究认为，血清胃泌素可作为结直肠癌普查的指标，尤其对于早期结直肠癌的普查效果要优于大便潜血试验。然而，到目前为止，血清胃泌素升高与结直肠恶性肿瘤相关性仍存在争议。笔者所在团队前期通过结直肠癌患者与体检人群的病例对照研究发现，血清G-17升高与结直肠癌患病风险增加相关；血清G-17水平与结直肠癌病理生物学行为如结外肿瘤种植情况存在相关性；血清G-17与结直肠癌患者血清肿瘤标志物CA125升高存在相关性。

三、幽门螺杆菌感染与结直肠良、恶性疾病的相关性及研究现状

（一）H. pylori 感染与结直肠良、恶性疾病的相关性

H. pylori的感染会增加结直肠腺瘤的发病率，可能与以下因素有关：H. pylori感染可以产生IL-8、肿瘤坏死因子、上皮生长刺激因子等炎症因子，刺激G细胞增生，从而使血清胃泌素分泌增多，而高胃泌素血症可刺激肠黏膜细胞过度生长，上调环氧合酶-2（cyclooxygenase-2，COX-2）表达，增加前列腺素E_2合成，增加血管的生成，减少正常细胞的凋亡，刺激细胞的增殖与突变等作用，H. pylori直接的细胞毒性作用，高毒力菌株的H. pylori可以表达CagA、Urea、VacA等毒素，对肠黏膜造成长期的慢性损伤，加重肠道黏膜的炎症和机体的免疫应答，从而产生进一步损伤。也有研究认为，H. pylori的存在会破坏肠道本身的肠道菌群，肠道菌群失调使肠道损伤进一步加重，肠黏膜生长修复紊乱从而影响肠道黏膜和血管的正常生长。以上均为H. pylori可以导致结直肠黏膜脱离正常生长周期轨道的病理基础，但针对该机制假设的病理学研究极少，需要更进一步的组织学依据来探讨H. pylori感染导致的结直肠腺瘤。H. pylori感染对于不同部位的结直肠腺瘤是否有不同的影响仍无明确定论，需更多的研究证明其对不同部位结直肠腺瘤的影响。

H. pylori感染通过两个假设的机制促进胃外器官肿瘤的形成，一种假设认为是H. pylori与结直肠黏膜接触引起的直接致癌作用；另一种假设认为是其可以上调胃泌素和COX-2，进而促进癌的形成，刺激肿瘤生长并减少凋亡。在结肠黏膜-结肠息肉-结肠癌的多阶段、多步骤的进展过程中，H. pylori感染会激活促炎因子（如细胞因子、白细胞介素-8、肿瘤坏死因子-α、表皮生长因子等），促进G细胞分泌。COX是前列环素产生过程中的一种限速酶，它能够刺激血管产生，抑制宿主免疫监视，促进细胞增殖、浸润和转移，抑制细胞凋亡，激活基质金属蛋白酶等，从而引起内皮细胞增殖，诱导肿瘤血管形成，减少细胞的程序性凋亡和黏附。因此，H. pylori可单独发挥作用或与其他致癌因子具有协同作用，以促进结直肠癌的发展。

（二）血清H. pylori抗体检测在结直肠良、恶性疾病中的研究现状

关于H. pylori感染与结直肠腺瘤发生之间的相关性研究结果尚不统一，少数通过结

肠镜检查检测 *H. pylori* 感染的相关研究认为二者之间并无相关性，这些研究对于其试验结果做出讨论认为，病例选取均未对年龄、性别、生活环境等进行特殊处理，因此对统计结果有一定的影响，但未对 *H. pylori* 感染与腺瘤之间的关系做进一步探讨。其余相关研究认为，*H. pylori* 的感染与结直肠腺瘤的发病有一定关系，其中大部分研究证明了不同年龄、性别、居住环境中无差异。但 Fujimori 等通过 ^{13}C 尿素呼气试验、尿素酶试验或组织学诊断评估 *H. pylori* 感染认为，女性相较于男性在感染 *H. pylori* 的情况下更易并发结直肠腺瘤。多数通过组织学诊断评估 *H. pylori* 感染研究认为，*H. pylori* 感染与结直肠腺瘤之间发病部位、最大直径、蒂部情况、病变数目均无相关性，但 Nam 等研究通过组织学诊断评估 *H. pylori* 感染认为，多发性息肉的感染率大于单发性息肉，且 *H. pylori* 感染对于结肠腺瘤有影响，而对于直肠腺瘤无意义。Inoue 等通过血清学检测 *H. pylori* 抗体滴度的研究认为，*H. pylori* 感染后的远端结肠腺瘤的发病率大于近端结肠腺瘤的发病率。大多数结直肠癌患者是由腺瘤发展至癌，而 *H. pylori* 相关的肠上皮化生被确定为中国40岁以上结直肠腺瘤的独立危险因素。关于 *H. pylori* 感染与结直肠癌风险之间是否存在关联，目前仍存在争议，多数血清学检测 *H. pylori* 抗体滴度研究及Meta分析结果认为 *H. pylori* 感染与结直肠癌发病风险相关，然而，一些通过血清学检测 *H. pylori* 分泌蛋白的研究及Meta分析结果未发现 *H. pylori* 感染与结直肠癌发病风险之间存在统计学上的显著相关性。

在笔者所在团队的前期研究中，通过结直肠癌患者与体检人群的病例对照研究发现，在风险分析方面，血清 *H. pylori*-IgG升高与结直肠癌患病风险增加相关，且该风险增加的相关性在年龄小于60岁人群中更为显著；在血清 *H. pylori*-IgG与结直肠癌患者血清肿瘤标志物相关性分析发现，血清 *H. pylori*-IgG水平升高与结直肠癌患者血清CA125升高存在相关性。

四、胃功能血清学检测在结直肠疾病应用的展望

据美国2017年最新统计数据显示，男性中结直肠癌新发病例居第三位，女性中居第二位；男性中结直肠癌死亡率居第二位，女性中居第三位。目前结直肠癌在发达国家发病率及死亡率有下降趋势，而在发展中国家却处于上升趋势。作为发展中国家的中国，截至2015年，男性中结直肠癌新发病例居第五位，女性中居第四位，本病的死亡率居第五位，且男性高于女性。在大多数情况下，结直肠的良性疾病是结直肠癌发生的主要原因，诊断延迟最常见的原因是结直肠癌症状的非特异性和不敏感性。而早期和晚期结直肠癌的5年生存率分别为93%及8%，因此结直肠癌的早期诊断、早期治疗对其治疗结局起到了决定性作用。

目前对于结直肠癌的诊断主要应用结直肠镜检查及病理检查，然而由于结直肠镜检查肠道准备时间长，操作难度大，患者不适感强，该检查不被患者普遍接受。因此，除结直肠镜检查外，我们还需要另外一种简单有效的辅助检查，更容易被患者接受，进而更好地起到筛查和预防结直肠癌的作用。

检测血清中的分泌蛋白（如PG、G-17）水平可评估胃的功能状态。*H. pylori* 可在人体感染后引起免疫反应并诱导耐药性。检测其血清中的抗体（*H. pylori*-IgG）将提高对胃 *H. pylori* 感染状态的判断。胃功能血清学检测因其具有易于使用和动态随访等优点，

已被广泛应用，并且目前已经在早期胃癌（尤其是肠型胃癌）和胃癌前病变筛查中发挥重要作用。

　　如果可以将已经在胃疾病领域广泛应用的胃功能血清学检测应用于结直肠疾病的诊断与筛查，可能在结直肠疾病领域发现新的相关的血清学标志物，这将有助于对结直肠肿瘤的预防和治疗。当然，该指标在结直肠领域的广泛应用仍需要更多的研究论证，我们期待胃功能血清学检测可以在新的领域发挥更大的作用。

（张清月　景晶晶）

参 考 文 献

陈银芸，廖江涛，吴娟，2014. GRP及GRPR在结直肠癌. 黏膜炎症中的表达及其意义. 中国现代医生52（6）：2.

张国全，傅丽娜，1997. 血清胃泌素诊断结直肠肿瘤的价值. 世界华人消化杂志，（3）：178-179.

张顽军，2018. 结直肠腺瘤患者胃泌素释放肽与胃泌素释放肽受体表达情况及其临床意义. 临床合理用药杂志，114c：3.

赵开军，沈建康，2009. 胃泌素释放肽受体在肿瘤治疗中的研究进展. 世界华人消化杂志 1（17）：4.

郑丹，谭文华，魏鸿麟，2010. 胃泌素释放肽受体在妇科肿瘤中的研究进展. 国际生殖健康/计划生育杂志，29（1）：4.

Abbass K, Gul W, Beck G, et al, 2011. Association of *Helicobacter pylori* infection with the development of colorectal polyps and colorectal carcinoma. South Med J 104(7)：473-476.

Ahmed S, Budai B, Heredi-Szabo K,et al, 2004. High and low affinity receptors mediate growth effects of gastrin and gastrin-Gly on DLD-1 human colonic carcinoma cells. FEBS Lett 556（1-3）：199-203.

Brim H, Zahaf M, Laiyemo AO, et al, 2014. Gastric *Helicobacter pylori* infection associates with an increased risk of colorectal polyps in African Americans. BMC Cancer，（14）：296.

Buso AG, Rocha HL, Diogo PM, et al, 2009. Seroprevalence of *Helicobacter pylori* in patients with colon adenomas in a brazilian university hospital. Arq Gastroenterol, 46（2）：97-101.

Cao J, Yu JP, Liu CH, et al, 2006. Effects of gastrin 17 on beta-Catenin/Tcf-4 Pathway in colo320WT colon cancer cells. World J Gastroenterol, 12（46）：7482-7487.

Chang AH, Parsonnet J, 2010. Role of bacteria in oncogenesis. Clin Microbiol Rev, 23（4）：837-857.

Chen W, Zheng R, Baade PD, et al, 2016. Cancer statistics in China, 2015. CA Cancer J Clin, 66（2）：115-132.

Chen YS, Xu SX, Ding YB, et al, 2013. *Helicobacter pylori* infection and the risk of colorectal adenoma and adenocarcinoma：an updated meta-analysis of different testing methods. Asian Pac J Cancer Prev, 14（12）：7613-7619.

Choi HS, Lee SY, Kim JH, et al, 2014. Combining the serum pepsinogen level and *Helicobacter pylori* antibody test for predicting the histology of gastric neoplasm. J Dig Dis, 15（6）：293-298.

Cotton S, Sharp L, Little J, 1996. The adenoma-carcinoma sequence and prospects for the prevention of colorectal neoplasia. Crit Rev Oncog, 7（5-6）：293-342.

Dinis-Ribeiro M, da Costa-Pereira A, Lopes C, et al, 2004. Validity of serum pepsinogen I/II ratio for the diagnosis of gastric epithelial dysplasia and intestinal metaplasia during the follow-up of patients at risk for intestinal-type gastric adenocarcinoma. Neoplasia, 6（5）：449-456.

Evenepoel P, Claus D, Geypens B, et al, 1998. Evidence for impaired assimilation and increased colonic fermentation of protein, related to gastric acid suppression therapy. Aliment Pharmacol Ther, 12 (10): 1011-1019.

Fernandez de Larrea-Baz N, Michel A, Bonero B, et al, 2017. *Helicobacter pylori* antibody reactivities and colorectal cancer risk in a case-control study in Spain. Front Microbiol, 8: 888.

Fujimori S, Kishida T, Kobayashi T, et al, 2005. *Helicobacter pylori* infection increases the risk of colorectal adenoma and adenocarcinoma, especially in Women. J Gastroenterol, 40 (9): 887-893.

Fujishiro M, Oka M, Yahagi N, et al, 2006. Correlation of serum pepsinogens and gross appearances combined with histology in early gastric cancer. J Exp Clin Cancer Res, 25 (2): 207-212.

Fujita M, Furukawa Y, Tsunoda T, et al, 2001. Up-regulation of the ectodermal-neural cortex 1 (Enc1) gene, a downstream target of the beta-catenin/T-cell factor complex, in colorectal carcinomas. Cancer Res, 61 (21): 7722-7726.

Giarre M, Semenov MV, Brown AM, 1998. Wnt signaling stabilizes the dual-function protein beta-catenin in diverse cell types. Ann N Y Acad Sci, 857: 43-55.

Guo YS, Cheng JZ, Jin GF, et al, 2002. Gastrin stimulates cyclooxygenase-2 expression in intestinal epithelial cells through multiple signaling pathways: evidence for involvement of EER5 kinase and transactivation of the epidermal growth factor receptor. J Biol Chem, 277 (50): 48755-48763.

Howe GR, Sherman GJ, Malhotra A, 1984. Correlations between cancer incidence rates from the Canadian national cancer incidence reporting system, 1969-78. J Natl Cancer Inst, 72 (3): 585-591.

Inoue I, Mukoubayashi C, Yoshimura N, et al, 2011. Elevated risk of colorectal adenoma with *Helicobacter pylori*-related chronic gastritis: a population-based case-control study. Int J Cancer, 129 (11): 2704-2711.

John SK, George S, Primrose JN, et al, 2011. Symptoms and signs in patients with colorectal cancer. Colorectal Dis, 13 (1): 17-25.

Jones M, Helliwell P, Pritchard C, et al, 2007. *Helicobacter pylori* in colorectal neoplasms: is there an aetiological relationship? World J Surg Oncol, 5: 51.

Kanno T, Matsuki T, Oka M, et al, 2009. Gastric acid reduction leads to an alteration in lower intestinal microflora. Biochem Biophys Res Commun, 381 (4): 666-670.

Keighley MR, O'Morain C, Giacosa A, et al, 2004. Public awareness of risk factors and screening for colorectal cancer in Europe. Eur J Cancer Prev, 13 (4): 257-262.

Kim BC, Jung SW, Kim JB, et al, 2014. Serum gastrin Levels in different stages of distal gastric carcinogenesis: is there a role for Serum gastrin in tumor growth? Turk J Gastroenterol, 25 (6): 611-618.

Koliaraki V, Pallangyo CK, Greten FR, et al, 2017. Mesenchymal cells in colon cancer. Gastroenterology, 152 (5): 964-979.

Kovac S, Anderson GJ, Baldwin GS, 2011. Gastrins, iron homeostasis and colorectal cancer. Biochim Biophys Acta, 1813 (5): 889-895.

Kumar S, Kumari N, Mittal RD, et al, 2016. Pepsinogen-II 100 bp ins/del gene polymorphism and its elevated circulating levels are associated with gastric cancer, particularly with *Helicobacter pylori* infection and intestinal metaplasia. Gastric Cancer, 19 (3): 808-816.

Kurilovich S, Belkovets A, Reshetnikov O, et al, 2016. Stomach-specific biomarkers (gastropanel) can predict the development of gastric cancer in a Caucasian population: a longitudinal nested case-control study in Siberia. Anticancer Res, 36 (1): 247-253.

Lahner E, Sbrozzi-Vanni A, Vannella L, et al, 2012. No higher risk for colorectal cancer in atrophic gastritis-related hypergastrinemia. Dig Liver Dis, 44 (9): 793-797.

Laiyemo AO, Kamangar F, Marcus PM, et al, 2010. Atrophic gastritis and the risk of incident colorectal cancer. Cancer Causes Control, 21 (1): 163-170.

Liu C，Zheng P，2016．The relationship of *Helicobacter pylori* infection and the risk of colon neoplasia based on meta-analysis．Int．J．Clin．Exp．Med．，（9）：2293-2300．

Machida-Montani A，Sasazuki S，Inoue M，et al，2007．Atrophic gastritis，*Helicobacter pylori*，and colorectal cancer risk：a case-control study．Helicobacter，12（4）：328-332．

Mantovani A，Allavena P，Sica A，et al，2008．Cancer-related inflammation．Nature，454（7203）：436-444．

Merino AM，Vazquez J，Rodriguez JC，et al，2000．Pepsinogen C expression in tumors of extragastric Origin．Int J Biol Markers，15（2）：165-170．

Nam JH，Hong CW，Kim BC，et al，2017．*Helicobacter pylori* infection is an independent risk factor for colonic adenomatous neoplasms．Cancer Causes Control，28（2）：107-115．

Newbold KM，1989．Abstract：Association of clinical pathologists research award 1988：undifferentiated cells in gastrointestinal mucosa inferring an association between carcinoma of the colon and intestinal type gastric Cancer．J Clin Pathol，42（5）：523-524．

Noah，Dominique Noah，Marie Claire Okomo Assoumou，Servais Albert Fiacre Eloumou Bagnaka，Guy Pascal Ngaba，Ivo Ebule Alonge，Lea Paloheimo and Oudou Njoya．Assessing gastropanel serum markers as a non-invasive method for the diagnosis of atrophic gastritis and *Helicobacter pylori* infection．Open Journal of Gastroenterology 02，no．03（2012）：113-118．

O'Connell JB，Maggard MA，Ko CY，2004．Colon cancer survival rates with the new American joint committee on cancer sixth edition staging．J Natl Cancer Inst，96（19）：1420-1425．

Papastergiou V，Karatapanis S，Georgopoulos SD，2014．*Helicobacter pylori* and colorectal neoplasia：is there a causal link？World J Gastroenterol，22（2）：649-658．

Paterson AC，Macrae FA，Pizzey C，et al，2014．Circulating gastrin concentrations in patients at increased risk of developing colorectal carcinoma．J Gastroenterol Hepatol，29（3）：480-486．

Pox CP，Altenhofen L，Brenner H，et al，2012．Efficacy of a nationwide screening colonoscopy program for colorectal cancer．Gastroenterology，142（7）：1460-1462．

Quante M，Varga J，Wang TC，2013．The gastrointestinal tumor microenvironment．Gastroenterology，145（1）：63-78．

Rozengurt E，Walsh JH，2001．Gastrin，cck，Signaling，and cancer．Annu Rev Physiol，63：49-76．

Shiotani A，Cen P，Graham DY，et al，2013．Eradication of gastric cancer Is now both possible and practical．Semin Cancer Biol，23（6ptB）：492-501．

Shmuely H，Melzer E，Braverman M，et al，2014．*Helicobacter pylori* infection is associated with advanced colorectal neoplasia．Scand J Gastroenterol，49（4）：516-517．

Siegel RL，Miller KD，Jemal A，2017．Cancer statistics，2017．CA Cancer J Clin，67（1）：7-30．

Tatishchev SF，Vanbeek C，Wang HL．*Helicobacter pylori* infection and colorectal carcinoma：is there a causal association？J Gastrointest Oncol，3（4）：380-385．

Torre LA，Siegel RL，Ward EM，et al，2016．Global cancer incidence and mortality rates and trends an update．Cancer Epidemiol Biomarkers Prev，25（1）：16-27．

Tu H，Sun L，Dong X，et al，2015．Temporal changes in serum biomarkers and risk for progression of gastric precancerous lesions：a longitudinal study．Int J Cancer，136（2）：425-434．

Turunen MJ，Peltokallio P，1982．Delay in the diagnosis of colorectal cancer．Ann Chir Gynaecol，71（5）：277-282．

Shimizu Y，Kakei N，Wada T，et al，1995．Two cases of early colorectal cancer associated with gastric adenoma detected by serum pepsinogen screening method．Adv Exp Med Biol，362：149-154．

Valle MunozJ，Artaza VarasaT，Lopez PardoR，et al，2007．Serological diagnosis of atrophic gastritis with a combination of pepsinogen Ⅰ and Ⅱ，gastrin 17 and anti-*Helicobacter pylori* antibodies．

Gastroenterol Hepatol, 30（10）: 567-571.

Watson SA, Morris TM, McWilliams DF, et al, 2002. Clarke, Potential role of endocrine gastrin in the colonic adenoma carcinoma sequence. Br J Cancer, 87（5）: 567-573.

Winkelstein W, Jr, Sacks ST, et al, 1977. Correlations of incidence rates for selected cancers in the nine areas of the third national cancer survey. Am J Epidemiol, 105（5）: 407-419.

Wu Q, Yang ZP, Xu P, et al, 2013. Association between *Helicobacter pylori* infection and the risk of colorectal neoplasia: a systematic review and meta-analysis. Colorectal Dis, 15（7）: e352-e364.

Xie C, Lu NH, 2015. Review: clinical management of *Helicobacter pylori* infection in China. Helicobacter, 20（1）: 1-10.

Yan Y, Chen YN, Zhao Q, et al, 2017. *Helicobacter pylori* infection with intestinal metaplasia: an independent risk factor for colorectal adenomas. World J Gastroenterol, 23（8）: 1443-1449.

Yanaoka K, Oka M, Mukoubayashi C, et al, 2008. Cancer high-risk subjects identified by serum pepsinogen tests: outcomes after 10-year follow-up in asymptomatic middle-aged males. Cancer Epidemiol Biomarkers Prev, 17（4）: 838-845.

Yao M, Song DH, Rana B, et al, 2002. Cox-2 selective inhibition reverses the trophic properties of gastrin in colorectal cancer. Br J Cancer, 87（5）: 574-579.

Yuan Y,2013. A survey and evaluation of population-based screening for gastric cancer. Cancer Biol Med, 10（2）: 72-80.

第十七章

神经系统疾病和精神障碍与胃肠道的关系

众所周知，神经系统疾病和精神障碍与胃肠道密切相关。近年来，脑肠轴、脑肠菌轴的重要发现引发了神经精神-胃肠系统研究热点。本章重点阐述了有关脑肠轴和脑肠菌轴研究进展，常见神经系统疾病和精神障碍与胃肠道的关系及胃功能血清学检测在神经系统疾病诊治中的应用展望。

第一节 脑肠轴与脑肠菌轴

一、脑肠轴

脑肠轴是指中枢神经系统与肠神经系统之间形成的双向通路，涉及交感神经和副交感神经、内分泌、免疫及其他神经调节分子，胃肠信号经脑肠轴投射到躯体、情感和认知中枢，对各种胃肠刺激产生反应；相反，中枢神经系统通过脑肠轴调节机体的内脏活动功能。脑肠轴中，脑肠肽有着重要的调控作用，兼具有神经递质与内分泌激素的双重身份。机体通过脑肠轴之间的双向网状环路进行胃肠功能的调节称为脑肠互动。

（一）脑肠轴调控路径

目前认为神经系统对胃肠道调控在三个层次（中枢神经系统、自主神经系统、肠神经系统）的相互作用下实现。此外，下丘脑-垂体-肾上腺（hypothalamic-pituitary-adrenal，HPA）轴则在介导应激对胃肠道作用和胃肠道炎症中起到重要作用。

1.肠神经系统及其对胃肠道的调控　肠神经系统（ENS）可分为肌间神经丛与黏膜下神经丛。ENS的运动神经元和感觉神经元相互连接形成独立的具有与脑和脊髓类似的整合和处理信息的功能及调节胃肠功能的作用，也被称为胃肠微脑，并且这种特异性在持续植物状态患者中普遍存在。ENS对胃肠的调控包括胃肠运动（特别是蠕动）与分泌、肠道的血流量、肠道上皮物质转运及胃肠免疫反应和炎症过程的调节等。

2.自主神经及其对胃肠道的调控　自主神经（autonomic nervous system，ANS）可由交感神经和副交感神经两条途径完成对胃肠运动的调节。交感神经主要对消化道起抑制作用，副交感神经主要起兴奋作用，交感和副交感传出神经介导躯体感觉刺激的胃肠道反应，两条传出神经通路的靶向目标是肠神经节神经元。

3.中枢神经系统对胃肠道的调控　中枢神经系统（central nervous system，CNS）对胃肠道的调节主要是内、外刺激经中枢神经整合后经由神经或神经内分泌系统下传至肠道神经丛或直接作用于胃肠效应细胞，从而对平滑肌、腺体、血管起调节作用，任何一级的神经控制出现紊乱都将影响肠道和脑功能。

4.下丘脑-垂体-肾上腺轴及其对胃肠道的调节 HPA轴对胃肠道调节主要体现在应激和炎症。心理和物理应激激活HPA轴，导致促肾上腺皮质激素释放激素的释放，后者进一步诱导促肾上腺皮质激素释放到体循环中，进而刺激肾上腺皮质中的糖皮质激素合成。糖皮质激素，如人体皮质醇，是HPA轴的下游效应物，与糖皮质激素一起，儿茶酚胺（去甲肾上腺素和肾上腺素）也会在心理和生理压力因素后释放到循环系统中。众所周知，糖皮质激素可以增强儿茶酚胺的作用，慢性应激导致肾上腺酮升高，从而促进胃酸分泌，使黏膜坏死；HPA轴的亢进使机体对外源性应激的易感性增加，这都是HPA轴异常而导致胃肠道损伤的途径。

（二）脑肠轴调控因子

脑肠肽作为脑肠轴中重要的因子，在脑肠轴各个环节中起着重要的调控功能作用。胃肠系统、中枢神经系的脑肠肽通过内分泌、神经分泌、旁分泌的作用，调控着胃肠运动、感觉、分泌、吸收等复杂功能。脑肠肽作为脑肠轴中重要的因子，在脑肠轴各个环节中起着重要的调控功能作用。

常见脑肠肽如5-羟色胺、乙酰胆碱、去甲肾上腺素、脑啡肽、P物质、降钙素基因相关肽等调控感觉。5-羟色胺、去甲肾上腺素、脑啡肽、P物质、血管活性肽、胆囊收缩素、神经肽Y等调控运动（脑肠肽功能详见第五章第二节）。

二、脑肠菌轴

肠道内有许多共生微生物，这些共生微生物不仅与肠道功能和疾病相互影响，而且发现肠道微生物群的变化在神经系统和精神障碍疾病中起重要作用。肠道微生物群是脑肠网络的重要组成部分，它通过脑肠菌轴与大脑进行联系。脑肠菌轴是肠和大脑之间的双向联系，通过多种途径，包括神经、激素和免疫介质等，胃肠道还含有肠神经系统，其包含相互连接的神经元网络，大脑向肠道发送信号，影响胃肠道感觉和分泌功能，胃肠道内的微生物、神经介质等也通过该轴促进人体大脑发育和维持行为正常。人类的生长和发育不仅受其自身基因的调控，还受其共生微生物群的影响。人类为微生物群提供生存空间和食物，并无意识地调节微生物的组成和数量，而微生物群则影响人类器官组织的成熟和功能。肠道微生物群几乎与肠道、大脑和思维同步发育。肠道微生物群影响各种正常的心理过程和心理现象，并参与许多神经和精神疾病的病理生理学，如帕金森病、阿尔兹海默病、多发性硬化、精神分裂症、自闭症谱系障碍、焦虑、抑郁和慢性疼痛等。

（一）脑肠菌轴调控路径

脑肠菌轴主要由神经通路、内分泌通路和免疫通路组成。神经通路主要通过神经传导、神经递质及神经生长、神经细胞凋亡和神经变性的调节起作用。内分泌途径主要通过神经内分泌系统、神经激素和神经活性物质起作用。免疫途径主要通过调节先天性免疫和获得性免疫及外周和神经炎症起作用。沿着脑肠菌轴传播的信息被整合到大脑。

1. 神经路径　肠道微生物群影响神经递质的合成和分泌，包括5-羟色胺、γ-氨基丁酸、多巴胺、去甲肾上腺素、谷氨酸（glutamic acid，Glu）和乙酰胆碱等。肠道信号可激活ENS和初级传入，并通过迷走神经和交感神经系统向大脑传递信息。肠道微生物可以通过迷走神经影响大脑功能；迷走神经切断术后，微生物将无法调节行为。即使对于用益生菌治疗有效的小鼠在迷走神经切断后也没有发现行为改善。

2. 内分泌路径　微生物群通过HPA轴与大脑相通，2004年Sudo等首次报道共生肠道微生物与HPA轴相关。微生物群的缺失可导致HPA轴的异常发育，在特定条件下微生物群定殖将促使HPA轴成熟。在应激反应中，无菌小鼠的皮质类固醇激素和肾上腺激素水平高于携带正常微生物的小鼠。双歧杆菌的肠道定植可以减弱HPA反应的增加。HPA轴对于学习和记忆非常重要，HPA的破坏可导致海马记忆受损。脑源性神经营养因子（brain derived neurotrophic factor，BDNF）、N-甲基-D-天冬氨酸（N-methyl-D-aspartate，NMDA）、c-fos水平在无菌小鼠中降低，而这些物质在记忆、认知功能及其他脑功能中起着重要作用。

3. 免疫路径　肠道微生物可以调节淋巴细胞的分化，并通过免疫途径影响大脑。由于肠道微生物可以直接影响免疫系统，免疫激活可将微生物作用传递给中枢神经系统。微生物还可以通过促进T细胞的积累和转化来增强药物的抗肿瘤作用，微生物对生物体的免疫功能非常重要，在通过维持肠道稳态维持健康的过程中，免疫系统发挥着重要作用。老年人的免疫功能下降，导致微生物-大脑的联系发生变化和随之而来的行为改变。小胶质细胞是中枢神经系统中的免疫细胞，研究发现肠道微生物的代谢可以调节小胶质细胞的成熟和功能，从而影响中枢神经系统的功能。

（二）肠道微生物群对机体的影响

1. 肠道微生物群对机体疼痛感知的影响　肠道微生物群调节疼痛感知并影响内脏疼痛反应和外周疼痛反应。许多与疼痛相关的疾病，如功能性腹痛、偏头痛和慢性背痛，与异常微生物群密切相关。一项37例肠易激综合征（irritable bowel syndrome，IBS）与20例健康对照实验发现肠道微生物群在IBS与健康对照组间存在差异。IBS患者表现为厚壁菌门细菌的增加和杆菌门细菌的枯竭。

2. 肠道微生物群对机体认知功能的影响　认知功能包括学习能力和记忆能力，与肠道微生物群密切相关。剥夺共生微生物群或用抗生素破坏微生物群会破坏工作记忆和空间记忆，而益生菌管理会改善记忆力。Wang T等证实益生菌能够减少小鼠焦虑样行为并减轻了氨苄西林诱导的记忆障碍。有研究指出，瑞士乳杆菌发酵乳可以有效改善小鼠的学习和记忆。Manderino L等发现肠道微生物的组成与老年人的认知表现密切有关，与认知受损组相比，认知正常组表现出拟杆菌和变形菌比例较低，以厚壁菌门和疣粒菌比例较高。

3. 肠道微生物群对人体情绪的影响　临床前研究显示微生物群具有调节情绪行为的能力，在抑郁发病机制中微生物也起到重要作用。将抑郁患者的粪便微生物移植在啮齿动物模型中诱导了抑郁行为。抗生素扰乱肠道微生物群也会增加焦虑样和抑郁样行为。与空白对照相比，补充某些益生菌、益生元或发酵食品可减少消极行为并改善这些情绪。加拿大和德国的大肠杆菌亚型的暴发导致了受累人群中抑郁症和焦虑相关症状的增加。

4.肠道微生物群对应激的影响 应激被定义为有机体对环境需求或压力的总体响应。可以区分几种不同类型，如急性或慢性。其中一些可能仅发生一次，而另一些可重复并且可以预期。心理应激受到肠道微生物群的影响。肠道微生物群是应激反应系统的一部分。心理应激不仅激活神经内分泌系统、免疫系统和神经系统，而且还会破坏情绪并扰乱肠道微生物群。杏仁核在应激相关的情绪和行为反应及情绪调节中起至关重要的作用，受到肠道微生物群的显著影响。健康的微生物群协助宿主应对应激，而非正常微生物群可以减弱机体应激对抗能力，增加机体对应激相关疾病的易感性。

第二节　常见神经系统疾病和精神障碍与胃肠道的关系

一、库欣溃疡

脑肿瘤、创伤性头部损伤和其他颅内过程（包括感染）可导致颅内压增高并导致迷走神经过度刺激。结果可能发生胃酸分泌增加，胃十二指肠溃疡形成，此称为库欣溃疡。"库欣溃疡"首次于1932年在库欣发表的一篇论文中被描述，一名术后患者意外死于穿孔性消化性溃疡，这是首次描述应激性溃疡和关于脑-胃连接的文章。库欣提出了几个理论，其中一项包括胆汁呕吐理论，提出术后麻醉恢复患者呕吐出的胆汁和胃酸可能会导致出血性溃疡。另一个理论是胃糜烂与恶性高血压相关。此后，库欣通过观察刺激间脑导致胃和十二指肠的糜烂与穿孔，提出间脑中副交感神经中枢的假设，即从下丘脑前部到迷走神经中枢的神经纤维受损，可引起副交感神经刺激或交感神经麻痹，从而容易引起胃糜烂、穿孔或溃疡。据此，库欣预测颅后窝小脑手术会产生胃溃疡，也是以类似的方式通过刺激脑干迷走神经纤维束而引起的。两年后，Masten（神经精神病学家）和Bunts（病理学家）描述了8名因脑膜炎、基底核出血和脑肿瘤而昏迷的患者，证实了库欣的观察结果。目前有研究表明，脑肿瘤与胃十二指肠溃疡之间存在临床相关性。这可能与肿瘤、神经外科或脑损伤引起的颅内压增加有关。

二、多发性硬化

全世界大约有250万人患有多发性硬化（multiple sclerosis，MS），这是一种中枢神经系统的自身免疫性神经系统慢性炎症性脱髓鞘疾病。常见症状是疲劳、麻木、失去协调、视力丧失、头晕、疼痛、认知缺陷、抑郁、膀胱和肠功能障碍。MS的病因尚不明确，常见的发病机制如下：①产生炎症反应。致病性CD4$^+$T细胞（TH17和TH1细胞）激活和调节性T细胞（regulatory T cell，Treg）功能丧失。②中枢神经系统的小神经胶质细胞和星形胶质细胞的激活也是MS病变的重要因素，通过直接接触或接触炎症因子而持续激活中枢神经系统的先天免疫细胞，如小胶质细胞和星形胶质细胞，从而促进神经元炎症反应。③外周T细胞也是重要致病因素，外周激活的免疫细胞向中枢神经系统的浸润具有关键的致病作用。当调节性T细胞不能正常发挥调节作用时会导致免疫性疾病的发生。

微生物群的免疫调节是一个里程碑式的发现。人体中有数万亿微生物，这些微生物与人体共生并相互依赖，共同进化。微生物群调节代谢途径（如脂肪酸合成），激素产生（如睾酮），神经肽产生（如脑源性神经营养因子）和抗氧化剂代谢（如谷胱甘肽）等。因此，肠道微生物群紊乱可能会改变人体生理功能并增加对疾病的易感性，如MS。缺失微生物或出现特定微生物和微生物产物调节局部Treg、TH17和TH1/TH2细胞的表型，甚至细胞分化。据报道，MS与患者自身神经系统中具有免疫应答的细胞数量的显著增加相关，因为肠道微生物在自身免疫系统的发育中起重要作用且与多种自身免疫疾病和代谢疾病相关。因此，推测肠道共生微生物对MS易感性起重要作用。尽管MS的病因尚不明确，但外周激活的免疫细胞向中枢神经系统的浸润具有关键的致病作用。越来越多的证据支持饮食和肠道微生物群在免疫介导疾病中的重要作用。临床研究表明肠道微生物群和膳食成分在MS中的作用。目前已证实MS中CD4$^+$/Th17$^+$和CD4$^+$/PD-1$^+$T淋巴细胞增加，CD14$^+$/PD-L1$^+$单核细胞在疾病缓解期间占优势，Marina Saresella设计两组临床相似的复发缓解MS患者，他们分别接受高蔬菜或低蛋白饮食（HV/LP饮食组）和"西方饮食"（WD组）至少12个月。HV/LP饮食组与WD组相比：产生IL-17的CD4$^+$T淋巴细胞和表达PD-1的CD4$^+$T淋巴细胞显著降低；表达PD-L1的单核细胞显著增加。随访HV/LP饮食组12个月，发现致残等级评分显著降低，支持饮食和肠道微生物群在免疫介导MS的发病及预后中起重要作用。

三、阿尔茨海默病

阿尔茨海默病（Alzheimer's disease，AD）是最常见的痴呆类型，是一种以进行性认知功能障碍及精神和行为功能受损的中枢神经系统退行性变。有关AD的发病机制，影响最广的是β-淀粉样蛋白（amyloid β-protein，Aβ）瀑布学说。AD作为神经中枢病变为人们熟知，但越来越多的流行病学和临床证据说明其临床症状延伸至脑外。值得注意的是，近几年发现肠道菌群对血脑屏障、髓鞘形成、神经发生和小胶质细胞成熟具有显著影响。肠道微生物群能调节宿主多种行为，特别表现为调节宿主认知或AD相关发病机制。肠道微生物群影响大脑的潜在机制涉及免疫系统、内分泌系统、迷走神经和细菌衍生代谢物之间的相互作用。首先，肠道微生物组可诱导细胞因子分泌，进入循环系统，并通过血脑屏障，直接影响大脑功能。其次，肠道微生物可以产生代谢物，如短链脂肪酸（short-chain fatty acid，SCFA），γ-氨基丁酸（GABA）和5-羟色胺前体，它们也可以通过循环系统传输到大脑或通过肠上皮发出信号产生细胞因子或神经递质刺激迷走神经。再次，肠道微生物可以激活肠内分泌细胞产生5-羟色胺，使其通过神经免疫途径影响大脑。胃排空延迟是帕金森病（Parkinson's disease，PD）最常见的非运动症状。在PD病程中，它可引起一系列上消化道症状，此外对左旋多巴的吸收和作用具有重要意义。PD中胃排空延迟是多因素引起的，部分与肠神经系统和离散脑干神经核中的Lewy病变有关，脑肠轴的神经激素与PD中延迟胃排空密切相关，并且认为脑肠轴激素与PD疾病本身发病机制也相关。

四、精神心理因素诱导的功能性消化不良

功能性消化不良（FD）是以餐后饱胀、早饱、上腹痛、上腹灼热感等为主要表现，为消化内科最常见的一种功能性胃肠疾病，也是一种典型的消化系统心身疾病，并会出现一系列常见的胃肠道症状，如IBS。脑肠轴是中枢神经系统与肠神经系统之间的双向信息通道，精神心理异常可通过脑肠轴传递，破坏下丘脑和边缘系统的平衡，使胃肠收缩的频率和传导速度减慢，进而导致胃排空障碍，出现腹胀、腹痛、嗳气等消化不良症状。而这些脑-肠信号的传导主要通过各种神经递质的作用得以实现，即脑肠肽，其分布于肠神经系统和中枢神经系统中，是情感认知中枢与肠神经系统相互联系的双向交通通路的分子基础。发病机制包括：①当存在精神心理障碍时，大脑边缘系统与下丘脑之间的平衡被打破，影响迷走神经张力和环形肌收缩力，从而导致胃排空延迟，使患者出现相关不适症状，如常见的脑肠肽、5-羟色胺、胆囊收缩素、胃动素等均与FD密切相关。②其发病机制可能与下丘脑-垂体-肾上腺轴诱发消化系统免疫应答及肠神经系统重塑，NGF、TRAP1、SP递质诱发内脏高敏，5-羟色胺信号传导，胃肠道微生态变异，胃促生长素水平，胃窦黏膜胃泌素、生长抑素表达高低，降钙素基因相关肽等相关。

当人体出现抑郁情绪时，会出现血清褪黑素和胃动素水平显著降低，而血清褪黑素和胃动素均能促进胃肠运动，进而导致胃肠运动减弱。当患者处于焦虑状态时，会通过影响其体液、神经途径而导致胃肠动力下降，还会让患者过分关注自身的躯体症状而使病情反复发作，形成恶性循环，影响患者生活质量。随着精神心理因素在FD发病机制中的重要作用已逐渐形成共识，改善或纠正FD患者的精神心理状态也逐渐成为FD临床治疗的重要手段。

五、胃肠道微生物与精神障碍

精神分裂症是一种神经精神障碍疾病，通常发生在青春期或青年期，并且通常在整个生命过程中持续存在。特征性症状包括幻觉和妄想及冷漠与社交减退；许多受影响的个体同时存在认知能力降低和社交功能受损。双相情感障碍是既有躁狂发作，又有抑郁发作的另一种严重的精神疾病，与精神分裂症有很多共同特征，包括一些特征性症状和终身病程。精神分裂症和双相情感障碍皆与全身免疫系统的改变有关，包括慢性炎症和T细胞活化。免疫系统通过迷走神经、短链脂肪酸和许多可溶性介质在肠道及大脑之间提供双向通信途径。已经确定肠道微生物群可以影响脑功能，因此确认其可以在精神分裂症和双相情感障碍等疾病中发挥作用。特征研究表明，精神障碍可能源于肠道微生物群异常，针对微生物的治疗应在未来的治疗中发挥重要作用。抑郁症与肠道微生物群密切相关，而益生菌的干预可以改善和缓解疾病。肠道微生物群在焦虑症的病因学中也起着至关重要的作用，如强迫症、创伤后应激障碍和惊恐发作，而调节微生物群会对这些疾病产生治疗效果。

总之，针对脑肠菌轴改善大脑和行为将成为神经病学、心理学和精神病学的研究热点。通过益生菌、益生元、健康饮食或生活方式改善肠道微生物群以调节脑肠轴功能和促进心理健康将是未来大有希望的医学研究领域。患有精神障碍或神经系统疾病的患者将从上述干预措施中获得帮助。健康人可以通过这些方法促进认知和恢复能力，并通过

减少微生物群干扰来减少精神和脑损伤。在未来希望明确这些微生物的多样性，明确其扮演的生理学角色，最终通过控制微生物群种类来达到预防和治疗疾病的目的。

第三节　功能学检测与神经系统疾病诊治

随着科学技术的发展，新的辅助技术不断涌现，对神经系统疾病诊治发挥了重要作用。其中，功能学检测在神经系统疾病诊断、病情评估、疗效判定及人体功能状态评价等方面具有重要应用价值。常用的功能学检测方法包括脑脊液（cerebrospinal fluid，CSF）和血清学检测。CSF或血液等流体生物标志物功能学检测在临床操作中具有易于实施的潜力，并且可以在同一样品中分析反映不同病理生理学机制的若干生物标志物，且生物标志物无法通过影像学识别。理想的流体生物标志物可靠、可重复、创伤小、易于测量、价格低等，尤其是血液、CSF生物标志物。各种生物标志物功能学检测可用于潜在疾病高风险者的早期筛查，从而改善早期诊断，并能够在长时间内纵向追踪功能学检测指标以进行病情的评估，进而对药物和临床操作的疗效判定及人体功能状态进行评价。

一、疾病辅助诊断

目前没有可用于AD有效可逆的治疗方法，因此AD的早期诊断显得至关重要。AD的早期识别、早期干预能够有效减轻病情和延缓疾病的进展。B蛋白样物质沉积形成的神经炎性斑和过度磷酸化的tau蛋白形成的神经原纤维缠结是AD核心的分子病理机制。目前已知AD诊断相关脑脊液标志物包括Aβ42、Aβ42/Aβ40、T-tau和P-tau等。在散发性AD患者中，脑脊液中Aβ42水平明显下降，在轻度认知障碍患者的CSF中Aβ42诊断AD平均敏感度为64%，特异度为81%。CFS中Aβ42/Aβ40值相较于Aβ42减低更能显著反映AD病理变化，其敏感度为64%～78%，特异度为70%～78%。脑脊液tau蛋白增多反映AD患者大脑中轴索退行性变和神经纤维缠结的变化，在AD患者中CSF T-tau的含量显著增加约300%，其敏感度和特异度达到80%～90%，相比于T-tau，P-tau的升高更能反映AD的病理生理改变，AD源性轻度认知障碍初期患者脑脊液P-tau显著增高，因此P-tau可作为该类疾病的早期标志物。除了Aβ和tau外，Niklas Mattsson还发现神经源纤维素（neurofilament light，NFL）和神经颗粒素（neurogranin，Ng）可以作为AD的潜在生物标志物，与使用单个生物标志物相比，联合CSF T-tau、NFL和Ng生物标志物提高了诊断AD的准确性，T-tau和Ng与Aβ病理高度相关且与AD临床分期相关，而NFL与认知衰退相关，与Aβ病理无关。CSF T-tau和Ng反映AD中的神经变性，而NFL反映独立于AD的神经变性。Molinuevo JL于2018年总结AD体液标志物，发现CSF BACE1的活性或蛋白水平在MCI患者中较AD或对照者高。与对照者相比，AD的CSF BACE1的活性或蛋白水平更高。Olsson等荟萃分析发现，核心生物标志物CSF T-tau、P-tau和Aβ42与AD密切相关外，与对照组相比，CSF中NFL、NSE、VLP-1、HFABP和YKL-40的升高与AD有中度相关性。心脏型脂肪酸结合蛋白（heart-type fatty acid-binding protein，hFABP）已被提议作为心肌梗死的生物标志物，也被确定为潜在的AD

生物标志物。FABP与CSF Aβ42水平相关，但与认知障碍无关，CSF中hFABP也被证实可以预测从轻度认知障碍期到AD的进展期，它与脑萎缩个体的脑脊液Aβ42低相关。

MS具有时间和空间多发性，反复发作且具有高致残性，所以脑脊液的功能学检测在MS的早期诊断中至关重要。多发性硬化患者脑脊液中，40%核细胞轻度升高，鞘内抗体合成的证据虽然不是多发性硬化的特异性指标，但也支持疾病诊断，IgG鞘内合成检测，MS的CSF-IgG增高主要为CSN内合成，是CSF重要的免疫学检查，70%以上MS患者的CSF-IgG指数增高，MS患者CSF-IgG寡克隆带（oligoclonal bands，OB）阳性率达95%以上，血清中OB缺如。OB与其他检测试验（如IgG指数）相比能够更可靠地反映鞘内抗体合成，当其他检测试验结果阳性而OB阴性时，诊断多发性硬化时应谨慎。配对分析脑脊液和血清样本是确认OB是CSF独有而血清中缺如的必要条件。虽然在某些MRI表现支持特征性临床表现的患者中CSF检测并非必要，但在CSF检测在以下非典型患者中有重要提示作用：①临床症状和MRI对诊断MS证据不足时；②当出现其他非典型临床孤立综合征，包括进展性病程；③当临床症状、影像学或实验室特征是非典型的多发性硬化，特别在儿童、老年人或非白种人群体等不常见人群中出现时，CSF OB阴性也不排除多发性硬化，特别是在病情早期和儿童。其他潜在生物标志物，包括神经纤维和GFAP等神经变性标志物，单核/巨噬细胞标志物CD163，胶质细胞活化标志物YKL-40，B细胞化学诱导物CXCL13、miRNA和mRNA，髓鞘反应性T细胞，Kir4.1抗体、骨桥蛋白和微生物相关的脂肽，对MS的诊断也有重要提示作用。

二、病情评估

功能学检测已广泛用于临床中，是病情评估，判断病情转归，预测致残率及死亡率的简单、快捷、经济的检测手段，目前在神经系统病变中广泛应用。糖原合成酶激酶-3（glycogen synthase kinase-3，CSK3）在AD发病中起到重要作用。在早期的AD患者中，GSK-3水平明显升高。血小板中也存在与脑内相同的裂解淀粉样前体蛋白（amyloid precursor protein，APP）酶，由此产生少量Aβ多肽，AD和轻度认知障碍患者血小板APP与tau蛋白的比值减低，但在其他痴呆中无类似改变，其检测的敏感度和特异度达80%～95%。血浆中Aβ也是重要指标，家族性AD患者的血浆总Aβ或Aβ42水平增高。散发性AD患者在初始阶段，血浆Aβ42水平较正常人增高，但随时间发展，在患者出现明显认知障碍时血浆Aβ42水平及Aβ42/Aβ40值均下降。此外，血浆蛋白酶抑制剂、胰腺激素原和纤维蛋白原γ链的特异度较高。C反应蛋白、抗胰凝乳蛋白酶、白细胞介素和同型半胱氨酸等炎症指标是AD的潜在标志物。多发性硬化患者的血清脑啡肽（即阿片样生长因子）与对照者相比水平较低，而低剂量纳曲酮可促使其恢复，因此脑啡肽可能是多发性硬化的合理候选生物标志物，并且可能是治疗自身免疫性疾病的新途径信号。MS患者血清或血浆锌水平降低，测量全血和红细胞锌水平的研究发现，与健康对照组相比，MS患者的锌水平高出数倍，而在复发缓解型MS患者的发作期间水平降低。netrin-1在MS患者中减少，主要是在复发期间，表明netrin-1具有抗炎作用。Dobson R.的一篇多发性硬化和临床孤立综合征（clinically isolated syndromes，CIS）中的脑脊液OB对患病率、预后影响的Meta分析表明，87.7%的MS和68.6%的临床孤立综合征患者寡克隆带阳性，OB阳性的MS患者致残的OR值为

1.96，OB 阳性的 CIS 患者转化为 MS 的 OR 值为 9.88，提示 OB 阳性的 MS 患者致残率高，OB 阳性强烈暗示 CIS 向 MS 转化，因此脑脊液中 OB 可作为 MS 预后和致残率的重要指标。

三、胃肠道功能血清学检测在神经系统疾病及精神心理障碍的应用

目前已发现多种胃肠道功能相关血清学检测标志物可以提示神经系统和精神心理病变，其应用有助于疾病的早期诊断、病情转归及判断预后。例如，MS 具有多种表现形式，大多数 MS 患者最初被诊断为复发缓解型 MS（relapsing remitting MS，RRMS）。RRMS 表现的特点是突然复发、短期或长期缓解。80% 的 RRMS 患者最终进展为继发进展型 MS（secondary progressive MS，SPMS）。有研究报道了一类新的抗炎羟化长链脂肪酸，称为胃肠道酸（gastro-intestinal tract acids，GTA），可在人血清中检出 GTA。这些代谢物在结直肠癌和炎症性肠病等疾病中有所减少。目前有研究发现 GTA 与 MS 病程相关，与对照相比，具有小于 13 年病程的 RRMS 受试者 GTA 升高，具有 ≥ 13 岁病程的 RRMS 受试者 GTA 水平介于短期 RRMS 和 SPMS 之间。研究表明，炎症错综复杂地参与了 MS 的病因学，并且可以利用血清代谢生物标志物 GTA 监测 MS 潜在的病程进展，有助于评估其对治疗的反应。此外，有研究表明，与无抑郁症 MS 相比，患有抑郁症的 MS 特征是胃肠道症状和疾病进展更显著，血清 IL-6 更高和白蛋白水平更低。小脑综合征是 MS 最致残的症状之一。众多神经介质，如 GABA、去甲肾上腺素和 5-羟色胺，参与小脑通路调控。据报道小脑综合征与 5-羟色胺的神经化学缺陷有关。在 Friedreich 共济失调中，5-羟色胺水平减低，用 5-羟色胺和 5-羟色胺激动剂如丁螺环酮可以改善小脑症状。选择性 5-羟色胺再摄取抑制剂（selective serotonin reuptake inhibitor，SSRI）可减少 MS 中的轴突变性，通过增强星形胶质细胞糖原分解，刺激能量代谢和产生脑源的神经营养因子，进而改善 MS 病程。Foy CJ 研究了胃肠道调节肽作为阿尔茨海默病（AD）和血管性痴呆（VaD）中可能的疾病标志物，对 58 名痴呆患者（40 例 AD，18 例 VaD）和 47 名年龄与性别匹配对照组过夜禁食后，给予标准化膳食刺激胃肠肽，包括胰岛素、胃泌素、降钙素、降钙素基因相关肽、胆囊收缩素、胰高血糖素、胰高血糖素 C 端、胰高血糖素 N 端、胃泌素释放肽、神经激肽、生长抑素及血管活性肠多肽等，除生长抑素水平存在显著差异外，其他多肽不存在显著差异。与对照组相比，VaD 中的基础生长抑素显著增加。与 AD 相比，VaD 的生长抑素最大刺激水平显著升高；VaD 中位基础和刺激后生长抑素水平增加，但各组之间个体间的重叠使其不能用于区分两种类型的痴呆。近年来发现，食欲刺激素（Ghrelin）与 FD 存在相关关系，Ghrelin 是一种重要的肠道激素。它是在胃中发现的胃动素相关肽，Ghrelin 在刺激食物摄入和肠道运动方面起着重要作用。酰基化的 Ghrelin 刺激胃窦运动并诱导十二指肠快速运动。去酰基化 Ghrelin 减少食物摄入并减少胃排空。某些研究表明，与健康志愿者相比，FD 患者的总 Ghrelin 水平显著降低，而 FD 患者的酰基化 Ghrelin 水平高于健康志愿者。然而，最近的一项研究表明，餐后不适综合征（PDS）患者的酰基 Ghrelin 水平低于健康志愿者；FD 与其他 Ghrelin 家族基因产物之间的关联尚不清楚。抑郁症患者已经改变了 Ghrelin 的分泌，Ghrelin 是一种在胃肠道系统中产生的刺激食欲的激素。一些研究比较了抑郁症患者和对照组之间的基础外周生长素释放肽水平，但两组之间没有差异。葡萄糖负荷后

的Ghrelin反应在患者中较低，并且与对照组的反应相比，结果存在显著差异。治疗后，患者对葡萄糖负荷的Ghrelin反应增加，与对照组相近。

四、幽门螺杆菌感染与神经系统病变

H. pylori为胃肠道常见致病菌，主要生长在胃黏膜及黏膜下层，可造成慢性活动性胃炎和消化性溃疡等消化系统病变。近年来发现，H. pylori与神经系统病变有密切联系。Xu等最近研究了354例诊断为VD的患者，使用^{13}C尿素呼气试验（^{13}C-UBT）将患者分为H. pylori阳性VD组和H. pylori阴性VD组，分析血清YKL-40（炎症标记物）和传统的动脉粥样硬化危险因素，包括年龄、性别、体重指数、总胆固醇、低密度脂蛋白胆固醇、高密度脂蛋白胆固醇、三酰甘油、收缩压、舒张压和空腹血糖的关系，通过彩色多普勒超声测定颈动脉内膜中层厚度（carotid intima media thickness，CIMT），发现与H. pylori阴性VD组相比，H. pylori阳性VD组的CIMT和血清YKL-40显著增加。在H. pylori阳性VD组中，血清YKL-40与CIMT呈正相关，并且这种关联与传统的动脉粥样硬化危险因素无关。血清YKL-40在H. pylori阳性患者中显著高于H. pylori阴性患者。H. pylori诱导的炎症可能是VD患者动脉粥样硬化的危险因素。与之相反，Jang等在1117名接受脑MRI检查的患者中研究其与H. pylori感染的关系，发现H. pylori感染与小血管疾病的存在无关。近期发现，H. pylori与认知障碍和AD之间关系密切。Wright等研究发现，肺炎衣原体、H. pylori、巨细胞病毒和单纯疱疹病毒1（HSV-1）和单纯疱疹病毒2（HSV-2）感染可以引起认知下降，可能会促进血管性认知障碍的增加。Bu等发现CMV、HSV-1、肺炎衣原体、H. pylori和伯氏疏螺旋体与AD有关，从而支持炎症或感染的致病作用，提示H. pylori感染与AD高风险有关。随后Wang等探索其发病机制，发现H. pylori可能影响AD相关tau磷酸化位点，如Thr205、Thr231和Ser404，从而诱导tau蛋白过度磷酸化，同时激活糖原合成酶激酶-3β（GSK-3β），应用GSK抑制剂能有效减弱H. pylori诱导的tau蛋白过度磷酸化。根除H. pylori可能有益于预防AD在内的tau蛋白相关病变。

综上，胃肠道疾病与神经及精神心理有千丝万缕的联系，大脑通过交感神经和副交感神经、内分泌、免疫及其他神经调节分子影响胃肠道，而胃肠菌群、胃肠道激素及神经递质等信号经脑肠轴投射到躯体、情感和认知中枢，从而影响大脑和思维同步发育、影响认知和情感发育、影响机体应激能力及参与许多神经疾病和精神障碍的病理生理学调控。随着科学的进步，各种功能学检测（如脑脊液及血清学）已广泛应用于临床前筛查、早期诊断、病情评估等，血清学检测具备样本易获取、检测可重复、创伤小、价格低等优势。目前已发现多种胃肠肽对神经病变及精神障碍的发生、发展及预后均有重要影响，并且发现H. pylori感染与神经系统病变也有密切联系，希望未来能够有更多的研究可以筛选出敏感性和特异性强、价格低的胃肠功能血清学标志物，借此评估与胃肠功能变化密切相关的神经系统疾病和精神障碍的发病、病情变化、诊疗效果及预后并指导治疗。

（刘　颖　袁　媛）

参 考 文 献

Asakawa A，Ueda H，Miyawaki S，et al，2013．The role of ghrelin in patients with functional dyspepsia and its potential clinical relevance（review）．International journal of molecular medicine，32（3）：523-531.

Bercik P，Park AJ，Sinclair D，et al，2011．The anxiolytic effect of bifidobacterium longum NCC3001 involves vagal pathways for gut-brain communication．Neurogastroenterol Motil，23（12）：1132-1139.

Blennow K，Dubois B，Fagan AM，et al，2015．Clinical utility of cerebrospinal fluid biomarkers in the diagnosis of early Alzheimer's disease．Alzheimers Dement，11（1）：58-69.

Gareau MG，Wine DM，Rodrigues DM，et al，2011．Bacterial infection causes stress-induced memory dysfunction in mice．Gut，60（3）：307-317.

Housley WJ，Pitt D，Hafler DA，2015．Biomarkers in multiple sclerosis．Clin Immunol，161（1）：51-58.

Jeffery IB，O'Toole PW，Ohman L，et al，2012．An irritable bowel syndrome subtype defined by species-specific alterations in faecal microbiota．Gut，61（7）：997-1006.

Kallaur AP，Lopes J，Oliveria SR，et al，2016．Immune-inflammatory and oxidative and nitrosative stress biomarkers of depression symptoms in subjects with multiple sclerosis：increased peripheral inflammation but less acute neuroinflammation．Mol Neurobiol，53（8）：5191-5202.

Kelly JR，Borre Y，O'Brien C，et al，2016．Transferring the blues：depression-associated gut microbiota induces neurobehavioural changes in the rat．J Psychiatr Res，82：109-118.

Lee H，Kim JS，Park HJ，et al，2015．Association between *Helicobacter pylori* infection and cerebral small vessel disease．Korean Journal of Family Medicine，36（5）：227-232.

Manderino L，Carroll I，Azcarate-Peril MA，et al，2017．Preliminary evidence for an association between the composition of the gut microbiome and cognitive function in neurologically healthy older adults．J Int Neuropsychol Soc，23（8）：700-705.

Mirza A，Mao-Draayer Y，2017．The gut microbiome and microbial translocation in multiple sclerosis．Clin Immunol，183：213-224.

Olsson B，Lautner R，Andreasson U，et al，2016．CSF and blood biomarkers for the diagnosis of Alzheimer's disease：a systematic review and meta-analysis．Lancet Neurol，15（7）：673-684.

Paslakis G，Westphal S，Hamann B，et al，2014．Unstimulated and glucose-stimulated ghrelin in depressed patients and controls．J Psychopharmacol，28（6）：582-586.

Ramagopalan S，Davis A，Giovannoni G，2013．Cerebrospinal fluid oligoclonal bands in multiple sclerosis and clinically isolated syndromes：a meta-analysis of prevalence，prognosis and effect of latitude．Journal of neurology，neurosurgery，and psychiatry，84（8）：909-914.

Saresella M，Mendozzi L，Rossi V，et al，2017．Immunological and clinical effect of diet modulation of the gut microbiome in multiple sclerosis patients：a pilot study．Front Immunol，8：1391.

Sivan A，Corrales L，Hubert N，et al，2015．Commensal bifidobacterium promotes antitumor immunity and facilitates anti-PD-L1 efficacy．Science，350（6264）：1084-1089.

Toledo JB，Nefedov A，Polikar R，et al，2015．Identifying amyloid pathology-related cerebrospinal fluid biomarkers for Alzheimer's disease in a multicohort study．Alzheimers Dement（Amst），1（3）：339-348.

van den Hoogen WJ，Laman JD，tHart BA，2017．Modulation of multiple sclerosis and its animal model experimental autoimmune encephalomyelitis by food and gut microbiota．Front Immunol，8：1081.

Wang Q，Liu Y，Cui R，et al，2016．Association between *Helicobacter pylori* Infection and carotid atherosclerosis in patients with vascular dementia. Journal of the neurological sciences, 362: 73-77.

Wang T, Hu X, Liang S, et al, 2015. Lactobacillus fermentum Ns9 restores the antibiotic induced physiological and psychological abnormalities in rats. Benef Microbes, 6 (5): 707-717.

Wang XL, Zeng J, Yang Y, et al, 2015. *Helicobacter pylori* filtrate induces Alzheimer-like tau hyperphosphorylation by activating glycogen synthase kinase-3β. J Alzheimers Dis, 43 (1): 153-165.

Zhang T, Kingwell E, De Jong HJ, et al, 2016. Association between the use of selective serotonin reuptake inhibitors and multiple sclerosis disability progression. Pharmacoepidemiology and Drug Safety, 25 (10): 1150-1159.

Zheng P, Zeng B, Zhou C, et al, 2016. Gut microbiome remodeling induces depressive-like behaviors through a pathway mediated by the host's metabolism. Mol Psychiatry, 21 (6): 786-796.

第十八章

胃功能指标与其他生物标志物联合检测

人体大多数疾病的发生发展都是一个多因素参与的复杂过程，单一血清标志物的检测往往具有较大的局限性。相对来说，胃功能指标集中反映了胃黏膜的分泌功能，如果将胃功能指标与其他生物标志物联合应用，不仅可以改善胃癌及其癌前疾病诊断的灵敏度和特异度，提高诊断准确率，还能够扩大胃功能指标的适用范围，使其在临床上得到更为广泛的应用。本章结合笔者所在团队的研究工作，详细介绍了胃功能指标与肿瘤标志物、血脂、血糖等代谢指标及反映人体遗传特质的基因多态标志物的相关性，系统综述了胃功能指标与其他生物标志物的联合检测用于恶性肿瘤、高脂血症、糖尿病等相关疾病的诊治研究现状与进展，并对其应用前景作了展望。

第一节　胃功能指标与其他生物标志物的相关性

一、胃功能指标与肿瘤标志物的相关性

（一）胃功能指标与癌胚抗原的相关性

癌胚抗原（CEA）是1965年Gold与Freedman首先从结肠癌和胚胎组织中提取的一种肿瘤相关抗原，是一种具有人类胚胎抗原特性的酸性糖蛋白，存在于内胚层细胞分化而来的癌症细胞表面，是细胞膜的结构蛋白，在细胞质中形成，通过细胞膜分泌到细胞外，然后进入体液。CEA升高常见于大肠癌、胰腺癌、胃癌、乳腺癌、甲状腺髓样癌、肝癌、肺癌、卵巢癌、泌尿系肿瘤等。CEA的表达水平与下列临床表征相关：①与癌症的早、中、晚分期有关，越到晚期，CEA值越升高；②与肿瘤转移有关，出现转移后，CEA浓度升高；③与癌症的组织类型有关，腺癌最敏感，其次是鳞癌和低分化癌，分化程度越高，CEA阳性率也越高；④与疾病转归有关，病情好转时血清CEA浓度下降，病情恶化时升高；⑤与疗效及预后有关，有研究发现，CEA连续随访检测可用于恶性肿瘤手术后的疗效观察及预后判断，也可用于对化疗患者的疗效观察。

尽管CEA在恶性肿瘤的辅助诊断、病情监测、疗效评价及预后评估等方面具有重要临床应用价值，但是作为一种广谱肿瘤标志物，其诊断胃癌的特异性有限。作为可以反映胃黏膜疾病状态的胃功能特异指标，是否与CEA存在某种相关性，进而联合发挥作用，目前已见少量报道。本团队前期研究工作发现，在调整了年龄和性别因素后，

伴有*H. pylori*急性近期感染的患者CEA水平要高于未感染者（1.7ng/ml vs 1.51ng/ml，$P < 0.05$），提示CEA水平可能受到人体炎症状态的影响。另一研究小组发现，结直肠癌患者和对照组人群中*H. pylori*-IgG抗体水平与CEA显著相关。张曙云等也研究提示，*H. pylori*感染与CEA相关。目前，尚无对PG等其他胃功能指标与CEA联合研究的阳性报道。

（二）胃功能指标与癌抗原125的相关性

癌抗原125（cancer antigen，CA125）是1981年由Blast等从上皮性卵巢癌抗原检测出可被单克隆抗体OC125识别的抗原，是一种位于染色体19p13.2区域并含有5797个碱基对的跨膜糖蛋白，属于IgG1。它来源于胚胎发育期体腔上皮，在正常卵巢组织中不存在，最常见于上皮性卵巢肿瘤患者的血清中，其诊断的敏感性较高，但特异性较差。除卵巢癌之外，CA125在输卵管腺癌、子宫内膜癌、宫颈癌、胰腺癌、肺癌、肝癌和消化道肿瘤中也有较高比例的表达。CA125在胃癌和结直肠癌中的阳性率分别为47%和32%。

目前关于胃功能指标与血清CA125水平的相关性，只有本团队研究小组进行了初步探索。结果发现，G-17与CA125水平具有相关性（$P = 0.003$），*H. pylori*-IgG水平与CA125显著相关（$P = 0.004$，未发表数据）。此外有报道提示，罹患进展期肺腺癌的患者存在CA125与胃泌素释放肽前体（ProGRP）同时升高，G-17可以促进胃肠道的分泌及胰岛素和降钙素的释放，可能同样也会使内分泌系统和激素水平相关的血清CA125水平升高，从而使G-17水平与CA125紧密关联。以上推断有待进一步验证。

（三）胃功能指标与其他肿瘤标志物的相关性

除上述的CEA和CA125外，还有几种目前在消化道腺癌临床诊治中常用的糖类抗原系列肿瘤标志物，包括CA19-9、CA72-4及CA242。CA19-9是一种黏蛋白型的糖类蛋白肿瘤标志物，为细胞膜上的糖脂质，在血清中以唾液黏蛋白形式存在，分布于正常胎儿胰腺、胆囊、肝、肠和正常成年人胰腺、胆管上皮等处，辅助用于消化系统恶性肿瘤诊断、病情监测及预后判断。CA19-9升高可见于胰腺癌及其他恶性肿瘤，在多种腺癌特别是进展期胃癌中，CA19-9水平也可能升高，因而对胃癌有一定的指示作用。有报道称血清CA19-9水平与胃癌的分期、有无浆膜浸润、有无淋巴结或腹膜转移密切相关。CA72-4是一种高分子量糖类抗原，是胃肠道和卵巢肿瘤的标志物，它存在于85% ～ 95%的胃、结肠、胰腺、肺和卵巢肿瘤中，不存在于良性肿瘤、渗出物或正常人组织内。有报道称，CA72-4是胃癌中灵敏度和特异度最强的肿瘤标志物，良性胃病仅 < 1%者升高，而胃癌升高者比例可达46%，其阳性表达水平与进展期胃癌和癌细胞远处转移有着密切关系。此外，还有研究证实，CA72-4与胃恶性肿瘤分期有关，术后血清CA72-4水平升高是Ⅲ期胃癌术后复发的独立影响因素。CA242是一种唾液酸化的鞘糖脂类抗原，是一种新的消化道肿瘤标志物，其灵敏度和特异度较高且不易受肝功能和胆汁淤积的影响。以上肿瘤标志物与胃功能指标的相关性鲜有报道，目前只有张曙云等研究提示，*H. pylori*感染与CA72-4相关，而胃蛋白酶原可能与CA19-9有关。血清肿瘤标志物与胃功能指标的联合检测对胃癌进行早期诊断、治疗效果评价、病情发展监测及预后效果判断等均有重要的临床价值。因此，未来对胃功能指标与CA19-9、CA72-4

及CA242的相关性进行深入探索十分有必要。

二、胃功能指标与代谢指标的相关性

（一）胃功能指标与血脂生化指标的相关性

血脂是血浆中的中性脂肪［三酰甘油（Triglyceride，TG）］和类脂（磷脂、糖脂、固醇、类固醇）的总称，广泛存在于人体中，它们是生命细胞基础代谢的必需物质。一般来说，血脂中的主要成分是三酰甘油和胆固醇，其中三酰甘油参与人体内能量代谢，而胆固醇则主要用于合成细胞浆膜、类固醇激素和胆汁酸。所有的血脂都和蛋白质结合成脂蛋白，脂蛋白根据密度分为乳糜微粒（chylomicron，CM）、极低密度脂蛋白（very low density lipoprotein，VLDL）、低密度脂蛋白（low density lipoprotein，LDL）、高密度脂蛋白（high density lipoprotein，HDL）。其中，三酰甘油的主要携带者是CM和VLDL，胆固醇的主要携带者是LDL和HDL。血浆脂类含量虽然只占全身脂类总量的极小部分，但外源性和内源性脂类物质都需经血液运转于各组织之间。因此，血脂含量可以反映体内脂类代谢的情况。目前，临床常规的血脂检查包括总胆固醇（total cholesterol，TC）、TG、高密度脂蛋白胆固醇（high density lipoprotein-cholesterol，HDL-C）、低密度脂蛋白胆固醇（low density lipoprotein-cholesterol，LDL-C）、载脂蛋白A1（apolipoprotein A1，ApoA1）和载脂蛋白B（apolipoprotein B，ApoB）。

关于血脂生化指标与胃功能指标的相关性，目前已见报道。1985年，Lindstedt G.等共收集了256名女性的胃泌素和PG Ⅰ血清样本，并进行了一项长达12年的随访研究，结果发现血清胃泌素浓度与心肌梗死的发生率呈显著正相关，且该相关性是独立于吸烟、收缩压、肥胖指数、空腹血糖、血清TG和胆固醇浓度及有无糖尿病等其他影响因素而存在的。此外，血清胃泌素还与体重指数显著相关，提示高胃泌素血症可能是心肌梗死的一个风险因素。2009年，Torisu T.等研究发现，在调整了年龄、性别与体重指数因素后，萎缩性胃炎（AG）阳性组患者的HDL-C水平要低于AG阴性组（58.66mg/dl vs 63.09mg/dl），AG可能与动脉粥样硬化相关。2012年，Senmaru T.等探讨了2633例日本人群中AG与冠心病的相关性，结果发现AG阳性组中冠心病的发生率要高于AG阴性组（5.8% vs 2.8%）；多项Logistic回归分析显示，在排除了年龄、性别、肥胖、高血压、糖尿病、血脂异常、高尿酸血症及吸烟饮酒等影响因素后，AG与冠心病具有独立相关性，提示AG是冠心病的独立危险因素，胃黏膜的慢性炎症可能与冠心病的发生有关。鉴于冠心病和心肌梗死是人体脂质代谢紊乱的终末疾病状态，胃功能指标异常和胃黏膜病变可能会造成血脂异常甚至代谢性疾病的发生，因而不难推测，胃功能指标与血脂生化指标之间可能存在某种必然联系。目前，这种相关性已经得到了初步证实，本室研究发现，在调整了年龄与性别因素后，伴有长期慢性 *H. pylori* 感染的患者LDL水平要更高于未感染者（3.13mmol/L vs 3.06mmol/L），而既往感染者具有更低的HDL水平（1.18mmol/L vs 1.27mmol/L），此外，当血清TG水平升高时，G-17浓度也从1.73pmol/L提高到了2.7pmol/L；Tanaka M.等经多元线性回归分析发现，在排除了年龄、性别、吸烟、饮酒和体重指数等因素的影响后，PG Ⅰ/PG Ⅱ值（PGR）是TG水平的一个独立影响因素；Bahadoran等研究发现，PGR与血清TG、血清HDL-C及TG/HDL-C值之间均存在显著的线性相关；Su W.等的研究结果同样提示，TG与PGR呈正相关；Shan J.H.等报道称，伴有 *H. pylori* 感染的男性患者LDL-C水平要高于未感染者；此外，与35～44岁年龄组相比，*H. pylori* 感染患者中的55～74岁年龄组和未感染者中的45～64岁年龄组具有更高的LDL-C水平。

胃功能指标及胃黏膜疾病影响血脂生化指标的机制十分复杂，目前尚未完全阐明。例如，关于PGR对血脂的影响，一种解释是萎缩性胃炎使胃酸分泌受到抑制，从而继发吸收不良，造成胃肠道感染和腹泻；另一种可能的机制是因厌食导致经口摄食减少和胃促生长素水平的下降。胃促生长素是最近发现的一种由胃产生的肽类物质，主要作用是促进生长激素的分泌，并调控进食、体脂及胰岛素分泌，它是目前已知的唯一能显著促进摄食和体重增加并调节能量平衡的循环激素。既往研究表明，血浆胃促生长素浓度与血清PGⅠ和PGR相关，患有慢性萎缩性胃炎的患者具有更高的酰基化胃促生长素（活性胃促生长素）水平，而酰基化的胃促生长素能够诱导食物摄取、脂质沉积及体重增加。高水平的酰基化胃促生长素与低水平的非酰基化胃促生长素常见于肥胖患者，且空腹酰基化胃促生长素水平与体重呈正相关。G-17和 *H. pylori* 感染可能也是通过相同的机制而与血脂指标产生关联的。一篇系统综述和Meta分析曾表明，*H. pylori* 感染者的循环胃促生长素水平要低于未感染者。此外，关于感染影响脂蛋白水平的另一种解释是，*H. pylori* 感染诱导的宿主免疫反应同时影响了胃黏膜和循环细胞因子的浓度，而细胞因子可以调控 *ApoA* 基因的表达。因此，在伴有长期慢性 *H. pylori* 感染时，细胞因子的释放可能会促进 *LDL* 基因表达，而在既往感染中，下调的细胞因子可能会抑制 *HDL* 基因表达。由此可见，*H. pylori* 感染可能是动脉粥样硬化的一个易感因素，可以作为预测心血管疾病风险的分子标志物。未来仍需要更多的机制研究对胃功能指标与血脂生化指标的相关性进行深入探索。

（二）胃功能指标与血糖生化指标的相关性

血中的葡萄糖称为血糖，葡萄糖是人体的重要组成成分，也是能量的重要来源。正常人血糖的产生和利用处于动态平衡的状态，维持在一个相对稳定的水平，这是血糖的来源和去路大致相同的结果。血糖的来源包括食物消化、吸收；肝内储存的糖原分解；脂肪和蛋白质的转化。血糖的去路包括氧化转变为能量；转化为糖原储存于肝脏、肾脏和肌肉中；转变为脂肪和蛋白质等其他营养成分加以储存。胰岛是体内调节血糖浓度的主要器官，肝脏储存肝糖原。此外，血糖浓度还受神经、内分泌激素的调节。一般空腹全血血糖为3.9～6.1mmol/L（70～110mg/dl），血浆血糖为3.9～6.9mmol/L（70～125mg/dl），餐后1h血糖为6.7～9.4mmol/L，最多不超过11.1mmol/L（200mg/dl），餐后2h血糖≤7.8mmol/L。除血糖是诊断糖尿病的唯一标准外，临床上目前常用的检测项目还包括尿糖、尿酮体、糖化血红蛋白（hemoglobin A1C，HbA1C）、糖化血清蛋白、血清胰岛素和C肽水平，以及胰岛细胞抗体（islet cell antibody，ICA）、胰岛素自身抗体（insulin autoantibody，IAA）和谷氨酸脱羧酶（glutamic acid decarboxylase，GAD）抗体等免疫指标。

关于血糖生化指标与胃功能指标的相关性，目前已见报道。1980年，Waldum H.L.等在6名健康男性中研究了由胰岛素诱导的低血糖在连续两天对血清PGⅠ、血清胃泌素、血浆分泌素及胃酸和胃蛋白酶分泌的影响。结果发现，低血糖可以使血清PG Ⅰ在两天内显著升高，且基础血清PG Ⅰ在第3天继续升高。1982年，Haukland H.H.等报道了11名十二指肠溃疡患者在行近侧胃迷走神经切断术的术前和术后30d由胰岛素诱导的低血糖对血清PG Ⅰ、胃酸和胃蛋白酶分泌的影响，结果显示该三项指标在术前均显著升高。以上研究表明，血清PG Ⅰ能够对由胰岛素诱导的低血糖产生反应，因而我们有理由相信，胃功能指标与血糖生化指标之间可能存在某种必然联系。目前，这种相关性已经得到了一些研究证实。本室前期研究发现，当血糖升高时，PGR从11.98提高到了12.67（$P<0.05$），而当HbA1C水平升高时，PGR从9.7提高到了13.54（$P<0.05$）；Tanaka M.等多元线性回归分析表明，在排除了年龄、性别、吸烟、饮酒和体重指数等因素的影响后，PGR是血糖水平的一个独立影响因素。Shan J.H.等报道称，空腹血糖（FBG）与血清PGR和G-17水平呈正相关；而Bahadoran Z.等研究结果显示，PGR与血清胰岛素水平呈显著负相关。

　　目前对胃功能指标与血糖检验指标相关性的具体机制仍知之甚少。一方面，因萎缩性胃炎导致的胃酸缺乏会影响多种营养素的吸收，有报道称萎缩性胃炎可能是膳食和补充钙吸收不良的风险因素，长期可能增加骨质疏松的发病风险。因而当PGR下降时，较低的血糖水平可能是由营养吸收不良造成的。另一方面，胃功能指标也可能通过作用于胃促生长素而影响血糖的水平。在慢性萎缩性胃炎患者中，升高的酰基化胃促生长素除前面介绍的影响脂肪和能量代谢的作用外，还能够诱导胰岛素抵抗，而高水平的酰基化胃促生长素与低水平的非酰基化胃促生长素同样常见于糖尿病患者。此外有研究表明，胃促生长素能够以剂量-依赖的方式抑制体外培养的胰腺产生由血糖刺激引起的胰岛素分泌，还有一些学者发现，静脉注射胃促生长素可以降低血浆胰岛素并升高血浆血糖的水平，同样提示其可以抑制胰岛素的分泌。未来仍需要更多研究对胃功能指标与血糖检验指标之间相关性的具体机制进行验证。

第二节　胃功能指标及其他生物标志物联合检测与相关疾病

一、胃功能指标及肿瘤标志物联合检测与恶性肿瘤

（一）胃功能指标及肿瘤标志物联合检测与胃癌

　　目前，临床上诊断胃癌常用的检查方法包括胃镜、消化道钡餐双重造影、血清标志物检测等。内镜和消化道钡餐等检查方法准确率较高，尤其是经内镜取病理活检，是确诊胃癌的金标准，但是其安全性、便捷性、无创性等均较差，不宜用于胃癌高危人群的大规模筛查。血清标志物检测具有无创、简便、重复性高、患者易于接受等优点，是胃癌筛查、早期诊断及预后评估的重要方法。目前胃癌诊断常用的血清标志物包括PG Ⅰ、PG Ⅱ、G-17等胃功能指标，外源性感染因子 *H. pylori* 及CEA、CA125、CA19-9等肿瘤

标志物。然而，在胃癌异质性、疾病分期及个体差异等因素的影响下，患者血清中各项标志物水平并不一致且动态变化，检测灵敏度和特异度均有所不同，单一血清标志物的检测往往不能达到筛查和早期诊断的目的，因此，临床上多采用胃功能指标及外源性感染因子 *H. pylori* 与肿瘤标志物联合检测进行胃癌诊断及预后评估。

近年来，该领域已发表的文章中研究对象主要为中国人群，这对于在我国进行联合检测的临床推广具有十分可靠的借鉴意义。相关报道如下：本室研究小组发现，PGR-抗 *H. pylori*-IgG（HpAb）-骨桥蛋白（OPN）三维联合检测的ROC曲线下面积（0.826）显著高于PGR-HpAb（0.786，$P < 0.001$）、PGR-OPN（0.787，$P < 0.001$）及OPN-HpAb（0.801，$P = 0.006$）的二维联合检测，也同样高于单一标志物PGR（0.735，$P < 0.001$）、HpAb（0.737，$P < 0.001$）及OPN（0.713，$P < 0.001$）的检测，联合检测PGR-HpAb-OPN在取最佳临界值0.493时的灵敏度和特异度分别为70.2%与78.3%。Sun L. 等研究发现，联合检测PGⅠ、PGⅡ、PGR和CA242四项指标可提高胃癌诊断的阳性率。李文娟等报道在进展期胃癌患者中，PG阳性组患者CA72-4水平显著高于PG阴性组，而PG阳性组患者中，早期胃癌患者CA72-4水平显著低于进展期胃癌，提示联合检测在早期胃癌诊断中具有重要意义，能够提高检出率。董晓微等对比了血清标志物CA19-9、CA72-4、CEA、PGⅠ单一检测与联合检测的差异，结果显示联合检测的特异度为88.8%，灵敏度为81.5%，阳性预测值为74.6%，阴性预测值为92.2%，其灵敏度和阴性预测值明显高于单一指标，而联合检测特异度和阳性预测值无明显差异，说明该四项指标的联合检测更适合进行胃癌的筛查，可更有效地预示胃癌的发生，同时应行进一步的内镜、消化道钡餐等检查来确诊，减少胃癌漏诊率；汤胜君等研究发现，血清PG及CA72-4、CEA、CRP联合检测胃癌的灵敏度为93.57%、阳性预测值为95.85%、阴性预测值为89.97%、准确度为93.43%，均显著高于单项检测；许伟龙等报道称，PGⅠ、PGR、CA19-9、CA125、CA72-4、CA242及CEA单一检测早期胃癌时的敏感度分别为50.8%、52.7%、43.8%、49.2%、53.6%、35.3%及28.5%，但联合检测时的敏感度却可达85.6%，特异度达88.9%，由此可见联合检测对于早期胃癌的诊断具有重要价值。陶萍等研究发现，血清PGⅠ、PGⅡ、G-17及CA72-4联合检测的ROC曲线下面积最大，为0.918，明显高于单项值（分别为0.746、0.725、0.767和0.673），四项联合检测的95%CI也比单项高，为0.732～0.936，能最大限度地减少漏诊率，因此血清PG、G-17及CA72-4联合检测的诊断有效率最高；王胜等的研究结果显示，PGⅠ、PGR、CEA、CA19-9、CA242对胃癌诊断的灵敏度分别为62.3%、68.5%、36.1%、38.4%、34.6%，而五项联合检测的灵敏度为86.1%。杜鹃等报道称，血清PGR、CEA、CA19-9、CA242联合检测的灵敏度高于各单项检测，而联合特异度要更低，说明联合检测可以提高胃癌检出率，但应注意对阳性患者进行进一步检查；张金锋等研究提示，PGⅠ、PGR、CEA、CA19-9、CA72-4的联合检测对发现和诊断早期胃癌具有一定的使用价值。

综上，虽然单一或常规血清标志物也可以辅助诊断胃癌，但由于很多指标灵敏度或特异度不高，并不能特异地检测，或者在胃癌发生的早期，这些指标没有随着肿瘤细胞的产生而发生相应的变化，血清表达水平也没有升高，就造成了患者对疾病的忽视，拖延了病情。因此，单个血清标志物的应用在胃癌筛查中的价值有限，容易造成早期胃癌的漏诊。到目前为止尚无任何一种标志物在灵敏度和特异度上均能理想用于临床确诊。

血清胃功能指标PGⅠ、PGⅡ、PGR、G-17及外源性感染因子*H. pylori*与肿瘤标志物OPN、CEA、CA125、CA19-9、CA72-4、CA242的联合检测大大提高了检测的灵敏度和特异度，优化了血清标志物的组合，为胃癌的筛查提供了无创、方便、快捷的方法，检测异常者再进行胃镜及病理检查以明确诊断，有助于减少胃癌的漏诊率，最大限度地缩短诊断时间，为患者争取宝贵的治疗时间。

（二）胃功能指标及肿瘤标志物联合检测与结直肠癌

鉴于胃与结直肠存在人体消化道器官的上下位关系，它们在解剖学和组织学的结构上存在很多相似性，这为我们借助胃功能指标判断肠道功能提供了理论基础，也意味着胃功能指标和肿瘤标志物的联合检测可能同样适用于结直肠疾病，尤其是结直肠癌的诊断。目前，只有本团队研究小组对联合胃功能指标及肿瘤标志物诊断结直肠癌进行了初步探索。我们发现，当分别使用单一胃功能指标PGⅠ、PGⅡ、G-17、*H. pylori*-IgG进行检测时，所得ROC曲线下面积分别为0.570、0.555、0.593、0.552，四项联合检测的ROC曲线下面积为0.622。而当加入CEA进行五项联合检测时，ROC曲线下面积为0.669，高于任何一项单一指标。因此，PGⅠ-PGⅡ-G-17-*H. pylori*-IgG-CEA的联合检测可以提高结直肠癌的诊断准确率（未发表数据）。未来有待扩大样本量进行深入研究以发掘更多可用于结直肠癌诊断的血清标志物组合并进行优化。

二、胃功能指标及代谢指标联合检测与代谢性疾病

（一）胃功能指标及血脂生化指标联合检测与高脂血症及相关疾病

高脂血症是指血脂水平过高，可直接引起一些严重危害人体健康的疾病。高脂血症的临床表现主要是脂质在真皮内沉积所引起的黄色瘤和在血管内皮沉积所引起的动脉硬化。黄色瘤的发生率并不高，而动脉粥样硬化的发生发展又是一个缓慢渐进的过程。因此，在通常情况下，多数患者并无明显症状和异常体征，不少人是由于其他原因进行血液生化检验时才发现有血浆脂蛋白水平的升高。关于高脂血症的诊断标准，目前国际和国内尚无统一方法。既往认为血浆TC＞5.17mmol/L（200mg/dl）可定位高胆固醇血症，血浆TG＞2.3mmol/L（200mg/dl）为高三酰甘油血症。然而，由于各地所测人群不同及所采用的测试方法存在差异，所界定的高脂血症诊断标准也不尽相同。因此，除传统血脂生化检测指标外，是否可以考虑加入其他生物标志物来对高脂血症及相关疾病进行联合检测，以弥补人群及个体差异等因素的影响并提高诊断准确率。

目前，胃功能指标与血脂生化指标的相关性已逐渐受到越来越多的关注。从第一节介绍中我们可以了解到，既往研究显示在排除其他风险因素的影响后，血清PG、G-17及*H. pylori*-IgG水平与TG、HDL-C及LDL-C等指标呈显著的线性相关。因此，通过胃功能指标与血脂生化指标的联合检测对高脂血症及相关疾病进行诊断，可以较好地弱化单一指标数值上的绝对性，提高诊断准确率。虽然该领域尚无研究报道，但胃功能指标对脂质代谢性疾病的提示作用已有文献支持。2001年，Osawa H.等分析了日本人群中*H. pylori*感染与冠心病（coronary heart disease，CHD）的相关性，结果显示CHD患者中*H. pylori*的血清阳性率（67%）显著高于对照组；Logistic回归分析表明，在排除CHD

常见风险因素的影响后，伴有 *H. pylori* 感染的病例患CHD的风险增加，且该相关性在无糖尿病史和吸烟史的患者中更为明显。此外，*H. pylori* 阳性伴多血管发病患者的PGR（3.46）要显著高于对照组和单血管发病组；以上结果提示 *H. pylori* 感染是CHD的一个独立危险因素，二者具有临床相关性。Shan J.等近期研究中发现，*H. pylori*-IgG、PG Ⅰ和G-17分别与颈动脉内膜中层厚度（CIMT）、脉搏波速和收缩期血压呈正相关，表明 *H. pylori* 感染、高水平的PG Ⅰ和G-17可以通过影响健康人群动脉粥样硬化参数和血压而促进动脉粥样硬化过程的发展，其中对CIMT的影响尤为明显。此外，还有报道称 *H. pylori*-SAg水平与脂质积累产物（lipid accumulation product，LAP）指数呈正相关，该指数是一种简便而准确的用于评估代谢综合征和预测心血管疾病的临床指标，这与先前关于慢性 *H. pylori* 感染可以干扰脂质稳定和脂肪细胞因子代谢的报道相一致。由此可见，利用胃功能指标来判断脂质代谢状态和代谢性疾病的发生发展是可行的。未来需要实施胃功能指标与血脂生化指标的联合检测对高脂血症及相关疾病的大样本量诊断试验来进行验证。

（二）胃功能指标及血糖生化指标联合检测与糖尿病

糖尿病是一组以高血糖为特征的代谢性疾病，高血糖则由胰岛素分泌缺陷或其生物作用受损，或两者兼有引起。糖尿病长期存在的高血糖，导致各种组织特别是眼、肾、心脏、血管、神经的慢性损害和功能障碍。空腹血糖大于或等于7.0mmol/L和（或）餐后2h血糖大于或等于11.1mmol/L即可确诊糖尿病。诊断糖尿病后需进行分型：1型糖尿病，发病年龄轻，大多＜30岁，起病突然，多饮、多尿、多食、消瘦症状明显，血糖水平高，不少患者以酮症酸中毒为首发症状，血清胰岛素和C肽水平低下，ICA、IAA或GAD抗体可呈阳性；2型糖尿病，常见于中老年人，肥胖者发病率高，起病隐匿，早期无任何症状或仅有轻度乏力、口渴，血糖增高不明显者需做糖耐量试验才能确诊，血清胰岛素水平早期正常或增高，晚期低下。虽然目前血糖是临床上诊断糖尿病的唯一标准，且通过其他辅助生化指标的检测可以对糖尿病的分型和病情轻重做出较为全面的诊断与评估，但如果将血糖生化指标与其他系统的生物标志物进行联合检测势必可以更好地弥补检测方法、人群及个体差异等因素的影响，提高对糖尿病的诊断率和分型准确率，同时可以更全面地了解糖尿病对胃功能的影响。

目前，胃功能指标与血糖生化指标的相关性已经得到了初步探索。从前面的介绍中我们可以了解到，血清PG水平与血糖、HbA1C及胰岛素浓度等指标呈显著相关。目前，两者联合检测诊断糖尿病尚无有关报道，但已有研究对胃功能指标反映糖尿病风险的作用进行了探讨。Yu T.Y.等利用Cox比例风险模型计算了 *H. pylori* 感染、血清PGR及胃黏膜萎缩对糖尿病发生风险的HR值，结果发现血清PGR在单因素分析中与糖尿病风险临界相关，而血清PGR和胃黏膜萎缩在所有多因素分析模型中均与糖尿病风险显著相关，且随胃黏膜萎缩严重程度的增加，血清PGR的降低，糖尿病的发生风险也变得更高。Senmaru T.等研究了2型糖尿病患者中PGR与尿蛋白排泄率（urinary albumin excretion，UAE）的关系，结果显示PGR在总体人群及无 *H. pylori* 感染者中与UAE的对数呈正相关，而多项回归分析表明PGR在总体人群及无 *H. pylori* 感染者中与UAE的对数具有独立相关性，提示血清PGR与糖尿病肾病相关。Alonso N.等报道称，1型糖尿病患者与对照组相比，PGⅠ浓度显著降低，而胃泌素水平显著升高。Sasaki H.等分析了非胰岛素-依赖型（2型）糖尿病与血浆胃泌素、PGⅠ和PGⅡ水平的相关性，发现糖尿病患者空腹和餐后血浆胃泌素的浓度显著高于无糖尿病的研究对象，而两组之间血浆PGⅠ和PGⅡ水平无明显差异。此外，前面章节所提到的与 H. pylori-SAg 水平呈正相关的LAP指数同时也是一个评估胰岛素抵抗的临床指标，这与先前关于慢性 H. pylori 感染可以诱导胰岛素抵抗并干扰血糖稳定的报道相一致。综上，将胃功能指标纳入反映糖尿病风险的生物标志物是可行的，未来需要实施胃功能指标与血糖生化指标的联合检测对糖尿病及其并发症的大样本量诊断实验以对此进行验证。

第三节　胃功能指标与基因多态标志物的相关性

一、基因多态标志物简介

多态性是指在一个生物群体中，同时和经常存在两种或多种不连续的变异型或基因型或等位基因，亦称遗传多态性或基因多态性。通常分为三大类：DNA片段长度多态性、DNA重复序列多态性、单核苷酸多态性。其中，单核苷酸多态性（SNP）主要是指在基因组水平上由单个核苷酸的变异所引起的DNA序列多态性。它是人类可遗传变异中最常见的一种，占所有已知多态性的80%以上。在遗传学分析中，SNP作为一类遗传标记因以下特点得以广泛应用：①密度高，SNP在人类基因组的平均密度约为1/1000bp，在整个基因组的分布达3×10^6个，遗传距离为2～3cm，密度比微卫星标记更高，可以在任何一个待研究基因的内部或附近提供一系列标记；②富有代表性，某些位于基因内部的SNP可以直接影响蛋白表达水平，因此它们可能代表疾病遗传机制中的某些作用因素，SNP自身的特性决定了它更适合于对复杂性状与疾病的遗传解剖及基于群体的基因识别等方面的研究；③遗传稳定性，与微卫星等重复序列多态性标记相比，SNP具有更高的遗传稳定性；④SNP标记在人群中只有两种等位型，这样检测时只需一个"＋/－"或"全/无"的方式，而无须像检测限制性片段长度多态性、微卫星那样对片段的长度做出测量，这使得基于SNP的检测分析方法易实现自动化。

SNP既可能在基因序列内，也可能在基因以外的非编码序列上，它可以通过多种机制直接或间接导致编码基因，或非编码RNA表达或功能的变化。近年来，越来越多的流行病学研究发现，由SNP导致的基因异常表达与多种人体疾病的发生关系密切，因此，SNP作为预测疾病发病风险和预后的分子标志物具有很大的潜力。然而，鉴于大多数人类疾病的发生发展是一个多因素参与的复杂过程，与其他传统的生物标志物一样，单一SNP的检测对疾病的诊断和评估往往具有较大的局限性，所以将SNP与其他生物标志物进行联合检测是更为科学可行的办法。

二、胃功能指标与编码基因多态的相关性

人体的编码基因是指能够编码蛋白质的基因序列。编码基因具有多态性，具有多态性的编码基因通常可以影响其编码蛋白的表达及功能。目前，关于胃功能指标与编码基

因多态标志物联合检测用于疾病诊断尚无任何报道。但已有研究表明，存在多种基因的 SNP 可以影响胃功能各项指标的血清水平。

（一）胃功能指标与 *PGC* 基因多态的相关性

总的来说，位于编码区内的 SNP（coding SNP，cSNP）是比较少的，因为在外显子内，其变异率仅及周围序列的 1/5，但它在遗传性疾病研究中具有重要意义，因此 cSNP 的研究也更受关注。编码基因中与胃功能指标关系最为密切的当属 *PGC* 基因，该基因位于人类染色体 6p21.3～21.1，包含 9 个外显子和 8 个内含子，主要编码 PG Ⅱ 蛋白。*PGC* 基因共有 12 个常见 SNP，其中多个 tagSNP 已被报道与胃癌及萎缩性胃炎等疾病有关。因 PGC 多态可以直接影响 PG Ⅱ 的表达水平，所以目前对其与胃功能指标关系的研究也最为成熟和深入。

早在 1995 年，Yamagata Z. 等利用 PCR 技术在 *PGC* 基因 7 号外显子和 8 号外显子之间的内含子中筛选出了 6 对多态等位基因，并探讨了 *PGC* 基因型与血清胃蛋白酶原的相关性。结果发现，携带 6 号等位基因纯合子的个体相比其他基因型的携带者具有更高的血清 PG Ⅱ 水平，且血清 PG Ⅱ 水平随着携带 6 号等位基因纯合子、杂合子和其他基因型的顺序而递减。本团队研究小组自 2013 年开始陆续对 *PGC* 基因多态进行了系统报道。我们首先发现了几个可能与胃癌易感性相关的 PGC tagSNP，包括 rs4711690、rs6458238 和 rs9471643。为了探讨它们潜在的生物学意义，我们对其与 PGC mRNA 水平的相关性进行了分析。在癌旁组织中，PGC mRNA 水平与 rs9471643 的基因型临界相关（$P = 0.073$）；在肿瘤组织中，携带 PGC rs6458238 GA 基因型的患者与野生型 GG 携带者相比，PGC mRNA 水平显著升高（$P = 0.025$）；而在 rs4711690 CC 基因型携带者的肿瘤组织中 mRNA 水平也有略微升高，尽管无统计学意义（$P = 0.997$）。我们后续还对 rs9471643 G＞C 和 rs6458238 G＞A 两个 SNP 的功能性突变等位基因或基因型在体内和体外对基因表达的影响进行了深入研究。首先我们分析了多态与 PGC mRNA 水平的相关性，单一 SNP 分析显示，携带 rs9471643 CG 基因型的胃癌组织与 GG 基因型携带者相比，PGC mRNA 水平显著升高，而在超显性模型中 CG 基因型也与 PGC mRNA 水平的升高显著相关。两个 SNP 的联合分析表明，携带 rs9471643-rs6458238 CG-GG 组合基因型的癌和癌旁组织与相反的 GG/CC-GG 组合基因型或其余组合型的携带者相比，PGC mRNA 水平均较高（癌组织：P 为 0.997 和 0.003；癌旁组织：P 为 0.021 和 0.005），而 GG/CC-GG 组合基因型相比于其他组合型，癌和癌旁组织中的 PGC mRNA 水平也均更低（$P = 0.016$ 和 $P = 0.027$）。接下来我们分析了多态与组织中 PGC 蛋白水平的相关性，单一 SNP 分析显示，携带 rs9471643 CG 基因型的胃体组织与 GG 基因型携带者相比，PGC 蛋白水平显著升高（$P = 0.007$），这种相关性也可见于该多态的完全超显性模型分析中（$P = 0.010$）。两个 SNP 的联合分析表明，携带 rs9471643-rs6458238 CG-GG 组合基因型的胃体组织与 GG/CC-GG 组合基因型或其余组合型的携带者相比，PGC 蛋白水平显著升高（$P = 0.015$ 和 $P = 0.016$）。最后我们分析了多态与血清中 PGC 蛋白水平的相关性，单一 SNP 分析显示，携带 rs6458238 AG 和 rs9471643 CG 基因型的对照组人群与野生型携带者相比具有更高的血清 PGC 蛋白水平（$P = 0.004$ 和 $P = 0.003$）。此外，对照组人群携带的 rs6458238 AG/AA 和 rs9471643 CG 分别在显性和超显性模型中与血清 PGC

蛋白水平的升高相关（$P=0.006$和$P=0.002$）。两个SNP的联合分析表明，所有携带包含rs9471643 CG或rs6458238 AG/AA的组合基因型的对照组人群与GG/CC-GG组合基因型的携带者相比，血清PGC蛋白水平均较高（所有$P<0.05$），而野生组合型GG/CC-GG相比于其他组合基因型，PGC蛋白水平也均更低（$P=0.002$）。另外，我们还报道了PGC的其他tagSNP对基因在mRNA及蛋白水平表达的影响。在通过免疫组化实验分析的组织PGC蛋白亚组中，携带rs6912200 CT、TT和CT/TT基因型的研究对象在胃体组织中具有较低的PGC蛋白水平（$P=0.014$、$P=0.032$、$P=0.042$）；同样，在通过ELISA法分析的血清PGC蛋白亚组中，rs6912200的突变基因型与对照组中PGC蛋白表达水平的降低相关（$P=0.026$）；而携带PGC rs6941539 CT和CT/TT基因型的胃癌患者，其PGC蛋白表达水平也有所降低（$P=0.007$、$P=0.014$）。

SNP作为生物标志物所独有的人群和个体特异性，恰恰是利用胃功能指标在不同地区划定不同临界值以筛查和诊断疾病时需着重考虑的。综上，PGC基因多态无论与血清还是组织中的PGⅡ蛋白水平关系都十分密切。因此，联合胃功能指标与PGC基因多态检测进行综合判断，能够对个体的发病风险、疾病进展及预后转归做出更为准确的评估，也有利于实现疾病的个体化诊断和治疗。

（二）胃功能指标与其他编码基因多态的相关性

除PGC外，还有很多其他编码基因的多态被报道与胃癌等疾病有关。这些基因虽然不像PGC可以直接影响血清或组织中的胃蛋白酶原表达，但也可通过多种途径间接影响胃黏膜状态及相关疾病的发生，进而使胃功能指标的水平发生变化。例如，胃黏膜上皮细胞是*H. pylori*毒力因子应答的信号转导通路的关键信使，Toll样受体4（Toll-like receptor 4，TLR4）和由TLR4编码的src同源2结构域蛋白酪氨酸磷酸酶-2可以分别与毒力脂多糖和细胞毒素相关的抗原因子产生交互作用。这种交互作用可以激活相应的核因子-κB和有丝分裂原激活的蛋白激酶信号通路，极大促进促炎因子如IL-1β、IL-8细胞因子和趋化因子的产生，或者诱导异常凋亡和增殖。由此可见，这些基因多态同样可以通过调控相应基因的表达而影响胃黏膜状态和胃功能指标的表达水平。

目前，胃功能指标与其他编码基因SNP的相关性已经得到了越来越多的关注。Sagar M.等研究了代谢酶CYP2C19的基因型与奥美拉唑长期治疗效果的关系。结果发现，在长期（＞1年）每天应用20mg奥美拉唑治疗的72例患胃溃疡伴有食管炎的胃食管反流病的患者中，代谢酶CYP2C19基因野生/突变型携带者的血清胃泌素水平是野生/野生型携带者的3倍左右，而唯一携带突变/突变型的长期治疗患者也具有相当高的胃泌素水平（88pm）。此外，携带野生/突变型的长期治疗患者与野生/野生型携带者相比，血清PGⅠ浓度显著降低。Furuta T.等分析了日本人群中IL-1β多态对胃酸分泌及萎缩性胃炎的影响。结果显示，携带IL-1β-511 T/T基因型的*H. pylori*感染患者的中位血清PGR显著低于C/T和C/C基因型携带者。携带T/T基因型的*H. pylori*感染患者的中位（四分位数）血清PGⅠ水平随年龄显著下降，而在C/C或C/T基因型携带者中无明显差异；携带C/T或T/T的*H. pylori*感染患者的中位血清PGR随年龄增长而显著下降，而在携带C/C的*H. pylori*感染患者中无明显差异。Hu S.等对IL-1β-511基因多态的研究表明，在*H. pylori*阳性的病例组中T/T基因型携带者与其他基因型相比，PGR显著降低。Ohyauchi M.等探讨了IL-8基因多态对*H. pylori*诱导的胃炎严重程度的影响，发现IL-8-251 A与T/T携带者的PGR具有随年龄下降的趋势，且在IL-8-251 A携带者中的水平更低。此外，在年龄小于49岁的患者中，IL-8-251 A携带者的PGR要显著低于T/T携带者。Tatemichi M.等报道了谷胱甘肽S-转移酶（glutathione S-transferase，GST）基因多态与血清*H. pylori*-IgG抗体滴度水平的相关性，结果提示GST-M3 rs7483（Val224lle）的AA基因型（高酶活性）在低*H. pylori*滴度组中出现的概率更低，且rs7483和rs1571858 AA基因型与包含G等位基因的基因型相比，PGⅠ水平显著升高。Yamada H.等研究了组胺H_2受体（HRH2）的-1018 G＞A（rs2067474）多态与胃黏膜萎缩进展的相关性，结果表明在-1018 GG纯合子的携带者中，*H. pylori*阳性患者的血清PGR显著低于阴性者，且随年龄增长而显著下降，而在A等位基因的携带者中无明显差异。Ferrer M.等分析了哥斯达黎加的高危人群中编码热休克蛋白（heat shock protein，HSP）的基因多态与胃癌发病风险的相关性，发现HSP70-Hom的C等位基因与PGⅠ浓度的降低显著相关。Pohjanen V.M.等探讨了TLR4多态＋896（rs4986790）和＋1196（rs4986791）在*H. pylori*相关的胃和十二指肠疾病的发病机制中与胃酸分泌和炎症有关的作用。结果显示，TLR4野生型携带者的血清G-17水平高于杂合子和突变纯合子。这种差异在*H. pylori*阴性亚组中也较为明显，相似的趋势还可见于*H. pylori*阳性患者。此外，TLR4的野生纯合子与杂合子及突变纯合子相比，血清PGⅠ和PGⅡ的水平也要更高。Ichikawa H.等报道了前列腺肝细胞抗原（prostate stem cell antigen，PSCA）的rs2294008 C＞T多态与胃黏膜萎缩的关系。结果发现，T等位基因携带者的平均PGR显著低于C/C基因型携带者。Ota M.等近期对受体相互作用的丝氨酸-苏氨酸激酶2（RIPK2）的SNP与胃黏膜炎症的相关性研究提示，在年龄小于60岁的患者中，rs16900617突变等位基因的携带者与野生纯合子相比，PGR水平显著降低。

综上，上述其他编码基因虽然没有直接参与胃蛋白酶原和胃泌素等蛋白的合成及表达调控，但它们的基因多态几乎对所有胃功能指标的血清水平都有或多或少的影响。我们有理由相信，联合胃功能指标与这些SNP的检测同样会对预测个体发病风险并提高诊断准确率有很大的帮助。未来需要对此进行深入研究。

三、胃功能指标与非编码RNA多态的相关性

非编码RNA（non-coding RNA）是指不编码蛋白质的RNA。其中，包括rRNA、tRNA、snRNA、snoRNA、microRNA、lncRNA和cirRNA等多种已知功能的RNA，还包括未知功能的RNA。这些RNA的共同特点是都能从基因组转录而来，但不翻译成蛋白质，在RNA水平上就能行使各自的生物学功能。人体非编码RNA的编码基因具有多态性。目前，关于胃功能指标与非编码基因多态标志物的相关性已见少量报道，但尚无对其联合检测用于疾病诊断的研究。

（一）胃功能指标与miRNA多态的相关性

微小RNA（miRNA）是一类由内源基因编码的长度约为22个核苷酸的非编码单链RNA分子，它们在动植物中参与转录后基因表达调控。miRNA存在多种形式，最原

始的是pri-miRNA，长度为300 ～ 1000个碱基；pri-miRNA经过一次加工后，成为pre-miRNA即miRNA前体，长度为70 ～ 90个碱基；pre-miRNA再经过Dicer酶切后，成为长20 ～ 24nt的成熟miRNA。由于miRNA存在的广泛性和多样性，提示miRNA可能具有非常广泛多样的生物学功能，其在细胞分化、生物发育及疾病发生发展过程中发挥着巨大作用。存在于miRNA及其前体中的基因多态已被报道与多种人类疾病尤其是胃癌等恶性肿瘤的易感性有关。本团队研究小组曾对以PGC基因为靶标的三个miRNA的SNP进行了深入研究，包括let-7e rs8111742、miRNA-365b rs121224和miRNA-4795 rs1002765，发现它们可以影响胃癌和萎缩性胃炎的发病风险。鉴于miRNA多态与胃黏膜病变的相关性，不难推测它们可能影响血清胃功能指标的水平，也意味着miRNA的基因多态可以作为同胃功能指标进行联合检测以筛查和诊断疾病的生物标志物。然而，目前该领域研究十分匮乏，只有一篇文章报道过miRNA SNP与胃功能指标的关系。Otsuka T.等在今年的一项研究中分析了位于具有肿瘤抑制和促炎作用的miRNA-200a-200b-429中的rs7521584多态与胃黏膜萎缩进展的相关性，结果显示在rs7521584的纯合子中，血清PGR随年龄显著下降，而在GG ＋ GT基因型的携带者中无明显趋势。综上，未来需要挖掘更多与血清胃功能指标水平相关的miRNA多态，并验证胃功能指标与这些多态标志物的联合检测对胃癌及其癌前疾病的诊断效果。

（二）胃功能指标与lncRNA多态的相关性

长链非编码RNA（lncRNA）是长度大于200个核苷酸的非编码RNA，它们在剂量补偿效应、表观遗传调控、细胞周期调控和细胞分化调控等众多生命活动中发挥重要作用，是近年来的遗传学研究热点。lncRNA主要分为5类，包括反义lncRNA、内含子lncRNA、基因间lncRNA、启动子相关lncRNA和非翻译区lncRNA。作为人类基因组中最常见的遗传变异，SNP也广泛存在于lncRNA的基因片段中，由其所导致的lncRNA表达或功能的异常与包括恶性肿瘤在内的多种人类疾病的发生密切相关。在本团队的前期研究工作中曾对lncRNA基因多态与恶性肿瘤发病风险的相关性进行了系统综述，发现多种lncRNA的SNP可以提高或降低消化道肿瘤尤其是胃癌的易感性。另有研究表明，位于人类染色体肿瘤热点区域6p21.1的lncRNA多态与萎缩性胃炎的发病风险相关。因此，lncRNA的基因多态也具有成为胃黏膜相关疾病预警标志物的潜力，但对其是否能够影响血清胃功能指标的水平并协同胃功能指标对疾病进行联合筛查和诊断方面的了解仍十分匮乏。目前，只有本团队研究小组对该领域进行了初步探索。我们利用生物信息学手段筛选出了与PGC基因邻近的三个lncRNA基因中的功能性多态，并分析了它们与PGC多态的交互作用对胃癌及萎缩性胃炎的影响。结果发现，在与萎缩性胃炎相关的SNP组合中，当lnc-C6orf132-1 rs7749023和rs7747696位点携带AA基因型时，PGC rs6912200 CT ＋ TT基因型相比CC基因型可以显著降低总体及对照组人群的血清PG Ⅱ浓度（总体rs6912200-rs7749023：$P = 0.027$；对照组rs6912200-rs7749023：$P = 0.013$；总体rs6912200-rs7747696：$P = 0.021$；对照组rs6912200-rs7747696：$P = 0.014$），提示PGC基因与其邻近lncRNA的SNP交互作用可以影响血清PGC蛋白的表达水平。然而，未来需要对lncRNA基因多态与胃功能指标的相关性进行深入研究，并验证胃功能指标与这些多态标志物的联合检测在诊断胃癌及其癌前疾病方面的可行性。

　　综上，本章详细介绍了胃功能指标与肿瘤标志物、血脂、血糖等代谢指标及遗传多态标志物的相关性，系统综述了胃功能指标与其他生物标志物联合检测用于相关疾病诊治的研究现状与进展。目前，胃功能指标与其他生物标志物的相关性研究已越来越引起学者关注，其联合检测用于相关疾病的应用研究尚显匮乏。随着基础与应用研究的不断深入，我们有理由相信，胃功能指标与其他生物标志物联合检测具有十分广阔的临床应用前景。

（吕　执　袁　媛）

参 考 文 献

董晓微，崔学强，张俊华，等，2018. 血清肿瘤标志物CA19-9、CA72-4、CEA、PGI联合检测对胃癌的诊断及预后价值分析. 国际检验医学杂志，39（17）：2185-2188.

杜娟，杨磊，席妍，等，2015. 血清胃蛋白酶原及肿瘤标志物联合检测在老年胃癌诊断中的意义. 中国医药导报，12（32）：97-99.

李文娟，张霁雯，罗酩，等，2018. C-13和胃蛋白酶原及肿瘤标志物联合检测在胃癌早期诊断中的作用研究. 中国肿瘤临床与康复，25（9）：1069-1072.

汤胜君，胡敏，陈昆友，等，2017. 胃蛋白酶原联合肿瘤标志物检测对健康人群胃癌发生的预测价值. 中国卫生检验杂志，27（15）：2217-2219.

陶萍，钮伟国，陆峰泉，2017. 联合检测血清胃蛋白酶原、胃泌素17和糖类抗原72-4在胃癌中的诊断价值. 国际检验医学杂志，38（16）：2316-2318.

王胜，单绿虎，束新华，等，2016. 血清胃蛋白酶原及CA199、CA242、CEA联合检测在胃癌早期诊断中的价值. 中华全科医学，14（4）：646-648.

许伟龙，南永刚，李林，等，2017. 胃蛋白酶原联合多种肿瘤标志物检测在胃癌早期诊断中的价值. 现代肿瘤医学，25（16）：2622-2625.

张金锋，2014. 血清胃蛋白酶原、CEA、CA19-9及CA72-4检测对胃癌的诊断价值探讨. 检验医学，29（8）：831-834.

张金锋，2014. 血清胃蛋白酶原及肿瘤标志物对胃癌的诊断价值. 中国卫生检验杂志，24（15）：2229-2231.

张曙云，陈渠通，葛晴川，等，2016. 幽门螺杆菌感染程度与胃蛋白酶原和胃癌相关肿瘤标志物的关系. 国际检验医学杂志，37（23）：3298-3302.

Aggarwal C，Meropol NJ，Punt CJ，et al，2013. Relationship among circulating tumor cells，CEA and overall survival in patients with metastatic colorectal cancer. Ann Oncol，24（2）：420-428.

Ahmed Farag AF，Elbarmelgi MY，Azim HA，et al，2016. TNMF versus TNM in staging of colorectal cancer. Int J Surg，27：147-150.

Akamizu T，Takaya K，Irako T，et al，2004. Pharmacokinetics，safety，and endocrine and appetite effects of ghrelin administration in young healthy subjects. Eur J Endocrinol，150（4）：447-455.

Alonso N，Granada ML，Salinas I，et al，2005. Serum pepsinogen I：an early marker of pernicious anemia in patients with type 1 diabetes. J Clin Endocrinol Metab，90（9）：5254-5258.

Amadori D，Ravaioli A，Biserni R，et al，1987. CEA Levels in gastric juice in precancerous conditions and cancer. Int J Biol Markers，2（2）：101-104.

Andrade I，Santos L，Ramos F，2016. Cholesterol absorption and synthesis markers in portuguese hypercholesterolemic adults：a cross-sectional study. Eur J Intern Med，28：85-90.

Arvat E，Maccario M，DiVito L，et al，2001. Endocrine activities of ghrelin，a natural growth hormone secretagogue（Ghs），in humans: comparison and interactions with hexarelin, a nonnatural peptidyl GHS, and GH-releasing hormone. J Clin Endocrinol Metab, 86（3）: 1169-1174.

Bahadoran Z, Mirmiran P, Zarif-Yeaganeh M, et al, 2015. *Helicobacter pylori* stool antigen levels and serological biomarkers of gastric inflammation are associated with cardio-metabolic risk factors in type 2 diabetic patients. Endocrinol Metab（Seoul）, 30（3）: 280-287.

Bocheva Y, Bochev P, Ivanov S, 2015. Ca-125 in diagnosis and monitoring of patients with ovarian cancer. Akush Ginekol（Sofiia）, 54（1）: 11-17.

Boltin D, Niv Y, 2012. Ghrelin, *Helicobacter pylori* and body mass: is there an association? Isr Med Assoc J, 14（2）: 130-132.

Broglio F, Arvat E, Benso A, et al, 2001. Ghrelin, a natural GH secretagogue produced by the stomach, induces hyperglycemia and reduces insulin secretion in humans. J Clin Endocrinol Metab, 86（10）: 5083-5086.

Brosnan CA, Voinnet O, 2009. The long and the short of noncoding RNAs. Curr Opin Cell Biol, 21（3）: 416-425.

Buysschaert M, Medina JL, Buysschaert B, et al, 2016. Definitions（and Current Controversies）of diabetes and prediabetes. Curr Diabetes Rev, 12（1）: 8-13.

Campana D, Nori F, Pagotto U, et al, 2007. Plasma acylated ghrelin levels are higher in patients with chronic atrophic gastritis. Clin Endocrinol（Oxf）, 67（5）: 761-766.

Chen Y, Gao SG, Chen JM, et al, 2015. Serum CA242, CA199, CA125, CEA, and TSGF are biomarkers for the efficacy and prognosis of cryoablation in pancreatic cancer patients. Cell Biochem Biophys, 71（3）: 1287-1291.

Chiang JK, Koo M, 2012. Lipid accumulation product: a simple and accurate index for predicting metabolic syndrome in Taiwanese people aged 50 and Over. BMC Cardiovasc Disord, 12: 78.

Christensen IJ, Brunner N, Dowell B, et al, 2015. Plasma timp-1 and CEA as markers for detection of primary colorectal cancer: a prospective validation study including symptomatic and non-symptomatic individuals. Anticancer Res, 35（9）: 4935-4941.

Dale A, Thomas JE, Darboe MK, et al, 1998. *Helicobacter pylori* infection, gastric acid secretion, and infant growth. J Pediatr Gastroenterol Nutr, 26（4）: 393-397.

Egido EM, Rodriguez-Gallardo J, Silvestre RA, et al, 2002. Inhibitory effect of ghrelin on insulin and pancreatic somatostatin secretion. Eur J Endocrinol, 146（2）: 241-244.

Fernandes LL, Martins LC, Nagashima CA, et al, 2007. CA72-4 antigen levels in serum and peritoneal washing in gastric cancer: correlation with morphological aspects of neoplasia. Arq Gastroenterol, 44（3）: 235-239.

Ferrer-Ferrer M, Malespin-Bendana W, Ramirez V, et al, 2013. Polymorphisms in genes coding for HSP-70 are associated with gastric cancer and duodenal ulcer in a population at high risk of gastric cancer in Costa Rica. Arch Med Res, 44（6）: 467-474.

Furuta T, El-Omar EM, Xiao F, et al, 2002. Interleukin 1beta polymorphisms increase risk of hypochlorhydria and atrophic gastritis and reduce risk of duodenal ulcer recurrence in Japan. Gastroenterology, 123（1）: 92-105.

Gong Y, Wang W, Li Y, et al, 2015. Serum indicators reflecting gastric function may also correlate with other extragastric diseases. Gastroenterol Res Pract, 2015: 867495.

Gong Y, Wei W, Jingwei L, et al, 2015. *Helicobacter pylori* infection status correlates with serum parameter levels responding to multi-organ functions. Dig Dis Sci, 60（6）: 1748-1754.

Goonetilleke KS, Siriwardena AK, 2007. Systematic review of carbohydrate antigen（CA 19-9）as a biochemical marker in the diagnosis of pancreatic cancer. Eur J Surg Oncol, 33（3）: 266-270.

Grupo de trabajo de Dislipemia Aterogenica de la Sociedad Espanola de Arteriosclerosis y Grupo Europeo de Expertos, 2017. Practical recommendations for the management of cardiovascular risk associated with atherogenic dyslipidemia, with special attention to residual risk. Spanish adaptation of a European consensus of experts. Clin Investig Arterioscler, 29（4）: 168-177.

Osawa H, Kawakami M, Fujii M, et al, 2001. *Helicobacter pylori* infection and coronary heart disease in Japanese patients. Cardiology, 95（1）: 14-19.

Ota M, Tahara T, Otsuka T, et al, 2018. Association between receptor interacting serine/threonine kinase 2 polymorphisms and gastric cancer susceptibility. Oncol Lett, 15（3）: 3772-3778.

Otsuka T, Tahara T, Nakamura M, et al, 2018. Polymorphism rs7521584 in mir429 is associated with the severity of atrophic gastritis in patients with *Helicobacter pylori* infection. Mol Med Rep, 18（2）: 2381-2386.

Ozcay F, Demir H, Ozen H, et al, 2002. Normal growth in young children with *Helicobacter pylori* infection. J Pediatr Gastroenterol Nutr, 35（1）: 102.

Patel AD, Stanley SA, Murphy KG, et al, 2006. Ghrelin stimulates insulin-induced glucose uptake in adipocytes. Regul Pept, 134（1）: 17-22.

Peng Y, Wang Y, Hao X, et al, 2017. Utility of multiple increased lung cancer tumor markers in treatment of patients with advanced lung adenocarcinoma. Zhongguo Fei Ai Za Zhi, 20（10）: 690-694.

Pohjanen VM, Koivurova OP, Huhta H, et al, 2015. Toll-like receptor 4 wild type homozygozity of polymorphisms＋896 and＋1196 is associated with high gastrin serum levels and peptic ulcer risk. PLoS One, 10（7）: e0131553.

Ramharack R, Barkalow D, Spahr MA, 1998. Dominant negative effect of Tgf-β_1 and TNF-α on basal and Ⅱ-6-induced lipoprotein（a）and apolipoprotein（a）MRNA expression in primary monkey hepatocyte cultures. Arterioscler Thromb Vasc Biol, 18（6）: 984-990.

Russo F, Jirillo E, Clemente C, et al, 2001. Circulating cytokines and gastrin levels in asymptomatic subjects infected by *Helicobacter pylori*（*H. pylori*）. Immunopharmacol Immunotoxicol, 23（1）: 13-24.

Sagar M, Bertilsson L, Stridsberg M, et al, 2000. Omeprazole and CYP2c19 polymorphism: effects of long-term treatment on gastrin, pepsinogen Ⅰ, and chromogranin A in patients with acid related disorders. Aliment Pharmacol Ther, 14（11）: 1495-1502.

Samloff IM, Liebman WM, 1973. Cellular localization of the group Ⅱ pepsinogens in human stomach and duodenum by immunofluorescence. Gastroenterology, 65（1）: 36-42.

Sasaki H, Nagulesparan M, Dubois A, et al, 1983. Hypergastrinemia in obese noninsulin-dependent diabetes: a possible reflection of high prevalence of vagal dysfunction. J Clin Endocrinol Metab, 56（4）: 744-750.

Thompson NM, Gill DA, Davies R, et al, 2004. Ghrelin and des-octanoyl ghrelin promote adipogenesis directly in vivo by a mechanism independent of the type 1a growth hormone secretagogue receptor. Endocrinology, 145（1）: 234-242.

Topalak O, Saygili U, Soyturk M, et al, 2002. Serum, pleural effusion, and ascites CA-125 levels in ovarian cancer and nonovarian benign and malignant diseases: a comparative study. Gynecol Oncol, 85（1）: 108-113.

Torisu T, Takata Y, Ansai T, et al, 2009. Possible association of atrophic gastritis and arterial stiffness in healthy middle-aged Japanese. J Atheroscler Thromb, 16（5）: 691-697.

Tschop M, Smiley DL, Heiman ML, 2000. Ghrelin induces adiposity in rodents. Nature, 407（6806）: 908-913.

Ucar E，Semerci E，Ustun H，et al，2008．Prognostic value of preoperative CEA，CA 19-9，CA 72-4，and AFP levels in gastric Cancer．Adv Ther，25（10）：1075-1084．

Waldum HL，Burhol PG，1980．The effect of insulin-induced hypoglycaemia on serum group I pepsinogens，serum gastrin，and plasma secretin and on gastric H^+ and pepsin outputs．Scand J Gastroenterol，15（3）：259-266．

Wu YF，Xu Q，He CY，et al，2017．Association of polymorphisms in three pri-miRNAS that target pepsinogen C with the risk and prognosis of gastric cancer．Sci Rep，7：39528．

Xu Q，Liu JW，Yuan Y，2015．Comprehensive assessment of the association between MiRNA polymorphisms and gastric Cancer risk．Mutat Res Rev Mutat Res，763：148-160．

Xu Q，Wu YF，Li Y，et al，2016．SNP-SNP interactions of three new pri-MiRNAs with the target gene PGC and multidimensional analysis of *H. pylori* in the gastric cancer/atrophic gastritis risk in a Chinese population．Oncotarget，7（17）：23700-23714．

Yamada H，Tahara T，Shiroeda H，et al，2012．Effects of-1018G＞a polymorphism of HRH2（rs2607474）on the severity of gastric mucosal atrophy．J Gastrointestin Liver Dis，21（2）：139-143．

Yamagata Z，Iijima S，Asaka A，et al，1995．Effects of pepsinogen C gene polymorphisms on serum pepsinogen I and serum pepsinogen II levels．Nihon Eiseigaku Zasshi，49（6）：998-1003．

Yamagata Z，Zhang Y，Shinozaki S，et al，1997．Influence of pepsinogen gene polymorphisms on serum pepsinogen．Ann Hum Genet，61（Pt2）：93-97．

Yu TY，Wei JN，Kuo CH，et al，2017．The Impact of gastric atrophy on the incidence of diabetes．Sci Rep，7：39777．

第十九章

胃功能血清学检测的临床应用

胃功能血清学检测在我国应用于临床已有数年，应用范围涉及疾病诊断、诊断后随访和用药后疗效评价等多方面。临床医师对于胃功能血清学检测指标的临床应用范围和结果解读均有各自的心得。本章主要介绍胃功能血清学检测在临床的应用。应当指出，胃功能血清学检测的临床应用范围远不止于此，更多发现还有待于在实践中继续探讨和摸索。

第一节　胃功能血清学检测在胃疾病监控随访中的应用

胃功能血清学检测可以反映胃黏膜正常与否及胃黏膜受损程度和受损部位、*H. pylori*治疗效果和预后，可为萎缩性胃炎、消化性溃疡、*H. pylori*感染、早期胃癌、胃癌高危人群的监控随访提供客观依据。

在临床上，对于胃疾病的监控，可以采用多种检测手段，包括胃镜、X线、超声、CT、磁共振和血清学检测。胃功能血清学检测与其他检查相比具有相对廉价、简便、客观和受检者依从性好的优势。

一、可用于胃疾病监控及随访的检测方法

可用于胃疾病监控及随访的主要方法有X线、超声、CT、MRI、胃镜和血清学检查。

（一）X线检查

X线检查主要依靠造影检查，包括胃肠道钡餐检查、胃气钡双重对比造影。多相胃和结肠造影检查仍是胃肠道疾病理想的初选检查方法。血管造影主要用于胃肠道出血和血管性病变的诊断，可以立即确定出血的部位，并进行血管栓塞治疗或为手术治疗提供可靠的资料。临床可见胃窦部胃壁明显增厚，呈不规则增强，表面可见溃疡。这种检查方法只能对病变做定位诊断，对于慢性浅表性胃炎、十二指肠炎及慢性结肠炎等轻微病变，漏诊率较高。

（二）超声检查

在胃肠道由于受到气体的影响，超声检查应用不广，但可作为内镜和消化道X线造影的补充。超声检查亦有其优点，能显示胃肠管腔内充盈和排空等变化，显示管壁的蠕

动、厚度和层次结构；对肿瘤及其他胃肠管壁增厚性疾病有良好的显示能力，提示病变的部位和范围，能够显示恶性肿瘤的转移情况。超声内镜（EUS）能判别胃肠壁各层组织结构，因此，对胃、直肠癌肿侵入胃肠壁的深度和邻近脏器直接浸润的判断要优于其他影像学方法，另外，还可在EUS引导下做细针抽吸活检和介入治疗。经腹超声不能对全胃进行满意观察，对胃贲门部、胃窦部胃壁显示较满意，而胃底、胃体部胃壁的显示不理想，因此临床实用价值受限。现该检查已被内镜超声检查所取代。

（三）CT与MRI检查

CT与MRI检查在此部位的应用主要用于明确肿瘤向腔外侵犯情况、管壁增厚程度、有无邻近器官的侵犯、淋巴结的转移及腹膜转移等。CT与MRI检查的优点是可以测量胃肠道壁的厚度，判断淋巴结是否增大，了解病变与周围脏器的关系，以及胃周脂肪层是否清晰，血管是否受侵犯等。CT与MRI检查的主要作用是对胃肠道恶性肿瘤进行分期和制定治疗计划，并对治疗效果进行评估，以及发现复发病变，有时可帮助鉴别诊断。MRI检查对于评价直肠癌术后复发和对病变组织定性等方面很有价值。MRI随着快速扫描和消除伪影序列的开发、呼吸和心脏门控技术的应用及胃肠道腔内造影剂的研制，再加上MRI自身固有的多方位成像及较高的组织对比分辨能力，有助于淋巴结、后腹膜及远处脏器转移灶的发现和鉴别。对胃肠道炎性病变的诊断亦有一定作用。

（四）胃镜检查

胃镜检查是人群筛查的最终确诊方法。胃镜设备更新换代使这项检查技术的敏感性、特异性、准确性及安全性大为提高，使胃黏膜显像清晰、图像真实、色泽自然，肉眼可发现小至直径0.5cm的病灶，直视下进行组织活检可做出最终病理诊断。系统程序筛查的最后精查方法均以胃镜结合活检病理诊断为根据。这种检查方法可以让医师用肉眼直接观察到胃肠道内部情况，能够发现如溃疡、肿瘤等比较严重的病变，也能看清楚黏膜的充血、水肿等细微变化，同时还能确定有无 *H. pylori* 感染等。其缺点是受检者的依从性较差。

（五）血清学检查

血清学检查方法对于胃疾病的监控具有其自身优势。因抽血简便易行，价格相对低廉，因此受检者往往依从性较好。同时，只要严格遵守质控标准，血清学检测的结果往往客观真实，而其他仪器检查的结果均受检查医师经验度的影响，一般较难做到客观地评判病情。其对于监控胃的溃疡性疾病、萎缩性疾病等胃癌前疾病乃至胃癌，均有一定的提示作用。同时，对于各种疾病的用药监测和指导治疗，及对 *H. pylori* 的杀菌疗效均有较好的提示作用。

二、胃功能血清学检测在胃疾病监控中的临床应用

胃功能血清学检测可以反映胃黏膜正常与否及胃黏膜受损程度和受损部位。在临床上的应用范围主要有两大方面：其一是用于胃疾病初筛及高危人群动态随访，包括萎缩性胃炎、早期胃癌等；其二是用于胃疾病治疗的疗效动态监控，包括 *H. pylori* 根除治疗

效果的评价、消化性溃疡复发的判定及胃癌切除术后复发的判定等。

（一）胃癌前疾病动态随访

萎缩性胃炎也称为慢性萎缩性胃炎（CAG），是以胃黏膜上皮和腺体萎缩，数目减少，胃黏膜变薄，黏膜基层增厚或伴有幽门腺化生和肠腺化生，或有不典型增生为特征的慢性消化系统疾病。其常表现为上腹部隐痛、胀满、嗳气、食欲缺乏或消瘦、贫血等，无特异性，是一种多致病因素导致的胃癌前疾病。以胃窦为主的CAG患者患胃癌的危险性较正常人高18倍，若胃窦和胃体均存在黏膜萎缩，则其危险性高达正常人的90倍。以往萎缩性胃疾病是基于内镜活检标本进行组织学诊断，但其受很多因素的限制。以血液检查为基础的非侵入性方法来诊断和评估萎缩性胃疾病既方便迅速，价格又低廉，是理想的检测方法，尤其是血清PG浓度与胃黏膜损伤及其与CAG有关的观点已被广泛认同。在一项针对瑞典北方人群的研究中，PGⅠ等血清学标志物检测为CAG的诊断提供了一个准确的非侵入性方法。另有研究，在北美及西班牙人群中，PG用于癌前病变中-重度胃体萎缩的检测是既可行又实际的方法。在韩国及伊朗人群中，同样也用作CAG的筛查随访指标。由此可见，血清学检测PG是萎缩性胃炎疾病的随访指标，其对于疾病的动态监测和管理具有一定作用。

目前，*H. pylori* 已被列为人类胃癌的第一类致癌物。同时，*H. pylori* 感染增加胃癌的发病风险。在CAG患者中 *H. pylori* 检出率增高，为60%～90%；多项长期临床随访结果表明，*H. pylori* 相关性胃炎有近1/3患者发展为CAG，为 *H. pylori* 阴性胃炎的9～10倍。Kuipers等经过多年观察发现，*H. pylori* 相关胃炎中有28%发展为CAG和肠化England。*H. pylori* 感染的动物和志愿者在感染后期均有炎细胞浸润及胃黏膜萎缩现象。根除 *H. pylori* 后胃黏膜萎缩治愈。长期随访资料显示，*H. pylori* 感染相关的CagA血清抗体的存在与萎缩和肠化的程度呈正相关。Correa提出的肠型胃癌发生的多步骤假说，即从慢性非萎缩性胃炎-CAG-肠化生-异型增生-肠型胃癌的病变过程已普遍接受，*H. pylori* 也是通过这一过程导致胃癌的发生。*H. pylori* 感染与PG水平的变化有关。在 *H. pylori* 感染早期，*H. pylori* 分泌一种多肽直接刺激主细胞，主要是PGⅠ的合成和分泌。但随着炎症的加重，胃黏膜萎缩出现，胃体腺分泌PGⅠ的主细胞被肠化细胞取代，逐渐失去分泌PGⅠ的能力。而PGⅡ主要由成熟腺细胞产生，且分布范围广，与细胞分化关系不大，所以PGⅡ水平变化不明显。*H. pylori* 有促发和加重CAG的作用，从而使PGⅠ和PGⅠ/PGⅡ值（PGR）降低。目前多数研究认为，*H. pylori* 引起胃黏膜的炎症以胃窦为主。*H. pylori* 在胃窦部的感染能引起血清胃泌素分泌增多。

CAG的及时诊断、积极治疗和定期随访对防治胃癌具有重要意义。目前，对于胃癌高危人群-癌前病变患者进行定期复查和病理形态学检查很难做到，且单靠病理形态学检查癌前病变可能存在一定难度，其具有创伤大、费用高等局限性。临床上缺乏诊断CAG的方便、快捷、有效方法。因此，寻找CAG新的诊断方法成为一个新的课题。在黏膜发生萎缩时，胃黏膜分泌的一些特殊分子在血清中的浓度会发生一些变化，可作为血清学诊断标志物并带来了新的突破。胃功能血清学检测能反映胃黏膜的萎缩情况，用血清学标志物进行诊断筛查CAG、疗效评估、随访和预后检测可以减轻患者的痛苦与不适，适合临床上应用评估胃黏膜病变癌变治疗效果的监测手段。随着研究的深入和胃功能血清学检测的不断完善，更加科学合理的检测方法将在CAG诊断筛查方面得到广泛应用。

目前，血清胃功能检测在早期胃癌预警领域的应用越来越普遍。临床胃癌早期筛查策略多采用门诊机会性筛查。事实上，我国目前临床早期胃癌的检出率平均低于10%，而日本早期胃癌检出率高达80%以上，韩国为46%～67%。早期胃癌术后5年生存率高于95%，而进展期为20%～30%。因此，加强高危人群的筛查和预警，提高胃癌早期发现率，降低其发病率与死亡率是胃癌早期筛查的意义所在。早期胃癌筛查预警主要依靠内镜和病理活检等手段，然而"昂贵、痛苦、对设备与技术要求高"等缺点使内镜检查难以作为胃癌筛查和预警的手段。近年来，血清学检测法，即通过PG、G-17、*H. pylori*抗体等血清学指标对早期胃癌进行筛查预警，已被逐步应用于临床。PG Ⅰ和PGR水平下降提示胃癌高风险，可作为早期胃癌的预警信号。本研究团队前期研究指出，PGR＜3.0和在3.0～7.0较比值＞7.0者患胃癌风险提高了3.13倍和2.15倍。本研究团队的一份胃癌筛查研究结果显示，若以PG Ⅰ≤50ng/ml和PGR≤3.0为胃癌筛查临界值可获得43.6%的敏感度和82.8%的特异度，而若以PG Ⅰ≤70ng/ml和PGR≤3.0为临界值，其敏感度和特异度分别为53.1%和77.1%。日本学者研究显示，以PG Ⅰ＜50ng/ml和PGR＜3.0为诊断标准判断胃癌的敏感度和特异度分别为66.7%及81.5%。邓晓晶等对278份血清进行检测发现，G-17在胃癌的复杂发展过程中呈阶梯式升高，尤其在胃癌阶段升高明显，可能与胃泌素对胃黏膜的营养作用和胃泌素与受体结合启动细胞内多种信号转导途径有关。陈卿奇等研究发现，进展期胃癌组血清G-17水平明显高于早期胃癌组，并且血清G-17水平随着胃癌TNM分期的升高而逐步上升，可能是由于癌细胞浸润破坏B淋巴细胞致胃酸分泌减少，反馈性引起G-17分泌增多。上述结果提示，G-17水平能够反映胃黏膜功能状态变化，为胃癌分期提供重要依据，对早期胃癌筛查具有一定意义。

（二）胃疾病治疗的疗效动态监控

1. *H. pylori*根除治疗效果的评价　详见第十四章第二节。

2. 消化性溃疡复发的判定　预防复发始终是消化性溃疡非手术治疗中难以解决的问题，血清PG水平变化与消化性溃疡的复发密切相关。Battaglia等证明在抗胃酸分泌维持治疗1年后，总血清PG高的人更易出现十二指肠溃疡的复发。而Sumii等也证明在不接受抑酸剂维持治疗时，PG Ⅰ水平越低，十二指肠溃疡的复发率越低，而当PG Ⅰ水平小于66ng/ml时，不管是否接受抑酸剂维持治疗，复发率均低至20%。日本学者Nakanome等发现十二指肠溃疡治疗期间伴有高血清PG Ⅰ水平的患者更容易复发。Matsushlma等研究发现，接受组胺H_2受体拮抗剂治疗的患者中，复发组PG Ⅰ、PG Ⅱ和PGR均高于未复发组。因此，血清PG是消化性溃疡复发的一个有效的判断指标，尤其是在维持治疗效果的评价方面。

3. 胃癌切除术后复发的判定　研究显示胃癌患者全胃切除后血清PG会降低到最低水平或检测不到，随访胃癌切除术后患者血清PG水平可为胃癌复发提供重要线索。Kodama M.等在胃癌切除术后复发患者中检测到血清PG Ⅰ，平均含量为4.17ng/ml，且与年龄和性别无关，只与胃癌复发有关。Kodama M.等研究显示Ⅳ型胃癌或低分化胃癌的 PG I 阳性率更高。文治等用 RIA 法检测胃癌术前和术后随访患者的血清 PG 含量变化后发现，胃癌切除术后患者的血清 PG 水平明显低于术前。胃癌复发者 PG I、PG II 升高，未复发者无明显改变。肖志坚等报道，与正常对照组相比，胃癌患者手术前血清 PG I 水平较低，术后血清 PG I、PG II 含量均显著下降，全胃切除术后胃癌复发患者血清 PG I、PG II 水平明显高于未复发的患者。因此，随访检测血清 PG 含量是判断胃癌术后有无复发的可靠依据。

综上，利用胃功能血清学检测可以对不同胃疾病的初筛及动态随访提供有效依据；同时，对于 *H. pylori* 根除治疗效果的判定，对于消化性溃疡复发的判定，以及对于胃癌切除术后复发的判定，胃功能血清学检测是较为简便易行、价格低且受检者依从性好的方法。

（张光哲　吕　执　徐　倩）

第二节　胃功能血清学检测在临床用药选择及疗效评估中的应用

随着医学分子诊断技术的发展、临床检测设备的革新，以及检测方法和标准的不断完善，胃功能血清学检测已处于从基础研究到临床转化的重要节点。"大数据时代"的来临为整合基础研究数据、拓展临床应用价值提供了高效、便捷、可靠的技术支持，同时也为胃功能血清学检测的发展带来了机遇和挑战。目前，基于大量临床研究数据，胃功能血清学检测已在胃相关性疾病的筛查领域广泛应用，不同胃功能血清学检测指标的变化可能具有特殊的临床意义。然而，通过检索国内外文献，我们发现将胃功能血清学检测与临床用药或疗效评估相结合的文献报道较少，在此方面还需要进一步开展大规模临床研究以提供可靠的数据支持。本章节主要依据现有研究数据，总结胃功能血清学检测对胃相关疾病的临床用药选择及疗效评估的影响，希望能够对广大读者具有借鉴和参考价值。

一、胃功能血清学检测对胃相关疾病临床用药选择的影响

（一）胃功能血清学检测对胃炎临床用药选择的影响

目前，在临床上胃炎的常见治疗药物主要包括促动力药（甲氧氯普胺、多潘立酮、西沙必利）、胃黏膜保护剂（铋剂、硫糖铝）、抑酸剂（抗酸剂——氢氧化铝、碳酸氢钠；组胺 H_2 受体拮抗剂——西咪替丁、雷尼替丁、法莫替丁；质子泵抑制剂——奥美拉唑、兰索拉唑、泮托拉唑、雷贝拉唑、埃索美拉唑）、抗胆汁酸药（考来烯胺、熊去氧胆酸胶囊），以及清除 *H. pylori* 的药物方案等，其中抑酸药的应用可能对胃功能血清学检测具有一定影响。日本 Miki 教授为了明确血清 PG 筛查用于胃癌监测的可行性，开展一项纳入 10 万余例患者的大样本研究。在这项研究中发现抗酸药可能直接中和胃酸，进而阻止 PG 的激活，增高了血清 PG 含量，因而可使 PG I、PG II 水平升

高到治疗前的2～3倍，但如果停药1～2个月后PGⅠ、PGⅡ值一般可恢复至治疗前水平。该研究提示在患者进行胃功能血清学检测期间应避免抗酸药的应用，否则容易出现假阳性或假阴性的结果。此外，血清抗*H. pylori*-IgG的检测结果可能对是否采取清除*H. pylori*的药物方案具有一定影响。意大利Lahner教授在最新发表的一篇综述中提到，在一组涉及萎缩性胃炎患者的前瞻性队列中，经胃组织活检和经血清学抗*H. pylori*-IgG评估的*H. pylori*阳性患者的诊断率分别为22.6%和52.7%。这提示血清学抗*H. pylori*-IgG检测诊断*H. pylori*的阳性率明显高于组织活检，可使一部分胃炎患者提前接受抗*H. pylori*治疗，但同时可能存在过度治疗的问题，还需要开展大规模临床研究以进一步精准分析。截至目前，还没有胃功能血清学检测与其他胃炎常用药物相关的研究报道。

（二）胃功能血清学检测对胃溃疡临床用药选择的影响

胃黏膜的损伤和黏膜自身防御-修复因素的失衡是胃溃疡发生的主要机制，其中*H. pylori*感染、NSAID等对黏膜的损伤是导致胃溃疡的常见原因，而胃酸或胃蛋白酶可以引发胃黏膜的自身消化，这也是胃溃疡产生的主要原因之一。胃功能血清学检测较传统胃镜活检具有无创、便捷的优势，对胃溃疡的筛查、诊断和临床用药选择具有重要意义。

在临床上治疗胃溃疡的药物种类较多，主要包括抑酸剂、促动力药、黏膜保护剂、根除*H. pylori*治疗等。胃功能血清检测对胃溃疡的临床用药选择具有指导意义，特别是在判断NSAID导致的胃黏膜损伤方面，可以辅助医师判断患者用药过程中胃黏膜的损伤程度，有利于及时进行药物剂量的调整或换药治疗，进而使NSAID药物对胃黏膜的损伤风险降至最低水平。质子泵抑制剂（PPI）属于抑酸剂的一种，是治疗NSAID相关性胃溃疡的首选药物，但长期应用PPI可能出现心脑血管、肿瘤、感染、营养吸收障碍等严重不良反应。应用胃功能血清学检测可以判断NSAID相关胃黏膜损伤的变化，有助于对PPI用药剂量进行调整或停药。此外，胃溃疡患者的*H. pylori*感染率极高，据统计可达80%～100%，研究显示*H. pylori*感染可破坏胃黏膜的防御屏障，进而使胃黏膜发生炎性改变，这种炎性改变可以对胃蛋白酶原和胃泌素的分泌产生重要影响。应用胃功能血清学检测可以监测胃溃疡伴*H. pylori*感染阳性患者所致蛋白酶及胃泌素的改变，这对于胃溃疡的预防和治疗具有重要意义，同时可客观地判定根除*H. pylori*治疗的疗效。

（三）胃功能血清学检测对胃癌临床用药选择的影响

目前，胃癌的药物治疗主要包括化疗、分子靶向治疗及免疫治疗，其中化疗可分为新辅助化疗、辅助化疗和解救化疗。新辅助化疗即术前化疗，目的是降低肿瘤分期，提高手术根治切除率，同时可以评估患者对化疗药物的敏感性和耐受性。辅助化疗指患者在完成根治性切除术后的化疗，目的是减少亚临床病灶或微小病灶，降低复发和转移风险。解救化疗是针对处于疾病晚期且不适合接受根治性手术的患者，以延长生存期和改善患者的生活质量为目标的化疗。

近年来，胃功能血清学检测已在胃癌的早期筛查领域应用于临床实践，特别是在中国、日本、韩国，与此相关的报道较多，研究已证实胃癌患者的PGⅠ和PGⅡ水平明显低于正常对照组，而G-17含量显著高于正常对照组，提示胃功能血清学检测用于早期胃癌的筛查具有较好的敏感性和特异性。然而，对于胃功能血清学检测是否可以对胃癌的化学治疗、分子靶向治疗及免疫治疗进行用药指导，暂时还未见具有明确结论的报道。郭玉华等通过分析XELOX方案对进展期老年胃癌患者的临床疗效及对胃功能血清学检测的影响发现，随着化疗周期不断延长，胃癌患者的血清PGⅠ和PGR呈上升趋势，而PGⅡ和G-17呈下降趋势，提示化疗可能对胃功能血清学检测的指标变化具有一定作用。

二、胃功能血清学检测对胃相关疾病疗效评估的指导意义

（一）胃功能血清学检测对胃炎疗效评估的指导意义

在临床上，胃炎的疗效评价更重视对患者生存质量的评价，基于国际药物经济与疗效研究协会、欧洲生存质量评估协调处、FDA、健康相关生命质量工作组、国际生活质量研究协会等组织的研究数据，临床疗效评价方案需要包括以下要素：医师对患者机体功能的评估、理化指标的变化、照护者的报告和患者报告的结局指标（PRO）等。近年来，人们依据胃炎的新悉尼系统，采用半定量的评分方法对炎性反应和萎缩程度进行判定，制定出慢性胃炎的分级分期评估系统（operative link for gastritis assessment，OLGA），该评估系统可以客观地反映胃黏膜的炎性改变、萎缩的严重程度和病变范围的大小，并可以将胃炎的组织病理学变化与癌变的危险性相联系，为临床医师预测病变进展和制定疾病管理措施提供参考依据。最初OLGA是基于消化道内镜检查和组织活检的病理学数据，对于不能接受内镜检查的患者将无法进行有效的分级和分期。胃功能血清学检测的出现弥补了消化内镜在这方面的不足，拉脱维亚Daugule教授率先报道了胃黏膜萎缩的血清标志物（PGⅠ、PGⅡ、PGⅠ/PGⅡ、G-17和sG-17）与OLGA的关系。Daugule教授在研究中纳入了269例患者，发现PGⅠ和PGⅠ/PGⅡ值分别从0期胃炎的90.8μg/L和7.6明显下降至高分期胃炎的64.3μg/L和4.3；与0期和高分期胃炎相比，G-17和sG-17在Ⅱ期胃炎中明显升高；依据血清标志物黏膜正常和非萎缩性胃炎患者的比例从0期胃炎的78%下降至高分期（Ⅲ～Ⅳ期）胃炎的22%，上述结果提示PGⅠ和PGⅠ/PGⅡ值与OLGA分期呈显著负相关，黏膜正常的消化不良患者的血液生物标志物百分比随着OLGA胃炎分期的增加而降低，OLGA为胃黏膜萎缩的科学分析提供了良好的依据。基于胃功能血清学检测相关指标的变化，OLGA可以很好地反映胃黏膜萎缩的程度及病变范围，可为胃炎的疗效评估提供准确、便捷的检测方法，适合在临床推广应用。

（二）胃功能血清学检测对胃溃疡疗效评估的指导意义

胃功能血清学检测在胃溃疡的诊断和疗效评估中发挥了重要作用。早在1991年Tanaka等为了调查PGⅠ与胃溃疡或慢性消化性溃疡病变部位的相关性进行了一项研究，发现在男性中PGⅠ明显升高；与下消化道的消化性溃疡相比，男性伴十二指肠、胃窦、胃角部溃疡患者的PGⅠ明显升高；当位于胃角和胃体上部的溃疡处于活

动期或愈合期时，血清PGⅠ水平显著高于处于瘢痕期的溃疡，上述结果提示胃溃疡患者的血清PGⅠ浓度与溃疡病变的部位相关。华嘉临等为了明确在体检中胃功能血清学检测对胃部疾病的筛查和应用价值，分别对718例胃部疾病患者和2532例健康受试者进行PGⅠ、PGⅡ、PGⅠ/PGⅡ值的测定，发现约13%受检人群存在血清PGⅠ或PGⅡ异常，而胃蛋白酶原检测对胃溃疡的阳性率为41.7%，对这部分患者进一步按溃疡病变分期进行比较发现，与正常患者相比，处于溃疡活动期患者的血清PGⅠ、PGⅡ显著升高，但处于愈合期患者的变化不明显。因此，血清PGⅠ、PGⅡ水平可作为胃溃疡治疗疗效的监测指标。此外，H. pylori感染与胃溃疡关系密切。孙丽萍等重点研究了血清PG含量对H. pylori根除疗效判定指标的应用价值。该研究发现除菌组血清PGⅠ、PGⅡ与治疗前相比显著降低，PGⅠ/PGⅡ值显著升高。各组除菌后血清PGⅠ、PGⅡ均低于治疗前水平；治疗后第1个月和第5个月时，除菌组血清PGⅠ、PGⅡ均显著低于治疗前水平，PGⅠ/PGⅡ值显著升高；治疗后第18个月时，仅PGⅠ显著降低，PGⅡ和PGⅠ/PGⅡ值均未见明显变化；未除菌组血清PG在治疗前后未见明显变化。该研究证实了血清胃蛋白酶原检测可能适用于H. pylori感染患者的除菌治疗疗效判定，而PGⅠ/PGⅡ值可作为早期除菌疗效的判定指标。我国《消化性溃疡诊断与治疗规范（2016年，西安）》明确指出，在胃溃疡患者接受治疗后应复查H. pylori是否已被根除，复查一般在治疗结束至少4周后进行。可采用非侵入性的^{13}C尿素呼气试验，也可通过胃镜在检查溃疡是否愈合的同时取活检做尿素酶或组织学检查。然而，血清抗体检测仅推荐适用于健康人群普查，由于其不能有效分辨是否存在现症感染，因此，单纯血清抗体检测目前尚不能用于判断H. pylori根除治疗是否有效。如果结合胃功能血清学检测则解决了此问题。现有研究发现，PGⅡ是一种炎症指标，可以客观地反映药物性炎症、细菌性炎症等治疗后的疾病转归，还是H. pylori感染最敏感的指标之一。当胃溃疡患者出现H. pylori感染时，血清PGⅡ水平会显著升高，而当灭菌后血清PGⅡ可迅速下降至正常水平。此外，PGR（PGⅠ/PGⅡ值）的变化也与H. pylori感染密切相关。当患者感染H. pylori时，PGⅠ/PGⅡ值可出现明显下降，而当H. pylori感染治愈后，PGR可逐渐恢复至正常。因此，血清PGⅡ水平和PGⅠ/PGⅡ值的变化可用于评估H. pylori根除治疗的疗效，进而弥补了单纯血清抗体检测的不足。

（三）胃功能血清学检测对胃癌疗效评估的指导意义

胃癌的传统疗效评估方法主要为WHO疗效评价标准和实体瘤疗效评价标准（response evaluation criteria in solid tumor，RECIST），而对于分子靶向治疗后的疗效评估也可以使用CHOI疗效评价标准。近年来，胃功能血清学检测的出现为胃癌的疗效评估提供了更多的方法，研究发现长期进行胃功能血清检测可作为预测胃癌死亡风险的有效标志物。Watabe等对6983例受试者的胃功能血清学检测结果进行分析，依据血清H. pylori抗体和血清PG分为四组，分别为A组为H. pylori（-）和PG（-）；B组为H. pylori（+）和PG（-）；C组为H. pylori（+）和PG（+）；D组为H. pylori（-）和PG（+）。中位随访期为4.7年，胃癌的发生率在A、B、C、D四组中分别为0.04%、0.06%、0.35%和0.60%。B、C、D三组与A组相比的风险比分别为1.1、6.0和8.2。多因素分析显示年龄、性别和组别可作为独立的变量。该研究结论提示，将血清 *H. pylori* 抗体和血清PG联合检测为胃癌的发生发展提供了良好的预测指标。此外，张兰应用胃功能血清学检测联合血清肿瘤标志物的方法评价胃癌化疗的疗效。这项研究共纳入90例接受DCF方案化疗的胃癌患者，首先根据WHO疗效评价标准将患者分为有效组和无效组，再依据化疗前后CEA、PGⅠ、G-17的变化评价化疗的疗效。经WHO疗效评价标准评出治疗有效的患者，化疗后血清CEA和G-17较化疗前明显降低，而化疗无效组患者的上述指标较化疗前明显升高，且有效组血清CEA和G-17明显低于无效组。同时，研究者明确了CEA、PGⅠ、G-17的临界值，分别为7.35μg/L、70μg/L和14.22pmol/L。研究证实了三者联合检测可用于评价胃癌的化疗疗效，并具有准确性高、特异性强的特点，亦可作为胃癌化疗疗效评价的参考指标。

在《黄帝内经》中，我国古人就已提出上工治未病，中工治欲病，下工治已病的疾病治疗理念，着重强调了疾病预防的重要性。胃功能血清学检测为胃相关疾病的预防提供了新型、便捷、精准的检测手段，有效提高了胃相关疾病的筛查效率和诊断准确率，已在疾病预防领域迈出了重要一步。未来如何在此基础上将胃功能血清学检测更好地应用于指导临床用药和疗效评估已成为目前研究与讨论的热点。众所周知，每一项新技术新方法的出现都需要经历数十年的临床验证，通过日积月累的临床数据可以真实地反映该技术或方法的实用性和可靠性，正所谓万物的发展均应循序渐进，而"临床筛查-指导用药-评估预后"模式已是新技术新方法在临床应用过程中的必经之路。探索胃功能血清学检测各项指标的作用机制，明确各项指标变化与相关临床用药的内在联系，完善各类疾病应用胃功能血清学检测的标准评估体系，以及进一步提高胃功能血清学检测的精准性将是未来研究的重中之重。综上所述，胃功能血清学检测在胃炎、胃溃疡和胃癌中的临床应用已取得了一些初步经验，但如何进一步提高检测的准确性，如何更好地将胃功能血清学检测与胃相关疾病的诊断、治疗和评估相结合，是否还存在更好的胃功能血清标志物，这些问题都需要进一步开展大样本的基础研究和临床转化研究以深入探索。

（郭 放 徐 倩）

第三节　胃功能血清学检测与胃黏膜损伤相关性疾病

机体正常状态下，胃黏膜的自身保护功能能够维持其完整性和正常的生理功能，抵御有害物质的侵蚀。急性胃黏膜损伤是临床常见的急症之一，由打破损伤因素与防御因素之间动态平衡所致。

一、胃黏膜损伤及致损伤因素

（一）胃液和胃蛋白酶

正常人平均每人每天分泌胃液量为1000～1500ml，酸浓度为40mmol/L，基础胃酸分泌（BAO）＜5mmol/h。壁细胞可刺激分泌胃酸，且受到神经内分泌、旁分泌及自主分泌影响，机体内因某些有害因素引起壁细胞数量增加或泌酸增加，这是引起胃溃疡的主要原因。近年来研究表明，胃蛋白酶原、胃蛋白酶及胃酸可损伤除胃黏膜外的胃壁活组织，因此可将其作为胃病变的损伤因子及溃疡体质的生物学标志物。

（二）幽门螺杆菌感染

H. pylori 与胃部诸多疾病有很强相关性，其致病机制主要依赖它产生的毒素和毒性酶破坏胃黏膜屏障，从而诱导机体产生免疫炎症反应。此外，其鞭毛的摆动及黏附因子与胃黏膜上皮细胞的特异性受体紧密结合，为致病提供条件。而尿素酶催化尿素分解成氨和二氧化碳，氨能中和胃酸保护 H. pylori 不受破坏，还能降低黏膜上蛋白质含量，削弱屏障功能，造成 H^+ 逆向弥散，干扰细胞能量代谢。

（三）胆汁反流

当胃、十二指肠动力紊乱时，胆汁反流入胃，胆盐增加 H^+ 的逆向弥散，降低黏膜电位差。并且，胆汁酸刺激肥大细胞释放组胺使黏膜血管扩张，毛细血管壁通透性增加，造成黏膜水肿、出血、糜烂。

（四）应激因素

应激状态下，常伴有胃黏膜的出血、水肿、糜烂和溃疡形成。同时，应激使黏液的 HCO_3^- 减少，削弱屏障功能，并使前列腺素减少以损伤屏障功能，引起 H^+ 反向弥散，刺激肥大细胞释放组胺，使毛细血管扩张，通透性增加，引起胃黏膜出血水肿。另外，组胺也可直接刺激胃酸分泌增加，使 H^+ 反向弥散增强，形成恶性循环。

（五）肝脏疾病对胃黏膜的影响

肝脏功能不全能引起胃肠道分泌、吸收、运动、屏障、循环等诸多方面的功能障碍，而胃肠道是肝脏病变影响最早、最严重的肝外器官，而胃肠功能不全又能影响肝损伤的修复。

（六）一氧化氮的损伤作用

一氧化氮由内皮细胞分泌，是具有广泛生物学效应的小分子化合物，能促进细胞间信息交换。它使细胞产生的信号迅速作用于相邻的靶细胞发挥生物效应，而不受释放、摄取等机制的调控，并能通过不同途径对胃黏膜细胞凋亡进行精细调节。其对细胞凋亡的调节可能通过以下不同的途径进行：①直接损伤细胞DNA，诱导细胞凋亡；②与 O_2^- 结合可生成 $ONOO^-$，后者可直接或通过分解成许多小分子毒性更强的物质如NO、OH^- 等对靶细胞造成直接损伤；③通过 cGMP 依赖等信号通路作用于细胞凋亡基因，启动凋亡程序或通过影响细胞连接的结构和功能诱导细胞凋亡。

（七）自由基

自由基可破坏细胞膜的完整性，造成上皮细胞损伤，同时还参与组胺对胃黏膜的损害。"缺血-再灌注"早期即可出现细胞凋亡，其发生与氧自由基损伤有关。①脂质过氧化损害：氧自由基与细胞膜的多价不饱和脂肪酸结合，引起脂质过氧化反应，导致生物膜上蛋白质与脂肪酸比例失常，影响细胞膜流动性和通透性。另外，自由基可使膜蛋白和胞质蛋白等交联成二聚体或多聚体，导致膜功能障碍，同时Ca^{2+}内流，引起线粒体和溶酶体破坏，最终诱导细胞死亡。②共价键结合损伤：氧自由基作用于含巯基的氨基酸可以使蛋白变性和酶失活，作用于辅基使辅酶活性下降。③使中性粒细胞释放溶酶体：蛋白水解酶、弹力蛋白酶等进入细胞外间隙，破坏上皮间质中的透明质酸、胶原纤维网以促进黏膜损伤。

（八）其他

乙醇、吸烟、精神因素、遗传因素、药物、化学毒物、刺激性食物等都会成为胃黏膜损伤的不利因素。

二、胃黏膜防御及其机制

胃黏膜无时无刻不受到多种潜在因素的破坏，其功能与结构的完整性取决于防御因素与损伤因素是否平衡。

（一）胃黏膜第一层防御机制——黏液缓冲器磷脂层

本层主要由黏蛋白、表面活性剂、前列腺素、碳酸氢盐形成的黏液缓冲器磷脂、非碳酸氢盐磷酸盐缓冲液和肽生长因子构成。

黏液凝胶使表面酸被中和，同时也防止胃蛋白酶分子扩散到底层上皮。此外，胃黏蛋白的分子与脂肪酸结合形成强有力的疏水环境，从而减缓H^+的反扩散。

其中，磷脂可显著增强黏液层的黏度和渗透性，加强胃黏蛋白对胃黏膜的保护作用。而阿司匹林和胆盐就是通过破坏黏液凝胶和磷脂分子层诱导黏膜损伤。因此，添加磷脂和植物甾醇的饮食有利于胃和十二指肠黏膜修复。

碳酸氢盐的主要作用是中和酸和胃蛋白酶。它从胃、十二指肠高酸性的表面到中性上皮表面形成具有pH梯度的黏液缓冲屏障，当上皮细胞暴露于胃酸和胃蛋白酶环境时，上皮可通过快速分泌黏蛋白和碳酸氢盐来保护胃黏膜免受侵蚀。而黏液凝胶使管腔碳酸氢盐的丢失最小化，足以在胃黏膜顶层面保持中性的pH环境。在胃内，前列腺素E_2可增加细胞内Ca^{2+}和环磷酸腺苷，进而增加碳酸氢分泌。某些药物如苯巴比妥也可刺激碳酸氢盐的分泌。此外，胃黏膜的肠嗜铬细胞释放的褪黑激素与相应受体结合，也可增加碳酸氢盐分泌。

（二）胃黏膜第二层防御机制——胃黏膜上皮细胞

第二道防御由不断自我更新的上皮细胞形成，它分泌黏液和碳酸氢盐，并合成前列腺素、热休克蛋白、TFF肽、抗菌肽、β防御素等。表面上皮细胞通过紧密连接和缝隙连接，形成可调控的选择性渗透屏障，防止胃酸和胃蛋白酶的反流。其中，在细胞间形成的紧密连接分子中含有维持黏膜完整性的丝状肌动蛋白和调节肠道通透性的E-钙黏蛋白。

（三）胃黏膜第三层防御机制——胃黏膜微循环

微循环的重要功能包括：①向组织细胞供给营养物质和氧气；②消除产生的有毒代谢物质。内皮细胞通过细胞间黏附形成防止细胞间扩散的内皮屏障。而微血管的连续血流对维护胃肠道的功能和结构完整性发挥着十分重要的作用。

（四）胃黏膜第四层防御机制——胃黏膜免疫系统

当细菌或其他抗原物质进入固有层将触发急性炎症反应，这时存在于黏膜固有层的肥大细胞和巨噬细胞可感知外来物质进入，并释放一系列炎症介质及细胞因子，调整黏膜血流量并加强粒细胞向受到侵袭的区域聚集，引起炎症反应。此外，一氧化氮也可以调节介质从肥大细胞释放，有助于增加其对胃黏膜的保护。

（五）胃黏膜第五层防御机制——细胞修复与再生

连续的细胞修复与再生是胃黏膜最重要的也是最后一道防御机制。新的上皮细胞起源于胃小凹和胃腺的交界处的胃腺颈部的黏膜颈细胞。通常，上皮细胞2～4d更新一次，而胃黏膜损伤发生数分钟内，胃腺颈部将产生新的上皮细胞，迁徙到损伤部位，完成胃黏膜上皮再生和腺体的重建。

而胃上皮祖细胞表达的表皮生长因子受体可促进间质和上皮细胞信号传导，调节祖细胞的细胞增殖。前列腺素 E_2 和胃泌素能够激活 EGFR 并触发有丝分裂原活化蛋白激酶途径，刺激细胞的更新和黏膜修复，防止萎缩性胃炎发展为肠化、异性增生。

（六）其他

多巴胺、三叶肽（包括乳腺癌相关肽、解痉多肽、肠三叶因子）、铃蟾肽、胆囊收缩素、胰高血糖素、褪黑素、辣椒素敏感神经元等神经递质通过神经-体液调控，在保护胃黏膜及控制胃肠运动方面均起到不可或缺的作用。

综上，胃黏膜在神经、体液及免疫等调节因素相互作用下，通过自身强大的防御体系，阻止内部及外源损害，维持黏膜的完整性。

三、胃功能血清学检测与胃黏膜损伤相关疾病

（一）胃黏膜损伤相关疾病

1.应激性相关溃疡的胃黏膜损伤　应激是机体处于不利的环境下为保持自身"稳态"而做出的一系列反应。应激性胃黏膜损伤是指机体在严重创伤、烧伤、休克及内脏功能严重受损等多种危重情况下发生的以胃黏膜出血、糜烂、溃疡为主要特征的应激性病变，是创伤后最为常见的内脏并发症之一，对患者有潜在的致命性威胁。它可能以糜烂性胃炎的形式出现，从无症状的浅表病变、隐匿性出血到临床症状明显的胃肠出血。应激性溃疡继发于全身烧伤时称为Curling溃疡，发生于急性脑外伤患者中称为Cushing溃疡。胃体和胃底是应激性溃疡的好发部位，胃窦和十二指肠也可发生。在不同的应激状态下胃酸的分泌可能增加或减少。颅脑手术的患者胃酸分泌通常增加，而烧伤患者胃

酸分泌受到抑制。无论何种情况,因为应激时胃黏膜保护机制受损,实际反流入胃黏膜的 H^+ 增加。诸多临床试验证实,应激状态下,胃酸实际分泌增加。另外,交感肾上腺髓质系统兴奋,胃和十二指肠黏膜小血管也发生收缩,黏膜血液灌注量显著减少,致使黏膜上皮能量不足,同时不能产生足量的碳酸氢盐和黏液,这样就使得黏膜上皮之间紧密连接和覆盖于黏膜表面的黏液与碳酸氢盐所组成的胃黏膜屏障遭到破坏。H^+ 是主要的损伤因素,一般认为黏膜 $pH < 6.5$ 是发生应激性溃疡的必要条件。而胃蛋白酶也可借其蛋白分解作用分解已经受损的细胞而使溃疡扩大。在休克等应激状态下,交感神经兴奋,大量儿茶酚胺类物质释放,使胃肠道血管平滑肌收缩,黏膜血流量减少。同时,内皮细胞释放血管活性物质影响微血管渗透性,造成白细胞黏附,导致微循环功能不全。另外,胃黏膜缺血是因为胃黏膜血流清除及中和 H^+ 能力下降,H^+ 在组织中蓄积引起黏膜酸化,形成溃疡。胃黏膜内 pH(pHi)能敏感反映应激性溃疡发生过程中的胃黏膜缺氧情况,即组织细胞缺氧程度越严重,胃 pHi 下降越显著。具体计算公式为 $pHi = 6.1 + lg\,[\,HCO_3^-/\,(PCO_2* K* 0.03)\,]$,其中 PCO_2 为胃肠道二氧化碳分压,K 为校正系数,60min 时 $K = 1.13$。当测定值低于正常值时能够提示黏膜通透性增加,黏膜损伤并出现细菌、毒素入侵,菌血症和多器官功能障碍。根据此原理测定胃 pHi 可以作为复苏过程中有临床价值的一个重要指标。但是存在诸多因素干扰 pHi,具体如下:①反渗,胃黏膜分泌 H^+ 与胰腺分泌的 HCO_3^- 反应,能够引起胃内二氧化碳分压增高导致 pHi 降低,反过来分泌 H^+ 引起的碱潮又可使动脉 HCO_3^- 升高,这两种情况均不能直接反映氧代谢情况;②全身性酸中毒,代谢性酸中毒或呼吸性酸中毒均可使 pHi 降低干扰其准确性;③CO_2 排出减少,当组织灌注减少但又不伴有细胞缺氧时就不会造成组织 CO_2 蓄积,只有当出现无氧代谢时 CO_2 才显著升高;④对于长期保留胃管的禁食患者持续测定 pHi 还存在很大困难,而对于没有禁食水的患者,若存在胃积血的现象则不适宜测定胃 pHi 值;⑤外伤手术患者由于发病急、术后插管较多,如何及时准确地测定胃 pHi 尚待进一步研究。

2.外科创伤相关的胃黏膜损伤 急性胃黏膜损害是机体在严重创伤、烧伤、休克、感染及内脏功能严重受损等多种情况下发生的,以胃黏膜的糜烂、溃疡、出血为主要特征的急性应激性病变。在严重烧伤、创伤和严重感染患者中,其发生率可达 80% ~ 100%,是创伤后较为常见的内脏并发症之一。

(1)烧伤对胃黏膜的影响:严重烧伤后,伴随着机体的大量体液丢失和剧烈的应激反应。由于毛细血管通透性增加,大量液体迅速渗出,组织水肿,全身有效循环血量急剧减少。同时,交感-肾上腺髓质系统强烈兴奋,血中儿茶酚胺、血管紧张素、内皮素等缩血管物质显著增多,致使腹部内脏血管的强烈收缩和全身血液的重新分布。这一方面对保证心、脑的血液供应具有重要的代偿意义,同时也造成了腹腔多脏器的严重缺血、缺氧。而细菌与内毒素移位,诱发 TNF-α、IL-1β、IL-2 和 IL-6 等细胞因子的释放。这种内在的联系提示,在救治重度创伤患者的过程中,注重早期监测与改善内脏血供为治疗关键。

此外,烧伤还能引起胃黏膜相关的多种激素的变化。近期行动物实验发现,给予小鼠热损伤刺激后,①给予过雌激素去势治疗(去睾酮)和醋酸环丙孕酮(雄激素受体阻滞剂)后,未能降低胃组织的显微损伤评分和髓过氧化物酶(myeloperoxidase,MPO)

活性，但在烧伤后1d成功降低了肺和肝组织的显微损伤评分与MPO活性。虽然雌激素能够显著减低血清TNF-α水平，但是它并没有起到保护胃黏膜的作用。②给予Ghrelin可以显著降低脂质过氧化物水平和MPO活性，并在烧伤后6h和第2d均检测到了谷胱甘肽水平上调。这是由于Ghrelin可以通过抑制组织中性粒细胞浸润和脂质过氧化作用，保护远隔脏器免受烧伤引起的氧化损伤；另外，它还具有中性粒细胞依赖性的抗炎作用，保护肺和胃等远端器官免受氧化损伤。③给予瘦素后，可显著降低烧伤后第1d的显微损伤评分和MPO活性，消除烧伤对肺、肝、胃、结肠或肾等远处器官的损伤作用。这可能是由于血浆中瘦素水平与IL-1β或IL-6呈正相关性。

另外，大鼠烧伤后4h胃排空时间明显延迟，经液体复苏后恢复显著。烧伤后6h胃排空率下降37% ~ 42%。其中，胃扩张和功能障碍是常见的并发症。烧伤可明显降低胃的正常慢波主导频率和占比，但增加了胃动过缓的比例。

（2）麻醉药物对胃黏膜的影响：随着现代麻醉学和外科学的技术进步，手术适应证越来越宽，随之而来的是危重患者和创伤较大手术量越来越多，围手术期内对患者的调控力度也越来越大，不可避免地需要在围手术期应用大量血管活性药物。大剂量的多巴胺、肾上腺素、去甲肾上腺素等还会使内脏血管收缩，术后发生胃黏膜病变的危险增加。麻醉药物的使用是另一可能影响外科患者胃肠血供的因素。目前，临床应用的吸入性麻醉药物如七氟烷、恩氟烷、异氟烷等可显著减少实验动物的内脏血供。此外，术中大量输注异体血及各种血浆替代品所导致的微循环障碍也使术后发生胃黏膜病变的概率增加。

3.肿瘤化疗药物相关的胃黏膜损伤　恶性肿瘤因其发病率和病死率居高，严重威胁着人类的生命健康。化疗作为传统的肿瘤三大治疗手段之一，在癌症的治疗中发挥了重要的作用。但化疗药物因其毒副反应较大，尤其是急慢性胃肠道组织损伤所致的消化道不良反应，如恶心、呕吐等，严重影响患者的有效配合和治疗效果。

化疗药物能够引起恶心、呕吐、腹泻、食欲减退等一系列胃肠道症状，严重时可出现厌食、水电解质及酸碱平衡失调、贫血等反应，甚至导致化疗相关性死亡。化疗相关胃肠黏膜炎的发病机制尚存有争议，有研究显示化疗药物引起胃肠道毒性会引起应激反应分子（如白细胞介素等）释放增加，诱导AKT信号过度活化。另外，化疗药物能导致胃黏膜上皮结构不完整，胃底腺排列散乱、不规则，甚至出现脱落、缺失，固有层炎性细胞浸润。此外，化疗药物还可通过抑制细胞增殖、促进细胞凋亡等作用损伤胃黏膜上皮，从而影响消化道功能和产生各种胃肠反应。

迄今为止，5-羟色胺3（5-HT3）受体拮抗剂（如昂丹司琼）的预防性使用在化疗恶心呕吐患者中的效果已得到证实。与其他止吐药相比，昂丹司琼不但耐受性良好，还能够改善与胃肠道运动障碍有关的症状（如肠易激综合征、腹泻、类癌综合征等）。尽管在化疗过程中预防性使用了止吐剂，但许多接受化疗的患者仍会出现不同的胃肠道症状，如早期饱腹感、厌食症、恶心、呕吐等，这些症状都被统称为癌症化疗相关消化不良综合征。这可能有许多胃肠道肽类通过大脑与胃肠道之间的双向调节信号参与了化疗相关的消化不良反应。由近端小肠黏膜上皮细胞分泌的胃动素，主要参与调控胃肠移行性复合运动，并且它与Ghrelin在调节消化道平滑肌收缩上起到协同作用。一项针对卵巢癌化疗的研究显示，化疗后出现恶心和呕吐的患者服用5-HT3受体拮抗剂后胃动素短暂下降，而应用顺铂化疗后的食管癌患者，其血浆 Ghrelin 含量减少。另有报道，在有动力障碍样消化不良的患者中，检测到血清中瘦素浓度升高，而胃泌素、PGⅠ、PGⅡ也与消化不良症状有关，这可能与 H. pylori 感染、萎缩性胃炎、胃癌等慢性疾病密切相关，但是具体机制尚不清晰。

（二）胃功能血清学检测在胃黏膜损伤相关疾病诊治中的应用

针对胃黏膜损伤的客观临床依据如血清胃功能检测指标的变化与胃黏膜的分泌状态、功能变化密切相关。它在胃黏膜损伤、修复及胃糜烂溃疡性疾病诊断、疗效的动态评估方面具有重要意义。同时，它作为"液体活检"具有无创性、无明显禁忌证的优点，适用于广泛的患者人群。另外，血清胃功能检测亦可以作为胃黏膜损伤相关疾病诊治和病情变化的主要监测指标，进而及早采取相应措施治疗由应激、外科创伤及肿瘤化疗带来的不良反应和并发症，预防多器官功能障碍。

应激性胃黏膜损伤是应激反应最为常见的内脏并发症之一，对患者有潜在的生命威胁，提前预警非常重要。目前临床上还没有十分明确的用于预警胃应激性溃疡患者病情变化的检测指标。有学者发现，急性呼吸窘迫综合征（ARDS）患者在接受正压通气 3d 以上时，内脏低灌注对黏膜损伤的影响尤为明显，而呼气末正压通气（PEEP）值在 $15 \sim 20cmH_2O$ 时表现得更为明显。有研究认为 H. pylori 感染与应激性溃疡有关，因此及时监测患者是否感染 H. pylori 尤为重要，而 ARDS 患者及颅脑外伤患者并不适宜进行胃镜及 ^{14}C 尿素呼气试验，这时采用血清胃功能检测中的 H. pylori 抗体能够快速简便地获得相关 H. pylori 信息，为预防应激性溃疡的发生、指导治疗提供依据。另一项小样本试验发现，心理应激与功能性消化不良有关，并且通过胃镜组织活检发现应激组 H. pylori 活性增加，主要特征是黏膜下层上皮细胞受侵袭比率增加。水浸束缚应激大鼠实验观察发现大鼠胃蛋白酶原和胃泌素水平增加，给予姜黄素及 L-精氨酸治疗后，能够增加大鼠的胃血流量、降低胃泌素水平，从而缓解修复胃黏膜损伤。另外，小鼠发生冷束缚应激时，胃泌素水平升高，给予罗希吐碱药物后，显著逆转了胃泌素的这一趋势，同时降低了胃蛋白酶水平，这可能是由罗希吐碱能够降低胃泌素的产生和（或）拮抗胃泌素引起的顶叶细胞功能反应，从而起到对胃黏膜保护的作用。通过大量的临床实践和动物实验，能够充分证明 H. pylori、胃蛋白酶及胃泌素参与了应激性溃疡的发生，因此，通过血清胃功能检测这些指标能够准确预测、及时治疗因应激带来的胃黏膜损伤。

外科创伤后将会引起机体一系列的神经-体液变化，同时也能够引起胃黏膜的损伤。而外科创伤患者大多不适合进行胃镜检查，就目前而言，临床上并没有统一规范的血清学标志物用来监测创伤后的胃黏膜损伤。由于饮食结构的调整，肥胖患者数量与日俱增，而 Roux-en-Y 胃旁路手术是世界上最常见的减肥手术之一。胃空肠吻合术后有发生消化性溃疡的潜在危险，这是由于胃中的酸性分泌物与空肠袢直接接触，空肠袢中没有能够中和胃酸的胆或胰腺的碱性分泌物。因此，建议长期使用 PPI，以防止此类溃疡的形成。然而，持续使用 PPI 可能导致因胃酸分泌减少引起的高胃泌素血症。当 PPI 吸收发生变化时，对预防溃疡形成的保护作用可能受到损害。术后患者理想的 PPI 剂量尚未确定，但治疗不足可能导致严重的并发症，可能与胃黏膜损伤有关。一项针对 20 例患者的小样本临床研究发现，Roux-en-Y手术后患者空腹血清胃泌素与术前相比明显下降（$P < 0.01$），$H. pylori$感染减少，并且应用奥美拉唑90min后，其吸收和代谢产物的产生减少，同时血清胃泌素水平降低。研究者还指出，给予奥美拉唑标准剂量40mg治疗后，患者存在胃肠道功能紊乱，这可能是由阻碍胃酸分泌诱发的消化道损伤导致的。因此，及时动态地了解外科手术及创伤后的胃黏膜形态和分泌功能至关重要，但频繁复查胃镜为有创性操作且患者依从性较差，所以胃功能血清学检测具有潜在的应用价值。

关于胃功能血清学检测在肿瘤化疗致胃黏膜损伤评估方面的应用已有文献报道。一项评估乳腺癌患者CEF（表柔比星、环磷酰胺、5-氟尿嘧啶）标准化疗方案后的消化道不良反应综合征的临床试验（NCT01382667）发现，PG Ⅰ和PG Ⅱ在发生及未发生消化不良反应的患者中平行升高，并且发生胃肠道反应的患者PG Ⅰ和PG Ⅱ水平比未发生低15%～20%，但两种PG的曲线下面积在发生反应的患者中均低于未发生反应的患者。因此，PG Ⅰ和PG Ⅱ的曲线下面积与消化不良综合征呈负相关（PG Ⅰ，$r_s = -0.69$，$P = 0.002$；PG Ⅱ，$r_s = -0.57$，$P = 0.007$）。这其中病理生理过程由多种因素共同参与，十分复杂，包括继发性胃潴留、自主神经和内分泌系统的功能障碍。另外，就胃泌素而言，第一个化疗周期就观测到两组的循环胃泌素水平均升高，这与胃泌素在不同毒性刺激下对胃肠黏膜完整性的保护作用是一致的。

近来的研究表明，G-17可通过旁分泌、自分泌或内分泌等方式促进多种肿瘤（胃癌、结肠癌、胰腺癌、非小细胞肺癌等）的发生。血浆和局部G-17、G-34浓度的改变可能在各种胃部肿瘤的发展过程中发挥着重要作用。高胃泌素血症在无$H. pylori$感染的情况下，往往导致胃肠嗜铬细胞样神经内分泌肿瘤的发生，手术切除胃窦部，可诱导肿瘤的溶解。在转基因小鼠模型中，高胃泌素血症也被证明是胃腺癌发展过程中与$H. pylori$感染有关的辅助因子。而目前以高胃泌素血症为靶点的治疗方法，如G-17DT免疫治疗胃腺癌，已经得到了一定的进展。体外实验表明，高胃泌素血症也可能促进表达胆囊收缩素2（CCK-2）受体亚型的人结肠腺瘤细胞的增殖，而应用抗CCK-2血清后能够有效逆转这一趋势。这些研究均为表达胃泌素等刺激因子的肿瘤寻找靶点治疗提供了理论依据。

目前已有文献报道应用抗胃泌素血清联合化疗药物能够增加疗效、降低不良反应的案例。胃泌素基因在胰腺癌中广泛表达，实验发现应用抗胃泌激素血清联合多西他赛或吉西他滨能够有效抑制PAN1细胞系的体外生长，抑制效应从12.7%增加到70.2%。因此，有效地抑制胃泌素将可能成为未来胰腺癌化疗药物多西他赛和吉西他滨的最佳辅助。另有关于应用抗胃泌素血清联合FP方案治疗胃癌的报道。目前胃腺癌的标准治疗方案主要采用5-氟尿嘧啶联合顺铂（FP方案），但晚期胃癌的有效率仅约为20%，中位生存期仅为7个月。导致疗效下降的主要原因之一是传统的化疗药物具有很高的细胞毒性，往往会引起靶向外毒性作用，其中较为常见的包括中性粒细胞减少症、贫血等。此外，还可能引起严重的不良反应，如重度呕吐、消瘦及免疫力低下等。当肿瘤发生耐药时，增大化疗药物剂量反而给患者带来更为严重的不良反应和生活质量的下降。因此，在晚期胃癌的治疗领域中越来越重视新型联合治疗，既能提高疗效，又能减少或避免严重不良反应的发生。胃泌素主要刺激CCK家族受体，如CCK-A、CCK-B或"经典"受体。而胃泌素通过"经典"CCK受体激活刺激相关信号传导通路，发挥其促肿瘤的生物学作用。目前涉及的已知信号通路包括PKC、ERK/MAPK、PI3K/Ak、P125-FAK、

JAK/STAT信号等，并具有广泛的信号交叉传导特点。大量研究表明，胃泌素通过调控这些信号通路发挥促进肿瘤增殖、侵袭、转移和抗凋亡的作用。小鼠实验证实，应用抗胃泌素血清联合FP方案与原胃癌方案标准剂量相比，在肿瘤体积重量、相对肿瘤细胞增殖率、治疗相关坏死程度等方面，其使用剂量降低40%但疗效无明显差别，同时由细胞毒性药物带来的毒副反应（如体重、组织坏死等）明显降低。

因此，更好地应用血清胃功能检测既能及时预警因肿瘤化疗带来的急性或迟发性不良反应，同时这又将为未来的抗胃泌素联合化疗方案治疗消化道肿瘤提供重要的理论依据及动态的数据支持。

综上所述，近年来胃功能血清检测指标被认为是监测胃分泌功能和获取健康受试者胃黏膜状态信息的非侵入性生化标志物之一，已成为评价和监测胃肠道疾病和检查药物治疗效果的一种有效的生化检测方法。虽然目前临床上还没有十分明确的用于预警胃应激性溃疡患者病情变化的检测指标，但是针对胃黏膜损伤的客观临床依据如胃功能血清学检测指标的变化与胃黏膜的分泌状态、功能变化密切相关，具有无创性和无明显的禁忌证的优点，可以作为应激性溃疡患者病情变化的主要监测指标，进而及早采取相应措施为预防多器官功能障碍的发生提供依据。更加重要的是，它可以在未来指导临床合理用药，避免根据症状盲目用药及过度治疗。而外科创伤大多不适合进行胃镜检查，目前临床上也没有统一规范的血清学标志物来具体指导抑酸药物的治疗用量和用药时间长短。而胃功能血清学检测如前所述，可以用来动态评估外科创伤过程中胃黏膜的损伤及修复，也将在临床指导药物应用方面起到不可或缺的作用。而针对肿瘤化疗带来的消化道不良反应，胃功能血清学检测同样能够发挥强大的作用来预防及指导止吐药物和黏膜保护剂的应用，同时抗胃泌素血清治疗可为抗肿瘤治疗提供新的思路，并向精准医疗迈出坚实的脚步。

（崔雪阳　袁　媛）

第四节　胃功能血清学检测在健康体检人群中的应用

近年来，国内外越来越多的研究证实了胃功能血清学检测可以客观准确地反映胃黏膜形态、功能状态，并对胃炎、胃溃疡、萎缩性胃炎及胃癌等胃部相关疾病的筛查、诊断提供了重要的参考价值，可为临床决策提供指导和依据。同时，胃功能血清学检测对于各种胃部疾病的随访和动态管理也有较好的应用价值。对于健康体检人群来说，胃疾病的筛查、诊断、随访和动态管理都是不容忽视的方面，如果在健康体检人群中采用胃镜，往往依从性较差；此时，胃功能血清学检测就显示出简便易行、依从性好的优势。本章对胃功能血清学检测在人群健康体检中的应用作一概述。

一、胃功能血清学检测在人群健康体检中的应用

（一）血清PG检测与健康体检

目前，利用血清PG检测在健康体检人群中进行的胃癌早期筛查和胃癌预防干预计划在日本、韩国等国家已经实施。近年来，在我国，随着对血清PG检测认识的不断升

华，血清PG检测在胃病大规模普查和筛查及人群健康体检中的应用已经基本达成共识并不断付诸实践。

有研究发现，在常规体检人群中血清PG异常的概率大约为15%，而在对其进行进一步胃镜检查后发现，其中有超过90%的患者罹患不同程度的浅表性胃炎、糜烂性胃炎、胃溃疡、萎缩性胃炎、胃癌等胃相关疾病，所以在健康人群体检中行血清PG检测常可以在无症状人群中发现胃炎、胃溃疡甚至癌前病变及胃癌等疾病。对于健康人群中血清PG测量结果的异常，我们应当予以充分的重视并根据检测结果进行积极的随访和干预。PG Ⅰ、PG Ⅱ显著升高者可能提示有浅表性胃炎、糜烂性胃炎、胃溃疡、胃癌等疾病，并且其中以胃溃疡最多见，此时应建议进一步行内科治疗和随访；PG Ⅰ、PG Ⅱ异常降低者可能提示有萎缩性胃炎、肠化、胃癌等疾病，其中以萎缩性胃炎为主，此时更应该注意进一步行内镜等检查和内科治疗及随访。

（二）血清G-17检测与健康体检

在正常生理状态下胃泌素由位于胃窦和小肠的G细胞分泌，其主要生理功能为促进胃、胰腺、胆囊和小肠的分泌及对胃黏膜的促生长作用。血清胃泌素的主要生理作用是刺激胃酸分泌，因此血清胃泌素的变化对消化道疾病的发生有重要影响。血清胃泌素水平可随非癌性胃疾病的发展而呈波动性递增，至胃癌形成时多数研究认为呈升高趋势。由正常胃黏膜经浅表性胃炎至胃糜烂或溃疡，血清胃泌素水平进行性升高，由胃糜烂或溃疡至萎缩性胃炎有所下降；由萎缩性胃炎至不典型增生，血清胃泌素水平明显升高；由不典型增生至胃癌，血清胃泌素水平明显降低。此外，血清G-17的表达水平还可以反映胃部疾病发生的部位，当胃窦发生萎缩性胃炎时，血清G-17水平显著下降，并且随着萎缩的进展而进一步降低；当胃体萎缩、炎症及卓艾综合征时患者血清G-17水平则明显升高。目前血清G-17水平多与PG表达情况联合检测以协助胃疾病的诊断和部位的确定，尚未有单独用于体检人群检测的报道。

（三）血清*H. pylori*抗体检测与健康体检

目前国内的大多数体检中心仍采用传统的 ^{14}C尿素呼气试验进行*H. pylori*检测，国内仅有少数体检中心采用血清学*H. pylori*抗体检测的方法。近年来，越来越多家医院尝试选用 ^{14}C尿素呼气试验结合血清学*H. pylori*抗体联合检测的方法，其优势在于可以增强敏感性和特异性。传统的 ^{14}C检测的是*H. pylori*的抗原，而血清学检测的是*H. pylori*抗体。^{14}C的检测受很多因素影响，可能产生假阴性，如近期服用过质子泵抑制剂。^{14}C的检测有辐射性，使得受检人群受限，如孕妇、乳母和儿童均不适宜采用。而胃功能血清学检测不受限于此，上述提及的情况，其均可以检测。另外，随着对*H. pylori*认识的加深，人们逐渐认同，某些*H. pylori*可能亚型不同，在人体胃内仅为"过客"，并不产生抗原抗体反应，因此不产生*H. pylori*抗体的*H. pylori*是否需要除菌治疗尚有待深入探讨。

血清*H. pylori*抗体作为一种非侵入检测手段诊断*H. pylori*感染的敏感度和特异度均在90%以上，并且其诊断效能已经得到广泛认可，价格低的*H. pylori*抗体检测可用于大规模健康人群体检检测中。通过*H. pylori*检测早期发现和治疗健康体检人群的*H. pylori*

感染对预防相关疾病的发生和进展有着重要的意义。对于体检后发现结果异常，并且有自身胃部不适的体检人群应当建议其行进一步检查，并且积极进行根除 *H. pylori* 的治疗。

二、健康体检人群的胃功能结果解读

具体详见第八章"胃功能血清学检测正常参考值及结果判读"。

三、健康人群筛查后管理

健康体检人群进行胃功能血清学初筛后，可分为高风险状态人群和低风险状态人群。对于这两类人群，体检医师应采用不同的筛查后管理方式。

（一）胃癌高风险状态人群的管理

对体检中心通过检查胃功能血清学检测发现的高风险状态人群应进行下一轮筛查——胃镜检查。胃镜检查将有利于对这类人群的确诊、及时治疗及治疗后监测。经胃镜确诊后，进入治疗阶段的患者仍需要定期随访。有研究显示，对于高风险状态的人群，在初次检查后，应每隔半年至一年进行一次胃镜检查。笔者认为，胃功能血清学检测对于这类初筛后发现的高风险状态人群应在胃镜复查的同时进行胃功能血清学检测，同时监测胃黏膜的功能状态。这样可以提高患者的依从性，减少患者定期进行胃镜检查的痛苦。尚有一些患者，经周期治疗后应进行胃功能血清学检测以判断疗效。

（二）胃癌低风险状态人群的管理

对体检中心通过检查胃功能血清学检测发现的低风险状态人群，仍需要进行动态随访及定期监控，随访时间应适当延长。通过胃功能血清学监测以了解胃功能状态，发现胃癌前状态，及时采取干预措施阻断癌前疾病进展。一项荷兰研究表明，胃癌每年的新发病例，有0.6%来自于低风险疾病确诊后的5年内，而有6%来自于高风险状态疾病（重度异型增生）。因此，建议低风险状态人群也应每年进行一次胃镜随访，如果一旦发现疾病进展应进行胃镜下胃黏膜切除。但是，对于低风险状态人群，患者的依从性往往较差，每年进行一次胃镜检查很难实施。此种情况下，胃功能血清学检测就更为重要，这需要体检医师向此类人群介绍建议和推广此项检查的必要性和可行性。

（三）小结

健康体检有助于疾病的早发现、早诊断、早治疗，已经成为被大众广泛接受的一种健康投资。目前在常规体检项目中尚未广泛开展胃功能血清学检测项目，但胃功能血清学检测这一可对胃黏膜形态、功能、状态进行客观综合评价的方法具有直接、无创、简便、有效、廉价等特点，可减轻受检者身体和经济压力。胃功能血清学检测各项指标正常值的范围及胃相关疾病取值范围的确定，不仅可以应用于相关病症的筛查、诊断和鉴别诊断，还可用于临床应用潜力的大规模人群体检。对血清学指标异常的受检者实施及时、积极、有效的健康管理将对胃相关疾病的早期诊断、早期治疗十分有益。

（徐　倩）

第五节　胃功能血清学检测在不适宜胃镜检查
人群中的应用

　　虽然胃镜检查是胃部疾病诊断的金标准，但其也不适用于一部分特殊人群。胃功能血清学检测对于这类人群来说存在一定优势。本节主要阐述胃功能血清学检测在不适宜胃镜检查人群中的应用。

一、胃部疾病的检查方法

　　胃部疾病包括胃的良性疾病和恶性疾病。根据病情轻重，可分为消化不良、胃炎、胃溃疡、萎缩性胃炎、胃癌等。其中，胃癌是世界范围内最常见的恶性肿瘤之一，位居肿瘤死因第二位，尤其在东亚地区其发病率与死亡率一直居高不下，我国是胃癌高发国家，大多数胃癌发现时已经处于病变晚期，治疗效果差，术后生活质量低下且5年生存率低。随着生活节奏的加快，饮食、生活习惯不规律，精神压力大等因素影响，胃的非肿瘤性疾病如糜烂性胃炎、胃溃疡等疾病频发。此外，消化不良是常见的系统综合征，其人群发病率为20% ～ 40%，在我国，消化不良患者约占普通内科门诊的10%，占消化内科门诊的50%。

　　需要进行胃部检查的人群越来越多，而且年龄越来越年轻化，胃部疾病的检查方法主要包括4个方面：影像学检查（如胃镜、X线、超声、CT、MRI、PET/CT等检查）、细胞学检查、组织病理学检查和生物标志物检测。

（一）影像学检查

　　1. 胃镜检查　胃镜能直接观察到被检查部位的真实情况，确定病变的范围及大体分型，可以通过染色、放大等手段显露微小病变，同时还可以对可疑病变部位进行病理活检，甚至进行内镜下治疗，切除病变后行组织病理学检查以进一步明确诊断，目前胃镜检查是诊断胃部疾病的首选检查方法。

　　2. X线检查　X线气钡双重造影是临床上常用的一种X线检查方法，其通过双对比像、黏膜像、充盈像和压迫像等能清晰显示胃黏膜的细微结构，是诊断胃常见疾病的一种重要方法。但一些微小病变通过X线气钡双重造影是很难被发现的，该检查能够反映出胃肠动力学的变化是其优势所在。

　　3. 超声检查　由于腹壁、胃内气体等因素影响，腹部超声在胃部疾病诊断中的价值有限，但随着超声技术的不断发展，其诊断率不断提高，目前腹部超声主要用于观察胃的邻近脏器（特别是肝、胰）受浸润及淋巴结转移的情况。超声胃镜能够避免其他因素的影响，直接贴近病变观察，对于疾病的层次来源和分期具有重要诊断价值。

　　4. CT检查　CT通过横断面图像对判断肿瘤外界与周围组织脏器有无浸润转移等均优于胃肠造影和胃镜，尤其对于向壁外生长的黏膜下肿瘤具有重要的诊断和鉴别诊断价值。CT对于胃部疾病中的胃癌具有较为重要的应用价值，其能够为胃癌的临床分期和制定手术方案提供依据，也已经成为胃癌术前的常规检查。但CT对于胃黏膜的微细结构变化敏感性不高，在其他胃部疾病的诊断中使用有限。

5.MRI检查　MRI与CT一样，对胃部疾病中胃癌的诊断和术前分期有重要意义。MRI还能够显示胃恶性肿瘤的浸润深度、周围器官侵犯及区域淋巴结转移情况，与CT相比，其具有多平面成像能力、多参数成像能力、流空效应等优点。

6.PET/CT检查　PET/CT主要应用于胃部疾病中的胃癌诊断，特别是胃癌复发转移的早期诊断、胃癌疗效的评价等方面。PET/CT的优点是全身检查，可以发现一些微小隐匿的病灶，尤其对于罕见的远处转移病变具有重要价值，但由于其价格昂贵、具有放射性，并且CT检查基本能够满足临床分期需要等原因，PET/CT目前不是常规检查手段。

（二）细胞学检查

胃脱落细胞学检查是通过某种方法从胃内收集脱落细胞后进行细胞学检查的一种方法，常用的取材方法有以下几种：

1.冲洗　可以利用胃管或胃镜用生理盐水反复冲洗胃腔或病变处后，收集冲洗液进行离心、提取、染色、镜检。

2.刷拭法　胃镜直视下对可疑病变用尼龙细胞刷来回摩擦后取出涂片镜检。

3.印片法　胃镜直视下活检，取出胃黏膜组织在玻片上涂片镜检。

（三）组织病理学检查

组织病理学检查是诊断胃部疾病的重要方法，是诊断胃部疾病的金标准，无论是糜烂性胃炎、萎缩性胃炎，还是癌前疾病或胃癌，这些疾病的确诊和治疗全部依据组织病理学检查。另外，对于胃部疾病中最恶性的胃癌来说，组织病理学检查是胃癌的治疗依据，同时也是评估胃癌治疗效果的重要手段，尤其对早期胃癌的内镜下治疗来说，组织病理学检查既是术前确诊的依据，又是判定术后疗效的"裁判"，在胃癌的诊断和治疗中扮演着不可或缺的重要角色。

（四）生物标志物检测

理想的生物标志物能够在出现临床症状和影像学改变之前出现变化，其表达水平会随着疾病的严重程度而改变，可以提示病因、反应疾病发展进程。但是，能够反应胃功能状态的指标长期以来在临床应用中处于空白状态，近年来，胃功能血清学检测指标如PG Ⅰ、PG Ⅱ、G-17和 *H. pylori*-IgG抗体等被人们认识，这些指标可以确切地反映不同部位胃黏膜的分泌状态、功能及 *H. pylori* 感染情况，它们共同组成了胃黏膜"血清学活检"指标。根据"血清学活检"各项指标的不同组合结果，可以将其分为7种情况，以此提示三类胃疾病风险状态，即胃黏膜功能正常、胃癌低风险及胃癌高风险。"血清学活检"指标更多的是起到初筛预警、疗效评估及长期监控的作用，其结果正常或异常能够提示"正常胃"或"疾病胃"的倾向和风险，其应用定位在于辅助临床医师进一步胃镜"靶向"精查。

胃病常规检查方法追求的理想境界是能够从病因、功能、形态等多角度全面系统地评估胃黏膜改变，进一步明确病因及疾病进程并能指导临床合理用药和疗效评价。联合采用病因检测＋胃功能学评价＋胃镜病理学检查是理论合理且实践可行的胃黏膜病变的筛查早诊策略，应当在胃癌的早期诊断、胃黏膜功能状态评价及胃相关疾病临床诊治领域得到更大规模的推广应用，在应用中"且行且评价且完善"。

二、胃镜检查的适应证、禁忌证、并发症

（一）胃镜的发展

自1805年德国的Bozzini提出内镜的设想以来，已经过了200多年，最早的胃镜是德国人库斯莫尔在1868年借鉴江湖吞剑术发明的库斯莫尔管，它其实就是一根长金属管，末端装有镜子，但因为这种胃镜容易戳破患者食管，因此不久就废弃了。1932年，Wolf和Schindler共同研制成功了半可曲式胃镜，能观察到大部分胃黏膜，为胃镜的发展奠定了基础。1957年，美国Hirscho Witz研制成了第一台纤维胃镜，利用冷光源和光导纤维进行传像。1984年Olympus公司推出大钳孔全防水内镜系统，标志着纤维内镜的发展趋于成熟。1983年美国Welch Allyn公司首先研制出电子内镜，通过光敏集成电路摄像系统将图像清晰显示在监视器上，并可通过视频处理系统对图像储存、编辑和传输，使内镜的应用进入全新时代。内镜在经历了由硬式内镜、纤维内镜到目前电子内镜的发展后正向细胞、分子领域进军，结合人工智能，内镜的新时代即将到来。

（二）胃镜检查的适应证

随着经济的发展，人们的饮食习惯和结构不断发生着变化，消化道疾病困扰着越来越多的人，胃镜由于能够直接观察病变，并且能够在内镜下活检获得胃黏膜组织以进行病理学检查，其已经成为诊断胃部疾病的金标准。哪些人群需要进行胃镜检查呢？其主要包括以下几个方面：

1.存在上消化道症状（如胃灼热、吞咽困难、上腹痛、呕吐等），怀疑有食管、胃、十二指肠病变，临床需要确诊者。

2.已确诊的上消化道病变，如消化性溃疡、食管癌、胃癌等疾病治疗后需要随访或观察疗效者。

3.消化道出血，病因及部位不明者。

4.影像学检查发现上消化道病变，需要明确性质者。

5.上消化道异物者。

6.需要进行内镜下治疗者，如食管胃底静脉曲张行套扎或注射硬化剂治疗，胃早癌行内镜下黏膜剥离术（ESD）等。

7.胃癌的高危人群。根据我国国情和胃癌流行病学，以下符合第1项和第2～6项中任一项者均应列为胃癌高危人群：①年龄40岁以上，男女不限；②胃癌高发地区人群；③*H. pylori*感染者；④既往患有慢性萎缩性胃炎、胃溃疡、胃息肉、手术后残胃、肥厚性胃炎、恶性贫血等胃癌前疾病；⑤胃癌患者一级亲属；⑥存在胃癌其他高危因素（高盐、腌制饮食、吸烟、重度饮酒等）。

8.存在*H. pylori*感染，需要明确是否有胃黏膜病变者，或者需要进行*H. pylori*培养

及药物敏感性试验以指导治疗者。

（三）胃镜检查的禁忌证

因为胃镜检查需要将胃镜送入到被检查者胃内，相对于胃肠道钡餐透视、超声、CT、MRI等其他无创检查来说，其属于有创检查，检查过程中可能会对被检查者造成损害，所以有以下情况者，不能行胃镜检查。

1.严重心肺功能不全处于危重状态者，胃镜刺激可能引发患者心搏骤停、肺功能衰竭等严重后果。

2.上消化道大出血，生命体征不稳或处于休克状态者，胃镜检查可能加重出血，出现血压消失，造成患者死亡，并且由于消化道出血量大，检查效果差。

3.精神状态不正常或因其他原因不能配合检查者，医师不能完成检查且并发症发生可能性大者。

4.咽部急性炎症，胃镜进入咽喉部可能扩散炎症，还可能导致咽喉部痉挛反射，引发呼吸困难。

5.明显主动脉瘤，胃镜检查可能造成主动脉瘤破裂。

6.食管、胃急性腐蚀性炎症，胃镜检查可能加重上消化道黏膜损伤，甚至造成穿孔。

7.疑有胃肠穿孔者，胃镜检查的充气过程可能导致气体和胃内液体进入腹腔引发感染，加重病情。

8.急性心脑血管意外者，如急性心肌梗死、脑卒中等，胃镜检查可造成二次急性心脑血管意外。

9.患有血液系统疾病、严重出血倾向者，胃镜检查可造成消化道出血且无法止血。

（四）胃镜检查相对禁忌证

临床上还存在一些情况，被检查者相对于普通人的检查风险更大，但因病情需要做胃镜检查，此时受益可能大于风险，应该根据具体情况决定是否可行胃镜检查，此为胃镜检查的相对禁忌证。

1.心肺功能不全，胃镜检查可能加重病情。

2.严重出血倾向伴血红蛋白低于50g/L，胃镜检查可能造成消化道出血或心脑血管意外。

3.高度脊柱弯曲、畸形者可能无法完成检查或造成穿孔。

4.高血压未控制者，检查过程中血压升高，造成脑血管破裂出血。

5.孕妇、哺乳期和月经期妇女，检查可能造成流产、影响哺乳和出血。

6.食管或十二指肠巨大憩室，检查可能造成穿孔。

7.麻醉药物过敏者，如果被检查者能够耐受，可尝试不用麻醉药物进行检查。

8.患有传染性疾病者，可用专用胃镜并严格消毒，防止交叉感染。

9.长期口服阿司匹林、氯吡格雷、华法林等抗凝药物的患者，停药风险大且需行胃镜检查者。

10.高龄老人、儿童患者及身体状态较弱者，胃镜刺激可能引起不确定意外。

11.精神极度紧张恐惧者和对疼痛刺激特别敏感者，可考虑无痛胃镜。

（五）胃镜检查的并发症

胃镜作为一项有创检查，胃镜本身的物理损伤和对患者造成的不适继而引发一系列的生理反应都会造成并发症的发生。并发症主要包括以下方面：

1.消化道出血，如食管-胃底静脉曲张破裂出血、胃溃疡出血、活检后出血等。

2.消化道损伤，轻者如咽喉部擦伤，重者可引起消化道穿孔，危及生命。

3.心脑血管意外，发生率低，一般很少发生，但一旦发生，后果严重。

4.感染，内镜消毒不严可能传播肝炎病毒、*H. pylori*等。

5.其他，如下颌关节脱位，喉头及支气管痉挛，非穿透性气腹，腮腺肿胀，拔镜困难等。

三、胃功能血清学检查在不适于胃镜检查人群中的应用

胃镜检查作为胃部疾病诊断的金标准被广泛应用，但由于其具有侵入性，检查时具有一定的风险，因此部分人群并不适合做胃镜检查，如上文中提到的符合胃镜检查禁忌证的人群或预计并发症发生率较高的人群。另外，在一些医疗水平有限、没有胃镜检查设备或者需要付出较多成本才能行胃镜检查的地区，当这些人群需要了解胃部疾病情况时，胃功能血清学检查提供了另一种可能。胃功能血清学检测包括PG Ⅰ、PG Ⅱ、G-17和*H. pylori*-IgG抗体，通过检测血液，综合分析各项指标的不同组合结果，能够诊断胃黏膜细胞的分泌功能、反映胃黏膜的萎缩程度等，因此被称为胃黏膜的"血清学活检"。对于不适于胃镜检查的人群来说，胃功能血清学检查可以在了解胃黏膜状态的同时规避胃镜检查的风险，具有安全、有效、适用人群广、便于筛查的优点，是胃部疾病诊断方法的重要补充。

（一）严重心肺功能不全处于危重状态者

胃镜检查过程中会造成被检查者不适，包括恶心、心率加快、心脏供血不足、呼吸困难、呛咳、误吸等，加重原有心肺功能不全，甚至造成心肺功能衰竭，危及生命。如这些患者需要了解胃部疾病状态，可先行胃功能血清学检测，初步判断胃部疾病状态，评估胃镜检查必要性，如果需行胃镜检查确诊，可根据胃功能血清学检测结果先行治疗，待心肺功能好转后再择期胃镜检查，以免延误治疗，并最大程度规避胃镜检查风险。

（二）上消化道大出血，生命体征不稳或处于休克状态者

胃镜检查时反复充气，消化道黏膜的收缩、痉挛可能引起出血点血痂的脱落，引起再出血，加重休克，危及生命。而且胃内往往残留大量血液、血痂，影响胃镜检查视野，检查效果不佳，不能达到检查目的。此时应积极抗休克治疗，抢救生命，在生命体征稳定后的出血间期再行胃镜检查。在不宜胃镜检查时需要判断消化道出血和休克是否由胃部疾病引起时可行胃功能血清学检测，为判断疾病的病因提供帮助。

（三）精神状态不正常或其他原因不能配合检查者

胃镜检查过程中如果被检查者不配合，医师不能完成检查，并且发生并发症的可能

性非常大，这样的患者常常需要在麻醉状态下完成胃镜检查。精神状态不正常的患者往往服用一些精神药物，麻醉过程中对麻醉药的反应更加不确定，麻醉风险较普通人高。胃功能血清学检测能够替代胃镜评估胃黏膜状态及胃功能，避免胃镜检查和麻醉风险。

（四）咽部、食管、胃急性炎症

咽部急性炎症常常伴有咽部黏膜水肿，增加胃镜进入难度，胃镜进入咽部时也可能加重炎症的程度和范围，还可能导致咽喉部痉挛反射，引发呼吸困难，甚至造成咽部梨状窝穿孔等严重后果。食管、胃急性炎症时，黏膜充血水肿明显，脆性增加，检查时由于镜身的摩擦可能加重黏膜损伤，造成出血甚至穿孔。此时，可行胃功能血清学检测判断胃黏膜状态，同时积极治疗并监测胃功能血清学的变化，判断治疗效果及预后。

（五）明显主动脉瘤者

胃镜检查时由于镜身的触碰或血压的波动，可能造成主动脉瘤的突然破裂，造成猝死。此时，可先行胃功能血清学检测和对症治疗，以免延误治疗，待主动脉瘤治愈后，可酌情再行胃镜检查。

（六）疑有胃肠穿孔者

胃镜检查过程中可能使穿孔面积扩大，导致气体和胃内液体进入腹腔引发感染，加重病情。胃功能血清学检测能够为判断穿孔位置、治疗效果及疾病转归提供有效信息，指导临床治疗。

（七）急性心脑血管意外者

患者在发生急性心肌梗死、脑卒中等意外时，身体处于应激状态，常常会发生应激性糜烂性胃炎或胃溃疡，严重时甚至造成消化道出血及穿孔，而治疗急性心脑血管意外的药物往往对胃黏膜有很大损伤，加重这一情况，在急性期做胃镜检查可能造成二次打击，再次发生心脑血管意外，十分危险。胃功能血清学检测能够帮助判断胃黏膜状态，评估是否有糜烂或溃疡发生，可提前预防用药并且检测疗效。

（八）患有血液系统疾病、严重出血倾向者

由于凝血机制障碍，胃镜检查过程中消化道黏膜的轻微损伤就可能造成消化道出血，而且会发生越止血，出血面积越大，出血量越大的危险状况。此时可以积极治疗血液系统疾病，纠正凝血机制，同时进行胃功能血清学检测，评估胃黏膜状态和功能，对症治疗，以免延误病情，待凝血功能正常后，根据需要可再行胃镜检查。

（九）长期口服阿司匹林、氯吡格雷、华法林等抗凝药物的患者，停药风险大且需行胃镜检查者

心脏冠状动脉支架植入术后，心房颤动有附壁血栓等患者，需要长期服用抗凝药物，胃镜检查时这样的患者除了原本心血管疾病的风险外，还有消化道出血的风险。胃功能血清学检测能够为胃疾病状态提供信息，指导临床治疗。

（十）高龄老人、小儿患者及身体状态较弱者

老年人常伴有多种慢性疾病，如冠心病、高血压、糖尿病等，心肺功能储备力下降，胃镜检查过程中对老年人的刺激会增加机体耗氧量，诱发冠状动脉收缩、心率加快、血压升高等一系列病理生理反应，增加心脑血管意外风险。儿童患者脏器发育不完全且配合度差，并发症发生率高。胃镜检查也会加重身体状态较弱患者的身体负担，可能无法配合完成检查，并且可能造成其他损害。这些人群采用胃功能血清学检测具有安全、依从性好的优点。

（十一）医疗水平有限且胃镜检查设备尚未普及地区的胃病患者

胃镜检查设备较为昂贵，维护成本高，清洗消毒要求严格，而且需要技术娴熟、经验丰富的医师操作才能取得良好的检查效果。一些医疗水平有限，没有胃镜检查条件的地区，可以先行胃功能血清学检测，因为其具有不依赖大型仪器设备、操作简单、无创、安全有效的特点，易于普及，待筛选出可能患有胃部疾病的患者，再去寻求胃镜或其他检查以确诊，可以大大减少医疗成本并提高医疗效率。对于需要长期、频繁复查胃镜的患者，如萎缩性胃炎患者，可以监测胃功能血清学的变化来进行评估，减轻患者精神、身体及经济上的压力。

综上所述，胃功能血清学检测具有准入门槛低、操作简便、安全有效、经济、易于普及等特点，能够较为准确地诊断胃黏膜的功能状态及相关疾病，同时还可以提示病因，反映疾病进展，便于动态观察，其已经成为一种实用的检查方法。对于患有严重心肺功能不全，上消化道大出血，休克，疑有胃肠道穿孔，急性心脑血管意外，咽部、食管或胃急性炎症，明显主动脉瘤，严重出血倾向及特殊人群（如高龄老人、儿童、孕妇、精神病患者）等不适于胃镜检查的患者，胃功能血清学检测是诊断胃部疾病的重要补充手段，可以帮助临床患者渡过不适于胃镜检查的"窗口期"，提供有效的诊断信息，待病情好转后可以再行胃镜检查以明确诊断。

（冯明亮　徐　倩）

参 考 文 献

陈春春，罗和生，成镀，等，2018. 血清胃蛋白酶原在慢性胃部病变中变化的临床研究. 胃肠病学和肝病学杂志，27（1）：1265-1269.

宫月华，2015. 胃黏膜"血清学活检"指标的生理功能及调控. 胃肠病学和肝病学杂志，24（2）：126-129.

华嘉临，张艺，黄飚，2011. 胃蛋白酶原在健康检查胃部疾病筛查中的价值. 职业与健康，27（24）：2945-2946.

姜静宜，孙丽萍，2015. 胃黏膜"血清学活检"与胃糜烂溃疡性疾病. 胃肠病学和肝病学杂志，24（2）：140-142.

黎允诗，2018. 广州地区体检人群胃蛋白酶原的检测. 实用检验医师杂志，10（3）：138-140.

林蔚，陈泽恒，2015. 3560例健康体检人群血清胃蛋白酶原检测结果分析. 吉林医学，36（14）：3040-3041.

卢旬，郑维玲，宋妙丽，等，2017. 血清胃蛋白酶原、胃泌素17联合检测在健康体检中的应用价值. 检验医学，32（12）：1095-1098.

茅溢恒，2018. 幽门螺杆菌抗体、胃泌素17、胃蛋白酶原等联合检测在体检人群胃肠疾病筛查中的意义. 医学信息（上旬刊），31（11）：22-24.

孙丽萍，2015. 正确解读胃黏膜"血清学活检"结果. 胃肠病学和肝病学杂志，24（2）：133-135.

孙丽萍，宫月华，袁媛，2004. 血清胃蛋白酶原含量作为幽门螺杆菌除菌疗效判定指标的研究. 世界华人消化杂志，（8）：69-72.

屠江锋，潘文胜，陈小君，等，2016. 胃癌早期筛查的研究进展. 实用肿瘤杂志，31（6）：560-564.

吴叶枫，赵欢，景晶晶，等，2015. 胃黏膜"血清学活检"在健康体检中的应用. 胃肠病学和肝病学杂志，24（2）：147-149.

伍理，卢旬，高鑫，等，2014. 血清胃蛋白酶原检测对健康体检的价值. 标记免疫分析与临床，21，（6）：645-648.

杨小青，2016. 内镜在胃癌筛查的应用和价值. 临床医药文献电子杂志，31（45）：725-727.

姚敏，李艳梅，2018. 人群中幽门螺杆菌感染现状及危险因素分析. 世界最新医学信息文摘，18（55）：85-86.

袁媛，2015. 胃黏膜"血清学活检"临床应用现状与展望. 胃肠病学和肝病学杂志，24（2）：121-125.

绽永华，王学红，马臻棋，等，2018. 胃得安胶囊联合铝碳酸镁治疗老年慢性胃炎的临床研究. 现代药物与临床，33（11）：2933-2936.

张兰，2017. 血清胃蛋白酶原I及胃泌素17等指标在胃癌化疗疗效评价中的应用研究. 国际检验医学杂志，38（11）：1482-1484.

张培莉，刘义庆，张炳昌，等，2017. 体检人群血清胃蛋白酶原、胃泌素17与幽门螺杆菌抗体分型检测临床分析. 现代检验医学杂志，32（4）：32-35.

赵润玲，张小兰，薄茜，等，2018. 胃黏膜病变与血清胃蛋白酶原水平变化的相关性研究. 临床研究，26（7）：168-169.

赵缤，潘惠芬，曹国君，2016. 胃蛋白酶原检测在非萎缩性胃炎和消化性溃疡患者中的应用. 国际检验医学杂志，37（9）：1245-1247.

Chae H, Lee JH, Lim J, et al, 2008. Clinical utility of serum pepsinogen levels as a screening test of atrophic gastritis. Korean J Lab Med, 28（3）：201-206.

Chen Q, Lu H, 2016. Kyoto global consensus report on *Helicobacter pylori* gastritis and its impact on Chinese clinical practice. J Dig Dis, 17（6）：353-356.

Chen XZ, Huang CZ, Hu WX, et al, 2018. Gastric cancer screening by combined determination of serum *Helicobacter pylori* antibody and pepsinogen concentrations：ABC method for gastric cancer screening. Chin Med J（Engl），131（10）：1232-1239.

Chiang TH, Chiu SY, Chen SL, et al, 2018. Serum pepsinogen as a predictor for gastric cancer death：a 16-year community-based cohort study. J Clin Gastroenterol.

Copps J, Murphy RF, Lovas S, 2009. The production and role of gastrin 17 and gastrin 17 gly in gastrointestinal cancers. Protein Pept Lett, 16（12）：1504-1518.

Correa P, 1992. Human gastric carcinogenesis：a multistep and multifactorial process-first American cancer society award lecture on cancer epidemiology and prevention. Cancer Res, 52（24）：6735-6740.

Daugule I, Sudraba A, Chiu HM, et al, 2011. Gastric plasma biomarkers and operative link for gastritis assessment gastritis stage. Eur J Gastroenterol Hepatol, 23（4）：302-307.

Fock KM, Katelaris P, Sugano K, et al, 2009. Second Asia-pacific consensus guidelines for *Helicobacter pylori* infection. J Gastroenterol Hepatol, 24（10）：1587-1600.

German SV, Modestova AV, Ermakov NV, 2012. To the problem of evaluation of public health: screening for gastroduodenal pathology on the example of atrophic gastritis in mass medical examination of the population. Gig Sanit, (6): 85-87.

Graham DY, Nurgalieva ZZ, El-Zimaity HM, et al, 2006. Noninvasive versus histologic detection of gastric atrophy in a hispanic population in North America. Clin Gastroenterol Hepatol, 4 (3): 306-314.

Hattori Y, Tashiro H, Kawamoto T, et al, 1995. Sensitivity and specificity of mass screening for gastric cancer using the measurment of serum pepsinogens. Jpn J Cancer Res, 86 (12): 1210-1215.

He CY, Sun LP, Gong YH, et al, 2011. Serum pepsinogen II: a neglected but useful biomarker to differentiate between diseased and normal stomachs. J Gastroenterol Hepatol, 26 (6): 1039-1046.

Iijima K, Koike T, Abe Y, et al, 2009. Alteration of correlation between serum pepsinogen concentrations and gastric acid secretion after *H. pylori* eradication. J Gastroenterol, 44 (8): 819-825.

Kawai T, Miki K, Ichinose M, et al, 2007. Changes in evaluation of the pepsinogen test result following *Helicobacter pylori* eradication therapy in Japan. Inflammopharmacology, 15 (1): 31-35.

Kim HY, Kim N, Kang JM, et al, 2009. Clinical meaning of pepsinogen test and *Helicobacter pylori* serology in the health check-up population in Korea. Eur J Gastroenterol Hepatol, 21 (6): 606-612.

Kitahara F, Kobayashi K, Sato T, et al, 1999. Accuracy of screening for gastric cancer using serum pepsinogen concentrations. Gut, 44 (5): 693-697.

Kodama M, Koyama K, Tsuburaya Y, et al, 1990. Group i pepsinogen for early detection of gastric cancer recurrence after total gastrectomy. World J Surg, 14 (1): 94-99; discussion 99-100.

Kokkola A, Louhimo J, Puolakkainen P, et al, 2005. *Helicobacter pylori* infection and low serum pepsinogen I level as risk factors for gastric carcinoma. World J Gastroenterol, 11 (7): 1032-1036.

Kwak MS, Chung GE, Chung SJ, et al, 2018. Predicting the development of gastric neoplasms in a healthcare cohort by combining *Helicobacter pylori* antibodies and serum pepsinogen: a 5-year longitudinal study. Gastroenterol Res Pract, 2018: 8796165.

Lahner E, Carabotti M, Annibale B, 2018. Treatment of *Helicobacter pylori* infection in atrophic gastritis. World J Gastroenterol, 24 (22): 2373-2380.

Leja M, Lapina S, Polaka I, et al, 2014. Pepsinogen testing for evaluation of the success of *Helicobacter pylori* eradication at 4 weeks after completion of therapy. Medicina (Kaunas), 50 (1): 8-13.

Lin JT, 2014. Screening of gastric cancer: who, when, and how. Clin Gastroenterol Hepatol, 12 (1): 135-138.

Loor A, Dumitrascu DL, 2016. *Helicobacter pylori* infection, gastric cancer and gastropanel. Rom J Intern Med, 54 (3): 151-156.

Matsushima M, Miki K, Ichinose M, et al, 1995. Serum pepsinogen values as possible markers for evaluating the possibility of peptic ulcer recurrence under H_2-blocker half-dose maintenance therapy. Adv Exp Med Biol, 362: 131-137.

Miki K, Fujishiro M, Kodashima S, et al, 2009. Long-term results of gastric cancer screening using the serum pepsinogen test method among an asymptomatic middle-aged Japanese population. Dig Endosc, 21 (2): 78-81.

Mukoubayashi C, Yanaoka K, Ohata H, et al, 2007. Serum pepsinogen and gastric cancer screening. Intern Med, 46 (6): 261-266.

Nakanome C, Yamazaki H, Tanno N, et al, 1984. Serum group I pepsinogen (PG I) levels and their changes in the healing process of the ulcer in patients with and without unoperated recurrent ulcer. Tohoku J Exp Med, 143 (2): 239-248.

Nasrollahzadeh D, Aghcheli K, Sotoudeh M, et al, 2011. Accuracy and cut-off values of pepsinogens I, II and gastrin 17 for diagnosis of gastric fundic atrophy: influence of gastritis. PLoS One, 6 (10): e26957.

Ohkusa T, Miwa H, Nomura T, et al, 2004. Improvement in serum pepsinogens and gastrin in long-term monitoring after eradication of *Helicobacter pylori*: comparison with *H. pylori*-negative patients. Aliment Pharmacol Ther, 20 Suppl 1: 25-32.

Osumi H, Fujisaki J, Suganuma T, et al, 2017. A significant increase in the pepsinogen I/II ratio is a reliable biomarker for successful *Helicobacter pylori* eradication. PLoS One, 12 (8): e0183980.

Ricci C, Vakil N, Rugge M, et al, 2004. Serological markers for gastric atrophy in asymptomatic patients infected with *Helicobacter pylori*. Am J Gastroenterol, 99 (10): 1910-1915.

Shafaghi A, Mansour-Ghanaei F, Joukar F, et al, 2013. Serum gastrin and the pepsinogen I/II ratio as markers for diagnosis of premalignant gastric lesions. Asian Pac J Cancer Prev, 14 (6): 3931-3936.

Shimoyama T, Chinda D, Matsuzaka M, et al, 2014. Decrease of serum level of gastrin in healthy Japanese adults by the change of *Helicobacter pylori* infection. J Gastroenterol Hepatol, 29 Suppl 4: 25-28.

Sipponen P, 2006. Biomarkers in clinical practice: a tool to find subjects at high risk for stomach cancer. A personal View. Adv Med Sci, 51: 51-53.

Sipponen P, Ranta P, Helske T, et al, 2002. Serum levels of amidated gastrin 17 and pepsinogen I in atrophic gastritis: an observational case-control study. Scand J Gastroenterol, 37 (7): 785-791.

Storskrubb T, Aro P, Ronkainen J, et al, 2008. Serum biomarkers provide an accurate method for diagnosis of atrophic gastritis in a general population: the kalixanda study. Scand J Gastroenterol, 43 (12): 1448-1455.

Sun L, Tu H, Liu J, et al, 2014. A comprehensive evaluation of fasting serum gastrin 17 as a predictor of diseased stomach in chinese population. Scand J Gastroenterol, 49 (10): 1164-1172.

Takamura A, Ito M, Boda T, et al, 2013. High expression of gastrin receptor protein in injured mucosa of *Helicobacter pylori*-Positive Gastritis. Dig Dis Sci, 58 (3): 634-640.

Tanaka Y, Mine K, Nakai Y, et al, 1991. Serum pepsinogen I concentrations in peptic ulcer patients in relation to ulcer location and stage. Gut, 32 (8): 849-852.

Tu H, Sun L, Dong X, et al, 2014. Serum anti-*Helicobacter pylori* immunoglobulin G titer correlates with grade of histological gastritis, mucosal bacterial density, and levels of serum biomarkers. Scand J Gastroenterol, 49 (3): 259-266.

Venerito M, Link A, Rokkas T, et al, 2016. Gastric cancer-clinical and epidemiological aspects. Helicobacter, 21 (Suppl) 1: 39-44.

Waldum HL, Kleveland PM, Sordal OF, 2016. *Helicobacter pylori* and gastric acid: an intimate and reciprocal relationship. Therap Adv Gastroenterol, 9 (6): 836-844.

Watabe H, Mitsushima T, Yamaji Y, et al, 2005. Predicting the development of gastric cancer from combining *Helicobacter pylori* antibodies and serum pepsinogen status: a prospective endoscopic cohort study. Gut, 54 (6): 764-768.

Yuan Y, 2012. Population-based gastric cancer screening in Zhuanghe, Liaoning, from 1997 to 2011. Zhonghua Zhong Liu Za Zhi, 34 (7): 538-542.

Yuan Y, 2013. A survey and evaluation of population-based screening for gastric cancer. Cancer Biol Med, 10 (2): 72-80.

Zhang XM, Li JX, Zhang GY, et al, 2014. The value of serum pepsinogen levels for the diagnosis of gastric diseases in Chinese Han people in midsouth China. BMC Gastroenterol, 14: 3.

第二十章

胃黏膜"血清学活检"临床应用现状与展望

近年来，PGⅠ、PGⅡ、PGⅠ/PGⅡ（PGR）、胃泌素17（G-17）、幽门螺杆菌抗体（*H. pylori*-IgG）等胃功能相关指标血清学检测已逐步在胃癌及其高危人群筛查中推广应用（详见第十二章），其临床应用价值也日益受到关注。本章结合最新指南和笔者实践体会，主要介绍胃功能血清学检测在临床胃疾病诊治中的应用现状和常见问题，旨在帮助读者正确理解胃功能血清学检测的应用定位并帮助读者在临床实践中合理使用。

第一节 胃黏膜"血清学活检"临床应用现状

30余年前，美国学者Samloff首次提出血清PGⅠ和PGⅡ水平可以反映胃底黏膜的形态与功能，能起到"血清学活检"的作用。时至今日，随着技术的发展和研究的深入，胃黏膜"血清学活检"的概念及内涵逐渐明晰。胃黏膜"血清学活检"已不仅仅限于检测PGⅠ和PGⅡ，它的概念已外延为利用血清标本检测胃黏膜细胞分泌的酶类、激素、黏液、胃酸、外源性抗原物质及机体应答因子等以评估全胃黏膜的功能状态、感染情况及病变部位。可用于胃黏膜"血清学活检"的指标涉及上述各个层面，如反映胃底、胃体黏膜分泌功能状态的PGⅠ、内因子（IF）及其抗体IFAb；反映全胃黏膜分泌功能状态的PGⅡ、黏蛋白；反映胃窦部黏膜分泌功能状态和胃生理负反馈调控变化的G-17，以及反映外源性感染因子、机体对其应答状态的*H. pylori*-IgG抗体和EB病毒抗体等。目前受到广泛关注且已实际应用的胃黏膜"血清学活检"指标主要包括PGⅠ、PGⅡ、G-17、*H. pylori*-IgG抗体等。该四项指标的动态变化与不同部位胃黏膜的分泌状态、功能变化及感染情况密切相关。20世纪90年代初，日本学者三木一正倡导利用无创性血清PGⅠ、PGⅡ，联合检测*H. pylori*-IgG进行胃癌人群筛查，此提高了受检人群参与率及早期胃癌检出率。芬兰Sipponen P.首创G-17检测方法，倡导四位一体联合检测血清PG、G-17和*H. pylori*-IgG，用于全面评估胃黏膜功能状态。继而，世界多个国家利用上述指标组成胃黏膜"血清学活检"而进行的胃癌及其癌前疾病筛查取得一定成效。1997～2011年，笔者所在团队采用血清PG检测和胃镜胃黏膜活检两轮筛查法在中国胃癌高发地区进行了3次大规模人群筛查，共计筛查13 078人，检出胃癌108例，其中早期胃癌分别占检出胃癌的56.82%、51.22%和82.61%。在此期间，对2039名受检者的"血清学活检"指标和胃疾病进展情况进行了动态随访，发现血清PGⅡ和*H. pylori*-IgG水平升高者较降低者疾病进展风险升高，且在PGⅡ和*H. pylori*-IgG水平同时升高者中更为显著。原国家卫生部疾病预防控制局2011年版《癌症早诊早治项目技术方案》将血清PG检测纳入胃癌筛查技术方案，推荐用于胃癌高发地区人群初筛，进一步以胃镜活检或病理学诊断方法确诊胃癌及癌前病变患者。在此基础上，我们制定了胃癌高危人群风险预警模型，实现分层评估，指导胃癌高危人群靶向筛查及个体化预防。

2014年4月，中华医学会消化内镜学分会和中国抗癌协会肿瘤内镜学专业委员会牵头组织全国相关领域专家探讨在常规临床工作中进行胃癌机会性筛查的策略及实施方案，发布了《中国早期胃癌筛查及内镜诊治共识意见》，建议联合检测血清PG Ⅰ、PG Ⅱ、PGR、G-17和 H. pylori 抗体以增加评估胃黏膜病变范围和程度的准确性，根据血清学检测结果对患者的胃癌患病风险进行分层，并决定进一步胃镜精查及胃镜下治疗策略。

2017年，《中国早期胃癌筛查流程专家共识意见（草案）（2017年，上海）》出台，为我国胃癌筛查早诊提供了理论支持和应用指南。国家消化系统疾病临床医学研究中心开展了一项全国120余家医院参加的多中心临床研究，对近15 000例的胃癌风险人群进行了血清PG、G-17和 H. pylori-IgG 抗体的检测，并对所有筛查对象进行了内镜检查。基于此项研究，该中心建立了新的胃癌筛查评分系统。

2018年12月，国家卫生健康委员会颁布了《胃癌诊疗规范（2018 年版）》，在其中"内镜筛查方法"部分，明确规定我国胃癌筛查采用PG Ⅰ ≤ 70μg/L 且PGR ≤ 7.0 作为胃癌高危人群标准，根据血清 PG、G-17 和 H. pylori-IgG 抗体检测结果对胃癌患病风险进行分层，并决定进一步检查策略。

目前，胃黏膜"血清学活检"在早期胃癌和胃癌前疾病筛查中的作用基本达到业界共识。利用"血清学活检"进行胃癌人群筛查具有多种应用优势，如简便易行、结果客观、无创、受检者依从性好；快速高效高通量检测能有效浓缩高危人群；可以提示胃镜精查靶标；可以动态随访胃病患者，指导防治等。

除了用于胃癌和胃癌前疾病人群筛查之外，胃黏膜"血清学活检"在胃病辅助诊断和治疗监测等方面的应用价值也日益引起临床医师的重视。2012年欧洲四大权威机构在关于胃癌前病变和癌前疾病的管理指南中推荐血清PG水平用于预测广泛性萎缩性胃炎；对于血清PG水平低的患者，H. pylori 血清学可以用于进一步发现萎缩性胃炎等高危个体。2012年中华医学会消化病学分会发布了《中国慢性胃炎共识意见》，指出 H. pylori 感染是慢性胃炎的主要病因，建议将检测 H. pylori 作为慢性胃炎病因诊断的常规检查。在慢性胃炎中，胃体萎缩者血清G-17水平显著升高，PG Ⅰ 或PGR降低；胃窦萎缩者，血清G-17降低，PGI或PGR正常；全胃萎缩者则两者均降低。因此，血清G-17、PG Ⅰ 与PG Ⅱ 的检测有助于判断有无胃黏膜萎缩和胃黏膜萎缩部位。相较于单一胃镜检查，胃黏膜"血清学活检"有其独特的自身优势，其临床应用范围包括：①胃分泌功能判定；②H. pylori 感染的判定及其治疗监控；③胃黏膜病变部位及程度的判定；④不适于胃镜检查人群的胃病辅助诊断；⑤指导临床合理用药，避免根据症状盲目用药；⑥胃癌高风险个体管理，疾病转归动态监测等。

第二节　胃黏膜"血清学活检"临床应用常见问题

胃黏膜"血清学活检"具有重要的临床应用价值，相较于反映肝、肾、甲状腺等其他部位疾病对应的肝功能、肾功能、甲状腺功能等检测项目，能够反映胃黏膜生理病理功能改变的胃功能检测，即胃黏膜"血清学活检"在临床尚未得到广泛普及。为数不少的临床工作者不甚明确胃黏膜"血清学活检"应用范围和应用价值，或是在理解上有所偏差。归纳起来，目前关于胃黏膜"血清学活检"比较纠结的问题主要有以下几点。

1. 胃黏膜"血清学活检"结果与胃镜胃黏膜活检结果有时并不完全一致。应当说明，胃黏膜"血清学活检"并不等同于真正的胃镜胃黏膜活检，不能完全以胃镜和黏膜活检标准来衡量"血清学活检"结果。胃镜活检主要反映局部胃黏膜的形态学改变，且和诊断医师的水平直接相关，而"血清学活检"则客观地反映全胃黏膜功能状态，是非局灶性指标。很多情况下，胃黏膜形态尚未发生改变，但功能已经异常；或是组织活检局部胃黏膜并未探查到异常，但其他部位的胃黏膜已经发生改变。"血清学活检"作为功能学指标，可以更早更全面地反映胃黏膜分泌功能状态的变化。因此，在应用胃黏膜"血清学活检"指标时，不应简单地依据胃镜检查结果斥之无用，二者应结合分析。此外，应当说明并不是所有胃黏膜病变都可以通过胃黏膜"血清学活检"准确诊断，该指标更多的是起到初筛预警、疗效评估及长期监控的作用，其结果正常或异常能够提示"正常胃"（normal stomach or healthy stomach）或"疾病胃"（abnormal stomach or diseased stomach）的倾向和风险，其应用定位在于辅助临床医师进一步行胃镜靶向精查。因此，在实际应用过程中，特别是对健康体检人群，不宜直接根据血清检测结果"对号入座"，应建议受检者进一步接受胃镜精查和其他相关检查以明确诊断或行血清学动态随访。

2. 胃黏膜"血清学活检"指标用于胃癌及癌前疾病筛查的敏感度和特异度差异较大，对其评价褒贬不一。应当说明，敏感度和特异度往往不能"双赢"，作为初筛方法，首先应当考量其敏感度以降低漏诊率，同时提高特异度以降低误诊率。评价检测指标的敏感度和特异度除了取决于指标本身效能之外，很大程度上尚取决于对结果的客观分析，包括检测结果是否真实准确、临界值选择是否合理，干扰因素是否排除在外等。首先，检测过程的质量控制对于结果的正确判定至关重要，必须加强实验室操作的质量控制以获得更客观的检测结果，这是正确评价检测指标敏感度和特异度的前提条件。其次，不同遗传背景人群所确定的临床参考临界值往往存在一定差异，不同的临界值其诊断胃黏膜病变的敏感性、特异性差异较大，因此，应用胃黏膜"血清学活检"指标时必须根据人群特征合理选择临界值。另外，不同的检测仪器和操作方法也可以导致指标界值不同；各实验室应依据本地人群的资料建立各地区胃黏膜"血清学活检"指标的参考值，采用ROC曲线确定PGⅠ、PGⅡ、PGR和G-17的临界值。本研究团队通过分析我国北方地区大规模自然人群胃黏膜"血清学活检"ELISA检测结果发现，胃黏膜基本正常者血清PGⅠ中位值为79.3μg/L，PGⅡ为7.4μg/L，PGR为10.4，空腹血清G-17

为1.37～1.8pmol/L。判定胃癌风险的临界值分别为PGⅠ＜70μg/L，PGR＜7，空腹血清G-17＞10.7pmol/L。再次，药物因素和胃外因素是胃黏膜"血清学活检"结果判定的重要干扰因素，如PPI可以很大程度改变血清PG和G-17浓度，服用PPI后，血清PG和G-17水平明显升高。因此，如果需要了解患者检测指标的基线水平，一般需要在停药两周后进行胃黏膜"血清学活检"。当肾功能不全时，血清PG和G-17水平可升高。恶性贫血患者血清PG水平降低而G-17水平升高。笔者团队前期研究发现，血清PG水平受性别、年龄因素影响，男性PGⅠ、PGⅡ水平显著高于女性，PGR显著低于后者；PGR随年龄增长呈阶段性显著降低；血清G-17水平受年龄因素影响较为明显，其随着年龄增长而升高。此外，胃黏膜"血清学活检"是胃黏膜分泌性指标，因而会受到自身及其他胃内因素的反馈影响，在结果分析时必须充分考虑胃生理反馈机制的作用。综上所述，在解读"血清学活检"的检测结果时，必须排除干扰因素的影响，才能够去伪存真，对受检者的胃功能进行客观、正确的评价；才能对"血清学活检"指标用于胃癌及癌前疾病筛查的敏感度和特异度进行正确评价。

3.在胃黏膜"血清学活检"应用过程中，以往过于关注PGⅠ及PGR，而忽略了PGⅡ、G-17和 *H. pylori*-IgG在提示胃分泌功能状态及胃黏膜病变方面的作用。PGⅡ是胃上皮细胞分化成熟的标志，其水平的变化可以反映胃黏膜的分化程度。然而长期以来，PGⅡ仅仅作为"分母"用来计算PGR，无自身截断参考值和临床病理意义的解读；胃泌素可以促进胃酸分泌并促进胃黏膜上皮多种类型细胞的分化，在胃生理负反馈调控方面具有重要作用。然而，目前对餐前、餐后血清G-17水平及其变化率在胃癌和癌前疾病预警方面的作用缺乏有效评价，导致其临床应用价值估计不足；*H. pylori*感染检测目前主要关注检测方法的选择，且大多是定性诊断，缺乏 *H. pylori* 的定量诊断、动态变化及 *H. pylori* 感染状态的评估，而后者具有重要的临床应用价值。近年来，笔者所在研究团队对此进行了系统研究，结果发现血清PGⅡ水平＞8.25μg/L时，区分正常或非正常胃黏膜敏感度为70.6%，特异度为70.8%；血清PGⅡ水平＞10.25μg/L时，区分 *H. pylori* 感染或非感染胃黏膜敏感度为71.6%，特异度为70.1%；空腹血清G-17水平＞10.7pmol/L时，区分癌或非癌胃黏膜尤其是胃体部癌具有较高的特异度（83.0%），灵敏度有待提高（50.0%）；血清 *H. pylori*-IgG抗体检测联合^{14}C-UBT可用于区分 *H. pylori* 现症或既往感染和急性或慢性感染状态；*H. pylori*-IgG抗体滴度水平与胃黏膜炎症的程度成正比，与血清PGⅠ、PGⅡ、G-17浓度成正比，与PGR成反比。上述研究发现对全面分析胃黏膜"血清学活检"结果及其临床意义有一定的帮助，其实用性有待于大规模临床验证。

第三节　胃黏膜"血清学活检"临床应用展望

作为一种初筛手段而非"最后诊断"，胃黏膜"血清学活检"应用范围的合理定位及检测结果的正确解读对临床推广应用至关重要。"血清学活检"涉及的多项指标互为补充，在解读时应综合考虑，全面评价；而每个指标又各有其独立内涵，临床医师需充分理解各指标的临床意义才能在应用时得心应手。虽然胃黏膜"血清学活检"临床应用价值已越来越受到人们的重视，但是其在临床胃病常规检测中究竟扮演何种角色，仍需要在临床实践和探索中进一步达成共识。PGⅠ、PGⅡ、PGR、G-17和 *H. pylori*-IgG 与不同胃疾病的相互关系及疾病部位和类型的精细判定，PGⅡ临床辅助诊断意义的探讨，G-17在胃癌高风险个体识别中的作用及其餐前餐后检测的差异变化与临床意义，*H. pylori* 感染状态的判定及 *H. pylori*-IgG 定量检测的应用等都需要进一步的深入研究与临床验证。笔者认为，胃病常规检查方法追求的理想境界是能够从病因、功能、形态等多角度全面系统地评估胃黏膜改变、明确病因及疾病进程并能指导临床合理用药及疗效评价。联合采用病因检测（*H. pylori* 或其他感染因子）＋胃功能学评价（PG＋G-17等）＋胃镜病理形态学检查是理论合理且实践可行的胃黏膜病变的筛查早诊策略，应当在胃癌的早期诊断、胃黏膜功能状态评价及胃病临床诊治领域得到更大规模的推广应用，在应用中"且行且评价且完善"。如果能够尝试与更加特异的指标或与不同分泌机制的标志物联合检测，可能会获得更好的胃癌筛查敏感度与特异度，提高其应用价值，拓宽其应用领域。

（袁　媛）

参 考 文 献

宫月华，孙丽萍，袁媛，2006. 血清胃蛋白酶原及骨桥蛋白联合筛查胃癌的应用价值. 中华肿瘤杂志，28（9）：691-693.

李兆申，王贵齐，张澍田，等，2018. 中国早期胃癌筛查流程专家共识意见（草案）（2017年，上海）. 胃肠病学，（2）：8-14.

卫生部疾病预防控制局，癌症早诊早治项目专家委员会，2011. 癌症早诊早治项目技术方案. 北京：人民卫生出版社，40-73.

袁媛，2012. 1997-2011年辽宁省庄河地区胃癌高危人群筛查效果评估. 中华肿瘤杂志，34（7）：538-542.

中华医学会消化病学分会，2013. 中国慢性胃炎共识意见. 胃肠病学，18（1）：24-36.

中华医学会消化内镜分会，中国抗癌协会肿瘤内镜专业委员会，2014. 中国早期胃癌筛查及内镜诊治共识意见. 中华消化内镜杂志，31（7）：408-427.

Adamsson J, Lundin SB, Hansson LE, et al, 2013. Immune responses against *Helicobacter pylori* in gastric cancer patients and in risk groups for gastric cancer. Helicobacter, 18（1）：73-82.

Agreus L, Storskrubb T, Aro P, et al, 2009. Clinical use of proton-pump inhibitors but not H_2-blockers or antacid/alginates raises the serum levels of amidated gastrin 17, pepsinogen Ⅰ and pepsinogen Ⅱ in a random adult population. Scand J Gastroenterol, 44（5）：564-570.

Chen T, Sun L, He C, et al, 2014. Serum opn expression for identification of gastric cancer and atrophic gastritis and its influencing factors. PLoS One, 9（12）：e114005.

Chery C, Hehn A, Mrabet N, et al, 2013. Gastric intrinsic factor deficiency with combined GIF heterozygous mutations and FUT2 secretor variant. Biochimie, 95（5）：995-1001.

Correa P, 2010. Serum pepsinogens in gastric cancer screening. Dig Dis Sci, 55（8）：2123-2125.

Di Mario F, Ingegnoli A, Altavilla N, et al, 2005. Influence of antisecretory treatment with proton pump inhibitors on serum pepsinogen Ⅰ levels. Fundam Clin Pharmacol, 19（4）：497-501.

Dinis-Ribeiro M, Areia M, deVries AC, et al, 2012. Management of precancerous conditions and lesions in the stomach（MAPS）：guideline from the European Society of gastrointestinal endoscopy

（ESGE）, European Helicobacter Study Group（EHSG）, European Society of Pathology（ESP）, and the Sociedade Portuguesa De Endoscopia Digestiva（SPED）. Endoscopy, 44（1）: 74-94.

Dinis-Ribeiro M, da Costa-Pereira A, Lopes C, et al, 2004. Validity of serum pepsinogen I/II ratio for the diagnosis of gastric epithelial dysplasia and intestinal metaplasia during the follow-up of patients at risk for intestinal-type gastric adenocarcinoma. Neoplasia, 6（5）: 449-456.

Gong Y, Wei W, Jingwei L, et al, 2015. *Helicobacter pylori* infection status correlates with serum parameter levels responding to multi-organ functions. Dig Dis Sci, 60（6）: 1748-1754.

He CY, Sun LP, Gong YH, et al, 2011. Serum pepsinogen II: a neglected but useful biomarker to differentiate between diseased and normal stomachs. J Gastroenterol Hepatol, 26（6）: 1039-1046.

Kokkola A, Sjoblom SM, Haapiainen R, et al, 1998. The risk of gastric carcinoma and carcinoid tumours in patients with pernicious anaemia: a prospective follow-up study. Scand J Gastroenterol, 33（1）: 88-92.

Lam SK, Isenberg JI, Grossman MI, et al, 1980. Gastric acid secretion is abnormally sensitive to endogenous gastrin released after peptone test meals in duodenal ulcer patients. J Clin Invest, 65（2）: 555-562.

Miki K, 2011. Gastric cancer screening by combined assay for serum anti-*Helicobacter pylori* IgG antibody and serum pepsinogen levels- "ABC method". Proc Jpn Acad Ser B Phys Biol Sci, 87（7）: 405-414.

Miki K, Fujishiro M, 2009. Cautious comparison between East and West is necessary in terms of the serum pepsinogen test. Dig Endosc, 21（2）: 134-135.

Miki K, Fujishiro M, Kodashima S, et al, 2009. Long-term results of gastric cancer screening using the serum pepsinogen test method among an asymptomatic middle-aged Japanese population. Dig Endosc, 21（2）: 78-81.

Miki K, Ichinose M, Ishikawa KB, et al, 1993. Clinical application of serum pepsinogen I and II levels for mass screening to detect gastric cancer. Jpn J Cancer Res, 84（10）: 1086-1090.

Miki K, Sasajima M, 2010. Pepsinogen I and pepsinogen II, PG I/PG II ratio. Nihon Rinsho, 68 Suppl 7: 778-781.

Na HK, Cho CJ, Bae SE, et al, 2017. Atrophic and metaplastic progression in the background mucosa of patients with gastric adenoma. PLoS One, 12（1）: e0169456.

Nasrollahzadeh D, Aghcheli K, Sotoudeh M, et al, 2011. Accuracy and cut-off values of pepsinogens I, II and gastrin 17 for diagnosis of gastric fundic atrophy: influence of gastritis. " PLoS One, 6（10）: e26957.

Ohata H, Kitauchi S, Yoshimura N, et al, 2004. Progression of chronic atrophic gastritis associated with *Helicobacter pylori* infection increases risk of gastric cancer. Int J Cancer, 109（1）: 138-143.

Ohkusa T, Miwa H, Nomura T, et al, 2004. Improvement in serum pepsinogens and gastrin in long-term monitoring after eradication of *Helicobacter pylori*: comparison with *H. pylori*-negative patients. Aliment Pharmacol Ther, 20（Suppl 1）: 25-32.

Samloff IM, Varis K, Ihamaki T, et al, 1982. Relationships among serum pepsinogen I, serum pepsinogen II, and gastric mucosal histology: a study in relatives of patients with pernicious anemia. Gastroenterology, 83（1 Pt 2）: 204-209.

Schetter AJ, You WC, Lennette ET, et al, 2008. Association of Epstein-Barr Virus antibody levels with precancerous gastric lesions in a high-risk cohort. Cancer Sci, 99（2）: 350-354.

Senapati S, Sharma P, Bafna S, et al, 2008. The MUC gene family: their role in the diagnosis and prognosis of gastric cancer. Histol Histopathol, 23（12）: 1541-1552.

Shikata K, Ninomiya T, Yonemoto K, et al, 2012. Optimal cutoff value of the serum pepsinogen level for prediction of gastric cancer incidence: the hisayama study. Scand J Gastroenterol, 47 （6）: 669-675.

Sipponen P, Samloff IM, Saukkonen M, et al, 1985. Serum pepsinogens I and pepsinogens II and gastric mucosal histology after partial gastrectomy. Gut, 26 （11）: 1179-1182.

Sipponen P, Valle J, Varis K, et al, 1990. Fasting levels of serum gastrin in different functional and morphologic states of the antrofundal mucosa: an analysis of 860 subjects. Scand J Gastroenterol, 25 （5）: 513-519.

Sun L, Tu H, Liu J, et al, 2014. A comprehensive evaluation of fasting serum gastrin 17 as a predictor of diseased stomach in Chinese population. Scand J Gastroenterol, 49 （10）: 1164-1172.

Sun LP, Gong YH, Wang L, et al, 2007. Serum pepsinogen levels and their influencing factors: a population-based study in 6990 Chinese from North China. World J Gastroenterol, 13 （48）: 6562-6567.

Tanaka Y, Mine K, Nakai N, et al, 1991. Serum pepsinogen I concentrations in peptic ulcer patients in relation to ulcer location and stage. Gut, 32 （8）: 849-852.

Tu H, Sun L, Dong X, et al, 2014. Serum anti-*Helicobacter pylori* immunoglobulin G titer correlates with grade of histological gastritis, mucosal bacterial density, and levels of serum biomarkers. Scand J Gastroenterol, 49 （3）: 259-266.

Tu H, Sun L, Dong X, et al, 2015. Temporal changes in serum biomarkers and risk for progression of gastric precancerous lesions: a longitudinal study. Int J Cancer, 136 （2）: 425-434.

Tu H, Sun L, Dong X, et al, 2017. A serological biopsy using five stomach-specific circulating biomarkers for gastric cancer risk assessment: a multi-phase study. Am J Gastroenterol, 112 （5）: 704-715.

Valle Munoz J, Artaza Varasa T, Lopez Pardo R, et al, 2007. Serological diagnosis of atrophic gastritis with a combination of pepsinogen I and II, gastrin 17 and anti-*Helicobacter pylori* antibodies. Gastroenterol Hepatol, 30 （10）: 567-571.

Varis K, Sipponen P, Laxen F, et al, 2000. Implications of serum pepsinogen I in early endoscopic diagnosis of gastric cancer and dysplasia: helsinki gastritis study group. Scand J Gastroenterol, 35 （9）: 950-956.

Wright PF, Nilsson E, VanRooij EM, et al, 1993. Standardisation and validation of enzyme-linked immunosorbent assay techniques for the detection of antibody in infectious disease diagnosis. Rev Sci Tech, 12 （2）: 435-450.

Yuan Y, 2013. A survey and evaluation of population-based screening for gastric cancer. Cancer Biol Med, 10 （2）: 72-80.

Zhang Z, Sun Lp, Gong YH, et al, 2007. Factors affecting the serum gastrin 17 level: an evidence-based analysis of 3906 serum samples among Chinese. J Dig Dis, 8 （2）: 72-76.

缩 略 语

英文缩略语	英文全称	中文全称
Ab	antibody	抗体
ABS	avidin-biotin-system	亲和素-生物素-系统
AC	adenylate cyclase	腺苷酸环化酶
ACh	acetylcholine	乙酰胆碱
AD	alzheimer's disease	阿尔茨海默病
ADM	doxorubicin	阿霉素
AF	aflatoxin	黄曲霉毒素
AG	atrophic gastritis	萎缩性胃炎
AIDS	acquired immune deficiency syndrome	获得性免疫缺陷综合征
AIDS-BL	acquired immune deficiency syndrome-BL	免疫缺陷相关性淋巴瘤
AIG	autoimmune gastritis	自身免疫性胃炎
AMP	antimicrobial peptide	抗菌肽
ANP	atrial natriuretic peptide	心房利钠肽
ANS	autonomic nervous system	自主经系统
AP-1	activating protein-1	激活蛋白1
Apo	apolipoprotein	载脂蛋白
APP	amyloid precursor protein	裂解淀粉样体前体蛋白
APRIL	a proliferation-inducing ligand	增殖诱导配体
Arg	arginine	精氨酸
ASCO	american society of clinical oncology	美国临床肿瘤学会
Asp	aspartic acid	天冬氨酸
ATG	autophagy related gene	自噬相关基因
ATP	adenosine triphosphate	腺苷三磷酸
Aβ	amyloid β-protein	β-淀粉样蛋白
BabA	blood-group antigen binding adhesion	血型抗原结合黏附素
BAL	bronohoalveolar lavage	支气管肺泡灌洗
Bcl	c-cell lymphoma	B淋巴细胞瘤
BDNF	brain derived neurotrophic factor	脑源性神经营养因子

续表

英文缩略语	英文全称	中文全称
BL	Burkitt's lymphoma	伯基特淋巴瘤
BMI	body mass index	体重指数
UBT	urea breath test	尿素呼气试验
C/EBPβ	CCAAT/enhancer-binding protein beta	CCAAT/增强子结合蛋白β
CA125	cancer antigen 125	癌抗原125
CA19-9	cancer antigen 19-9	癌抗原19-9
CA242	cancer antigen 242	癌抗原242
CA72-4	cancer antigen 72-4	癌抗原72-4
CADS	chemotherapy-associated dyspepsia syndrome	化疗相关消化不良综合征
CAG	chronic atrophic gastritis	慢性萎缩性胃炎
CagA	cytotoxin-associated gene A	细胞毒素相关蛋白A
Cag-PAI	cag-pathogenicity island	Cag致病岛
cAMP	cyclic adenosine monophosphate	环磷酸腺苷
CaSR	calcium-sensing receptor	钙敏感受体
CCK	cholecystokinin	胆囊收缩素
CCK-BR	cholecystokinin B receptor	胆囊收缩素受体B（胃泌素受体）
CCP	chronic pelvic pain syndrome	慢性骨盆疼痛综合征
Ccr	creatinine clearance	内生肌酐清除率
CD14	cluster of differentiation	分化抗原簇14
CDX1	caudal type homeobox	人尾型同源盒基因
CEA	carcinoembryonic antigen	癌胚抗原
CFU	colony forming unit	菌落形成单位
CG	chronic gastritis	慢性胃炎
CGRP	calcitonin gene-related peptide	降钙素基因相关肽
CHD	coronary heart disease	冠心病
CI	confidence interval	置信区间
CIMT	carotid intima media thickness	颈动脉内膜中层厚度
CIN	chromosome instable gastric cancer	染色体不稳定型胃癌
circRNA	circular RNA	环状RNA
CIS	clinically isolated syndrome	临床孤立综合征
CLEIA	chemiluminescence enzyme immunoassay	化学发光酶免疫检测法
CLR	carcinoma with Crohn disease-like lymphocytic reaction	克罗恩样淋巴细胞反应样癌
CM	chylomicron	乳糜微粒
CMIA	robotic chemiluminescent microparticle assay	机器人化学发光微粒分析

英文缩略语	英文全称	中文全称
CNAG	chronic non-atrophic gastritis	慢性非萎缩性胃炎
CNS	central nervous system	中枢神经系统
CNV	copy number variation	拷贝数变异
COPD	chronic obstructive pulmonary disease	慢性阻塞性肺疾病
COX-2	cyclooxygenase-2	环氧化酶-2
CP	chronic prostatitis	慢性前列腺炎
CPE	carboxypeptidase E	羧肽酶 E
CPT-11	irinotecan	伊立替康
CRF	corticotropin-releasing factor	促肾上腺皮质激素释放因子
CRH	corticotropin releasing hormone	促肾上腺皮质激素释放激素
CRP	C-reactive protein	C 反应蛋白
CSF	cerebrospinal fluid	脑脊液
CSF-1	colony-stimulating factor 1	集落刺激因子 -1
CSK3	glycogen synthase kinase-3	糖原合成酶激酶 -3
cSNP	coding single nucleotide polymorphism	编码区 SNP
CTL	cytotoxic lymphocyte	细胞毒性 T 淋巴细胞
DC	dendritic cell	树突状细胞
DDP	cisplatin	顺铂
DGGE	denaturing gradient gel electrophoresis	变性梯度凝胶电泳
DLBCL	diffuse large B cell lymphoma	弥漫大 B 细胞淋巴瘤
DNMT1	DNA（cytosine-5）-methyltransferase 1	DNA 甲基转移酶 1
DOB	delta over baseline	超基准值
DON	deoxynivalenol	脱氧雪腐镰刀菌烯醇
Dpm	disintegrations per minute	每分钟衰变
DSB	double strand break	DNA 双链断裂
DU	duodenum ulcer	十二指肠溃疡
EA	early antigen	早期抗原
EBER	EBV-encoded small RNA	EBV 编码小 RNA
eBL	endemic Burkitt's lymphoma	地方性伯基特淋巴瘤
EBNA	EBV nuclear antigen	EBV 核抗原
EBV	Epstein-Barr Virus	EB 病毒
EBVnGC	EBV-negative gastric carcinoma	非 EBV 相关性胃癌
EC	enterochromaffin cell	肠嗜铬细胞
ECL cell	enterochromaffin-like cell	肠嗜铬样细胞

续表

英文缩略语	英文全称	中文全称
EGC	early gastric cancer	早期胃癌
EGF	epidermal growth factor	表皮生长因子
EGFR	epidermal growth factor receptor	表皮生长因子受体
EIA	enzyme immunoassay	酶联免疫分析法
ELISA	enzyme-linked immuno sorbent assay	酶联免疫吸附法
EMR	endoscopic mucosal resection	内镜下黏膜切除术
ENK	enkephalin	脑啡肽
ENS	enteric nervous system	肠神经系统
EPI	epirubicin	表柔比星
EPIYA	Glu-Pro-Ile-Tyr-Ala	谷氨酸-脯氨酸-异亮氨酸-酪氨酸-丙氨酸
EPS	epigastric pain	上腹疼痛综合征
ESD	endoscopic submucosal dissection	内镜下黏膜剥离术
ET-1	endothelin-1	内皮素1
FB	fumonisin B	伏马菌素B
FBG	fasting blood glucose	空腹血糖
FD	functional dyspepsia	功能性消化不良
FOXD3	fork head box D3	高甲基化失调
FT-207	tegafur	替加氟
5-FU	5-fluorouracil	5-氟尿嘧啶
G-17	gastrin-17	胃泌素17
GA	gastritis atrophic	萎缩性胃炎
GABA	γ-aminobutyric acid	γ-氨基丁酸
GAD	glutamic acid decarboxylase	谷氨酸脱羧酶
GAO	gastric acid output	胃酸排出量
GAS	gastrin	胃泌素
GC	gastric cancer	胃癌
GD	gastric dysplasia	不典型增生
GERD	gastroesophageal reflux disease	胃食管反流性疾病
GEU	erosive gastritis and ulcers	侵蚀性胃炎和溃疡
GH	growth hormone	生长激素
Gly	glycine	甘氨酸
GnRH	gonadotropin-releasing hormone	促性腺激素释放激素
GP	gastric polyposis	胃息肉

英文缩略语	英文全称	中文全称
GPCR	G protein-coupled receptor	G蛋白偶联受体
GRP	gastrin releasing peptides	胃泌素释放肽
GRPR	gastrin-releasing peptide receptor	胃泌素释放肽受体
GSGC	genetically stable gastric cancer	基因稳定型胃癌
GS-IM	superficial gastritis with intestinal metaplasia	浅表性胃炎伴肠化
GST	glutathione S-transferase	谷胱甘肽S转移酶
GTA	gastro-intestinal tract acids	胃肠道酸
GU	gastric ulcer	胃溃疡
HAV	hepatitis A	甲肝病毒
HbA1C	hemoglobin A1C	糖化血红蛋白
HB-EGF	recombinant human proheparin-binding EGF-like growth factor	肝素结合表皮生长因子
HBV	Hepatitis B virus	乙型肝炎病毒
HC	healthy controls	健康对照组
HCl	hydrochloric acid	盐酸
HCV	Hepatitis C virus	丙型肝炎病毒
HD	Hodgkin disease	霍奇金病
HDAC	histone deacetylase	组蛋白去乙酰化酶
HDC	histidine decarboxylase	组氨酸经组氨脱羧酶
HDL	high density lipoprotein	高密度脂蛋白
HDL-C	high density lipoprotein-cholesterol	高密度脂蛋白胆固醇
HE	hematoxylin and eosin	苏木精-伊红
hFABP	heart-type fatty acid-binding protein	心脏型脂肪酸结合蛋白
HIV	human immunodeficiency virus	人类免疫缺陷病毒
HL	hodgkin's lymphoma	霍奇金淋巴瘤
HopH	*Helicobacter pylori* outer membrane	*H. pylori* 促炎外膜蛋白
HP	*Helicobacter pylori*	幽门螺杆菌
HPA	hypothalamic-pituitary-adrenal axis	下丘脑-垂体-肾上腺轴
HPSA	*H. pylori* specific antigen	*H. pylori* 特异性抗原检测
HPV	human papilloma virus	乳头状瘤病毒
Hp IgG antibody	*Helicobacter pylori* IgG antibody	幽门螺杆菌IgG抗体
HR	hazard ratio	风险比
HRH_2	histamine receptor H_2	组胺受体H_2
HRP	horseradish peroxidase	辣根过氧化物酶

续表

英文缩略语	英文全称	中文全称
HSR	heat shock protein	热休克蛋白
IAA	insulin autoantibody	胰岛自身抗体
IBS	irritable bowel syndrome	肠易激综合征
ICA	immunochromatography assay	免疫层析
IF	intrinsic factor	内因子
IFA	intrinsic factor antibody	内因子抗体
Ig	Immunoglobulin	免疫球蛋白
Ig κ	Immunoglobulin κ	免疫球蛋白 κ
Igλ	Immunoglobulin λ	免疫球蛋白λ
IL	interleukin	白细胞介素
IL-1	Interleukin-1	白细胞介素 -1
IL-10	Interleukin-10	白细胞介素 -10
IL-17F	Interleukin-17F	白细胞介素 -17F
IL-1β	Interleukin-1β	白细胞介素 -1β
IL-6	Interleukin-6	白细胞介素 -6
IL-8	Interleukin-8	白细胞介素 -8
Ile	isoleucine	异亮氨酸
IM	intestinal metaplasia	肠化生
IN	intraepithelial neoplasia	上皮内瘤变
INS-GAS	insulin-gastrin	胰岛素 - 胃泌素
IP3	inositol trisphosphate	三磷酸肌醇
ISGF3	interferon-stimulated gene factor 3	下游转录因子
ITF	intestinal trefoil factor	肠三叶因子
ITS	internal transcribed spacer	内转录间隔区
LA	late antigen	晚期抗原
LAP	lipid accumulation product	脂质积累产物
LDL	low density lipoprotein	低密度脂蛋白
LDL-C	low density lipoprotein-cholesterol	低密度脂蛋白胆固醇
LEK	leucine-enkephalin	亮氨酸脑啡肽
LELC	lymphoepithelioma-like carcinoma	淋巴上皮瘤样癌
LEP	leptin	瘦素
Leu	leucine	亮氨酸
LMP	latent membrance protein	潜伏期膜蛋白
lncRNA	long non-coding RNA	长链非编码RNA

续表

英文缩略语	英文全称	中文全称
L-OHP	oxaliplatin	奥沙利铂
LPS	lipopolysaccharide	脂多糖
LT	leukotriene	白三烯
LXA4	lipoxin A4	血清脂氧素A4
LYDMA	lymphocyte determinant membrane antigen	淋巴细胞识别膜抗原
Lys	lysine	赖氨酸
MA	membrane antigen	膜抗原
MAG	mild to moderate atrophic gastritis	轻中度萎缩性胃炎
MALT	malignant lymphoma	黏膜相关性淋巴组织淋巴瘤
MAPK	mitogen-activated protein kinase	促分裂原活化蛋白激酶
MAP	microtubule-associated protein	微管相关蛋白
MDA	malondialdehyde	丙二醛
MEK	methionine-enkpehalin	甲硫氨酸脑啡肽
MG-7	monoclonal gastric cancer 7 antigen	单克隆胃癌7抗原
mGluR	metabotropic glutamate receptor	代谢型谷氨酸受体
MHC	major histocompatibility complex	主要组织相容性复合体
MIC-1	macrophage inhibitory cytokine-1	巨噬细胞抑制因子1
miRNA	microRNA	微小RNA
MLK3/JNK1	（mixed lineage kinase-3）/（c-Jun-NH2-terminal kinase-1）	混合谱系激酶3/c-Jun蛋白氨基末端激酶1
MLST	multilocus sequence typing	多位点序列分型
MMC	migrating motor complex	消化间期移行性复合运动
MMP	matrix metalloproteinase	基质金属蛋白酶
MRI	magnetic resonance imaging	磁共振成像
mRNA	messenger RNA	信使RNA
MS	multiple sclerosis	多发性硬化
MSI	microsatellite unstable gastric cancer	微卫星不稳定型胃癌
MTL	motilin	胃动素
MUC	mucin	黏蛋白
MUC2	mucin 2	黏蛋白2
MUC5AC	mucin 5AC	黏蛋白5AC
MUC6	mucin 6	黏蛋白6
NAG	non-atrophic gastritis	非萎缩性胃炎
NANC	non-adrenergic non-cholinergic	非肾上腺素能非胆碱能

续表

英文缩略语	英文全称	中文全称
NBI	narrow-band imaging	窄带成像
NBI-ME	narrow-band imaging magnifying endoscopy	窄带成像结合放大内镜技术
NCGA	intestinal non-cardia gastric adenocarcinoma	肠型非贲门胃腺癌
NE	norepinephrine	去甲肾上腺素
NERD	endoscopic negative gastroesophageal reflux disease	内镜阴性胃食管反流病
NF-κB	nuclear factor-κ-gene binding	κ基因结合核因子
NFL	neurofilament light	神经源纤维素
NF-κB	nuclear Factor κ-B	核因子κB
Ng	neurogranin	神经颗粒素
NHL	non-Hodgkin lymphoma	非霍奇金淋巴瘤
NIV	nivalenol	雪腐镰刀菌烯醇
NMDA	N-methyl-D-aspartate	N-甲基-D-天冬氨酸
NO	nitric oxide	一氧化氮
NOD	nucleotide-binding oligomerization domain-1	核苷酸结合寡聚化结构域-1
NPC	nasopharyngeal carcinoma	鼻咽癌
NSAID	non-steroidal anti-inflammatory drug	非甾体抗炎药
OB	oligoclonal band	寡克隆带
OD	organic dyspepsia	器质性消化不良
OipA	outer inflammatory protein A	前炎性外膜蛋白
OLGA	operative link for gastritis assessment	OLGA分级分期系统
OMP	outer membrane protein	外膜蛋白
OPD	o-phenylenediamine	邻苯二胺
OPN	osteopontin	骨桥蛋白
OR	odds ratio	比值比
OTA	ochratoxin A	赭曲霉毒素A
OUT	operational taxonomic unit	操作分类单元
PA	pernicious anemia	恶性贫血
PACAP	pituitary adenylate cyclase-activating polypeptide	垂体腺苷酸环化酶激活肽
PAM	peptidylglycine alpha amidating monooxygenase	肽酰甘氨酸α酰胺化单加氧酶
PAMP	pathogen-associated molecular pattern	病原体相关分子模式分子
PCa	prostate carcinoma	前列腺癌
PCR	polymerase chain reaction	聚合酶链反应
PD	Parkinson's disease	帕金森病
PD-L1	programmed death ligand 1	程序性死亡配体1

英文缩略语	英文全称	中文全称
PDS	postprandial distress syndrome	餐后不适综合征
PG	pepsinogen	胃蛋白酶原
PGC	pepsinogen C	胃蛋白酶原C
Pgd	propylene-glycol diacetate	丙二醇二醋酸酯
PGE	prostaglandin E	前列腺素E
PG I	pepsinogen I	胃蛋白酶原I
PG I / II	pepsinogen I /pepsinogen II	胃蛋白酶原I /胃蛋白酶原II
PG II	pepsinogen II	胃蛋白酶原II
PGL	primary gastric lymphoma	原发性胃淋巴瘤
PGR	pepsinogen ratio	胃蛋白酶原比例
Phe	phenylalanine	苯丙氨酸
PHG	portal hypertensive gastropathy	门静脉高压性胃病
PI3K	phosphatidylinositol kinase 3	磷脂酰肌醇3-激酶
PKC	protein kinase C	蛋白激酶C
PLGC	precancerous lesion of gastric carcinoma	胃癌前病变
PNA-FISH	peptide nucleic acid-fluorescence in situ hybridization	肽核酸荧光原位杂交技术
PPARγ	peroxisome proliferator-activated receptor γ	过氧化物酶体增殖物激活受体γ
PPI	proton pump inhibitor	质子泵抑制剂
PPIase	peptidylprolyl isomerase	肽脯氨酰顺反异构酶
PPT	pre-prototchykinin	前速激肽原
Pro	proline	脯氨酸
PRO	patient reported outcomes	患者报告的结局指标
ProGRP	pro-gastrin releasing peptide	胃泌素释放肽前体
PRR	pattern recognition receptors	模式识别受体
pS$_2$，TFF1	breast cancer associated peptide	乳腺癌相关肽
PSCA	prostate stem cell antigen	前列腺肝细胞抗原
PSMA	prostate specific membrane antigen	前列腺特异性膜抗原
PSQI	Pittsburgh Sleep Quality Index	匹兹堡睡眠质量指数量表
PTEN	phosphatase and tensin homolog deleted on chromosome ten	人第10号染色体缺失的磷酸酶
PTX	paclitaxel	紫杉醇
PU	peptic ulcer	消化性溃疡
QALY	quality adjusted life year	质量调整生命年
QOL	quality of life	生存质量

英文缩略语	英文全称	中文全称
qPCR	real-time fluorescence quantitation polymerase chain reaction	实时荧光定量PCR
RAPD	random amplification of polymorphic DNA	随机扩增多态性DNA
RBC	ranitidine bismuth citrate	雷尼替丁枸橼酸铋
RE	reflux esophagitis	反流性食管炎
RECIST	response evaluation criteria in solid tumor	实体瘤疗效评价标准
RER	rough endoplasmic reticulum	粗面内质网
RIA	radioimmunoassay	放射免疫测定
RIN	RNA integrity number	RNA完整性系数
RIPK2	receptor-interacting serine/threonine-protein kinase 2	受体相互作用的丝氨酸-苏氨酸激酶2
ROC	receiver operating characteristic curve	受试者工作特征曲线
RRMS	relapsing remitting MS	复发缓解型多发性硬化
rRNA	ribosomal RNA	核糖体RNA
RUNX3	human runt-related transcription factor 3	人类相关转录因子3
RUT	rapid urease test	快速尿素酶试验
SabA	sialic acid-binding adhesion	唾液酸结合黏附素
SAG	severe atrophic gastritis	重度萎缩性胃炎
SAT	stool antigen test	粪便抗原检测
sBL	sporadic Burkitt's lymphoma	散发性伯基特淋巴瘤
SBP	systolic blood pressure	收缩压
SCFA	short-chain fatty acid	短链脂肪酸
SCL-90R	symptom checklist 90R	90项症状自评量表
SCN10A	sodium channel protein type 10 subunit alpha	钠通道蛋白10α
SDS	sodium dodecyl sulfate	十二烷基硫酸钠
Ser	serine	丝氨酸
SF	serum ferritin	铁蛋白
SG	superficial gastritis	浅表性胃炎
snoRNA	small nucleolar RNA	核仁小RNA
SNP	single nucleotide polymorphism	单核苷酸多态性
snRNA	small nuclear RNA	小核RNA
SP	substance P	P物质
SP，TFF2	spasmolytic polypeptide	解痉多肽
SPMS	secondary progressive MS	继发进展型多发性硬化
SRIF	somatotropin release inhibiting factor	生长激素释放抑制激素

英文缩略语	英文全称	中文全称
SS	somatostatin	生长抑素
SSRI	selective serotonin reuptake inhibitor	选择性5-羟色胺再摄取抑制剂
SST	somatostatin	生长抑素
SSTR	somatostatin receptor	生长抑素受体
ST	sterilizing hormone	灭菌素
STAT	signal transducers and activators of transcription	转录激活因子
T1R1	taste receptor family 1，member 1	味觉受体家族1，成员1
T1R3	taste receptor family 1，member 3	味觉受体家族1，成员3
TAX	docetaxel	多西紫杉醇
TC	total cholesterol	总胆固醇
TCGA	The Cancer Genome Atlas	癌症基因组图谱
TFF3	trefoil factor-3	肠三叶因子
TG	triglyceride	三酰甘油
TGF	transforming growth factor	转化生长因子
Th1	T-helper type 1	1型辅助细胞
Thr	threonine	苏氨酸
Tip	tumornecrosisfactor-inducingprotein	肿瘤坏死因子-诱导蛋白
TK1	thymidine kinase	胸苷激酶
TLR	Toll-like receptor	Toll样受体
TMB	tetramethylbenzidine	四甲基联苯胺
TNF-α	tumor necrosis factor-α	肿瘤坏死因子-α
t-PA	tissue-type plasminogen activator	组织型纤溶酶原激活剂
TPH	tryptophan hydroxylase	色氨酸羟化酶
Treg	regulatory cell	调节性T细胞
TRFIA	time-resolved fluoroimmunoassay	时间分辨荧光免疫分析
TRFLP	terminal restriction fragment length polymorphism analysis	末端限制性片段长度多态性分析
TRH	thyrotropin releasing hormone	促甲状腺素释放素
tRNA	transfer RNA	转运RNA
Trp	tryptophan	色氨酸
TSH	thyroid stimulating hormone	促甲状腺激素
TTGE	temporal temperature gradient gel electrophoresis	时相温度梯度凝胶电泳技术
Tyr	tyrosine	酪氨酸
UAE	urinary albumin excretion	尿蛋白排泄率

英文缩略语	英文全称	中文全称
UC	ulcerative colitis	溃疡性结肠炎
UGI-ES	upper gastrointestinal endoscopy	上消化道内镜检查
UGI-XR	upper gastrointestinal barium X-ray radiography	上消化道钡剂X线摄片
UHRF1	ubiquitin-like with PHD and ring finger domains 1	环指状结构域1
Vac	vacuolating cytotoxin	空泡细胞毒素
Val	valine	缬氨酸
VCA	viral capsid antigen	衣壳抗原
VEGF	vascular endothelial growth factor	血管内皮生长因子
VIP	vasoactive intestinal peptide	血管活性肠肽
VLDL	very low density lipoprotein	极低密度脂蛋白
VNTR	variable number of tandem repeats	串联重复区
VP-16	etoposide	足叶乙苷
WHO	Word Health Organization	世界卫生组织
ZES	Zollinger-Ellison syndrome	佐林格-埃利森综合征（卓-艾综合征）
5-HT	5-hydroxytryptamine	5-羟色胺

后 记

　　本书是编写团队在胃功能血清学检测基础研究和应用领域耕耘20年的成果展示，是国内外相关研究最新进展的系统综述。全部作者来自中国医科大学附属第一医院肿瘤病因与筛查研究室。本书是本研究室师生集体智慧的结晶。

　　衷心感谢各位编写老师在本书编著审阅过程中的辛苦付出。衷心感谢各位编著者为本书贡献的聪明才智，衷心感谢赵盛云、郭放在文字统稿及格式编排过程中给予的无私奉献，衷心感谢为本书绘制插图的徐国成老师。感谢沈诗璇、聂思如、王昂、陈晓慧参与图表制作，感谢李一芷、王梦雅、张环宇、殷洪浩、于溪、周荃、闻靖、刘睿、吴英参与资料收集、文献翻译、文字校对等工作。

　　特别鸣谢为本书作序的李兆申院士，有您及业界同仁的鼓励与支持，我们会在胃功能血清学检测及功能学诊断的探索之路上走得更远。

　　特别致谢中国医科大学附属第一医院，有医院搭建的科研成果转化应用平台及组织保障，胃功能血清学检测项目才得以成功应用于临床，造福一方百姓。

　　由于水平有限，本书难免存在瑕疵，真诚希望读者不吝赐教。

袁媛

2018年12月31日